"十四五"职业教育国家规划教材

"十四五"卫生高等职业教育专科校院合作"双元"规划教材

供护理、助产及相关专业用

基础护理学

第 2 版

主　编
罗仕蓉　左凤林

副主编
佘　兰　林晓燕　王旭春　曾旭婧

编　委（按姓名汉语拼音排序）

黄　睿（渭南职业技术学院）　　　　　　王旭春（遵义医药高等专科学校）
蒋丽芳（湖南环境生物职业技术学院）　　韦雅芬（广西卫生职业技术学院）
孔　静（菏泽医学专科学校）　　　　　　杨　娟（乐山职业技术学院）
李燕燕（漳州卫生职业学院）　　　　　　杨先芬（青海大学附属医院）
林晓燕（山东中医药高等专科学校）　　　曾旭婧（福建卫生职业技术学院）
刘书莲（洛阳职业技术学院）　　　　　　张　晋（南阳医学高等专科学校）
罗仕蓉（遵义医药高等专科学校）　　　　张禹飞（遵义市第一人民医院）
罗婷婷（遵义医科大学第二附属医院）　　赵碧英（遵义市第一人民医院）
佘　兰（湖南环境生物职业技术学院）　　周　密（重庆三峡医药高等专科学校）
孙　静（岳阳职业技术学院）　　　　　　左凤林（重庆三峡医药高等专科学校）
王巧玲（临汾职业技术学院）

北京大学医学出版社

JICHU HULIXUE

图书在版编目（CIP）数据

基础护理学 / 罗仕蓉，左凤林主编 . — 2 版 . — 北京：北京大学医学出版社，2024.7（2025.12 重印）

ISBN 978-7-5659-3134-5

Ⅰ . ①基… Ⅱ . ①罗… ②左… Ⅲ . ①护理学 – 高等职业教育 – 教材　Ⅳ . ① R47

中国国家版本馆 CIP 数据核字（2024）第 081572 号

基础护理学（第 2 版）

主　　编：罗仕蓉　左凤林
出版发行：北京大学医学出版社
地　　址：（100191）北京市海淀区学院路 38 号　北京大学医学部院内
电　　话：发行部 010-82802230；图书邮购 010-82802495
网　　址：http://www.pumpress.com.cn
E-mail：booksale@bjmu.edu.cn
印　　刷：北京瑞达方舟印务有限公司
经　　销：新华书店
责任编辑：郭　颖　　责任校对：靳新强　　责任印制：李　啸
开　　本：850 mm × 1168 mm　1/16　　印张：27.75　　字数：788 千字
版　　次：2019 年 7 月第 1 版　2024 年 7 月第 2 版　2025 年 12 月第 3 次印刷
书　　号：ISBN 978-7-5659-3134-5
定　　价：65.00 元

版权所有，违者必究

（凡属质量问题请与本社发行部联系退换）

第 2 轮修订说明

党和国家高度重视职业教育发展,《国家职业教育改革实施方案》《职业院校教材管理办法》《高等学校课程思政建设指导纲要》《习近平新时代中国特色社会主义思想进课程教材指南》《关于推动现代职业教育高质量发展的意见》《全国护理事业发展规划（2021—2025年）》等重要文件陆续发布，对卫生健康职业教育、高职专科护理人才培养及教材建设提出了更高的要求。

本套高职专科护理专业教材第1轮于2018年启动，北京大学医学出版社组织全国具有代表性的骨干院校共同建设。在教育部、国家卫生健康委员会相关机构和职业教育教学指导委员会的指导下，共编写出版教材28种，其中入选教育部"十三五"职业教育国家规划教材11种（教职成厅函〔2020〕20号文）、"十四五"职业教育国家规划教材15种（教职成厅函〔2023〕19号文）。

高质量的教材是实施教育改革、提升人才培养质量的重要支撑。为全面贯彻党的教育方针，深入贯彻党的二十大精神，落实立德树人的根本任务，更好地支持新时代卫生健康职业教育事业发展、服务于我国高职专科护理专业人才培养，北京大学医学出版社启动了高职专科护理专业教材第2轮修订编写工作。本轮教材共包含27种。全套教材均为北京大学医学出版社"十四五"规划教材。

第2轮教材修订编写工作"以学生为中心"，对标教育部高职专科护理专业教学标准、护士执业资格考试大纲，以技术技能教育为根本，满足3个需要（学科需要、教学需要、行业需要），注重基本理论、基本知识和基本技能，内容以"必需、够用"为度，遵循学生认知规律，注重教学适用性，优化编写体例，深化产教融合，优化数字融合，强化思政融合，围绕"岗课赛证"综合育人机制建设，力争打造一套既满足多数院校教学实际，又适度引领教学，培根铸魂、启智增慧，适应新时代要求的精品高职专科护理专业教材。

本轮教材的修订编写得到了多方面的大力支持，参编院校教学管理部门提出了宝贵建议，职教专家精心指导、把关，临床护理学专家认真编写、审稿。他们为锤炼精品教材、服务教学改革、提高人才培养质量做出了贡献，在此一并表示感谢！

最后，希望广大师生多提宝贵意见，反馈使用信息，以使教材内容日臻完善。让我们共同为新时代高职专科护理教育发展和人才培养做出贡献！

前　言

北京大学医学出版社出版的《基础护理学》教材是"十三五""十四五"职业教育国家规划教材，自2019年7月出版以来，得到使用院校的广大师生和临床护理人员的高度评价。基于我国社会发展与专业进步，结合各院校使用过程中的经验，我们进行此次改版修订。

此次教材修订是根据国家《"健康中国2030"规划纲要》的要求、《全国护理事业发展规划（2021—2025年）》和国家职业教育改革与发展的有关文件精神，紧紧围绕护理职业岗位需求以及培养高素质技术技能人才目标，按照立德树人的基本要求，并结合国家护士执业资格考试大纲，确定修订原则和框架。在广泛听取使用者建议的基础上，系统梳理了全书内容，进一步完善教材体例架构，提升教材质量，以满足广大师生和临床护理人员的学习需求。

本教材在修订过程中，始终坚持"三基五性"的基本原则，充分体现"整体护理"理念，时刻浸透人文关怀精神，注重培养学生的综合素质和创新精神，做到课程内容与职业标准对接、教学过程与临床护理对接，使教材凸显职业教育和护理类专业特色。

本教材共有18章。在每章前列出了"学习目标"，包括知识目标、技能目标、职业素质与道德目标，指导学生在学习过程中有所侧重；每章中配有临床案例，针对案例提出问题与思考，以缩短教学与临床护理工作的距离，培养学生发现问题、分析问题及解决问题的能力；新增了"考点提示"，旨在帮助学生掌握护士执业资格考试的重要知识点；在正文中还结合临床护理内容插入了相关的知识链接，以充实护理相关知识和操作技能，拓宽学生视野；在技能操作上，强调以操作前的评估和准备、操作中的实施、操作后的评价、健康教育为工作流程，充分体现用护理程序的工作方法满足患者健康需要的整体护理理念。此外，新版教材还在部分章节后面新增了"思政园地"，以帮助学生树立正确的价值观；每章后还以思维导图的形式附有"本章小结"，对本章内容进行梳理和归纳总结；同时，各章后还附有自测题，便于学生课后复习及检测学习效果。新一版教材继续坚持纸质教材与数字技术相结合的方式，利用二维码技术拓展教材资源。

本教材的修订工作得到了临床专家的大力支持，由17位院校编者和4位来自临床医院的专家共同合作，完成了本次任务，其间得到了各参编单位的大力支持和帮助，在此特表谢意！

由于编者的能力和水平有限，书中难免存在不足之处，恳请使用本书的广大师生和护理同仁给予批评指正，力求不断完善教材内容。

罗仕蓉　左凤林

目 录

第一章 医院与医院环境 ... 1
- 第一节 医院 ... 1
- 第二节 医院环境 ... 6

第二章 入院和出院患者的护理 ... 12
- 第一节 患者入院后的初步护理 ... 12
- 第二节 患者的运送技术 ... 25
- 第三节 患者出院护理 ... 35

第三章 医院感染的预防和控制 ... 41
- 第一节 医院感染 ... 41
- 第二节 清洁、消毒、灭菌 ... 45
- 第三节 手卫生 ... 57
- 第四节 无菌技术 ... 60
- 第五节 隔离技术 ... 71
- 第六节 消毒供应中心 ... 82

第四章 患者安全的护理与护理职业防护 ... 88
- 第一节 患者安全的护理 ... 88
- 第二节 护理职业防护 ... 98

第五章 舒适与卧位 ... 106
- 第一节 舒适 ... 106
- 第二节 疼痛护理 ... 108
- 第三节 卧位 ... 114

第六章 休息与活动 ... 127
- 第一节 休息 ... 127
- 第二节 活动 ... 133

第七章　患者的清洁护理 … 143
第一节　口腔护理 … 143
第二节　头发护理 … 148
第三节　皮肤护理 … 154
第四节　晨、晚间护理 … 169

第八章　生命体征的观察与护理 … 175
第一节　体温的观察与护理 … 175
第二节　脉搏的观察与护理 … 184
第三节　呼吸的观察与护理 … 188
第四节　血压的观察与护理 … 193

第九章　营养与护理 … 202
第一节　概述 … 202
第二节　医院饮食 … 207
第三节　住院患者一般饮食护理 … 210
第四节　特殊饮食护理 … 212

第十章　排泄护理 … 222
第一节　排便护理 … 222
第二节　排尿护理 … 237

第十一章　冷、热疗法 … 254
第一节　冷疗法 … 254
第二节　热疗法 … 261

第十二章　药物疗法 … 271
第一节　给药的基本知识 … 271
第二节　口服给药法 … 276
第三节　注射给药法 … 279
第四节　雾化吸入法 … 298
第五节　局部给药法 … 305

第十三章　药物过敏试验 … 311
第一节　青霉素药物过敏试验 … 311
第二节　其他药物过敏试验 … 316

第十四章　静脉输液与输血 … 323
第一节　静脉输液 … 323
第二节　静脉输血 … 338

第十五章　标本采集 ····· 353
- 第一节　标本采集的意义和原则 ····· 353
- 第二节　各种标本的采集法 ····· 354

第十六章　病情观察及危重患者的管理及抢救 ····· 371
- 第一节　病情观察 ····· 371
- 第二节　危重患者的管理及抢救技术 ····· 374
- 第三节　危重患者的护理 ····· 389

第十七章　临终患者的护理 ····· 394
- 第一节　临终关怀 ····· 394
- 第二节　临终患者及其家属的护理 ····· 396
- 第三节　死亡 ····· 399

第十八章　医疗和护理文件 ····· 408
- 第一节　医疗和护理文件的记录和管理 ····· 408
- 第二节　医疗护理文件的书写 ····· 411

附录　与医院感染管理有关的主要法律法规、标准规范 ····· 426

参考文献 ····· 428

中英文专业词汇索引 ····· 429

第一章 医院与医院环境

第一章数字资源

学习目标

1. 说出医院的性质、任务与种类。
2. 描述门诊、急诊、病区的护理工作内容。
3. 熟记医院的物理环境和社会环境管理。
4. 指导、安排患者就诊。
5. 具有严谨的工作态度及爱伤观念,尊重、关心、体贴患者。

第一节 医 院

案例1-1

患者李某,女,51岁,自感全身不适前来就诊。当患者候诊时,门诊护士巡视发现其面色苍白,出冷汗,呼吸急促,口唇发绀,主诉腹痛剧烈。

问题与思考:

1. 门诊护士此时应采取什么措施?
2. 在患者候诊的过程中,护士应该进行哪些护理工作?

医院是指具备一定数量的病床设施、相应的医务人员和必要的设备,医务人员运用医学理论与技术对广大民众进行防病、治病,并为其提供诊疗和护理的医疗卫生事业机构。

一、医院的性质与任务

1982年1月12日,卫生部颁发的《全国医院工作条例》明确了医院的基本性质:"医院是防病治病,保障人民健康的社会主义卫生事业单位,必须贯彻党和国家的卫生工作方针政策,遵守政府法令,为社会主义现代化建设服务。"明确了医院的任务是"以医疗为中心,在提高医疗质量的基础上,保证教学和科研任务的完成,并不断提高教学质量和科研水平。同时,做好预防宣传工作,指导基层医院和计划生育的技术工作"。

(一)医疗工作

医疗工作是医院的主要任务。医疗工作以诊疗和护理两大业务为主体,共同为患者提供优质服务,促进患者早日康复。

(二)教学工作

教育教学是医院针对医学院校各专业学生和在职工作人员所开展的教育活动。医学生在经过学校教育后,必须进行临床实践教育,其目的是提高医学生的临床实践技能;毕业后的在职人员也需要不断接受教育、更新知识和加强临床技能训练,其目的是促使在职医务人员跟上医学科学的发展,不断提高服务理念与技术水平。国务院办公厅《关于深化医教协同进一步推进医学教育改革与发展的意见》(国办发〔2017〕63号)提出：医教协同推进医学教育改革与发展，加强医学人才培养，是提高医疗卫生服务水平的基础工程，是深化医药卫生体制改革的重要任务，是推进健康中国建设的重要保障。

(三)科学研究

医院是医学发展的重要基地，通过开展科研工作，一方面推动医学事业的发展；另一方面也可以将科研成果充实到教学中，促进医学教育的发展。医院还可以为科学家提供科学研究和临床实践的场所；同时也需要配合医学院校和研究机构的科研工作。

(四)预防和社区卫生服务

医院是民众卫生保健的中心，除了医疗服务以外，各级医院还需要进行预防保健、社区和家庭卫生保健服务，提供计划生育指导、健康教育、健康咨询及疾病普查等服务，倡导健康的生活方式，增强人们的健康意识，提高人们的生活质量。

二、医院的类型与分级

(一)医院的类型

根据不同的划分方法，可将医院划分为不同的类型，具体见表1-1所列。

表1-1 医院的类型

划分方法	医院类型
按收治范围	①综合医院：是指设有一定数量的病床，分内科、外科、妇产科、儿科、五官科、中医科、皮肤科、肿瘤科、传染科等各类疾病的诊疗科室及药剂、检验、影像等医技部门，并配有相应的医务人员和设备的医院，同时还具有教学科研、预防保健等功能
	②专科医院：是指为诊治某一类疾病而设置的医院。如传染病医院、结核病医院、精神病医院、肿瘤医院、口腔医院、妇产医院、骨科医院等
按特定任务	军队医院、企业医院、医学院校附属医院等
按所有制	全民所有制医院、集体所有制医院、个体所有制医院、中外合资医院等
按经营目的	非营利性医院、营利性医院

(二)按医院分级管理办法分类

按原卫生部关于实施《医院分级管理办法(试行)》的通知，根据不同的任务与功能，不同的设施条件、管理水平和技术水平，可将医院分为三级(一、二、三级)十等(每级设甲、乙、丙三等，三级医院增设特等)，具体见表1-2所列。

表1-2 我国医院依据功能的分级

级别	医院	功能
一级	农村乡、镇卫生院、城市街道卫生院	直接向有一定人口的社区提供医疗、护理、预防保健、康复服务的基层医疗卫生机构
二级	一般市、县医院，省、自治区、直辖市的区级医院和一定规模的厂矿、企事业单位的职工医院	向多个社区提供全面的医疗、护理、预防保健、康复服务的医疗卫生机构，并承担一定教学、科研任务及指导基层卫生机构开展工作
三级	国家、省(自治区、直辖市)直属的市级医院、医学院的附属医院	国家高层次的医疗卫生机构，是省或全国的医疗、预防、教学、科研相结合的技术中心，直接提供全面的医疗护理、预防保健和高水平的专科服务，同时指导一、二级医院的医疗工作

三、医院业务科室设置与护理工作

医院内为患者提供服务的业务科室分3种——门诊部、急诊科和病区,护理工作贯穿于业务科室工作中,成为医院工作的重要组成部分。

(一)门诊部

门诊部作为医院组织结构中的一个重要部门,是医院面向社会的窗口,是医疗工作的第一线,直接为人民群众提供诊断、治疗、护理及预防保健服务。门诊部医疗护理质量的高低直接反映医院的管理水平、技术水平和服务水平,也影响公众对医院的认知和评价。

1. 门诊部的特点、设置和布局

(1)门诊部的特点:患者多、流动性大,病种繁杂、季节性强、就诊时间短、对医生技术要求标准高,患者要求多、投诉多,医生连续性差、风险较大等。这就要求医院坚持"以患者为中心",优化门诊流程,增加便民措施,做到布局合理,设施安全,标志醒目,可设立总服务台、导医处,配备多媒体查询触摸屏和电子显示屏,使各种医疗服务项目清晰、透明,使就诊程序简便、快捷,使患者感到亲切、从容,从而对医院产生信任感,愿意配合医院工作。

(2)门诊部的设置:预检分诊处、挂号室以及与医院各科室相对应的诊疗室、检验科、放射科、综合治疗室、药房、收费处等。要求做到美化、绿化、安静和整洁。

(3)门诊部的布局:诊疗室内备有诊察床、床前安置屏风或有遮隔设备;室内设有诊疗桌和流水洗手池;诊疗桌上备齐并有序放置各种检查用物、处方、各种化验检查申请单等。综合治疗室内备有治疗用物以及必要的急救物品和设备,如氧气、电动吸引装置和急救药品等。要求布局合理、路标醒目、标志清晰,以方便患者就诊、利于消毒隔离为原则。

2. 门诊的护理工作

(1)预检分诊:医院门诊分科较细,患者难以准确选择科室就诊。因此需由具有丰富实践经验和良好职业素质的护理人员承担预检分诊工作。接诊患者时应主动热情,在简要询问病史、观察病情的基础上,做出初步的判断,给予合理的分诊,并指导患者挂号。即先预检分诊,后挂号诊疗。

(2)安排候诊与就诊:患者挂号后,分别到各科候诊室等候就诊。为保证患者候诊、就诊的次序,护理人员应做好以下工作。

1)开诊前,准备好诊疗过程中的各种器械和用物等。保持良好的诊疗和候诊环境。

2)开诊后,按照挂号的先后顺序组织就诊。分理初诊和复诊病案,收集整理各种检查、化验报告等。

3)根据病情测量患者的生命体征,并记录于门诊病历上。必要时协助医生诊疗和检查等工作。指导就诊患者正确留取标本,耐心解答患者及家属提出的问题,认真听取患者及家属的意见,不断改进护理工作。

4)密切观察候诊患者的病情变化,遇有病情加重的患者,如高热、剧痛、呼吸困难、出血、休克等患者,应立即安排其提前就诊或送急诊室处理;对病情较重或年老体弱者,可适当调整就诊顺序。

5)就诊结束后,回收患者门诊病案,整理、消毒门诊环境。

(3)开展健康教育:护理人员应充分利用候诊时间开展健康教育,提供有关疾病和健康方面的信息,可采用口头、图片、黑板报、电视录像或赠送有关健康教育方面的宣传小册子等不同方式进行健康教育。对患者提出的询问应耐心、热情给予解答。

（4）治疗工作：需要执行各种治疗性操作，如注射、换药、灌肠、导尿、穿刺等，操作时必须严格执行操作规程，认真执行查对制度，确保治疗安全、有效。

（5）消毒隔离：门诊患者集中、病种繁杂且流动性大，容易发生交叉感染，要认真做好消毒隔离工作。因此，门诊的空间、地面、墙壁、扶手、桌椅、诊察床、平车、轮椅等，应定期进行清洁、消毒处理。对传染病或疑似传染病患者，应分诊到隔离门诊就诊，并做好疫情报告。

（6）健康体检与预防接种：经过培训的护理人员可直接参与各类保健门诊的咨询或诊疗工作，如健康体检、疾病普查、预防接种等，以满足人们日益增长的健康和卫生保健需求。各类保健门诊有妇女保健门诊、儿童保健门诊、围生保健门诊、高危门诊、产前诊断及遗传咨询门诊、妇科门诊、计划生育门诊、更年期门诊等。

（二）急诊科

急诊科（室）是医院诊治急、危、重症患者的场所，是抢救患者生命的第一线。急诊工作是衡量医院技术水平、道德修养和管理水平的重要标尺。对危及生命的患者及意外灾害事件，能提供快速、高效的服务。急诊科护理人员应具备良好的职业素质，丰富的急救知识和经验以及娴熟的急救技术。急诊科护理的组织管理和技术管理应做到标准化、程序化、制度化。

1. 急诊科的特点、设置和布局

（1）急诊科的特点：急诊科要保证24 h应诊。环境以方便患者就诊为目的，以最大限度地缩短患者就诊时间、方便就诊、优化抢救程序。

（2）急诊科的设置：有醒目而清晰的标志和路标、专用的通道、宽敞的出入口，夜间保证有充足的灯光照明。室内环境宽敞、明亮、安静、整洁、空气流通，利于预防和控制感染。

（3）急诊科的布局：有预检分诊处、急救室、各专科诊疗室、治疗室、监护室、清创室、手术室、观察室等，并设挂号、收费、药房、检验、放射、心电图等辅助科室，组成一个相对独立的单元，以保证急救工作的顺利完成。

2. 急诊科的护理工作

（1）预检分诊：患者到达急诊科，应有专人负责迎接。预检护理人员负责接待就诊的患者，通过简要评估确定患者就诊的科室，并护送患者到相应的诊室或抢救室。护理人员必须掌握急诊就诊的标准，通过"一问、二看、三检查、四分诊"，初步判断患者疾病的轻重缓急，及时、准确地将患者分诊到相应专科诊室。遇有急、危、重症患者应立即通知值班医生和护理人员进行抢救；遇有意外灾害性事件应立即通知相关部门并救治伤员。遇有交通事故、法律纠纷、刑事案件等应尽快通知医院保卫部门或与公安部门取得联系，同时请家属或陪送人员留下。

（2）抢救工作

1）物品准备：急诊常用的抢救物品包括一般物品、无菌物品和无菌急救包、抢救器械、抢救药品和通讯设备。急诊科的一切抢救物品应做到"五定"，即定数量品种、定点安置、定人保管、定期消毒灭菌及定期检查维修，使急救物品完好率达到100%。护理人员应熟悉各种抢救物品的性能及使用方法，并能排除一般性故障，保证其处于良好备用状态。

2）抢救配合：①抢救过程中，护理人员必须严格遵守操作规程，争分夺秒地配合抢救。在医生到达之前，护理人员应评估病情并迅速做出分析、判断，给予紧急处理，如测血压、止血、给氧、吸痰、建立静脉输液通路，必要时进行人工呼吸、胸外心脏按压等；医生到达后，立即汇报处理情况和效果,积极配合医生抢救,正确执行医嘱,密切观察病情变化,为医疗诊断提供有关资料。②做好抢救记录。记录要求:及时、准确、清晰。记录内容:详细记录与抢救过程有关的时间,包括患者到达急诊科的时间、医生到达的时间、各项抢救措施执行时间及停止时间(如用药、吸氧、心肺复苏等),详细记录执行医嘱的内容和患者病情的动态变化。③执行查对制度。在抢救过程中,护理人员可以执行口头医嘱。执行时,护理人员必须向医生复述一遍,双方确认无误后方可执行;抢救完毕,请医生在抢救后 6 h 内及时补写医嘱与处方。各种急救药品的名称、剂量、用法等应认真查对,使用后的空安瓿、输液空瓶、输血空袋应集中放置,经两人核对后进行处理。

 考点提示

抢救患者过程中,护理人员执行口头医嘱的要求及注意事项。

3)病情观察:急诊科均设有观察室,供需在急诊科治疗和留院观察(简称留观)患者使用。急诊观察时间一般为 3~7 天。护士应对留观的患者进行登记,建立病案,认真填写各项记录,书写病情观察报告。对留观的患者要主动巡视和观察,及时处理医嘱,做好心理护理以及各项护理工作。

(三)病区

病区是住院患者接受诊疗、护理及康复的场所,也是医护人员全面开展医疗、预防、教学和科研活动的重要基地。安静、整洁、舒适、安全的休养环境,可以满足患者生理、心理、治疗的需要,达到促进健康的目的。

1. 病区的设置和布局

(1)病区的设置:病区内设有病室、危重病室及抢救室、治疗室、医生办公室、护理人员办公室、配膳室、盥洗室、浴室、厕所、库房、医护休息室、示教室等,如有条件可设置学习室、娱乐室、会客室、健身室等。

(2)病区的布局:病区的布局应科学合理,以方便治疗和护理工作。如护理人员办公室(或护士站)应设在病区的中心位置,与抢救室、危重病室及治疗室邻近,以便观察病情、抢救患者和准备物品。每个病区最好设 30~40 张病床,每间病室设 1~3 张病床,两床之间距离不少于 1 m。床与床之间应设隔帘,有利于治疗、护理及维护患者的隐私权。有条件的医院可设置中心供氧及中心吸引装置、呼叫系统、电视、电话、壁柜、卫生间等,或设立单人病室,病室布置应温馨,充分体现医院人性化的服务理念。

2. 病区的护理工作　病区的护理工作内容主要是运用护理程序为患者实施整体护理,满足患者生理、心理、社会、文化等各方面需要,促进其恢复健康。

(1)准确评估患者的健康状况,正确进行护理诊断,及时制订和准确执行护理计划,评价护理效果。

(2)巡视病房,观察病情,了解患者的病情变化和治疗效果。

(3)正确执行医嘱,协助医师完成各项操作,杜绝各种差错事故的发生。

(4)为患者提供日常生活护理,满足患者舒适、清洁和安全的需要。

(5)根据患者和家属的心理变化和需要,及时提供针对性的心理护理。

(6)做好病室消毒隔离工作,预防院内交叉感染。

(7)进行健康教育,指导患者自我护理和功能训练。

(8)按照要求书写和保管各种护理文书。

(9)做好入院、出院、转院和死亡患者的护理。

（10）做好病房环境管理，避免和消除影响患者康复的各种环境危险因素。

（11）开展护理科研工作，不断提高临床护理的质量和水平。

第二节　医院环境

案例 1-2

患者王某，男，62岁，因发热、咳嗽入院。医疗诊断为肺炎。患者夜间反复咳嗽，影响睡眠。既往有吸烟史20余年。

问题与思考：

护理人员应如何为患者创造一个良好的医院环境？

医院是对特定人群进行防病治病的场所，是专业人员在以治疗为目的的前提下创造的适合患者身心健康的环境。医院的物理环境和社会环境直接影响患者的身心舒适和治疗效果，因此，护理人员要为患者创设一个适宜的住院环境。

一、医院环境的要求及分类

随着社会经济繁荣和教育的普及，人民的生活质量普遍提高，消费观念也趋向追求美观与舒适的生活空间。医院环境直接影响患者的身心舒适和治疗效果，患者患病后希望在安全、舒适的环境中得到最佳医疗服务。因此，创建与维护适宜的医院环境是护理人员的重要职责。当医院环境不能满足患者的需要时，护理人员应当采取适当的措施进行医院环境的调控，使其保持安静、整洁、舒适和安全，促进患者疾病的痊愈和健康的恢复。通常将医院环境分为物理环境和社会环境两大类。

二、医院环境的调控与管理

（一）物理环境

1. 安静　安静的医院环境可减轻患者的焦虑，使其得到充分的休息和睡眠，促进其早日康复。病区内应保持安静，避免噪声。噪声是指与环境不协调，使人在生理和心理上感到不愉快、不需要的声音。世界卫生组织（WHO）规定，白天医院病区较理想的声音强度为35～40 dB，如达到50～60 dB，即能产生相当的干扰。长时间噪声干扰会影响患者的认知、情绪及生理状态，使患者产生疲倦、焦躁、易怒、头痛、失眠等症状。

病区噪声主要包括各种医疗仪器使用时所发出的机械摩擦声和人为的噪声，如在病区内大声喧哗、重步行走，以及器械撞击、开关门窗和车、椅、床轴锈涩处发出的响声等。病区是特别安静区，护理人员应对病区噪声严加控制。为控制病区噪声，病室内应建立安静管理制度：

（1）工作人员自觉做到"四轻"：说话轻、走路轻、操作轻、开关门轻。

（2）病室的门、窗、床头桌椅脚应钉上橡皮垫，各种推车的轮轴、门窗合叶应定期滴注润滑油。

（3）电话、手机、呼叫系统等有声响的设备应使用消音设置，或将音量调至最低。

（4）向患者及家属宣传保持病区安静的重要性，共同创造安静的病区环境。

知识链接

我国保证健康安宁的环境噪声试用标准（dB）

场所/状态	理想值	极限值
睡眠	35	50
交谈、思考	50	75
听力保护	75	90
特别安静区（医院、疗养院）	35	45
一般住宅	45	50
工业区	50	55～60

2. **温度和湿度**　适宜的温度和湿度有利于患者的休息、治疗及护理工作的进行。病室应备有温湿度计，以便随时评估室内温湿度并加以调节。①温度：病室温度宜保持在18～22℃较为适宜；手术室、婴儿室、产房、老年病室室温应略高，以22～24℃为宜。室温过高，可使神经系统受到抑制，干扰消化和呼吸功能，不利于机体散热，影响体力恢复；室温过低，会使人畏缩，肌肉紧张而产生不安，同时易着凉。可根据季节和条件采用不同的措施，如根据气温变化适当增减患者的衣服和盖被；在执行治疗、护理操作时，应尽量避免暴露患者。②湿度：病室的相对湿度一般以50%～60%为宜。湿度过高，蒸发作用减弱，出汗受到抑制，会使患者感到潮湿、憋闷，对患有心、肾疾病的患者不利；湿度过低，空气干燥，人体蒸发水分增加，可引起口渴、咽痛、鼻出血等，对呼吸道疾患或气管切开的患者尤为不利。可根据季节和条件采取开窗通风、地面洒水、暖气上放置湿毛巾、使用加湿器或利用空调设备等措施调节室内湿度。

考点提示

病室内温度、湿度的要求及调节方法。

3. **通风**　通风效果随通风面积（门窗大小）、室内外温差、通风时间及室外气流速度而异。通风可以交换室内外空气，增加氧含量，降低二氧化碳浓度和微生物的密度，保持空气清新，并可调节室内的温度和湿度，使患者感到舒适，避免产生烦躁、倦怠、头晕、食欲缺乏等症状，有利于患者康复。同时，通风又是减少室内空气污染的有效措施，可以降低空气中二氧化碳浓度和微生物的密度，减少呼吸道疾病传播的机会。所以病室内应定时通风换气，或安装空气调节器，有条件者可设立生物净化室。一般每次通风时间为30 min左右，通风时避免迎着对流风，以免患者受凉。

4. **光线**　充足的光线可使患者感到舒适、愉快，有利于病情观察、诊疗和护理工作的进行。病室采光有自然光源和人工光源。适量的日光照射可使照射部位温度升高，血管扩张，血流增快，改善皮肤和组织的营养状况，增进食欲。另外，日光中的紫外线有强大的杀菌作用，并可促进机体内生成维生素D。因此，应经常打开病室门窗，使日光直接射入，或协助患者到户外接受阳光照射，以辅助治疗，增进疗效。但应注意避免阳光直接照射患者的眼睛，以免引起目眩。患者休息或午睡时应用窗帘遮挡光线。

人工光源常用于满足夜间照明及平时特殊检查和治疗的需要。护理人员应根据不同需要对光线进行调节。楼梯间、治疗室、抢救室、监护室内的灯光要明亮；夜间使用壁灯或地灯，既能保证巡视工作的进行，又不致干扰患者睡眠；需要检查或进行操作时，应使用床头灯，减少对其他患者的干扰。

5. 装饰　病区装饰应注意简洁、美观，优美的环境可使人感到愉快、舒适。颜色应用会影响人的情绪、行为和健康。以往病室及医务人员的工作服多采用白色，易使患者产生单调、恐惧感。现代医院多根据不同护理对象的需求而选择合适的色彩，如儿科病区墙壁可采用柔和的暖色及可爱的卡通图案，儿科护理人员服装采用粉红色，可给人温馨亲切的感觉，减轻儿童的恐惧感；手术室选用蓝色或绿色，能给人安静舒适的感觉，增加患者的信任感，也有着"绿色生命通道"的寓意；浅蓝色使人心胸开阔，奶油色则给人以柔和、悦目、宁静感。病室墙壁上方选涂白色，下方选涂浅绿色或浅蓝色，以避免白色反光，进而刺激眼睛产生疲劳。病床、桌、椅、窗帘、被套、床单等也趋向家居化，以满足患者的需要。绿色植物及鲜花可使人赏心悦目，并增添生机，给患者以美的享受，增强其战胜疾病的勇气和信心。可在病室内外及走廊上摆设鲜花和绿色盆景植物，在病室周围建设花坛、草坪、种植树木等，优化住院环境。

6. 整洁　主要指病区的护理单元和医疗护理操作环境应整洁。要求达到避免污垢积存、防止细菌滋生的目的。保持病区环境整洁的措施有以下几种。

（1）病区陈设齐全，规格统一，布局合理，摆放整齐，方便取用。做到物有定位，用后归位。

（2）床上用物保持清洁、平整，如污染及时更换；及时清理环境，病区内墙、地面及所有物品采用湿式清扫法。

（3）治疗后的用物应立即撤去，排泄物、废弃物、污染物应及时清除。

（4）患者的皮肤、头发保持清洁，被服、衣裤定期更换。

（5）护理人员仪表端庄，服装整洁、大方得体。

（二）社会环境

病区是社会的一个特殊组成部分，也是就诊患者集中的场所。住院患者对接触的人、陈设、制度、气味、声音等都会感到陌生和不习惯，难免产生焦虑、失落、恐惧等不良心理反应，护理人员应为患者创造和维持良好的社会环境，消除患者不良的心理反应，以帮助患者尽快适应医院环境，促进其疾病的康复。

1. 人际关系　主要影响住院患者身心康复的人际关系包括：医患关系、护患关系和病友关系。帮助患者创建和维护良好人际关系的措施有以下几种。

（1）护理人员在进行医疗护理活动时，无论患者的年龄、性别、民族、信仰、文化程度、职位高低、远近亲疏，都应做到一视同仁；善于使用治疗性语言，帮助患者树立战胜疾病的信心；学会调控情绪，始终以乐观、开朗的情绪感染患者，使患者处于最佳的心理状态；满足患者疾病不同阶段的身心需要，帮助患者自理、自立。

（2）要以端庄、沉着、热情、关注的仪表和神态，以护理操作时稳、准、快的行为和举止，以严肃认真、一丝不苟的工作态度和乐观开朗、积极向上的情绪，带给患者心理上的安慰，从而使之产生信任感、安全感，增强战胜疾病的信心。

（3）尊重患者的权利与人格。

（4）护理人员是患者所处环境的调节者，应积极引导病友间互帮互助、相互鼓励，增进友谊与团结，消除陌生与不安情绪，建立良好的群体关系，以营造融洽愉快的氛围；引导患者和家属共同遵守医院的规章制度，有效配合治疗和护理，促进疾病的康复；加强与家属的沟通，取得支持与合作，共同做好患者的身心护理。

2. 医院规则　医院为了保证医疗、护理工作的顺利开展及预防医院内感染等而制定各种规则，如入院须知、探视制度、陪护制度等，以便为患者提供良好的休息与睡眠环境，保证诊疗护理工作的正常进行，预防和控制医院感染的发生，促使患者早日恢复健康。医院规则既是对患者行为的指导，也是对患者的一种约束，会对患者产生一定的影响。因此，医院应制定合理的医院规则，并帮助患者适应，具体的措施有以下几种。

（1）热情接待，耐心解释，取得患者的理解和配合。向患者及家属解释每一项医院规则的内容和执行各项规则的必要性，得到患者及家属的理解，使其主动配合，自觉遵守各项规章制度。

（2）在维护医院规则的前提下，使患者有一定的自主权。由于患者入院后，凡事都要遵从医生和护理人员的安排和医院规则的约束，容易产生压抑和无所适从感。因此，在维护医院规则的前提下，应尽可能使患者对个人环境拥有一定的自主权，并对其居住空间表示尊重，如进门时先敲门；为患者服务时，先取得患者的同意等。

（3）尊重探视人员，如探视时间和行为不恰当，对其的劝阻和限制方法应适当。鼓励患者家属和朋友前来探视，以减轻患者的孤独感。如果探视者不受患者的欢迎，或探视时间不适当，影响医疗护理工作，则要进行适当的劝阻和限制，并给予解释，取得患者、家属及探视者的谅解。

（4）及时向患者提供与其检查、治疗、护理等相关的信息，并鼓励患者参与护理计划的制订。

（5）尊重患者的隐私权，为患者进行治疗护理时，应该适当遮挡患者。护理人员有义务为患者的诊断、检查结果、治疗与记录等信息保密。

（6）鼓励患者自我照顾，对于生活能力受限、需依赖他人照顾的患者，护理人员应主动巡视、关心，及时给予帮助，同时鼓励患者参与自我照顾，帮助其恢复自信和自护能力。

> **思政园地**
>
> **医院这个"大家庭"**
>
> 医院是救死扶伤的场所，是患者的希望所在。医院里有欢乐的笑声，也有悲痛的哭声。有位德高望重的医者曾说过："跨进医院大门，这里便是'家'，只有专心工作，服务好每一位患者，才能让他们感受到家一般的温馨。"在医院这个"大家庭"，需要用心呵护其中的一点一滴；需要发扬以院为家的高尚情怀；需要用勤劳的双手去装扮这个"家"。把追求的信念付诸医院，把满腔的热情奉献给医院，把爱心播散到每一位患者心中。

本 章 小 结

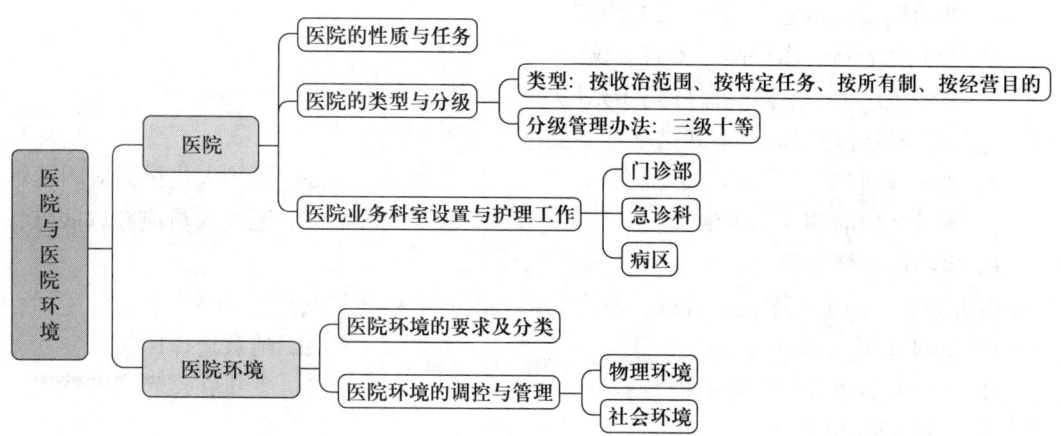

自 测 题

一、选择题

A1/A2 型题

1. 护士对前来门诊的患者，首先应进行
   A. 健康教育　　　　　　B. 预检分诊　　　　　　C. 心理安慰
   D. 卫生指导　　　　　　E. 查阅病案

2. 为了促进患者舒适，利于观察患者，应做到
   A. 病室内光线充足　　　B. 提高病室湿度　　　　C. 注意室内色调
   D. 病室内放置花卉　　　E. 注意室内通风

3. 按医疗技术水平划分的医院是
   A. 综合性医院　　　　　B. 专科医院　　　　　　C. 个体所有制医院
   D. 企业医院　　　　　　E. 一、二、三级医院

4. 抢救患者时，护士进行的下列工作中不正确的是
   A. 口头医嘱立即执行
   B. 用完的安瓿瓶不要扔掉，要留待查对
   C. 抢救后及时请医生补写医嘱
   D. 抢救记录字迹清晰、及时、准确
   E. 医生未到时可先建立静脉通道

5. 预检分诊护士掌握急诊就诊标准应做到
   A. 一问、二看、三检查、四分诊　　　　　　B. 五定
   C. 四轻　　　　　　　　　　　　　　　　　D. 三查七对
   E. 二人查对

6. 为了保证患者有适当的活动空间，病床之间的距离不得少于
   A. 0.5 m　　　　　　　B. 2 m　　　　　　　　C. 3 m
   D. 4 m　　　　　　　　E. 1 m

7. 患者适宜的休养环境是
   A. 气管切开患者，室内相对湿度为 30%
   B. 中暑患者，室温应保持在 4℃左右
   C. 普通病室，室温以 18～22℃为宜
   D. 产妇休养室，需保暖，不宜开窗
   E. 破伤风患者，室内应保持光线充足

8. 为保持病区环境安静，下列措施不妥的是
   A. 推平车进门，先开门、后推车　　　　　　B. 医护人员讲话应附耳细语
   C. 轮椅要定时滴注润滑油　　　　　　　　　D. 医务人员应穿软底鞋
   E. 桌椅应钉橡胶垫

9. 患者刘某，因患风湿性心脏病、心力衰竭入院。下列病室安排正确的是
   A. 安排在观察室　　　　　　　　　　　　　B. 随意选择床位
   C. 安排在离办公室较近的抢救室　　　　　　D. 安排在患者多的病室
   E. 安排在隔离室

10. 李先生自感全身不适前来就诊，门诊护士巡视时发现患者面色苍白，出冷汗，呼吸急促，主诉腹痛剧烈。门诊护士应采取的措施是

  A. 让李先生就地平卧休息　　　　　　　　B. 让李先生提前就诊

  C. 为李先生测量脉搏、血压　　　　　　　D. 安慰患者，仔细观察

  E. 告知医生加快诊治速度

11. 刘护士在门诊巡视时，发现一名患者述肝区疼痛，厌食油腻食物，巩膜黄染，表情痛苦。此时应指导该患者

  A. 到隔离门诊就诊　　　B. 提前就诊　　　C. 立即送抢救室

  D. 按挂号顺序就诊　　　E. 配合医生进行抢救

12. 患者李某，破伤风发作，神志清楚，全身肌肉阵发性痉挛。有关病室环境安排，不符合要求的是

  A. 室温为 18～22℃　　　　　　　　　　　B. 相对湿度为 50%～60%

  C. 病室门、桌椅脚钉橡皮垫　　　　　　　D. 保持病室光线充足

  E. 护士要做到"四轻"

13. 张先生，45 岁，因上消化道大出血被送至急诊室。急诊护士在医生未到达前首先应

  A. 记录患者入院时间和病情变化

  B. 向家属了解病史，耐心解释

  C. 通知住院处，办理入院手续

  D. 测量血压，建立静脉通路

  E. 注射止血药物，抽血标本配血

A3/A4 型题

（14～15 题共用题干）

王女士，68 岁，因心肌梗死入院。护士拟为患者调控医院物理环境。

14. 适宜的病室色调是

  A. 奶油色　　　B. 橘色　　　C. 黑色

  D. 红色　　　　E. 紫色

15. 病室适宜的温度应控制在

  A. 12～16℃　　　B. 14～16℃　　　C. 16～18℃

  D. 18～22℃　　　E. 22～24℃

二、简答题

请简要叙述病室物理环境的内容及其要求。

三、案例分析

患者男性，48 岁，因车祸致头部损伤，于上午 10：00 由家属送到医院急诊科就诊，入院时患者呈昏迷状，体温 36.7℃、血压 150/90 mmHg、脉搏 66 次/分、呼吸 14 次/分，右侧瞳孔直径 4 mm，对光反射消失，左侧瞳孔直径 2 mm，对光反射迟钝。

作为急诊科护士，应如何配合医生抢救？

（左凤林）

第二章数字资源

第二章 入院和出院患者的护理

学习目标

1. 描述入院护理、出院护理工作的内容。
2. 解释分级护理的概念。
3. 描述分级护理的适用对象及护理内容。
4. 复述患者床单位的构成。
5. 能运用铺床法为新入院患者、暂时离床患者、麻醉手术后患者及长期卧床患者准备安全、实用、舒适、整洁的床单位。
6. 能正确、规范运用轮椅或平车对患者进行运送。
7. 具有人文关怀意识，落实"以人为本"的服务宗旨，树立全心全意为服务对象服务的理念。

第一节 患者入院后的初步护理

案例 2-1

患者女，36岁。3天前因车祸导致多发性骨折伴创伤性休克，由救护车运送到医院诊治，经急诊科抢救后病情稳定，需转入骨科病房。

问题与思考：
1. 住院处的护理工作有哪些程序？
2. 病区护士接到通知后，应如何为患者铺暂空床？
3. 对该患者应实施哪一级别的护理措施？

入院护理（admission nursing）是指患者入院后，经过门诊或急诊医生初步诊查，因为病情需要，由诊查医生签发住院证后，护士对患者进行的一系列护理工作。入院护理的目的：①协助患者了解、熟悉环境；②增强护患沟通，满足患者的身心需要；③了解患者的健康状况，为制订护理计划提供依据；④建立良好的护患关系，以利于调动患者积极性，为治疗、护理工作的顺利开展奠定基础。

一、入院护理程序

（一）办理入院手续

诊查医生签发住院证后，患者或家属持住院证到住院处办理住院手续，如填写登记表格、缴纳住院保证金等。入院处接收患者后，立即通知病区护士根据病情提前做好接纳新患者的准备。如病区无空床位，则协助患者办理待床手续；急诊患者应设法与病区主管医生联系，调整或增加床位以安排患者入院；对急诊手术的患者，可以先进行抢救或手术，之后再补办入院手续。

(二)实施卫生处置

护士应根据患者的病情、身体状况及医院的条件,在卫生处置室对患者进行卫生处置,如沐浴、更衣、理发等。对于危、急、重症患者或即将分娩、体质虚弱者可酌情免浴。对传染病或疑似传染病患者应送隔离室进行卫生处置。对有体虱或头虱者,先灭虱,再做以上的卫生处置。患者换下的衣服和不用的物品,需消毒后交家属带回或按手续暂时存放在住院处。

  考点提示

不同情况患者入院前的卫生处置措施。

(三)护送患者入病区

住院处护士携患者病历护送患者入病区。根据患者病情选用不同的护送方式,如步行、轮椅、平车或担架护送。护送过程中注意患者安全和保暖,不应停止输液或吸氧等必要的治疗,根据患者病情安置合适卧位,以免患者不适。护送患者入病区后,与病区护士就患者的病情、治疗情况、相关护理措施、个人卫生情况及物品等进行详细交接。

二、患者入病区后的初步护理

(一)一般患者入病区后的护理

1. **准备床单位** 病区护士接到住院处通知后,根据患者病情及治疗需要准备床单位,将备用床改为暂空床。备齐患者所需用品。病情危重者安置在重症病室,根据病情可在床上加铺橡胶单和中单。将传染病或疑似传染病患者安置在隔离病室。

2. **迎接新患者** 护士应热情、主动地迎接新患者,引导患者至指定床位并妥善安置。向患者及家属介绍自己,说明自己将为患者提供的服务内容及职责,并为患者介绍同室病友,促进彼此交流,从而满足其安全和归属的心理需要。

3. **通知医生诊视患者** 必要时协助医生进行体检,并遵医嘱为患者提供治疗和护理。

4. **协助患者佩戴腕带标识,进行入院护理评估** 测量患者的体温、脉搏、呼吸、血压及体重,对患者的健康状况进行评估,测量患者的体温、脉搏、呼吸、血压及体重,并及时记录在体温单上,必要时测量身高。

5. **做好膳食准备** 根据医嘱确定患者饮食的种类,在不违反饮食原则的情况下,尽量准备可口的食物,通知营养室准备膳食。

6. **填写住院病历和有关护理表格**

(1)用蓝黑色或黑色水笔逐页填写住院病历眉栏、页码及各种表格。

(2)用红色水笔在体温单40~42℃的相应时间栏内,纵向填写入院时间。

(3)按顺序排列住院病历:体温单、医嘱单、入院记录、病史及体格检查、病程记录(手术、分娩记录单等)、各种检验检查报告单、护理病案、住院病案首页、门诊病案。

(4)填写入院登记本、诊断小卡(插在住院患者一览表上)、床头(尾)卡(插在床头或床尾牌内)。

7. **介绍与指导** 向患者及家属介绍病区环境、作息时间及医院的有关规章制度,床单位及相关设备的使用方法,指导患者留取常规标本的方法、时间及注意事项。

(二)急诊患者入病区后的护理

病区接收的急诊、危重患者多从急诊室直接送入或由急诊手术后转入,护士接到通知后应立即做好以下工作。

1. **通知医生** 接到住院处电话通知后,护士应立即通知相关医生做好抢救准备。

2. 准备床单位　病区护士接到通知后，立即准备好床单位。如为急诊手术后患者，应备麻醉床；如为急危重症患者，可安置在危重病室或抢救室以便抢救，按需要在床上加铺橡胶单和中单。

 考点提示

不同情况患者入病区后床单位的准备。

3. 准备急救药品及急救设备　如吸氧装置、负压吸引装置、输液用具、急救车等。
4. 配合抢救　积极配合医生进行急救，密切观察患者病情变化，并做好护理记录。在医生未到之前，护士应根据病情做出初步判断，进行紧急处理，如建立静脉通道、给氧、吸痰等。
5. 与护送人员交接　对于不能正确叙述病情和需求的患者（如语言障碍、听力障碍者），以及意识不清的患者或婴幼儿，需暂留护送人员，以便询问患者病情及相关情况。

三、分级护理

分级护理（levels of care）是指患者在住院期间，由医护人员根据患者病情和（或）自理能力进行评定而确定的护理级别。通常分为四个等级，即特级护理、一级护理、二级护理和三级护理。

在护士站住院患者一览表上的诊断卡和患者床头（尾）卡上，通常采用不同颜色的标志来表示患者的护理级别，以便更好地了解患者的护理级别，及时观察患者病情变化，做好相应护理工作以满足患者的身心需要。各级护理级别的适用对象及相应的护理内容见表2-1所列。

表2-1　各级护理级别的适用对象及护理内容

护理级别	适用对象	护理内容
特级护理	①病情危重，随时可能发生病情变化，需要进行监护、抢救的患者 ②维持生命，实施抢救性治疗的重症监护患者 ③各种复杂或者大手术后、严重创伤或大面积烧伤的患者	①24 h专人护理，严密观察患者的病情变化，监测生命体征 ②根据医嘱，正确实施治疗、给药措施 ③根据医嘱，准确测量并记录出入量 ④根据患者病情，正确实施基础护理和专科护理，如口腔护理、压力性损伤护理、气道护理及管路护理等，实施安全措施 ⑤保持患者的舒适和功能体位 ⑥实施床旁交接班
一级护理	①病情趋向稳定的重症患者 ②病情不稳定或随时可能发生变化的患者 ③手术后或者治疗期间需要严格卧床的患者 ④自理能力重度依赖的患者	①每小时巡视患者1次，观察患者病情变化 ②根据患者病情，测量生命体征 ③根据医嘱，正确实施治疗、给药措施 ④根据患者病情，正确实施基础护理和专科护理，如口腔护理、压力性损伤护理、气道护理及管路护理等，实施安全措施 ⑤提供护理相关的健康指导
二级护理	①病情趋于稳定或未明确诊断前，仍需观察，且自理能力轻度依赖的患者 ②病情稳定，仍需卧床，且自理能力轻度依赖的患者 ③病情稳定或处于康复期，且自理能力中度依赖的患者	①每2 h巡视患者1次，观察患者病情变化 ②根据患者病情，测量生命体征 ③根据医嘱，正确实施治疗、给药措施 ④根据患者病情，正确实施护理措施和安全措施 ⑤提供护理相关的健康指导

护理级别	适用对象	护理内容
三级护理	病情稳定或处于康复期,且自理能力轻度依赖或无依赖的患者	①每3h巡视患者1次,观察患者病情变化 ②根据患者病情,测量生命体征 ③根据医嘱,正确实施治疗、给药措施 ④提供护理相关的健康指导

> **考点提示**
> 特级、一级护理适用范围及护理措施。

> **知识链接**
>
> **自理能力分级**
>
> 自理能力是根据Barthel指数评定量表对日常生活活动进行评定,根据量表所得总分确定自理能力等级。儿童患者、精神疾病患者等自理能力等级评估则参考相应的专科量表确定。
>
> Barthel指数评定量表对进食、洗澡、修饰、穿(脱)衣、控制排便、控制排尿、如厕、床椅转移、平地行走、上下楼梯10个项目进行评定,各项目评定时分为完全独立、需部分帮助、需极大帮助、完全依赖4个等级,每个等级赋予不同的分数值,将各项得分相加即为总分。根据总分将自理能力分为重度依赖(总分≤40分)、中度依赖(总分41~60分)、轻度依赖(总分61~99分)、无依赖(总分100分)4个级别,实施护理时根据不同自理能力级别给予相应的照护。

四、患者床单位的构成

患者床单位是指医疗机构为住院期间的患者提供使用的家具和设备。它是患者在住院期间进行休息、睡眠、饮食、护理与治疗的最基本的生活单位。其设施及管理应以患者的舒适、安全及有利于治疗、护理和康复为前提。患者床单位的固定构成包括:病床、床上用品、床旁桌、床旁椅、床上桌(需要时)。另外还包括墙壁上的照明灯、呼叫装置、供氧和负压吸引管道等设施(图2-1)。

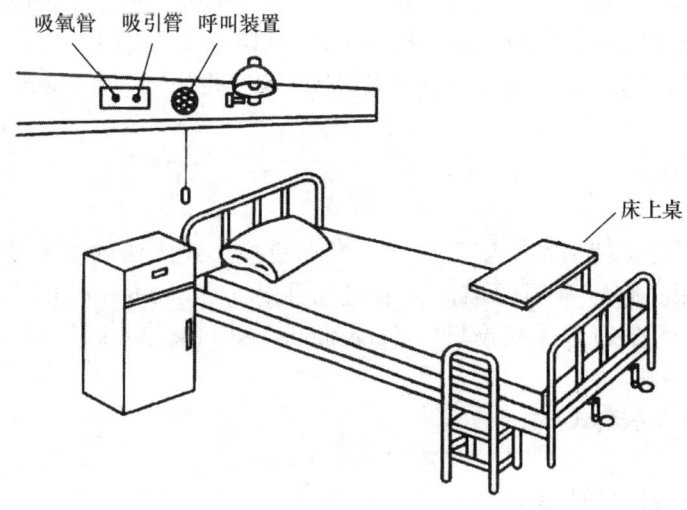

图2-1 病床单位设施

1. 病床　患者休息及睡眠的用具，是病室中的主要设备。卧床患者的饮食、排泄、活动、娱乐都在床上，所以病床一定要符合实用、耐用、舒适、安全的原则。普通病床一般长 2 m、宽 0.9 m、高 0.6 m，床头和床尾可以升降（图 2-2），以方便患者更换卧位，床的两侧有床档，床的升降功能可有手工调节和电动调节两种。临床也可选用多功能病床（图 2-3），根据患者的需要，可以改变床的高度或活动床档，变换患者的体态姿势。床脚有脚轮，便于病床移动。

2. 床垫　长和宽与床的规格相同，厚 10 cm，垫芯可用棕丝、木棉、棉花或海绵等，包布应由牢固、防滑的布料制成，床垫应坚硬，以免承受重力较多的部位发生凹陷。

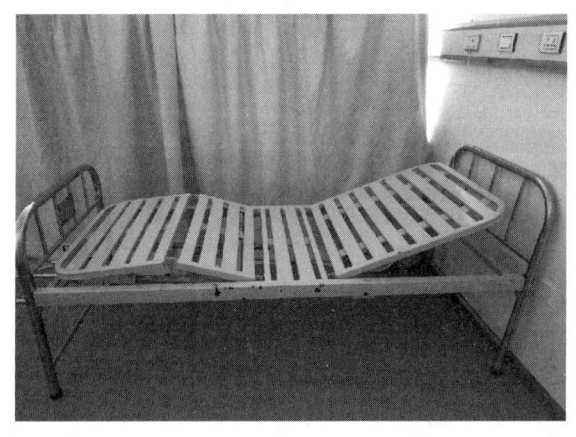

图 2-2　普通病床

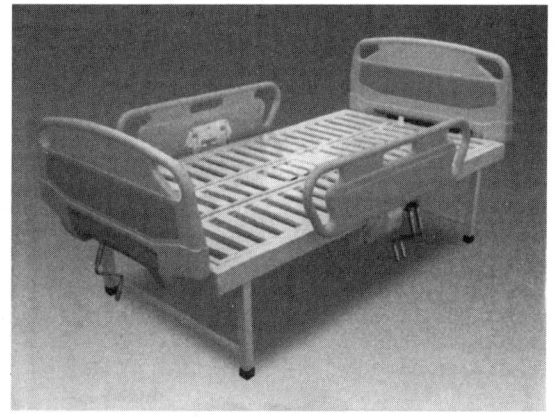

图 2-3　多功能病床

3. 床褥　长和宽与床垫相同，铺于床垫上。褥芯用棉花制成，吸水性强，包布用棉布制成。

4. 枕芯　枕芯长 0.6 m，宽 0.4 m，内装木棉、中空棉、羽绒等，用棉布制作枕面。

5. 棉胎　棉胎长 2.1 m，宽 1.6 m，可用棉花胎、中空棉胎、羽绒等。

6. 大单　大单长 2.5 m，宽 1.8 m，用棉布制作。

7. 被套　被套长 2.3 m，宽 1.7 m，用棉布制作，开口处缝制布带或拉链。

8. 枕套　枕套长 0.7 m，宽 0.45 m，用棉布制作。

9. 中单　中单长 1.7 m，宽 0.85 m，以棉布制作为宜，亦可使用一次性成品。

10. 橡胶单　橡胶单长 0.85 m，宽 0.65 m，两端加白布 0.4 m。

11. 床旁桌　放置于患者床头一侧，用于摆放患者日常所需的物品及护理用具等。

12. 床旁椅　放置于患者床旁，供患者、探视者或医务人员使用。

13. 床上桌　为可移动、高度可调节的专用过床桌，供患者进食、阅读、写字或其他活动时使用。

五、铺床法

病区的床单位要保持清洁，床上用物需定期更换。铺床法的基本要求是平整、紧扎、舒适、安全、实用。临床常用的铺床法有铺备用床（closed bed）（图 2-4）法、铺暂空床（unoccupied bed）（图 2-5）法和铺麻醉床（anesthetic bed）（图 2-6）法。铺床时需运用人体力学原理，遵守节力原则。

（一）铺备用床（被套式）

【目的】

保持病室整洁，准备接收新患者。

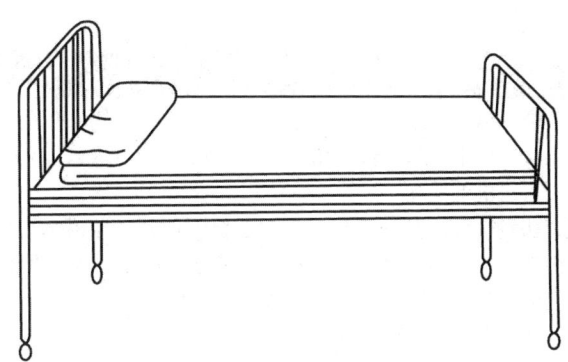

图 2-4 备用床

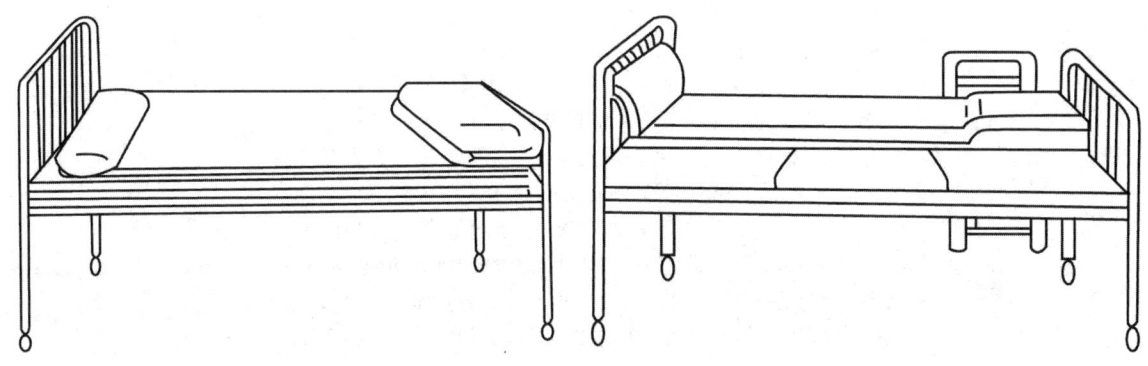

图 2-5 暂空床　　　　　　　　2-6 麻醉床

【评估】
1. 病床单位设施是否齐全，功能是否完好。
2. 铺床用物是否洁净、齐全，规格是否符合床单位。
3. 床旁设施是否完好。
4. 病室内有无患者正在治疗或用餐。

【计划】
1. 护士准备　着装整洁，洗手，戴口罩。
2. 用物准备　病床、床垫、床褥、大单、被套、棉胎或毛毯、枕套、枕芯。
3. 环境准备　病室内无患者进餐或治疗。

【实施】
实施方法见表 2-2 所列。

表 2-2　铺备用床法的操作流程、步骤和要点（被套式）

操作流程	操作步骤	要点说明
1. 备物检查	将用物按使用顺序叠好备齐，携至床边，检查床及床垫，翻转床垫	• 避免床垫局部长期受压发生凹陷
2. 移动桌椅	移开床旁桌，距床约 20 cm，移床旁椅至床尾正中，距床约 15 cm	• 便于操作
3. 放置用物	置用物于床尾凳上，便于取用	
4. 铺床褥	将床褥齐床头平放于床垫上，床褥中线与床中线对齐，下拉至床尾，铺平床褥	

续表

操作流程	操作步骤	要点说明
5. 铺大单	①将大单横、纵中线对齐床中线放于床褥上，向两侧打开。先铺近侧床头，一手托起床垫一角，另一手伸过床头中线，将大单平整塞入床垫下 ②在距床头约30 cm处向上提起大单边缘，使其与床沿垂直，呈一等腰直角三角形。以床沿为界，将三角形分为上、下两部分，将上半部分置于床垫上，下半部分平整塞入床垫下；再将上半部分翻下平整塞入床垫下（图2-7） ③同法铺好床尾大单 ④双手同时拉平、拉紧大单中部边缘，平整塞入床垫下 ⑤转至对侧，同法铺好对侧大单	• 护理人员双脚分开，身体靠近床边，保持上身直立，两膝稍弯曲，动作平稳、连续，减少来回走动
6. 套被套	①"S"式套被套法：将被套齐床头放置，分别向床尾、床两侧打开，开口向床尾，中缝与床中线对齐。将被套开口端上层打开至1/3处，将折好的"S"形棉胎放于开口处，将棉胎上缘拉至被套封口处，分别套好两上角，使棉胎两侧与被套侧缘平齐，于床尾处拉平棉胎及被套，系好带子（图2-8） ②卷筒式套被套法：将被套反面向外，齐床头放置，分别向床尾、床两侧打开，开口向床尾，中缝与床中线对齐。将棉胎铺于被套上，上缘齐床头，棉胎与被套一并自床头卷向床尾，再由开口端翻转至床头，于床尾处拉平棉胎及被套，系好带子（图2-9）	• 防止棉被头端空虚
7. 折被筒	被子平整，中线对齐，将其一侧边缘向内折叠与床沿平齐，尾端向内折叠与床尾平齐，转至对侧，同法折叠被子另一侧边缘和尾端成被筒状	• 动作轻稳，注意节力原则
8. 套枕套	于床尾处套好枕套，系带，开口端背门，横放于床尾，再平拖至床头	
9. 移回床旁桌椅	将床旁桌椅移回原处	• 动作轻稳，避免声响
10. 整理用物	整理用物，洗手	

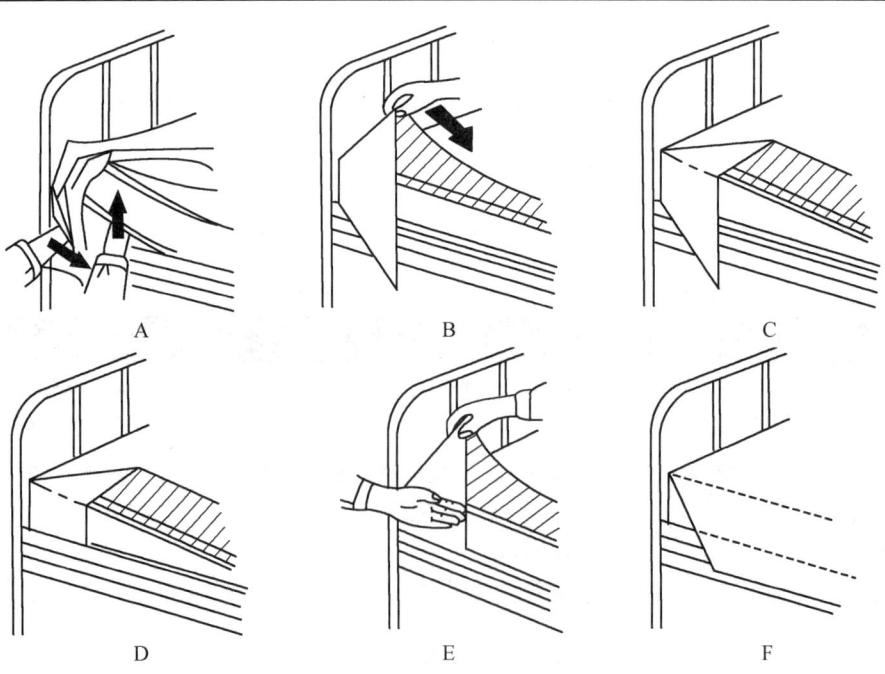

图2-7 铺床角法

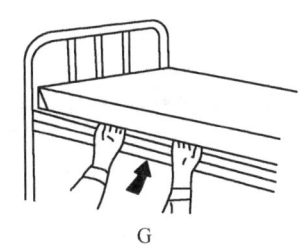

图 2-7（续）

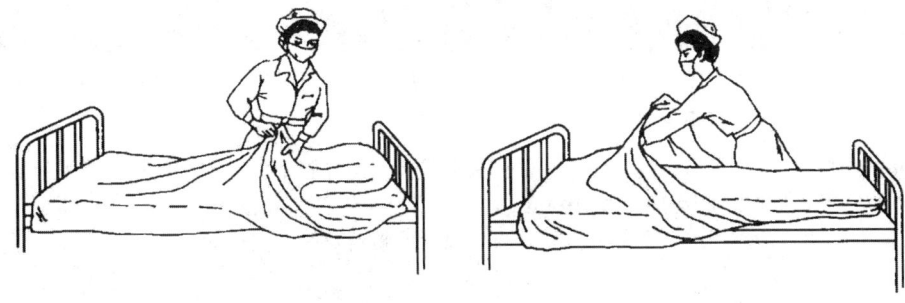

图 2-8 "S"式套被套法

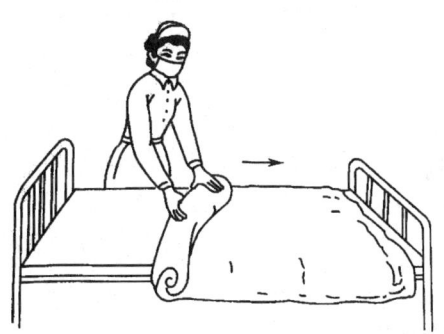

图 2-9 卷筒式套被套法

【评价】
1. 护理人员操作时遵循节力原则。
2. 病室及病床单位整洁、美观。
3. 病床符合实用、耐用、舒适、安全的原则。

【注意事项】
1. 操作中动作轻稳，避免尘埃飞扬。
2. 患者进餐或接受治疗时暂停铺床。
3. 操作中应用节力原理：操作前用物折叠方法和摆放顺序正确，放置稳妥，防止落地；操作时减少走动次数，避免无效动作；操作时护理人员身体靠近床边，双脚分开，保持上身直立，两腿前后分开、稍屈膝，以扩大支撑面，增加稳定性。

（二）铺暂空床（被套式）

【目的】
保持病室整洁，供新入院或暂离床活动的患者使用。

【评估】
1. 住院患者病情是否允许其暂离床活动。
2. 新入院患者的神志、诊断、病情及是否有伤口或引流管等情况。

【计划】
1. 护士准备　着装整洁，洗手，戴口罩。
2. 用物准备　同铺备用床法，必要时备橡胶中单和中单（或一次性中单）。
3. 环境准备　同铺备用床法。

【实施】
实施方法见表 2-3 所列。

表 2-3　铺暂空床法的操作流程、步骤和要点（被套式）

操作流程	操作步骤	要点说明
1. 折叠被子	将备用床的被子上端向内折，然后扇形三折于床尾，使之与床尾平齐	• 保持病房整齐、美观，方便患者上床
2. 铺橡胶单及中单	为保护床褥免受污染，根据病情需要，铺橡胶单及中单，中线和床中线对齐，上缘距床头 45～50 cm，两单边缘下垂部分一并塞入床垫下。转至对侧，同法铺好	• 保护床褥免受污染
3. 整理用物	整理用物，洗手	• 避免交叉感染

【评价】
1. 同铺备用床法评价 1～3。
2. 用物准备符合病情需要。
3. 患者方便上、下床，躺卧时感觉舒适。

【注意事项】
同铺备用床法。

【健康教育】
1. 向患者说明铺暂空床的目的。
2. 指导患者上、下床的方法及注意事项。

（三）铺麻醉床（被套式）

【目的】
1. 便于接收和护理麻醉手术后的患者。
2. 使患者安全、舒适，预防并发症。
3. 保护床上用物不被血液、呕吐物或排泄物等污染。

【评估】
1. 患者的诊断、病情、手术方式和麻醉方式。
2. 病床及床单位设施性能是否完好。
3. 手术后所需的治疗和护理等物品是否齐备。

【计划】
1. 护士准备　着装整洁，洗手，戴口罩。
2. 用物准备

（1）床上用物：同铺备用床法（被套式），另加橡胶中单和中单（或一次性中单）各 2 条。

（2）麻醉护理盘：无菌巾内置开口器、舌钳、压舌板、牙垫、鼻氧管、吸痰管、治疗碗、镊子、纱布数块；无菌巾外置血压计、听诊器、手电筒、弯盘、棉签、胶布、护理记录单和笔。

（3）另备输液架，必要时备好给氧和吸痰装置、胃肠减压装置、输液泵等。

3. 环境准备　同铺备用床法。

【实施】

实施方法见表2-4所列。

表2-4　铺麻醉床法的操作流程、步骤和要点（被套式）

操作流程	操作步骤	要点说明
1～5	同铺备用床法步骤1～5	
6. 铺橡胶单和中单	①将橡胶单及中单分别对好床中线。铺在床头、床中部或床尾，边缘平整地塞入床垫下 ②铺床头的橡胶单及中单时上缘应平齐床头放置，下端压在中部的橡胶单和中单上，边缘平整地塞入床垫下 ③转至对侧，分层铺好对侧大单、橡胶单和中单	• 对于颈、胸部手术或全身麻醉术后患者应铺于床头；对于腹部手术或非全身麻醉手术后患者应铺于床中部；对于下肢手术后患者应铺在床尾。若需要铺在床的中部，则橡胶单和中单的上缘应距床头45～50 cm
7. 套好被套	同铺备用床法步骤6	
8. 折被筒	将被子两侧边缘向内折叠与床沿齐，尾端向内或向上折叠与床尾齐，将被子三折上下对齐叠于一侧床边，开口朝向门	• 盖被三折上下对齐，外侧齐床沿，便于将患者移到床上
9. 套枕套	于床尾处套好枕套，系带，开口背向门，横立于床头	
10. 移回桌椅	将床旁桌移回原处，床旁椅移至被子折叠侧	• 防止头部受伤
11. 置麻醉盘	将麻醉护理盘放于床旁桌上，其余用物放于合适位置，以便急救时取用	• 避免床旁椅妨碍患者移到床上
12. 整理用物	整理用物，洗手	

考点提示

麻醉床被子及枕头开口方向，枕头放置方法。

【评价】

1. 操作熟练，无多余动作。
2. 操作过程中利用节力原理。
3. 护理术后患者的物品齐全，患者能及时得到抢救和护理。

【注意事项】

1. 同铺备用床法注意事项1～3。
2. 铺麻醉床时应更换清洁的被单，保证术后患者舒适，避免发生感染。
3. 避免橡胶单外露，接触患者皮肤，引起患者不适。
4. 麻醉未清醒患者应去枕平卧，头偏向一侧，以免患者出现呕吐误吸，或出现因颅内压降低导致的头痛。

【健康教育】

向陪伴家属说明患者去枕平卧的原因、方法、时间及注意事项。

> **知识链接**
>
> **一次性医用中单在麻醉床中的应用**
>
> 　　一次性医用中单柔软、舒适、不伤皮肤。专用无纺布和PE薄膜精制加工而成，代替了传统的橡胶单-中单在临床中的应用。特点：①减少细菌，降低术后感染率，皮肤接触不会引致过敏或其他有毒的反应；②质量轻，不会对患者造成任何负担；③其构造主要是结合使用方便性、患者安全需要性所设计和生产的。使用方法：将一次性医用中单展开后，直接铺于床上，使柔软的无纺布面直接接触身体。

（四）卧床患者床更换床单法

【目的】

1. 使床平整、舒适，保持病室的整洁、美观。
2. 评估患者的病情，预防压力性损伤、坠积性肺炎等并发症。

【评估】

1. 患者的病情、体重、躯体活动能力、病损部位等一般情况。
2. 患者的意识状态、心理反应等认知反应及理解、合作程度。
3. 床单位的清洁程度。

【计划】

1. 护士准备　着装整洁，洗手，戴口罩。
2. 用物准备　晨间护理车。①上层：更换用物，自上而下依次为大单、中单、被套、枕套，必要时备清洁衣裤；②中层：床刷及套，或扫床巾（湿润），必要时备皮肤护理盘；③下层：便盆及便盆巾（必要时）。
3. 环境准备　无患者正在进餐或进行治疗及护理。必要时按季节调节室内温度，关闭门窗，屏风遮挡。

【实施】

实施方法见表2-5所列。

表2-5　卧床患者床更换床单法的操作流程、步骤和要点

操作流程	操作步骤	要点说明
1. 核对解释	携用物至病房，核对患者床号、姓名	• 确认患者，解除患者紧张情绪，指导患者合作
2. 移开床旁桌椅、安置体位	开床旁桌椅（位置参照铺备用床法），病情允许者，可放平床头和床尾支架	• 置患者于舒适体位，便于操作
3. 松被尾、移枕	松开床尾盖被，移枕头至对侧	• 意识不清者，应拉起对侧床栏，以防坠床
4. 翻身观察	协助患者翻身卧于对侧，背向护士，观察患者背部皮肤情况	• 检查局部皮肤受压情况，预防压力性损伤发生；采取规范的翻身侧卧动作，节力、轻稳
5. 松大单	自床头至床尾松开近侧污单	
6. 更换床单	▼侧卧更单法 适用于长久卧床而病情允许翻身侧卧的患者 ①污面向内翻卷，用中单擦净橡胶单，上卷中单于患者身下，扫净橡胶单，搭于患者身上	• 避免污染清洁中单和大单 • 湿式清扫，减少灰尘飞扬

续表

操作流程	操作步骤	要点说明
6. 更换床单	②将污大单上卷于患者身下，扫褥垫，自床头至床尾扫净褥垫上的渣屑，将刷子置于对侧床尾垫下 ③打开大单，中线对齐，展开近侧大单。对侧一半大单上卷于患者身下（压入污大单下），依次铺好大单床头、床尾及中部 ④将橡胶单放下，铺中单，中线对齐，展开近侧中单。对侧一半上卷于患者身下（压入污中单下），近侧中单连同橡胶单一并塞入垫下 ⑤移枕于近侧，助患者平卧。护士转向对侧，助患者翻身侧卧于铺好床单的一侧，背向护士同法铺好对侧 ⑥协助患者仰卧于床中央，移枕于患者头下。托起患者头部，取出枕头，拆下枕套放入污物袋内，枕芯放在床尾椅上 ▼平卧更单法 适用于病情不允许翻身侧卧的患者，如下肢牵引的患者 ①一手托起患者头部，将用过的床头大单、橡胶单、中单一并横向从床头卷成筒状至患者肩下 ②横卷清洁大单成筒状铺在床头，中线对齐展开，铺好床头 ③将患者上半身抬起，将污大单、橡胶单和中单一起从患者肩下卷至臀下，同时将清洁大单拉平至臀部 ④将患者放平，抬起臀部，迅速撤去污大单、橡胶单、污中单 ⑤将清洁大单拉平至床尾，橡胶单置于床尾椅上，其余污物放入污物袋内 ⑥依次铺大单、橡胶单、中单	● 清洁面向内翻卷，避免被污染 ● 注意大单平整、紧实 ● 注意观察患者，询问有否不适 ● 两人操作时应注意配合协调 ● 大单横卷成筒状，以便于操作 ● 抬起患者时，高度合适，动作平稳，以防引起患者不适 ● 骨科患者可利用牵引架上的拉手抬起上身 ● 可将污大单上端反折 1/3 处，系于床尾做成污物袋
7. 更换被套	①解开被套系带，将棉胎在污被套内恢复为"S"形折于床尾，取出棉胎置于床尾椅上 ②铺清洁被套于污被套上，尾端向上打开 1/3，用"S"形套被套的方法套好被套	● 注意保护棉胎，不能触及污物面 ● 更换过程中应避免患者受凉
8. 撤污被套	嘱患者用双手拉住被头（不能配合者，将盖被上缘压在患者肩下），从床头至床尾撤出污被套放入污物袋	
9. 套被折筒	将已套好的棉胎和被套拉平，系好被套尾端带子，两边齐床沿向内折形成被筒，被尾齐床尾向内折或塞入床垫下	● 若塞入床垫下，应注意不要太紧，防止患者出现足下垂
10. 更换枕套	取枕更换枕套，置于患者头下枕好	● 速度宜缓，不宜过快，以免引起患者不适
11. 整理询问	协助患者取舒适卧位，必要时支起床头和床尾支架，还原桌椅，清理用物，开窗通风。询问患者身心感受，感谢患者合作	
12. 清理、记录	①将用物携回处置室，分类清理用物 ②洗手，将患者皮肤情况记录于护理记录单上	● 按规范要求分类处理用后物品

【评价】
1. 患者感到舒适、安全，无并发症。
2. 操作过程中利用节力原理。
3. 床单元整洁、美观、舒适、耐用；铺好的各层单中线对齐，平整、紧实、美观。

【注意事项】
1. 护士操作规范，随时观察患者病情变化，一旦出现异常，立即停止操作，及时处理。
2. 保证患者安全、舒适，防止患者坠床或导管脱落。
3. 避免橡胶单外露，接触患者皮肤，引起患者不适。
4. 及时更换床单、被套，一般每周更换1～2次。
5. 为防止交叉感染，采用一床一套（巾）湿扫，用后消毒。

【健康教育】
向患者强调皮肤护理的重要性，注意增加翻身次数，如被服被血渍、排泄物、呕吐物污染，应及时更换，及时整理床单位，以防并发症发生。

（五）卧床患者床整理法

【目的】
1. 使床平整、舒适，保持病室的整洁、美观。
2. 使患者安全、舒适，预防压力性损伤等并发症。

【评估】
1. 患者的病情、体重、躯体活动能力、病损部位等一般情况。
2. 患者的意识状态、心理反应等认知反应及理解、合作程度。
3. 床单位的清洁程度。

【计划】
1. 护士准备　着装整洁，洗手，戴口罩。
2. 用物准备　床刷及一次性床刷套或微湿的扫床巾，酌情备清洁衣裤、皮肤护理用物、屏风。
3. 环境准备　无患者正在进餐或进行治疗、护理。必要时按季节调节室内温度，关闭门窗，屏风遮挡。

【实施】
实施方法见表2-6所列。

表2-6　卧床患者床整理法的操作流程、步骤和要点

操作流程	操作步骤	要点说明
1. 核对解释	携用物至病房，核对患者床号、姓名	● 确认患者，解除患者紧张情绪，指导患者合作
2. 移开床旁桌椅、安置体位	移开床旁桌椅（位置参照铺备用床法），病情允许者，可放平床头和床尾支架	● 置患者于舒适体位，便于操作
3. 松被尾、移枕	松开床尾盖被，移枕头至对侧	● 意识不清者，应拉起对侧床栏，以防坠床
4. 翻身观察	协助患者翻身卧于对侧，背向护士，观察患者背部皮肤情况	● 检查局部皮肤受压情况，预防压力性损伤发生；采取规范的翻身侧卧动作，节力、轻稳

续表

操作流程	操作步骤	要点说明
5. 整理床	①自床头至床尾松开近侧各层床单 ②用床刷依次扫净中单、橡胶单后,搭在患者身上 ③自床头至床尾扫净大单上的渣屑,过中线;刷子置于对侧床尾垫下 ④将近侧已扫好的大单、橡胶中单及中单依次拉平整,铺好 ⑤协助患者侧卧于整理好的一侧 ⑥同法整理对侧	• 污面向内翻卷,避免污染清洁中单和大单 • 湿式清扫,减少灰尘飞扬 • 注意要扫过中线,扫净枕下及患者身下的碎屑 • 操作过程中,随时观察患者面色、脉搏、呼吸等情况 • 冬季注意保暖,保护隐私 • 注意观察患者,询问有否不适
6. 整理枕套	取枕,整理枕套,置于患者头下枕好	• 速度宜缓,不宜过快,以免引起患者不适
7. 整理询问	协助患者取舒适卧位,必要时支起床头和床尾支架,还原桌椅,清理用物,开窗通风。询问患者身心感受,感谢患者合作	
8. 清理、记录	①将用物携回处置室,分类清理用物 ②洗手,将患者皮肤情况记录于护理记录单上	• 按规范要求分类处理用后物品

【评价】
1. 患者感到舒适、安全,无并发症。
2. 操作过程中利用节力原理。
3. 床单元整洁、美观、舒适、耐用,铺好的各层单中线对齐,平整、紧实、美观。

【注意事项】
同卧床患者床更换床单法。

【健康教育】
同卧床患者床更换床单法。

第二节　患者的运送技术

案例 2-2

患者男,36岁,晨6时发生车祸,医护人员赶至现场。患者主诉腰部剧烈疼痛,医生初步诊断为腰椎骨折。

问题与思考:
1. 搬运该患者时应选择何种方法?
2. 搬运时应注意什么?

对于自主活动受限的患者,在入院、出院、接受检查治疗或室外活动时,可根据患者的病情使用轮椅、平车或担架等工具运送。在运送过程中,护士在操作中正确地运用人体力学原理,可以减轻双方疲劳,使患者感到舒适。

一、人体力学在护理学中的应用

人体力学（body mechanics）是运用力学原理研究维持和掌握身体的平衡，以及人体从一种姿势变为另一种姿势时身体如何有效协调的一门科学。

正确的姿势有利于维持人体正常的生理功能，只需消耗较少的能量，就能发挥较大的工作效能。不正确的姿势易使人体肌肉产生紧张和疲劳，影响人体健康。

护士在临床工作中正确运用力学原理来帮助患者采取正确的姿势和体位，可以避免其肌肉过度紧张，增进舒适感，促进健康。同时，可以帮助护士维持良好姿势，避免自身肌肉紧张及疲劳，提高工作效率。

（一）常用的力学原理

1. **杠杆作用**　杠杆（lever）是利用直杆或弯杆在外力作用下能绕杆上一固定点转动的一种简单机械。杠杆的受力点称为力点，固定点称为支点，克服阻力的点称为阻力点。支点到力作用线的垂直距离称为动力臂（力臂），支点到阻力作用线的垂直距离称为阻力臂（重臂）。当动力臂大于阻力臂时，可以省力；当动力臂小于阻力臂时，则费力。

人体的活动与杠杆作用相关。在运动时，骨骼好比杠杆，关节是运动的支点，骨骼肌舒缩所产生的力为运动的动力。它们在神经系统的调节和各系统的配合下，对身体起着保护、支持和运动的作用。根据杠杆上的力点、支点和阻力点的相互位置不同，可将杠杆分为以下三类。

（1）平衡杠杆：平衡杠杆是支点在力点和阻力点之间的杠杆。这类杠杆的动力臂与阻力臂等长，也可不等长。例如，人的头部在寰枕关节上进行低头和仰头的动作。寰椎为支点，支点前后各有一组肌群收缩时产生的力为作用力（F_1、F_2），头部重量为阻力（L）。当前部肌群产生的力（F_2）与阻力（L）的力矩之和与后部肌群产生的力（F_1）的力矩相等时，头部趋于平衡（图2-10）。

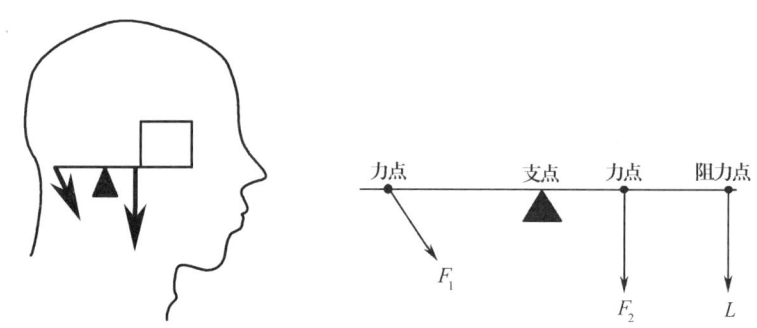

图2-10　头部平衡杠杆作用

（2）省力杠杆：省力杠杆是阻力点在力点和支点之间的杠杆。这类杠杆的动力臂总是比阻力臂长，所以省力。例如，当人踮脚站立时，脚尖是支点，脚跟后的肌肉收缩产生的力为作用力（F），体重（L）落在两者之间的距骨上。由于动力臂较长，所以用较小的力就可以支持体重（图2-11）。

（3）速度杠杆：速度杠杆是力点在阻力点和支点之间的杠杆。这类杠杆的动力臂总是比阻力臂短，因而费力，使用的目的在于方便。这类杠杆是人体运动中最常见的杠杆。例如，用手臂举起重物时的肘关节运动，肘关节是支点，手臂前肌群（肱二头肌）的力作用于支点和重力作用点之间。由于动力臂较短，就需要用较大的力。这种杠杆虽费力，但却赢得了运动的速度和范围。手臂后肌群（肱三头肌）的力和手中的重物的力矩使手臂伸直，而肱二头肌的力矩使手臂向上弯曲，当二者相等时，手臂则处于平衡状态（图2-12）。

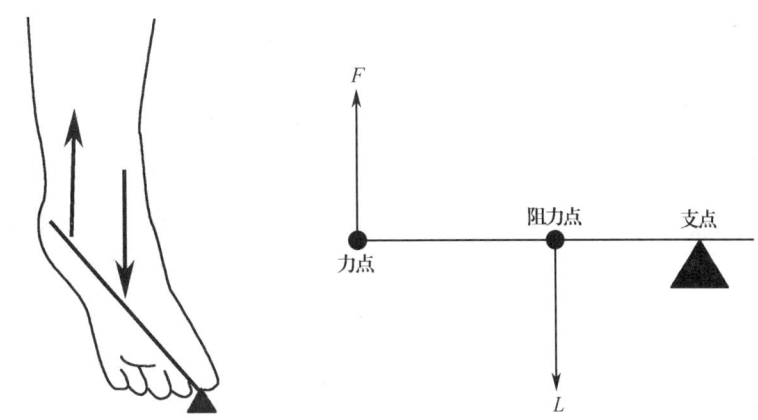

图 2-11　足部省力杠杆作用

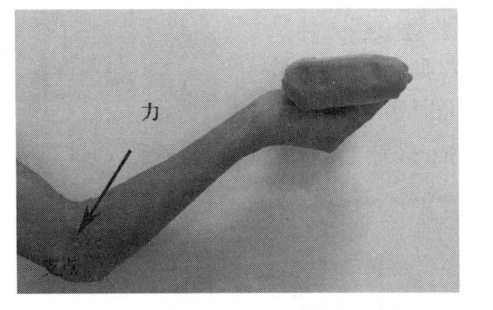
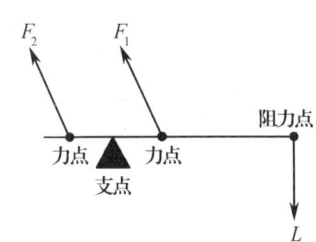

图 2-12　手臂速度杠杆作用

2. 摩擦力　相互接触的两物体在接触面上发生的阻碍相对滑动的力为摩擦力。摩擦力的方向与物体运动的方向相反。摩擦力的大小取决于压力的大小（即垂直于接触面的压力）和摩擦系数的大小。而摩擦系数的大小与接触面的材料、光洁程度、干湿程度和相对运动的速度等有关，通常与接触面的大小无关。摩擦力有以下 3 种。

（1）静摩擦力：互相接触的两物体，在外力作用下，有滑动倾向时，所产生的阻碍物体开始运动的力称为静摩擦力。如手杖下端加橡胶垫可增加摩擦系数，使静摩擦力增大，防止手杖滑动。

（2）滑动摩擦力：一个物体在另一物体上滑动时，所产生的阻碍滑动的摩擦力称为滑动摩擦力。在护理工作中，有时需尽可能增大摩擦力，以防滑倒，如护士的工作鞋，为了防止滑倒，可在鞋底上多加鞋纹或使用摩擦系数大的材料来制作鞋底；有时则需要减少摩擦力，使物体比较容易地沿着一个平面移动，如为病床、轮椅、推车等的轮子定时加油，可以降低接触面的摩擦系数，方便推动使用。

（3）滚动摩擦力：物体滚动时受到的摩擦力称为滚动摩擦力。滚动摩擦系数最小，如推动有轮子的床比没有轮子的床所需要的力要小得多。

3. 平衡与稳定　物体或人体的平衡与稳定，是由其重量、支撑面的大小、重心的高低及重力线和支撑面边缘之间的距离决定的。

（1）物体的重量与稳定度成正比：物体重量越大，稳定度越大。要推倒一较重物体比推倒一较轻物体所需用的力要大。在护理操作中，如把患者移到较轻的椅子上坐时，必须要有其他的力支撑椅子，以确保安全，如将椅子靠墙或扶住椅子的靠背。

（2）物体的重心高度与稳定度成反比：当物体的组成成分均匀时，重心位于其几何中心。当物体的形状发生变化时，位置也会随之变化。人体重心的位置随着躯干和四肢姿势的改变而改变。在直立垂臂时,重心位于骨盆的第2骶椎前约7 cm处(图2-13),如把手臂举过头顶,重心随之升高;当身体下蹲时,重心下降,甚至吸气时膈肌下降,重心也会下降。人或物体的重心越低,稳定度越高。

(3)支撑面的大小与稳定度成正比:支撑面是人或物体与地面接触的支撑面积。支撑面小,则需要使用较大的肌肉拉力,才能保持平衡稳定,如用一只脚站立时,肌肉就必须用较大的拉力,才能维持人体的平衡稳定。扩大支撑面可以增加人或物体的稳定度,如老年人站立或行走时,用手杖扩大支撑面,增加稳定度。

(4)重力线必须通过支撑面才能保持人或物体的稳定:重力线是重力的作用线,是通过重心垂直于地面的线。人体只有在重力线通过支撑面时,才能保持动态平衡。当人体从座椅上站起来时,应该先将身体向前倾,两脚一前一后放置,使重力线落在扩大的支撑面内,这样可以平稳地站起来,如果重力线落在支撑面外,将会产生一个破坏的力矩,使人容易倾倒(图2-14)。

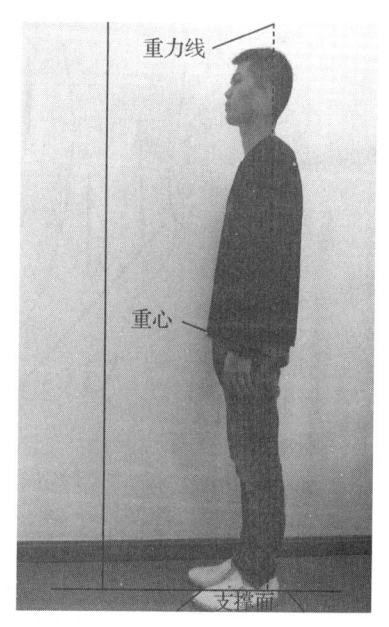

图2-13 人体直立时重心在骨盆中部

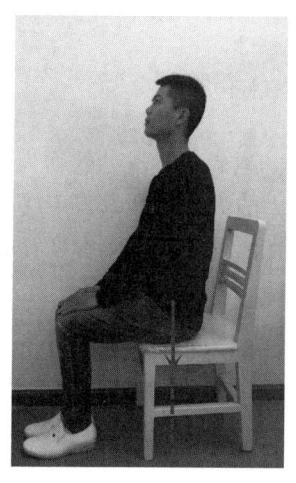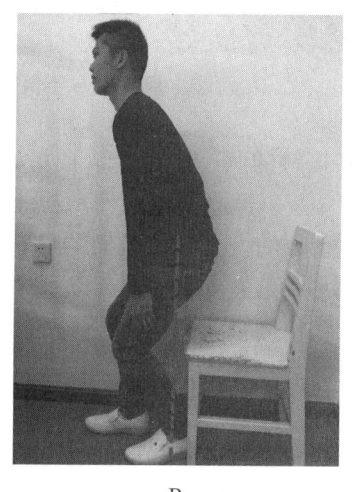

图2-14 人体从坐位变为立位时,重力线的改变

(二)人体力学的应用原则

1. 利用杠杆作用　护士操作时应靠近操作物,两臂持物时,两肘紧靠身体两侧,上臂下垂,前臂和所持物体靠近身体,因阻力臂缩短而省力。在必须提取重物时,最好将重物分成相等的两部分,分别由两手提拿。若重物由一只手臂提拿,则另一只手臂向外伸展,以保持平衡。

2. 降低重心　护士在进行地平面的护理操作或取位置低的物体时,双下肢应随身体动作的方向前后或左右分开,以扩大支撑面,同时屈膝、屈髋,形成下蹲姿势,降低重心,重力线在支撑面内,利用重心的移动去操作,从而保持身体的稳定性。

3. 扩大支撑面　护士操作中,应根据实际需要两脚前后或左右分开,以扩大支撑面。协助患者变换体位时,应尽量扩大支撑面。如患者侧卧时,应两臂屈肘,一手放于枕旁,另一手放于胸前,两腿前后分开,上腿弯曲在前,下腿稍伸直,以扩大支撑面,稳定卧位。

4. 减少身体重力线的偏移程度　护士在提物时应尽量将物体靠近身体；抱起或抬起患者移动时，应将患者靠近自己的身体，使重力线落在支撑面内。

5. 尽量使用大肌肉或多肌群操作　在护理操作中，在能使用整只手时，尽量避免只用手指；在能使用躯干部和下肢肌肉的力量时，尽量避免只使用上肢的力量。如端治疗盘时，应将五指分开托住治疗盘并与手臂一起用力，由于多肌群用力，可减少疲劳。

6. 使用最小量肌力做功　用最小量的肌力做功可以使人减少不必要的能量消耗，从而减少疲劳。移动重物时应注意平衡、有节律，并计划好所要移动的位置和方向，尽量以直线方向移动，并尽可能用推或拉代替提举动作。

将人体力学的原理有效地运用于护理工作中，可以减少工作中不必要的负重和损伤，起到省力、美观的作用，提高工作效率。同时，运用人体力学原理可以保持患者良好的姿势和体位，增进患者的舒适感，促进早日康复。

二、运送患者的护理技术

（一）轮椅运送技术

【目的】
1. 运送不能行走但能坐起的患者入院、出院、进行外出检查、治疗、室外活动。
2. 帮助患者下床活动，促进血液循环和体力的恢复。

【评估】
1. 患者的病情、体重、躯体活动能力、病损部位等一般情况。
2. 患者的意识状态、心理反应等认知反应及理解合作程度。
3. 轮椅性能是否完好。
4. 地面是否干燥、平坦，室外的温度情况。

【计划】
1. 护士准备　着装整洁，洗手，戴口罩。
2. 患者准备　了解轮椅运送的目的、方法及注意事项，能主动配合。
3. 用物准备　轮椅，根据室外情况备外衣或毛毯、别针，需要时备软枕。
4. 环境准备　保证环境宽敞，地面防滑。

【实施】
实施方法见表 2-7 所列。

表 2-7　轮椅运送法的操作流程、步骤和要点

操作流程	操作步骤	要点说明
	▼上轮椅	
1. 核对与评估	核对患者床号、姓名，评估患者病情及合作程度	• 确认患者，取得理解与配合
2. 检查与核对	仔细检查轮椅的车轮、椅背、脚踏板、刹车等部件性能，将轮椅推至患者床旁	• 确保各部分性能正常，保证患者安全
3. 安置轮椅	①使椅背和床尾平齐，面向床头 ②拉起车闸，固定车轮，防止轮椅滑动。翻起脚踏板 ③天冷需用毛毯时，将毛毯三折平铺在轮椅上，两边展开，使毛毯上端高过患者颈部 15 cm 左右	• 缩短距离，便于患者入座 • 防止轮椅滑动 • 防止患者受凉
4. 扶助起床	扶患者坐于床沿，嘱患者用手掌撑住床面以维持坐姿，协助患者穿袜、鞋，根据温度穿外衣	• 观察和询问患者有无不适

续表

操作流程	操作步骤	要点说明
5. 协助坐椅	①护士站在轮椅背后,两手臂压住轮椅,一只脚踏住轮椅背下面的横档,固定轮椅,嘱患者扶轮椅的扶手,将身体置于椅座中部,抬头向后靠并坐稳	• 确保患者安全
	②对于不能自行下床的患者,先扶患者坐起移至床边,护士面对患者,双脚分开站稳,双手环抱患者腰部,协助患者下床;嘱患者用近轮椅侧的手扶住轮椅外侧把手,转身坐入轮椅中,或由护士环抱患者,协助坐入轮椅中,并嘱患者身体尽量向后靠,双手扶住两侧扶手(图2-15)	• 对于身体不能保持平衡者,应系安全带,避免发生意外
	③翻下脚踏板,嘱患者脱鞋后双脚置于踏板上,如有下肢溃疡、水肿或关节疼痛,应在脚踏板上垫软枕,双脚踏于软枕上,足部获得支撑,使患者舒适	• 使足部获得支撑,确保患者舒适
6. 包裹保暖	将毛毯围于患者颈部,并做成袖筒,用别针固定,再围好患者的上身、双下肢和双脚,露出双手	• 天气寒冷时,防止受凉
7. 整理病床	将病床整理成暂空床	• 保持病室整洁
8. 护送患者	观察患者,确定无不适后,松开车闸,推患者至目的地	• 运送过程中,注意观察患者的病情变化
▼下轮椅		
1. 固定轮椅	将轮椅推至床尾,轮椅椅背与床尾平齐,患者面向床头,固定车闸,翻起脚踏板	• 防止患者摔倒
2. 协助回床	打开毛毯,护士面对患者,双脚前后分开,屈膝屈髋,双手置于患者腰部,患者双手置于护士肩上,协助患者站立、转身,坐于床沿,脱去鞋子和保暖外衣,躺卧舒适,盖好被子	
3. 整理归位	整理床单位,观察病情,推轮椅回原处放置	• 观察患者病情,询问有无其他需要
4. 记录	洗手,需要时做好记录	• 记录执行时间及患者反应并签名

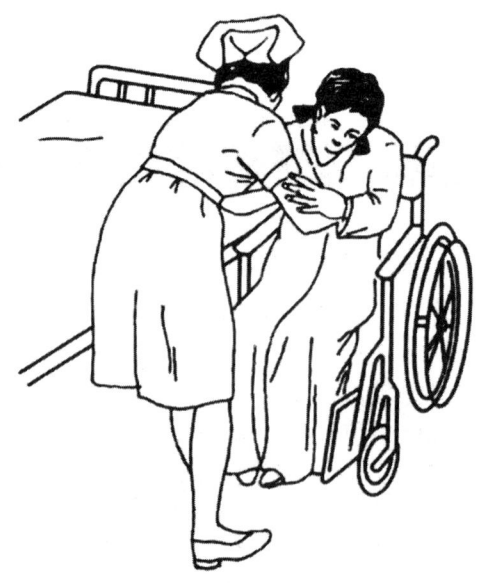

图 2-15 协助患者坐轮椅

【评价】
1. 护士运用人体力学原理，操作规范、正确，动作轻、稳、协调，运送患者顺利、安全。
2. 患者能主动配合，无疲劳感及不舒适。
3. 操作中护士能与患者进行有效沟通。

【注意事项】
1. 使用前应仔细检查轮椅性能，确保患者安全。
2. 患者上、下轮椅时，必须固定好车闸，以防发生跌倒。
3. 推轮椅时速度要慢，嘱患者手握扶手，尽量靠后坐，勿向前倾或自行下轮椅。下坡时减慢速度，过门槛时先抬起前轮，使患者的头、背后倾，避免产生不适和发生意外。
4. 推行过程中注意观察病情，询问患者有无不适，寒冷季节注意保暖。

【健康教育】
1. 解释搬运的过程、配合方法及注意事项。
2. 告知患者在搬运过程中如感到不适，应及时告诉护士，防止发生意外。

（二）平车运送技术

【目的】
运送不能起床的患者入院、进行外出检查、治疗、手术或转运患者。

【评估】
1. 患者的病情、体重、躯体活动能力、病损部位等一般情况。
2. 患者的意识状态、心理反应等认知反应及理解、合作程度。
3. 平车性能是否良好。
4. 地面是否干燥、平坦，室外的温度情况。

【计划】
1. 护士准备　着装整洁，洗手，戴口罩。
2. 患者准备　了解平车运送的目的、方法及注意事项，能主动配合。
3. 用物准备　平车（车上置以橡胶中单和大单包好的垫子及枕头）、带套棉被或毛毯，如为骨折患者，平车上应垫木板并将骨折部位固定妥当。需要时备中单或大单（搬运时用）。
4. 环境准备　环境宽敞，道路通畅，无障碍物。

【实施】
实施方法见表2-8所列。

表2-8　平车运送法的操作流程、步骤和要点

操作流程	操作步骤	要点说明
1. 核对与评估	核对患者床号、姓名，评估患者病情及合作程度	• 确认患者，取得理解与配合
2. 检查平车性能	检查平车性能，将平车推至患者床旁	• 确保各部分性能正常，保证患者安全
3. 安置导管	妥善安置好患者身上的输液管及各种导管	• 避免导管脱落、受压或液体逆流，保持通畅
4. 搬运患者	根据患者的病情和体重选择合适的搬运方法 ▼挪动法	• 适用于病情许可，且能在床上配合的患者
	①移开床旁桌椅，松开被子，协助患者移至床边	• 便于患者靠近平车

续表

操作流程	操作步骤	要点说明
4. 搬运患者	②将平车紧靠床边，大轮靠床头，小轮靠床尾	• 小轮转弯灵活，推动在前，大轮转动的次数少，减少颠簸，以防引起不适
	③将车闸制动	• 保证患者安全
	④协助患者将上半身、臀部、下肢依次向平车挪动；由平车回床时，顺序相反，先挪动下肢，再挪动臀部、上半身（图2-16）	• 护士在旁抵住平车，防止平车移动
	▼一人搬运法	• 适用于患儿及病情允许且体重较轻的患者
	①移床旁椅至对侧床尾，将平车放至床尾，使平车头端与床尾呈钝角，将车闸制动，搬运者站在钝角内的床边，便于搬运	• 缩短搬运距离
	②松开被子，协助患者穿好衣服	
	③护士两脚前后分开，稍屈膝，一手臂自患者腋下伸至对侧肩部外侧，另一手臂伸至患者腘窝处。患者双臂交叉于护士颈后，抱起患者，移步转身轻轻放在平车上，使患者卧于平车中央（图2-17）	• 节力：两脚前后分开，并屈膝，可扩大支撑面，降低重心，增加稳定性，确保患者安全
	▼二人搬运法	• 适用于病情较轻，但自己不能活动而体重又较重的患者
	①～②同一人搬运法	
	③护士甲、乙二人站在患者同侧床边，将患者双手交叉置于胸腹前。护士甲一手臂托住患者头、颈、肩部，另一手臂托住患者腰部；护士乙一手臂托住患者臀部，另一手臂托住腘窝处，二人同时抬起患者，使患者的身体向护士倾斜，移步转身至平车前，同时屈膝，将患者轻放于平车中央，盖好被子（图2-18）	• 身高较高者托患者的上半身，使患者头部处于高位，以减轻其不适
	▼三人搬运法	• 适用于不能活动，体重超重的患者
	①～②同一人搬运法	
	③护士三人站于患者同侧床边，搬运时护士甲一手臂托住患者的头、颈、肩部，另一手臂托住患者背部；护士乙一手臂托住患者腰部，另一手臂托住患者臀部；护士丙一手臂托住患者膝部，另一手臂托住患者小腿部，三人同时抬起患者至近侧床沿，再同时抬起患者平稳移步至平车，轻放于平车上中央，盖好被子（图2-19）	• 按身高顺序排列，高者站在患者头端，使患者头处于高位，以减少其不适
		• 三人同时抬起患者，保持平稳移动，减少意外伤害
	▼四人搬运法	• 适用于颈椎、腰椎骨折或病情较重的患者
	①～②同挪动法	
	▼③患者腰、臀下铺帆布兜或中单	• 铺帆布兜或中单能承受患者的体重

续表

操作流程	操作步骤	要点说明
4. 搬运患者	④护士甲站于床头,托住患者的头、颈、肩;护士乙站于床尾,托住患者的双腿;护士丙和丁分别站于病床和平车的两侧,抓牢帆布兜或中单四角,四人同时抬起患者向平车处移动,轻放于平车上中央,盖好被子(图2-20)	• 多人搬运动作应协调一致,护士甲应随时观察患者病情变化
5. 安置患者	根据病情需要,安置患者于舒适卧位,用被子包裹患者,露出头部	• 确保患者温暖、舒适
6. 整理病床	整理床单位,改铺成备用床	• 整齐、美观
7. 运送患者	松开平车制动闸,推患者到目的地	• 运送过程中确保患者安全、舒适
8. 记录	洗手,需要时做好记录	• 记录执行时间和患者反应,并签字

 考点提示

各种搬运法适用范围及搬运方法。

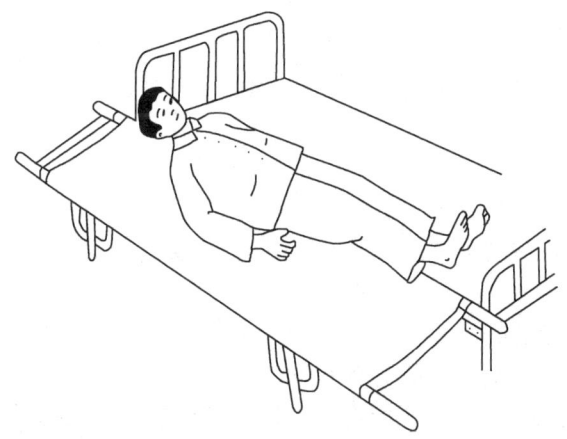

图2-16 挪动法

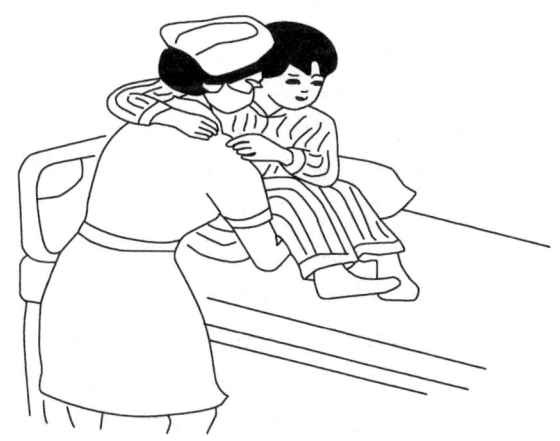

图2-17 一人搬运法

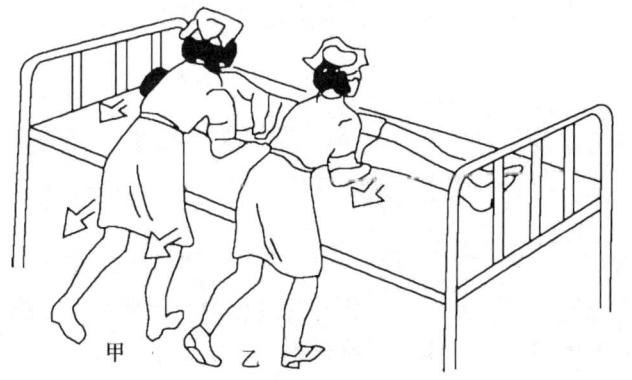

图2-18 二人搬运法

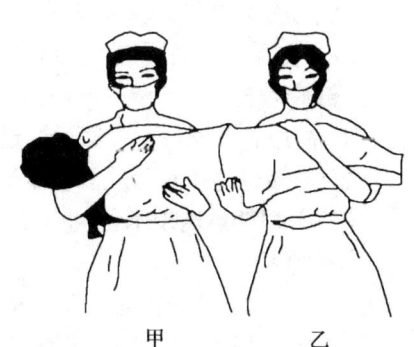

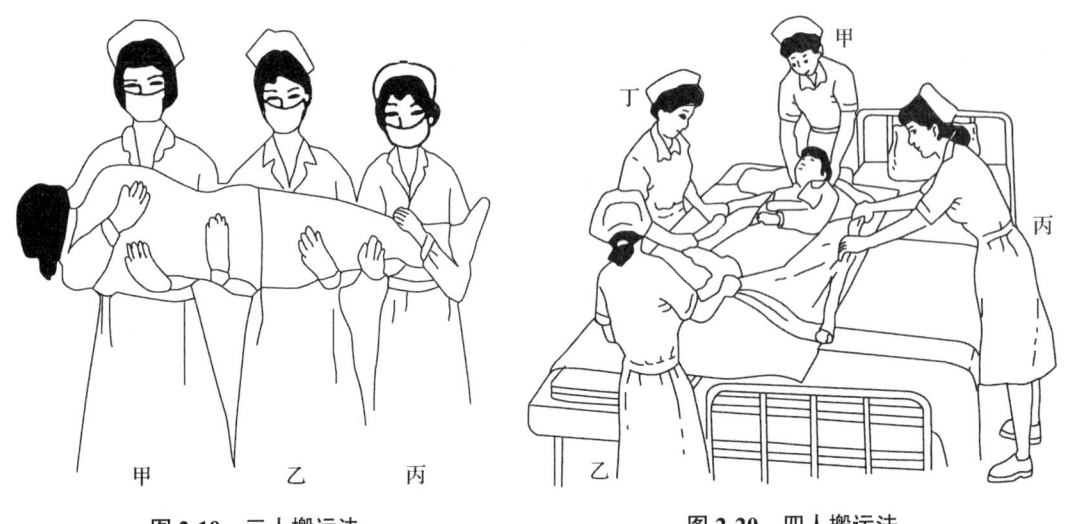

图 2-19　三人搬运法　　　　　　图 2-20　四人搬运法

【评价】
1. 护士动作正确、规范、节力，配合协调。
2. 搬运过程中患者感觉平稳、舒适、安全。
3. 搬运过程中无意外损伤，持续性治疗未被中断。
4. 操作中能有效沟通。

【注意事项】
1. 搬运时要注意节力，身体尽量靠近患者，同时两腿分开，以扩大支撑面。搬运动作轻、稳，多人搬运时应协调一致，以保证患者安全和舒适。
2. 搬运前要仔细检查平车，以确保患者安全。
3. 运送过程中，应注意以下几点。
（1）患者头部应卧于大轮端，以减轻由于小轮端转动过多或颠簸所引起的不适。
（2）护士应站在患者头侧，以便观察病情。
（3）有输液管和引流管时，要妥善固定并保持通畅。
（4）平车上下坡时，患者头部始终保持在高位一端，以免引起不适。
（5）运送骨折患者时，平车上要垫木板，并将骨折部位固定好；运送颅脑损伤、颌面部外伤以及昏迷患者时，应将头偏向一侧；运送颈椎损伤的患者时，头部应保持中立位。
（6）运送过程中要保持车速平稳。
（7）进出门时应先将门打开，不可用车撞门，以免震动患者、损坏建筑物等。
（8）冬季要注意保暖，以免受凉。

【健康教育】
1. 向患者及家属解释搬运的过程、配合方法及注意事项。
2. 告知患者在搬运过程中如感到不适，应及时告诉护士，防止发生意外。

（三）担架运送技术

【目的】
运送不能起床的患者入院、检查、治疗或转运等。特别是在急救的过程中，担架是运送患者最基本、最常用的工具。其特点是可以上下楼梯，且对体位影响较小，方便上下各种交通工具，不受地形、道路等条件限制。

【评估】

评估内容同平车运送法。

【计划】

1. 护士准备　着装整洁,根据患者情况决定搬运人数。
2. 患者准备　了解担架运送的目的、方法及注意事项,能主动配合。
3. 用物准备　担架一副(通常使用帆布担架,在现场急救缺少担架的情况下,可使用木板等代用品),所有结构须牢固、可靠,防止转动过程中发生断裂,造成患者损伤。有条件的情况下可在担架上铺软垫,其他用物同平车运送法。
4. 环境准备　移开障碍物,保证环境宽敞。

【实施】

实施方法同平车运送法,可以采用二人或三人搬运法。由于担架位置较低,为方便搬运,应先由两人将担架抬起与床沿平齐。搬运时尽量保持平稳,不要晃动。

【评价】

1. 搬运过程中患者安全、舒适、无损伤等并发症。
2. 搬运过程中持续性治疗未被中断。
3. 操作中能进行有效沟通。

【注意事项】

1. 患者应仰卧于担架中央,四肢不可靠近担架边缘,以免碰撞造成损伤。颈下垫软枕或衣物,如为帆布担架,患者应俯卧,使其脊柱伸直。
2. 颈、胸椎损伤的患者使用硬板担架。

【健康教育】

1. 向患者及家属解释搬运的过程、配合方法及注意事项。
2. 告知患者在搬运过程中如感到不适,应及时告诉护士,防止发生意外。
3. 疑似颈椎损伤的患者注意保持头颈中立位,防止头颈左右转动。
4. 注意观察运送途中患者的病情变化,保持呼吸通畅,防止舌后坠阻塞呼吸道,或分泌物、呕吐物吸入气管引起窒息。

第三节　患者出院护理

案例 2-3

患者,女,42岁,子宫肌瘤术后8天,因病情稳定,医生为其开具出院医嘱。

问题与思考:

1. 患者出院当日,护士应为患者做哪些工作?
2. 对该患者的出院指导包括哪些内容?
3. 患者出院后,如何处理患者用过的床单位?

经住院期间的治疗和护理,病情好转、稳定、痊愈需出院或转院(科)的患者,或患者不愿意接受医生的建议而自动离院时,护士遵医嘱对患者进行的一系列护理工作,称为患者出院护理。

出院护理的目的：①对患者进行出院指导，协助其尽快恢复社会功能，并能遵医嘱按时接受治疗或定期复查；②指导患者办理出院手续；③对病室及用物进行终末处理，准备迎接新患者。

一、出院前护理

（一）通知患者及家属

医生根据患者康复情况，决定出院日期，开具出院医嘱，护士根据出院医嘱，提前通知患者及家属，协助其做好出院准备。

（二）评估患者身心需要

出院前，评估患者的身心状况，以便针对患者的康复情况给予适当的健康教育，认真观察患者的生理需求和情绪变化，特别是病情无明显好转、转院、自动离院的患者，有针对性地给予安慰和鼓励，增强其康复信心，以减少离开医院后所产生的恐惧与焦虑。自动出院的患者应在出院医嘱上注明"自动出院"，并要求患者或家属签名认可。

（三）出院指导

根据患者的康复情况，进行恰当、适时的健康教育，指导患者出院后的注意事项，如休息、饮食、卫生、治疗、功能锻炼和定期复查等，必要时可为患者或家属提供书面材料，协助患者建立维护和增进自我健康的意识，提高自我护理能力。

（四）征求意见

在患者离开医院时征求患者及其家属对医疗、护理等各项工作的意见或建议，以便不断完善医院管理，改进工作方法，提高医疗护理质量。

二、出院时护理

（一）执行出院医嘱

1. 停止一切医嘱，用红色水笔在各种执行单（服药单、注射单、治疗单、饮食单等）或有关表格单上写明"出院"字样，注明日期并签名。
2. 填写出院通知单，通知患者或家属到出院处结账、办理出院手续。
3. 用红色水笔在体温单 40～42℃ 的相应时间栏内纵向填写出院时间。
4. 撤去患者的诊断卡和床头（尾）卡。
5. 填写出院登记本。
6. 患者出院后需继续服药时，护士凭医嘱处方从药房领取药物，交给患者或家属带回，并指导用药方法和注意事项。
7. 若是电子病历，则在体温单事件栏目内选择出院这一选项，予以保存，系统将自动生成出院时间。

 考点提示

出院患者相关文件的处理。

（二）填写护理记录单

患者出院时，完善相关护理记录，针对患者情况做好出院指导，如饮食、休息、用药、功能锻炼、定期复查及心理调节等方面的注意事项。

（三）护送患者出院

患者或家属办完出院手续后，可协助患者整理用物，归还患者所寄存的物品，收回住院期间借用的物品并消毒处理。根据患者病情选用轮椅、平车或步行护送患者出院。

三、出院后处理

（一）整理出院病案

患者办好出院手续后，护士应按有关要求整理病历，交病案室保存。出院病案排列顺序：住院病历首页、入院证、出院或死亡记录、入院记录、病史及体格检查、病程记录、会诊记录、各种检验和检查报告单、知情同意书、特别护理记录单、医嘱单、体温单。

（二）用物终末处理

待患者离开病室后，护士方可进行用物及病室终末处理，以免给患者造成心理上的不适。

1. 撤去床上的污被服，放入污衣袋，根据病种进行清洗和消毒。
2. 床垫、床褥、棉胎、枕芯用紫外线照射消毒，也可在日光下暴晒 6 h。
3. 病床、床旁桌椅与地面用消毒溶液擦拭。非一次性面盆、痰杯、便盆等用消毒液浸泡。

（三）病室终末处理

1. 病室开窗通风，进行空气消毒。
2. 传染病患者的床单位及病室，均按传染病终末消毒法进行处理。
3. 铺好备用床，准备迎接新患者。

> **思政园地**
>
> **平凡工作成就辉煌人生**
>
> ——记第 39 届南丁格尔奖，2023 年"国际成就奖"获得者章金媛
>
> 章金媛，女，1929 年 5 月出生于中国江西南昌，1948 年毕业于江西省高级护士学校，1951 年开始在南昌市第一医院从事护理工作。在工作中，章金媛秉持"护理工作是爱心、科学和艺术的完美结晶"的信念，耐心对待工作，真心对待患者。48 年的护理工作，章金媛将毕生的精力奉献给了患者。退休后的章金媛依然在护理道路上继续发光发热，2000 年，71 岁的章金媛组织 17 名退休护士自发成立"江西红十字志愿护理服务中心"，2007 年她又倡议成立"中国南丁格尔志愿护理服务中心"，并于同年成立"南昌市红十字南丁格尔志愿服务队爱心工作室"，章金媛的这一模式逐步发展成全国推广的模式。2003 年章金媛获第 39 届南丁格尔奖章，2023 年荣获由国际护士会、南丁格尔国际基金会理事会联合评选颁发的 2023 年"国际成就奖"，这是全球护理界及健康领域最负盛名的奖项之一，章金媛也是我国该奖项的首位获奖者。
>
> 从一名普通护士到南丁格尔奖章获得者，从一名护理工作者到护理界最负盛名的奖项获得者，章金媛诠释了平凡工作也可成就辉煌人生。

本 章 小 结

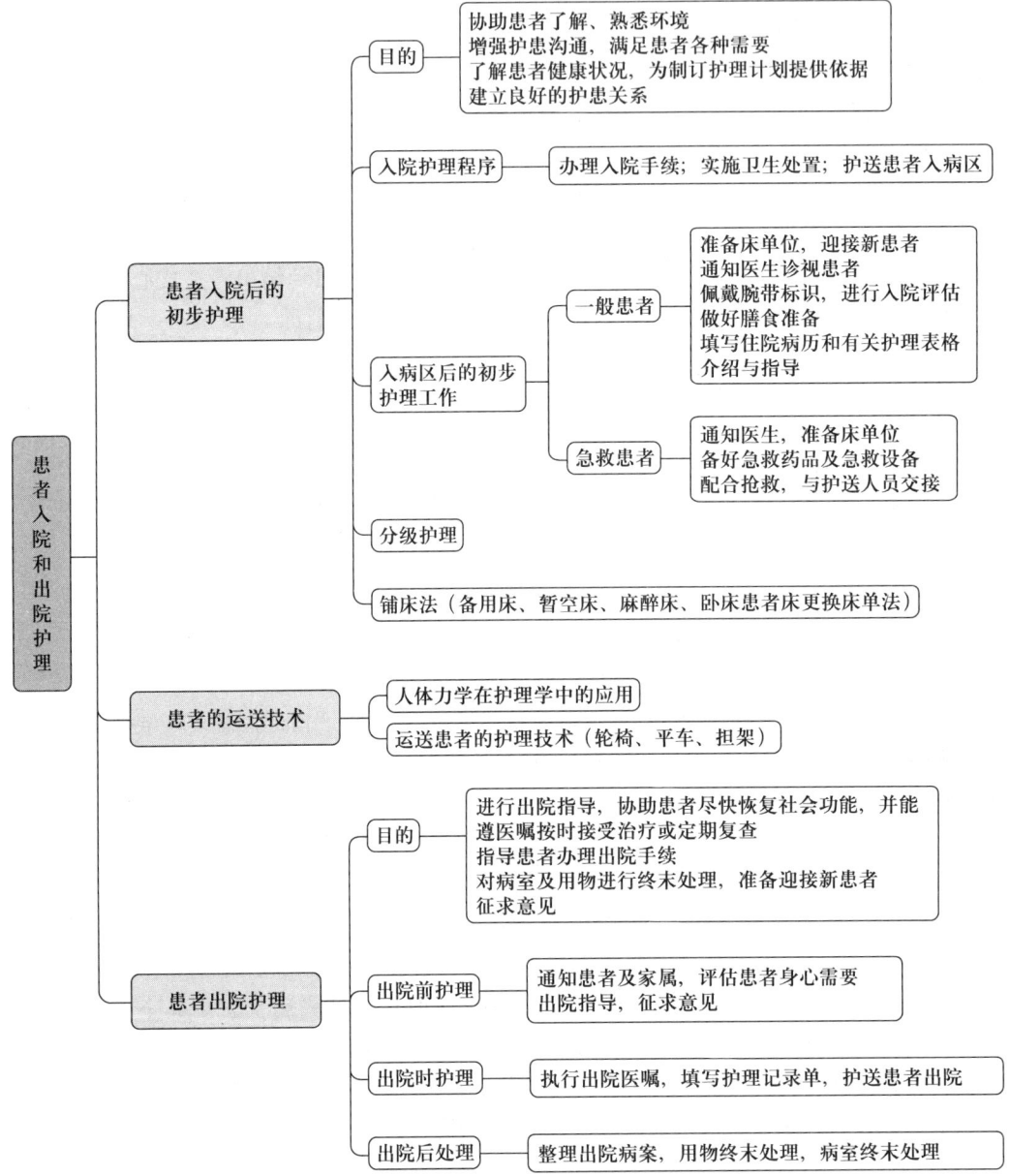

自 测 题

一、选择题

A1/A2 型题

1. 病情危重患者住院时,住院处的护理人员首先应
   A. 卫生处置
   B. 通知医生,立即做术前准备
   C. 立即护送患者入病区
   D. 了解患者有何护理问题
   E. 介绍医院的规章制度

2. 需要一级护理的患者是
   A. 术前检查准备阶段的患者
   B. 大手术后病情稳定2周者
   C. 胃部手术后第2天的患者
   D. 一般慢性病患者
   E. 疾病恢复期患者

3. 特级护理的主要工作要点不包括
   A. 给予卫生保健指导及功能锻炼
   B. 专人护理,制订护理计划
   C. 严密观察患者病情及生命体征
   D. 备好急救药品、器材,以备抢救
   E. 准确记录出入液量,做好护理记录

4. 平车运送患者上坡时,患者头部应在高处一端的目的是
   A. 以免血压下降
   B. 以防坠车
   C. 有利于与患者交谈
   D. 以免呼吸不畅
   E. 以免头部充血不适

5. 患者,女性,29岁。妊娠10个月,经产科医生检查宫口已开4 cm,需急诊入院。住院处护士首先应
   A. 办理入院手续
   B. 进行沐浴更衣
   C. 进行会阴清洗
   D. 让产妇步行入病区
   E. 用平车送产房待产

6. 患者张某,办理好出院手续离院后,床单位的处理下列不妥的是
   A. 撤下被服送洗
   B. 床垫、棉胎置于日光下曝晒6 h
   C. 痰杯、便盆浸泡于消毒液中
   D. 床单位用消毒液擦拭
   E. 立即铺好暂空床

A3/A4 型题

(7～8题共用题干)

李女士,33岁,诊断为支气管炎,经治疗痊愈,现遵医嘱予以办理出院。

7. 以下关于出院护理的目的错误的是
   A. 对患者进行出院指导
   B. 嘱患者定期复查
   C. 指导患者办理出院手续

D. 整理床单位，准备迎接新患者
E. 介绍医院的规章制度
8. 执行出院医嘱过程中，以下正确的是
   A. 停止一切院内治疗
   B. 整理床单位，铺暂空床
   C. 协助医生诊查患者
   D. 介绍病区环境
   E. 对患者的基本情况进行评估

（9～10题共用题干）

患者，女性，60岁。因排黏液血便伴腹痛3个月入院。入院后诊断为结肠癌行结肠癌根治术，术后回病房。

9. 病房护士应为该患者准备
   A. 备用床
   B. 暂空床
   C. 麻醉床
   D. 加铺橡胶单的麻醉床
   E. 加铺橡胶单的暂空床
10. 该患者的护理级别为
    A. 特级护理
    B. 一级护理
    C. 二级护理
    D. 三级护理
    E. 四级护理

二、简答题

1. 简述一般患者入病区后的护理。
2. 简述人体力学的运用原则。

三、案例分析

患者张某，男，39岁，在高空作业时不慎坠落，诊断为颈椎骨折，左下肢骨折，行颅骨牵引，左下肢石膏固定，留置导尿，静脉输液。搬运患者时，应注意什么？

（李燕燕）

第三章　医院感染的预防和控制

学习目标

1. 解释医院感染、清洁、消毒、灭菌、手卫生、无菌技术、标准预防、隔离等的概念。
2. 列出医院感染的分类、原因、形成条件及防控措施。
3. 归纳常用的消毒灭菌方法、适用范围及注意事项；正确使用常用化学消毒剂。
4. 理解隔离区域的划分标准、医院不同病区的建筑布局与隔离要求；常见的隔离类型及主要的隔离措施。
5. 能正确识别手卫生的时机并正确进行手卫生。
6. 能正确选择合适的消毒灭菌方法，进行医院日常清洁、消毒、灭菌。
7. 能规范地完成各项无菌技术操作及隔离技术操作。
8. 具有无菌和隔离观念，在传染病防控过程中树立严谨、细致的工作作风；具备"救死护伤、无私奉献、大爱无疆"的职业精神。

医院是患者密集的场所，病原微生物相对集中且种类繁多，为疾病的传播提供了外部条件，因而可促进医院感染的发生。而医院感染的发生，不仅使医院耗费了大量的人力、物力、财力，也增加了患者的身心痛苦。WHO提出有效控制医院感染的关键措施包括：清洁、消毒灭菌、手卫生、无菌技术、隔离技术、合理使用抗生素等，因此护理人员必须熟练掌握医院感染的相关知识，严格遵守医院感染管理相关法律法规，认真执行预防和控制医院感染的技术规范。

第一节　医院感染

案例 3-1

2008年某医院新生儿科发生医院感染，9名新生儿死亡。
2009年某妇幼保健院发生新生儿医院感染，6名重症感染患儿中有5人死亡。
2017年某医院一名检验人员因违反操作规程导致4人感染HIV。
2019年某医院新生儿病房发生感染暴发事件，导致19例感染，其中5例死亡。
2019年某医院血透室发生丙肝病毒感染事件，累及69例患者。
在中国住院死亡患者中，约22%的死因直接或间接与医院感染有关，每例患者因此而增加的医疗费用为2400～14 000元，延长住院日15～18天。

问题与思考：
1. 什么是医院感染？
2. 医院感染如何分类？
3. 发生医院感染的原因有哪些？

一、医院感染的概述

(一) 医院感染的概念

医院感染（nosocomial infection）又称为医院获得性感染（hospital-acquired infection）、医疗保健相关感染（healthcare-associated infection），是指住院患者在医院内获得的感染，包括在住院期间发生的感染和在医院内获得、在出院后发生的感染；但不包括入院前已开始或入院时已存在的感染。医院工作人员在医院内获得的感染也属于医院感染。

医院感染的内涵包括：①病原体的获得或感染的发生是在医院内，包括出院以后才出现症状的感染，但不包括入院时已有的或已潜伏的感染；②医院感染所涉及的对象包括一切在医院内活动的人员。但除患者外，其他人员的流动性较大，院外感染因素较多，所以医院感染的主要研究对象是住院患者。

> **知识链接**
>
> **医院感染的判断**
>
> 下列情况属于医院感染：①无明确潜伏期的感染，规定入院48 h后发生的感染为医院感染；有明确潜伏期的感染，自入院时起超过平均潜伏期后发生的感染为医院感染；②本次感染直接与上次住院有关；③在原有感染基础上出现其他部位新的感染（除外脓毒血症迁徙灶），或在原感染已知的病原体基础上又分离出新的病原体（排除污染和原来的混合感染）的感染；④新生儿在分娩过程中和产后获得的感染；⑤由于诊疗措施激活的潜在性感染，如疱疹病毒、结核分枝杆菌等的感染；⑥医务人员在医院工作期间获得的感染。
>
> 下列情况不属于医院感染：①皮肤黏膜开放性伤口只有细菌定植而无炎症表现；②由于创伤或非生物性因子刺激而产生的炎症表现；③新生儿经胎盘获得（出生后48 h内发病）的感染，如单纯疱疹病毒感染、弓形体病、水痘等；④患者原有的慢性感染在医院内急性发作。

(二) 医院感染的类型

根据病原体的来源不同，可将医院感染分为内源性感染和外源性感染两种。

1. **内源性感染（endogenous infection）** 又称自身感染，是指患者遭受其自身携带或定植的病原体侵袭而引起的感染。其病原体来自寄居在自身体内或体表的正常菌群或条件致病菌，通常不致病，但当人的免疫功能低下时，会出现正常菌群失调或发生移位，就可能引起感染，如皮肤、肠道、泌尿生殖道的正常菌群或外来定植菌。

2. **外源性感染（exogenous infection）** 又称交叉感染，是指病原体来自于患者体外，通过直接或间接感染途径，传播给患者而引起的感染。如医护人员的手、患者与患者之间、患者与医务人员之间的直接感染，或通过水、空气、污染的医疗器械等物品为媒介的间接感染。

二、医院感染发生的条件

医院感染的发生必须具备感染源、传播途径、易感人群三个基本条件，当三者同时存在并相互联系时，就构成了感染链（图3-1），导致感染。感染链的三个环节，缺少任何一个，医院感染都不会发生，因此医务人员可以通过各种措施切断感染链，达

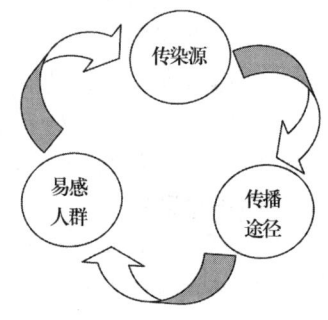

图3-1 感染链

到预防感染发生的目的。

（一）感染源

感染源（source of infection）是指病原微生物自然生存、繁殖及排出的场所或宿主（人或动物）。在医院感染中，主要的感染源包括以下几种。

1. 已感染的患者及病原携带者　已感染的患者是最重要的感染源。病原携带者体内的病原微生物不断生长繁殖并排出体外，是另一主要的感染源，由于携带者本身无自觉症状而常被忽视，其临床意义重大。

2. 患者自身正常菌群　患者身体的某些部位如皮肤、胃肠道、上呼吸道及口腔黏膜等处寄生的正常菌群，当个体免疫功能受损、健康状况不佳或抵抗力下降时，就会成为条件致病菌引发自身感染。

3. 环境贮源　医院是某些病原微生物生存并繁殖的场所，这是引起感染不可忽视的感染源。如医院的空气、水源、设备、器械、食物及废弃物等，容易受各种病原微生物的污染而成为感染源。

4. 动物感染源　各种动物如鼠、蚊、蝇、蟑螂等都可能感染或携带病原微生物，而成为动物感染源，其中以鼠类的意义最大。鼠类不仅是沙门菌的重要宿主，而且是鼠疫、流行性出血热等传染病的感染源。

（二）传播途径

传播途径（routes of transmission）是指病原微生物从感染源传到易感宿主的途径和方式。医院感染的主要传播途径有以下几种。

1. 接触传播　是医院感染的主要传播途径。

（1）直接接触传播：病原微生物由已感染的个体直接传递给易感宿主。如母婴间疱疹病毒、沙眼衣原体等的感染。

（2）间接接触传播：病原微生物通过媒介传递给易感宿主。最常见的传播媒介是医护人员的手，其次是医疗器械、水和食物等。

2. 空气传播　指带有病原微生物的微粒子（直径≤5 μm），如飞沫粉尘，通过空气流动而导致疾病的传播，如含出血热病毒的啮齿类动物、家禽通过排泄物污染尘埃后，形成气溶胶颗粒，导致流行性出血热的传播。开放性肺结核患者排出的结核分枝杆菌通过空气传播给易感人群。

3. 飞沫传播　指带有病原微生物的飞沫核（>5 μm）在空气中短距离移动到易感人群的口、鼻黏膜或眼结膜等导致的传播。如个体在咳嗽、打喷嚏、谈笑时从口鼻腔喷出的小液滴，医务人员进行某些诊疗操作如吸痰时产生的液体微粒，这些液滴或液体微粒都称为飞沫。飞沫内含有呼吸道黏膜的分泌物及病原体，液滴较大时，在空气中悬浮时间不长，只能近距离传播给周围的密切接触者。如猩红热、白喉、麻疹、非典型肺炎、流行性脑脊髓膜炎，主要都是通过飞沫传播的。

4. 水、食物传播　各种原因导致医院水源、食物被病原微生物污染，或者食物中常带有的各种条件致病菌，如铜绿假单胞菌及大肠埃希菌等，可在免疫功能低下患者的肠道内定植，从而增加患者的感染机会，常可导致医院感染暴发流行。

5. 注射、输液、输血传播　通过使用污染的注射器、输液器、输血器、药液、血制品而引发的感染。如艾滋病、丙型肝炎等。

6. 生物传播　动物或昆虫携带病原微生物作为人体传播的中间宿主。如禽类传播的致病性禽流感，蚊子传播的乙型脑炎、疟疾等。

（三）易感人群

易感人群（susceptible host）是指对某种疾病或传染病缺乏免疫力而易感染的人群。医院是易感人群相对集中的场所，易发生疾病和感染的流行。医院感染常见的易感人群主要有：①婴幼儿和老年人；②患有严重机体免疫功能疾病的患者；③营养不良者；④接受各种免疫抑制剂治疗者；⑤长期大量使用抗生素的患者；⑥接受各种侵入性诊疗操作的患者；⑦手术时间较长的患者；⑧住院时间长的患者；⑨精神状态差，缺乏主观能动性的患者。

三、医院感染发生的原因

（1）医院感染管理制度不健全，缺乏对消毒灭菌效果的监测或监测不严格。

（2）医务人员对医院感染的严重性认识不足，不能严格执行无菌技术操作和消毒隔离制度。

（3）不合理使用抗生素。抗生素的不合理使用可导致人体正常菌群失调，耐药菌株增加。

（4）侵袭性诊疗技术如各种导管、内镜、穿刺针的广泛应用，不仅可将外界的微生物带入体内，同时还会损伤机体的防御屏障，容易造成感染。

（5）易感人群增多。随着社会经济和环境的变化以及医疗技术的进步，慢性疾病、恶性肿瘤、老年患者所占比例增大，而这些患者的抵抗力往往比较低下，更容易发生感染。此外，接受放化疗者、使用激素或免疫抑制剂者、自身免疫功能下降者也会成为易感者。

（6）医院布局不合理、隔离设施不健全。医院是各类患者聚集的场所，其环境易受各种病原微生物的污染。医院建筑布局的不合理会增加医院空气中病原微生物的浓度，均会增加医院感染发生的概率。

四、医院感染的预防和控制

（一）建立三级管理体系

建立医院感染管理委员会—医院感染管理部门—各科室医院感染管理小组的三级医院感染管理体系。医院感染管理委员会负责人由院长或者主管医疗的副院长担任，委员会成员涵盖医院感染管理的关键部门，如感染管理、护理管理、医务管理等管理部门及消毒供应中心、手术室等主要临床医技科室；感染管理部门是感染管理工作的常设机构，配备专（兼）职人员负责全院感染管理工作的指导与培训；科室医院感染管理小组主要由科室主任、护士长、兼职感控医生和感控护士组成，是三级感染管理组织中的基石，负责推动和监督感染控制措施的具体落实，包括医院感染及聚集性事件等的及时发现、报告和处置。

（二）健全各项规章制度

1. 管理制度　医院感染管理制度的健全必须依照国家有关卫生行政部门的法律、法规实施。与医院感染管理相关的制度有：清洁卫生制度、消毒灭菌制度、隔离制度、消毒灭菌效果监测制度，患者入院、住院、出院三个阶段的随时、终末和预防性消毒制度，以及感染管理报告制度等。

2. 监测制度　监测是预防和控制医院感染的基础。定期监测医院内空气及各种物体表面的细菌总数、种类及其动态变化。包括：消毒灭菌效果监测、环境卫生学监测、对感染高发科室的监测。

3. 消毒质量控制标准　按照国家卫生行政部门所规定的《医院消毒卫生标准》严格执行，如医护人员手的消毒、术前手的消毒、空气的消毒、物体表面的消毒、各种管道装置的消毒等均应符合相关的标准。

（三）医院建筑布局合理

医院的建筑布局应符合消毒隔离规范的要求。如门诊部门各功能科室的设置应符合患者就诊的流程，使就诊患者单向流动，避免患者之间的交叉接触；门诊和病区中设置足够的洗手设备，以便于医务人员和患者随时洗手。

（四）加强人员监测

人员监测主要是控制感染源和易感人群，特别是易感患者。仔细检查和明确患者的潜在病灶和带菌状态，及时给予适当的治疗；对感染危险指数高的患者采取保护性隔离和选择性去污措施，控制内源性感染的发生；医务人员也要定期进行健康检查。

（五）合理使用抗生素

严格掌握抗生素的使用指征，根据药物敏感试验结果选择抗生素，采用适当的剂量、给药途径和疗程，尽量避免使用广谱抗生素，不宜预防性使用抗生素。

（六）加强医院感染知识教育

医院感染管理科应定期对全院医务人员进行预防和控制医院感染知识和技能的培训、考核，提高医务人员的理论和技术水平，强化预防和控制医院感染的自觉性，在各个环节上从严把关，认真履行在医院感染管理中的职责。

1. 定期参加预防与控制医院感染的知识培训。
2. 掌握医院感染诊断标准。
3. 加强手的清洁与消毒，严格执行各项诊疗技术操作规程。
4. 掌握抗感染药物的临床合理应用原则，做到合理使用。
5. 加强自我防护。
6. 发现医院感染病例或疑似病例，及时进行病原学检查及药物敏感试验，查找感染源、感染途径，控制感染蔓延，积极治疗患者，隔离其他患者，并及时、准确地报告感染管理科，协助调查。发现法定传染病，按《传染病防治法》中的有关规定进行报告。

第二节　清洁、消毒、灭菌

清洁、消毒、灭菌是预防和控制医院感染的重要措施，因此，必须熟练掌握正确的清洁、消毒和灭菌的方法。

一、概念

（1）清洁：通过机械方法或使用清洁剂去除物体表面的有机物、无机物和可见污染物的过程。

（2）消毒：通过物理方法或化学消毒剂清除或杀灭传播媒介上的病原微生物，使其达到无害化的处理。

（3）灭菌：通过物理或化学灭菌剂杀灭或清除医疗器械、器具和物品上一切微生物的处理，并达到灭菌保证水平的方法。

（4）灭菌保证水平（sterility assurance level，SAL）：指灭菌处理后单位产品上存在活微生物的概率，通常表示为10^{-6}，即经灭菌处理后在一百万件物品中最多只允许一件物品存在活微生物。

 考点提示

消毒与灭菌的区别。

二、清洁方法

将物品用清水冲洗，再用洗涤剂刷洗，除去物品上的所有污垢，最后用清水洗净。常用的有水洗、机械去污和去污剂去污等。适用于医院地面、墙壁、桌椅、病床等的清洁及物品消毒、灭菌前的准备。

特殊污渍如碘酊污渍，可用乙醇或维生素C溶液擦拭；甲紫污渍可用乙醇或草酸擦拭；陈旧血渍可用过氧化氢溶液浸泡后洗净；高锰酸钾污渍可用维生素C溶液或0.2%～0.5%的过氧乙酸溶液浸泡后洗净擦拭。

三、消毒灭菌方法

（一）物理消毒灭菌的方法

利用物理方法将病原微生物清除或杀灭。包括热力消毒灭菌、光照消毒法、电离辐射灭菌法、微波消毒灭菌法、等离子体灭菌法及空气净化等方法。

1. **热力消毒灭菌法** 是利用热力使微生物的蛋白质凝固变性，核酸、细胞壁、细胞膜被破坏，从而导致其死亡的方法。分为干热法和湿热法。干热由空气导热，传热较慢，所需温度高，时间长；湿热由水蒸气、水和空气导热，传热快，穿透力强，效果较好。

（1）燃烧法：是一种简单、迅速、彻底的灭菌法。

1）适用范围：①无保留价值的污染物品，如污染的废弃物、病理标本、特殊感染（如破伤风、气性坏疽、铜绿假单胞菌感染）的敷料处理；②急用的某些金属和搪瓷类物品；③采集培养标本用的试管在开启和关闭瓶口时使用。

2）方法：①无保留价值的污染物品，可用焚烧法焚毁；②金属器械可在火焰上烧灼20 s；③搪瓷容器内倒入少量浓度在95%以上的乙醇后轻轻转动，使乙醇分布均匀，然后点火燃烧至熄灭；④试管在开启或关闭塞子时，将管口和塞子在火焰上来回旋转2～3次。

3）注意事项：①注意安全，操作时远离氧气、汽油、乙醚等易燃、易爆物品；②在燃烧过程中不得添加乙醇，以免引起烧伤或火灾；③锐利刀剪禁用燃烧法，以免锋刃变钝。

（2）干烤法

1）适用范围：适用于高温下不易变质、不损坏和不蒸发物品的灭菌，如玻璃器皿、油剂、粉剂及金属制品等的灭菌。不能用于塑料制品、纤维织物的灭菌。

2）方法：消毒时箱温应在120～140℃，时间10～20 min。灭菌时箱温在160℃，时间2 h；箱温在170℃，时间1 h；箱温在180℃，时间30 min。

3）注意事项：①金属器械应洗净后再干烤，玻璃器皿干烤前应洗净并完全干燥；②箱内物品以箱体高度的2/3满为宜，勿与烤箱底部及四壁接触；③灭菌时中途不宜打开烤箱重新放入物品；④灭菌后要待温度降至40℃以下再打开烤箱，以防炸裂。

（3）煮沸消毒：是一种湿热消毒法，可杀灭细菌繁殖体，达到消毒效果。

1）适用范围：适用于耐湿、耐高温的物品，如金属、搪瓷、玻璃、橡胶类物品的消毒。不能用于手术器械的灭菌。

2）方法：消毒前先将物品刷洗干净，然后放入水中至完全浸没（水量自始至终必须浸没所有消毒物品），加热煮沸，水沸开始计时，煮沸5～10 min可杀灭细菌繁殖体，煮沸15 min可将多数细菌芽孢杀灭，某些热抗力极强的细菌需更长时间（破伤风梭菌需煮沸60 min才可被杀灭）。如中途加入物品，则在第二次水沸后重新计时。在水中加入碳酸氢钠，配成浓度为1%～2%的溶液时，沸点可达105℃，既可增强杀菌效果，又能去污防锈。消毒后，应及时将物品取出，放入无菌容器内。高原地区水的沸点低，需适当延长煮沸时间，一般海拔每增高

300 m，消毒时间延长 2 min。

3）注意事项：①玻璃类物品用纱布包裹，在冷水或温水时放入；②橡胶类物品用纱布包裹，待水沸后放入，消毒后及时取出；③器械的轴节及容器的盖要打开，大小相同的容器不可重叠；④有空腔的物品要将腔内灌满水。

（4）高压蒸汽灭菌法：是临床上应用最广、效果最可靠的一种灭菌方法。属湿热灭菌，利用高压下的高温饱和蒸汽杀灭所有微生物及其芽孢。

1）适用范围：适用于耐高温、耐高压、耐潮湿物品的灭菌，如敷料、手术器械（手术刀、剪除外）、搪瓷、橡胶、玻璃、细菌培养基及溶液等。

2）分类：根据排放冷空气的方式和程度的不同，分为下排气式压力蒸汽灭菌器和预真空压力蒸汽灭菌器两类，下排气式压力蒸汽灭菌器又包括手提式和卧式两种（图 3-2，图 3-3，图 3-4）。

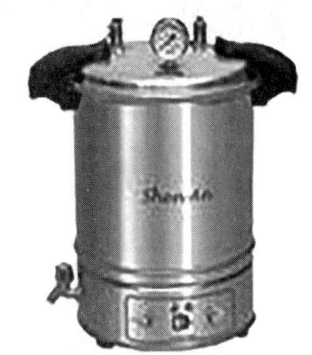

图 3-2 手提式压力蒸汽灭菌器

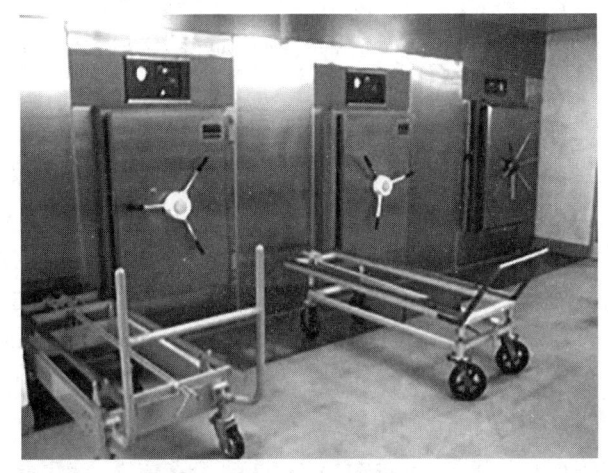

图 3-3 卧式压力蒸汽灭菌器

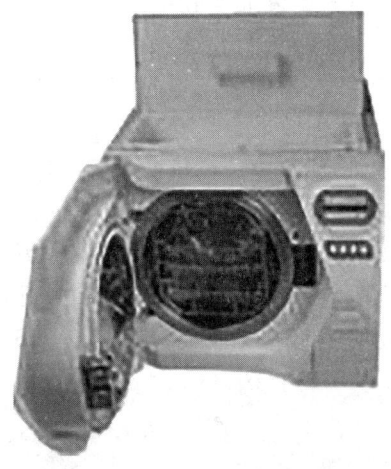

图 3-4 预真空压力蒸汽灭菌器

3）方法

A. 下排气式压力蒸汽灭菌器：利用重力置换的原理，使热蒸汽在灭菌器中从上而下，将冷空气由下排气孔排出，使容器内的压力和温度升高。

a. 手提式压力蒸汽灭菌器：便于携带、使用方便、效果可靠，适用于基层医疗单位。使用方法：①隔层内加适量水，在消毒桶内放入需灭菌的物品，加盖旋紧，直接加热或通电；②打开放气阀，排尽锅内冷气后关闭放气阀；③压力达 103～137 kPa（千帕），温度达 121～126℃后，保持 20～30 min，可达到灭菌效果；④关闭热源，打开排气阀，待压力降至"0"时，可慢慢打开盖子，取出物品。一定不要突然打开盖子，以防冷空气大量进入，使蒸汽凝成水滴，导致物品受潮、玻璃类物品因骤然降温而发生爆裂。

b. 卧式压力蒸汽灭菌器：其原理结构及工作参数同手提式压力蒸汽灭菌器，不同之处在于热源的供给是直接输入蒸汽，且空间较大，可一次灭菌大量物品。操作人员要求经过专业培训，并持证上岗。

B. 预真空压力蒸汽灭菌器：配有真空泵和空气过滤装置，在输入蒸汽前，先抽出灭菌器内的冷空气，使之形成负压，再输入蒸汽。在负压作用下，蒸汽能迅速穿透物品，压力可达 205.8 kPa，温度高达 132～134℃，维持 4 min 即能达到灭菌效果。脉动真空压力蒸汽灭菌器已成为目前最先进、最常用的灭菌设备。

应根据灭菌物品选择适宜的高压蒸汽灭菌器和灭菌程序。灭菌器的操作方法应遵循使用说明，灭菌参数见表3-1。

表3-1 高压蒸汽灭菌器灭菌参数

类别	物品类别	压力参考范围（kPa）	温度（℃）	所需最短时间（min）
下排气式	敷料	102.8～122.9	121	30
	器械	102.9	121	20
预真空式	敷料、器械	184.4～210.7	132	4
		201.7～229.3	134	

4）注意事项：①物品灭菌前需洗净并充分干燥；②灭菌物品包装和容器要合适，下排气式压力蒸汽灭菌器物品包不大于30 cm×30 cm×25 cm，预真空压力蒸汽灭菌器物品包不大于30 cm×30 cm×50 cm，包扎不宜过紧；③灭菌物品摆放合理，各包之间留有空隙，以便蒸汽流通、穿透；④布类物品应放在金属和搪瓷类物品之上，以免蒸汽遇冷凝成水珠，使包布受潮；⑤如容器有孔，灭菌前将孔打开，灭菌后关闭；⑥灭菌后的物品应待干燥后才能取出备用；⑦随时观察压力、温度情况；⑧定期监测灭菌效果。

5）灭菌效果的监测

A. 物理监测法：每次灭菌应连续监测并记录灭菌时的温度、压力和时间等灭菌参数。记录所有临界点的时间、温度和压力值，结果应符合灭菌要求。

B. 化学监测法：最常用的监测法。利用化学指示胶带或化学指示卡在灭菌后颜色的变化，判断灭菌效果。使用时将化学指示胶带粘贴在每一待灭菌物品包外，将化学指示卡放在每一待灭菌物品包的中央部位（图3-5，图3-6）。

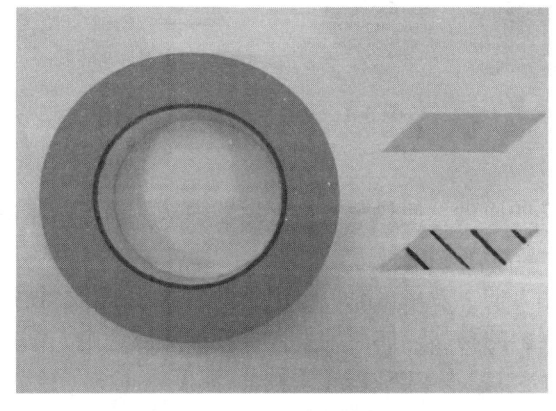

图3-5 化学指示胶带

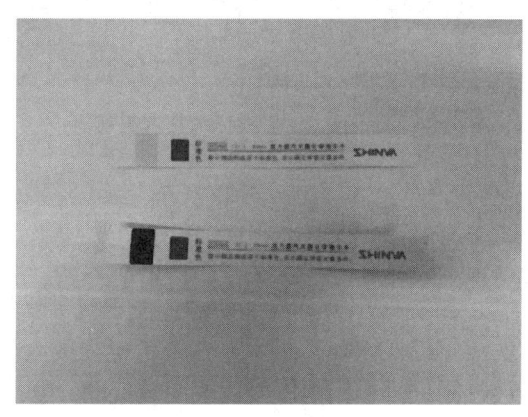

图3-6 化学指示卡

C. 生物监测法：每周监测一次，通常使用嗜热脂肪杆菌芽孢的菌片制作标准生物测试包或生物PCD，或使用一次性标准生物测试包对灭菌质量进行生物监测。B-D试验：预真空（包括脉动真空）压力蒸汽灭菌器每日开始灭菌运行前空载进行测试，待测试合格后，灭菌器方可使用。

2. 光照消毒法（又称辐射消毒） 利用紫外线照射使菌体蛋白质发生光解、变性，菌体内的核酸、酶遭到破坏而导致微生物死亡。对生长期细菌敏感，对芽孢敏感性差。紫外线穿透力差，不能透过玻璃、尘埃、纸张和固体物质，透过液体能力很弱，透过空气能力较强。

(1) 日光曝晒法：利用日光的热、干燥和紫外线的作用而杀菌，但杀菌力较弱。

1) 适用范围：常用于床垫、毛毯、床褥、棉胎、枕芯、衣服、书籍等物品的消毒。

2) 方法：将物品直接放在日光下，曝晒6h，每隔2h翻动1次。

3) 注意事项：照射时间不少于6h，注意定时翻动，使物品各面均受到日光照射。

(2) 紫外线灯管消毒法：紫外线灯的最佳杀菌波长为250~270 nm，其装置有悬吊式和移动式，灯管有15 W、20 W、30 W、40 W 4种。

1) 适用范围：常用于室内空气和物品表面的消毒。

2) 方法：①空气消毒：有效照射距离不超过2 m，照射时间为30~60 min。室内每10 m^2 应安装30 W紫外线灯管1支，照射时，先清洁室内（紫外线易被灰尘微粒吸收），关闭门窗，照射后病室应通风换气；②物品表面消毒：有效照射距离为25~60 cm，每个表面均应照射20~30 min，使物品的各个表面均能被紫外线直接照射。选用30 W的紫外线灯管，最好用移动式，照射时，先将物品摊开或挂起（增加照射面积）；③空气与物品消毒的照射时间，均从灯亮5~7 min后开始计时。

3) 注意事项：①紫外线消毒时，室内的适宜温度为20~40℃，相对湿度为40%~60%；②保护患者的眼睛及皮肤，可戴墨镜或用纱布遮盖双眼，肢体用被单遮盖；③保持灯管清洁，至少每2周用无水乙醇棉球擦拭灯管表面一次；④关灯后如需再开启，应间歇3~4 min；⑤建立使用登记卡，记录使用时间，凡使用时间超过1000 h，则需更换灯管；⑥定期检测紫外线的照射强度（一般3~6个月测定一次），强度低于70 $\mu W/cm^2$ 时应更换；⑦定期空气培养，以检查效果。

(3) 臭氧消毒法：臭氧在常温下为强氧化剂，利用臭氧强大的氧化作用进行杀菌。常用于室内空气的消毒、物品表面（饮食用具、衣物等）的消毒、医院污水和诊疗用水的消毒。

1) 方法

A. 空气消毒：在封闭空间内无人状态下，采用20 mg/m^3 浓度的臭氧，作用30 min，对自然菌的杀灭率达到90%以上。消毒后应开窗通风30 min以上，人员方可进入室内。

B. 物体表面消毒：在密闭空间内相对湿度≥70%，采用60 mg/m^3 浓度的臭氧作用30~120 min。

2) 注意事项：①臭氧对人有毒，空气消毒时，人员须离开现场，待消毒结束后30 min方可进入；②臭氧具有强氧化性，可损坏多种物品，且深度越高，对物品损坏越重。

3. 电离辐射灭菌法（又称冷灭菌） 利用放射性核素 ^{60}Co 发射的γ射线或电子加速器产生的高能电子束（阴极射线）穿透物品，杀灭其中的微生物。由于此法是在常温下进行的，故又称为"冷灭菌"。适用于不耐高温物品的灭菌，如橡胶、塑料、高分子聚合物（一次性注射器、输液器、输血器等）、精密医疗器械、生物医学制品及节育用具等的灭菌。

4. 微波消毒灭菌法 微波是一种波长短、频率高的电磁波。在电磁波的高频交流电场中，物品中的极性分子发生极化而高速运动，并频繁改变方向，互相摩擦，使温度迅速升高，达到消毒灭菌作用。优点是作用时间短、方便。多用于食品、餐具、药杯等小物品的消毒，化验单据、票证的消毒，医疗药品、耐热非金属材料及器械等的消毒灭菌。微波不能穿透金属，故不能用于金属物品的消毒。微波可杀灭细菌繁殖体、真菌、病毒、细菌芽孢、真菌孢子等各种微生物。

5. 等离子体灭菌法 是利用氧化氮气或氧、氮、氩等混合气体，在特制的容器内进行辉光放电，产生低温等离子体进行灭菌。适用于注射器、导管等一次性医疗用品的灭菌。其优点是无毒性残留，灭菌时间短，低热不损坏灭菌材料。

6. 空气净化　利用通风或空气过滤器可使室内空气中的细菌、尘埃含量大大降低，从而达到净化目的。

（1）自然通风：通风是目前最简便、行之有效的净化空气的方法。定时开放门窗、通风换气，这样可降低室内空气含菌的密度。通风的时间可根据湿度和空气流通条件而定。夏季应经常开放门窗，以通风换气；冬季可选择清晨和晚间开窗，每日通风换气2次，每次20～30 min。

（2）空气过滤除菌：是在医院空气净化措施中采取现代化设备，即使空气通过孔隙小于0.2 μm的高效过滤器，利用物理阻留、静电吸附等原理除去介质中的微生物。通过过滤除菌使病室、手术室或无菌药物控制室内的空气达到绝对净化的目的。

（二）化学消毒灭菌的方法

利用化学药物杀灭病原微生物的方法。其原理是利用液体或气体的化学药物渗透到菌体内，使菌体蛋白质凝固变性，酶蛋白失去活性，导致微生物代谢障碍而死亡；或破坏细菌细胞膜的结构，改变其通透性，使细胞破裂、溶解，从而达到消毒灭菌的目的。

1. 化学消毒剂的使用原则

（1）根据物品的性能及微生物的特性，选择合适的化学消毒剂。

（2）待消毒的物品必须洗净、擦干，全部浸没在消毒液内，轴节、盖打开，管腔内应注满消毒液。

（3）严格掌握消毒剂的有效浓度、消毒时间及使用方法。易挥发的要加盖，定期检测以确保其有效浓度，消毒剂应定期更换。

（4）浸泡消毒后的物品，在使用前应用无菌蒸馏水或无菌生理盐水冲净；应用气体消毒后的物品，使用前应待气体散发后再使用，以免消毒剂刺激人体组织。

（5）浸泡中途如另加入新的待消毒物品，则应重新计算消毒时间。

（6）应定期检查消毒灭菌液在使用过程中的效价。

2. 化学消毒剂的使用方法

（1）浸泡法：将物品洗净擦干后，完全浸没在消毒溶液中，器械轴节、盖打开，在规定的浓度和时间内达到消毒灭菌的目的。消毒液中不能放置纱布、棉花等物，因这类物品易吸附消毒剂而降低消毒效力。常用于耐湿不耐热的物品、器械的消毒，如锐利器械、精密仪器、化学纤维制品等。

（2）擦拭法：用化学消毒剂擦拭物品表面或皮肤、黏膜的消毒方法。在规定的浓度内达到消毒作用。宜选用易溶于水或其他溶剂、渗透性强、无显著刺激性的消毒灭菌剂。常用于地面、家具、墙壁等的消毒及皮肤消毒。

（3）喷雾法：用喷雾器将化学消毒剂均匀喷洒在空气中或物体表面，在规定的浓度内达到消毒作用。常用于地面、墙壁、环境等的消毒。

（4）熏蒸法：将消毒剂加热或在其中加入氧化剂，使其呈气体，在规定时间内关闭门窗，从而达到消毒灭菌的作用，消毒完毕，打开门窗通风换气。常用于室内空气及不耐湿、不耐高温物品的消毒，如精密仪器、血压计、听诊器、传染病患者使用的票证、书报等物品。

3. 化学消毒剂的分类

（1）灭菌剂：能杀灭一切微生物（包括芽孢），达到灭菌效果的制剂。如戊二醛、环氧乙烷等。

（2）高效消毒剂：能杀灭一切细菌繁殖体（包括分枝杆菌）、病毒、真菌及其孢子等，对细菌芽孢也有一定杀灭作用的消毒制剂。

（3）中效消毒剂：能杀灭分枝杆菌、真菌、病毒及细菌繁殖体等微生物的消毒制剂。

（4）低效消毒剂：杀灭细菌繁殖体和亲脂病毒的消毒制剂。

4. 常用化学消毒剂消毒方法　见表3-2所列。

表3-2　常用化学消毒剂及消毒方法

消毒灭菌剂名称	功效水平	性质与作用原理	使用方法	注意事项
环氧乙烷	灭菌剂	低温为无色液态，超过10.8℃为气态，易燃、易爆。穿透力强，与菌体蛋白质结合，使酶代谢受阻而导致微生物死亡。可杀灭细菌、真菌、病毒、立克次体和芽孢	①电子光学仪器、化纤、医疗器械、塑料制品、木制品、内镜、透析器和一次性使用的诊疗用品的消毒灭菌，剂量为800～1200 mg/L，温度为54±2℃，相对湿度为60%±10%，时间为2.5～4 h ②少量物品可装入丁基橡胶袋内消毒，大量物品可放入环氧乙烷灭菌柜内，可自动调节相对温度、温度和投药量进行消毒灭菌	①易燃、易爆，应放置于阴凉通风、无火源、静电及转动的马达处，贮存温度不可超过40℃，相对温度60%～80%，严禁放入电冰箱 ②有一定的毒性，应在密闭的环氧乙烷灭菌器内进行，工作人员必须严格遵守安全操作规程 ③物品灭菌前需彻底清洗干净，但不可用生理盐水清洗 ④消毒物品不宜过厚，消毒被血、痰、粪便、血浆污染的物品时，应适当加大用量或延长作用时间 ⑤每次消毒时，应进行效果检测及评价。灭菌后的物品应清除环氧乙烷残留量后方可使用
戊二醛	灭菌剂	无色透明液体、有醛的刺激气味，与菌体蛋白质反应，使之灭活。能杀灭细菌、真菌、病毒和芽孢	①用于不耐热诊疗器械、器具与物品的浸泡消毒与灭菌 ②2%戊二醛溶液用于浸泡器械、内镜等，消毒需30～60 min，灭菌时间需10 h ③强化酸性戊二醛使用前应先加pH调节剂（碳酸氢钠），再加防锈剂（亚硝酸钠）充分混匀	①应密封、避光，置于阴凉、干燥、通风的环境中保存 ②戊二醛对人有毒性，应在通风良好的环境中使用。对皮肤和黏膜有刺激性，使用时应注意个人防护 ③不应用于物体表面的擦拭或喷雾消毒、室内空气消毒、手和皮肤黏膜的消毒 ④加强监测，配制好的消毒液最多可以连续使用14天 ⑤医疗器械消毒或灭菌前需彻底洗净，消毒后的物品在使用前用无菌蒸馏水冲洗

续表

消毒灭菌剂名称	功效水平	性质与作用原理	使用方法	注意事项
甲醛	灭菌剂	无色透明液体，刺激性强，能使菌体蛋白质变性，酶活性消失；能杀灭细菌、真菌、芽孢和病毒	①用于不耐高温、对湿热敏感且易腐蚀的医疗器械消毒 ②空气消毒加热法：取 2～10 ml/m³，加水 2～10 ml，加热熏蒸，密闭门窗 6 h 以上 ③空气消毒氧化法：取 2～10 ml/m³，高锰酸钾 15 g/m³，先将高锰酸钾倒入盆内，加等量水搅成糊状，再将甲醛倒入，密闭门窗熏蒸 6 h 以上 ④物品消毒氧化法：备甲醛消毒柜，取甲醛溶液 40～60 ml/m³ 加入高锰酸钾 20～40 g/m³。柜内熏蒸密封 6～12 h	①必须在密闭的灭菌箱中进行，不可采用自然挥发法 ②消毒时温度在 18℃以上，相对湿度在 75%～90%，否则会影响效果 ③蒸汽穿透力弱，消毒衣物时最好将衣物挂起 ④甲醛有致癌作用，不宜用于室内空气消毒，使用时须注意防护
过氧乙酸	灭菌剂高效消毒剂	无色或浅黄色透明液体，有刺激性气味，产生新生态氧，将菌体蛋白质氧化，使细菌死亡。能杀灭细菌、真菌、芽孢、病毒	①适用于耐腐蚀物品、环境、室内空气等的消毒 ②用于环境消毒时，用 0.2%～0.4%（2000～4000 mg/L）过氧乙酸溶液喷洒，作用 30～60 min ③用于一般物体表面消毒时，用 0.1%～0.2%（1000～2000 mg/L）作用 15～30 min	①稳定性差，应密闭贮存于阴凉、干燥、通风处，防止高温引起爆炸 ②对金属及织物有腐蚀性，易氧化分解，需加盖及现配使用 ③浓溶液有刺激性及腐蚀性，配制时要注意防护
碘酊	中效消毒剂	棕红色澄清液体，有碘和乙醇气味，可使菌体蛋白质变性。能杀死细菌、真菌甚至细菌的芽孢，可用于预防破伤风	① 2% 的碘酊适用于皮肤消毒和一般皮肤感染换药，擦后待干，再用 75% 乙醇脱碘 ②用于脐带断端消毒时，用 2.5% 溶液擦干后待干，再用 75% 乙醇脱碘	①有较强的刺激性，不能用于黏膜及敏感部位的消毒 ②对金属有腐蚀性，不能浸泡金属器械 ③对碘、乙醇过敏者禁用
含氯消毒剂（常用的有液氯、漂白粉、漂白精、氯胺溶液、次氯酸钠、84 消毒液）	高浓度时为高效消毒剂，低浓度时为中效消毒剂	溶解在水中时放出有效氯，具有较强的刺激性气味，通过破坏细菌酶的活性而致死。能杀灭各种致病菌、病毒、芽孢	①对细菌繁殖体污染物品的消毒，用含有效氯 500 mg/L 的消毒液浸泡 10 min 以上，对经血液传播的病原体、分枝杆菌、芽孢污染物品的消毒用含有效氯 2000～5000 mg/L 消毒液浸泡 30 min 以上 ②对一般污染的物品表面用含有效氯 400～700 mg/L 的消毒液均匀喷洒，作用 10～30 min；对经血液传播的病原体、结核分枝杆菌等污染表面的消毒用含有效氯 2000 mg/L 的消毒液均匀喷洒，作用 60 min 以上	①保存在密闭容器内，置于阴凉、干燥、通风处，粉剂还需防潮 ②配制的溶液性质不稳定，应现用现配，定期更换消毒液 ③有腐蚀及漂白作用，不宜用于金属制品、有色衣物及油漆家具的消毒 ④消毒后的物品应及时用清水冲净 ⑤喷洒消毒后有强烈的刺激性气味，人员应离开现场

消毒灭菌剂名称	功效水平	性质与作用原理	使用方法	注意事项
聚维酮碘（碘伏）	中效消毒剂	黄棕色澄清液体，有碘气味，碘可以直接与菌体蛋白质结合并使之变性，能杀灭细菌、病毒	①手术部位的皮肤消毒，用碘伏原液局部擦拭2~3遍，作用至少2min ②0.05%~0.1%有效碘消毒液用于口腔黏膜及伤口黏膜创面的消毒擦拭 ③0.1%有效碘溶液用于体温计消毒	①置于阴凉、避光处，防潮、密闭保存 ②聚维酮碘稀释后稳定性差，宜现用现配 ③对二价金属制品有腐蚀作用，不用于相应金属制品的消毒 ④皮肤消毒后不用乙醇脱碘
乙醇	中效消毒剂	无色透明液体，具有乙醇固有的刺激性气味，能破坏细菌胞膜的通透性屏障，使菌体蛋白质脱水、凝固变性，但对肝炎病毒及芽孢无效	①75%乙醇溶液作为消毒剂，多用于消毒皮肤，也可用于浸泡锐利金属器械及体温计 ②95%乙醇溶液可用于燃烧灭菌	①因乙醇容易挥发而且易燃，必须密闭保存于阴凉、干燥、通风、避光、避火处 ②有刺激性，不宜用于黏膜及创面的消毒 ③不宜用于脂溶性物体表面的消毒，乙醇过敏者慎用
氯己定（洗必泰）	低效消毒剂	无色或白色粉末，无气味，不吸湿，能够破坏细菌细胞膜的酶活性，使胞质膜破裂。对细菌繁殖体有较强的杀菌作用，但不能杀灭芽孢、分枝杆菌和病毒	①0.02%溶液用于手的消毒，浸泡3min ②0.05%溶液用于创面消毒 ③0.1%溶液用于物体表面的消毒	①是阳离子活性物质，使用时忌与肥皂或其他阴离子表面活性剂配伍 ②不可向溶液内投入纱布、棉花等有吸附作用的物品，会降低药效

考点提示

化学消毒剂的分类及常用消毒方法。

四、医院的清洁、消毒和灭菌工作

医院的清洁、消毒和灭菌工作是根据相关的规范原则进行的。主要包括对医院环境的清洁消毒，日常用品的消毒，皮肤、黏膜的消毒，器械物品的清洁、消毒、灭菌以及医院污水的处理，贯穿医院日常的诊疗护理活动和卫生处理工作中。

（一）预防性消毒和疫源性消毒

根据有无明确的感染源，可将医院消毒分为预防性消毒和疫源性消毒。

1. 预防性消毒　指在未发现明确感染源的情况下，为预防感染的发生，对可能受到病原微生物污染的物品和场所进行的消毒。例如医院的医疗器械灭菌，诊疗用品的消毒，餐具的消毒和一般患者住院期间和住院后进行的消毒等。

2. 疫源性消毒　指对医院内存在或曾经存在感染性疾病感染源的场所进行的消毒,包括随时消毒和终末消毒。

（1）随时消毒：指对医院存在的疫源地内的感染源在住院期间进行的病室或床边消毒,随时杀灭或清除由感染源排出的病原微生物。应根据病情做到"三分六消"：分居室,分生活用具,分饮食；消毒分泌物或排泄物,消毒生活用具,消毒双手,消毒衣服和床单,消毒患者居室,消毒生活水和污水,陪护人员应加强防护。

（2）终末消毒：指感染源离开疫源地后进行的彻底消毒。如医院内感染性疾病患者出院、转院或死亡后,对其住过的病室及污染物品进行的消毒。消毒人员应做好充分的准备工作,并加强自我防护,根据消毒对象及其污染情况,选择适宜的消毒方法。

（二）环境消毒

1. 环境空气　从空气消毒的角度,可将医院环境分为四类,各类环境采用的空气消毒方法如下。

（1）Ⅰ类环境：为采用空气洁净技术的诊疗场所,包括洁净手术部（室）和其他洁净场所。采用层流通风法使空气净化。

（2）Ⅱ类环境：包括非洁净手术部（室）、产房、导管室、血液病病区、烧伤病区等保护性隔离病区、重症监护病区及新生儿室等。可采用循环风紫外线空气消毒器或静电吸附式空气消毒器进行空气消毒。Ⅱ类环境均为有人房间,必须采用对人无毒、无害且可连续消毒的方法。

（3）Ⅲ类环境：包括母婴同室、消毒供应中心的检查包装灭菌区和无菌物品存放区、血液透析中心（室）及其他普通住院病区等。除可采用Ⅱ类环境中的空气消毒方法外,还可应用臭氧紫外线灯、化学消毒剂熏蒸或喷雾、中草药空气消毒剂喷雾等空气消毒方法,消毒时要求人离开房间。

（4）Ⅳ类环境：包括普通门（急）诊及其检查、治疗室；感染性疾病科门诊和病区。可采用Ⅲ类环境中的空气消毒方法。

知识链接

洁净手术部（室）

作为救治病患的重要医疗场所,洁净手术部对环境的洁净度要求较高,是由洁净手术室、洁净辅助用房和非洁净辅助用房等组成的功能区域。而洁净手术室（图3-7）是采用空气净化技术,将手术环境空气中的微生物粒子即微粒数量降到允许水平的手术室。

洁净手术室按空态或静态条件下的细菌浓度分为Ⅰ、Ⅱ、Ⅲ、Ⅳ级。手术室空气中的含菌量与手术切口感染呈正相关关系,浮游菌总量达 $700 \sim 1800\ cfu/m^3$ 时,感染显著增加,若降至 $180\ cfu/m^3$ 以下,则感染的危险性大为降低。空气中浮游的细菌大多数都黏附在灰尘载体上,并以尘埃中的水分及营养维持其生命,很少单独存在。一般情况下,空气中的浮游菌浓度与大气中 $\geq 0.5\ \mu m$ 的灰尘粒子在数量上大约为1:10万的关系,如果空气中浮游菌过多,经过一段时间以后,浮游菌可能就会沉积到切口及器械上,从而引发感染。手术室环境的控制可以利用通风换气及有杀菌过滤作用的设施设备,对空气中的各种微生物进行截获、杀灭或仅短暂逗留,使其不能生长繁殖。但是这些方法不能满足持续空气达标的卫生学要求,随着手术组人员进入以及手术实施过程中会使室内菌尘浓度大幅度上升和激烈波动,一旦去除消毒因素,环境空气中的细菌数则很快回升,约恢复到消毒前水平,或受人员活动影响,超过原来水平,因此应采用有效的通风空调系统以及适度的物理净化手段维持手术所需环境。

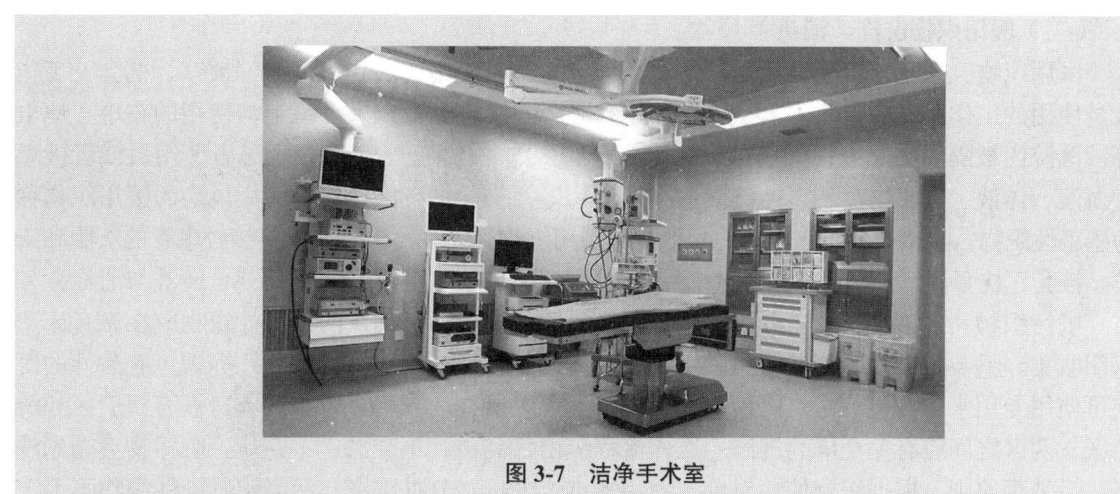

图 3-7 洁净手术室

2. 环境表面　医疗机构建筑物内部表面和医疗器械设备表面，前者如墙面、地面、玻璃窗、门、卫生间台面等，后者如监护仪、呼吸机、透析机、新生儿暖箱的表面等。消毒方法包括如下几种。

（1）地面消毒：如无明显污染，可每日消毒清扫1~2次，以清除地面的污秽和部分微生物。如受到病原微生物污染，则应选择一定浓度的含氯消毒剂或过氧乙酸进行湿拖擦洗或喷洒地面。

（2）墙面消毒：通常不需常规消毒，如受到病原微生物污染，可用一定浓度的含氯消毒剂或过氧乙酸喷洒或擦拭，地面消毒高度一般2~2.5 m。

（3）病室内各类物品表面消毒：如床头柜、桌子、凳子等，一般用清洁湿抹布或蘸取消毒液的抹布每日擦拭2次。如受到病原微生物污染，可用一定浓度的含氯消毒剂或过氧乙酸喷洒或擦拭，还可用紫外线灯照射消毒。

（4）病室床单位消毒：包括病床、床垫、被褥、毯子、枕芯、床单、被套等，可用紫外线灯照射消毒或床单位臭氧灭菌器消毒。

（5）其他物品表面消毒：如病历夹、门把手、水龙头、洗手池、面盆、门窗、便池等，一般每天用洁净水擦抹刷洗处理，保持清洁。如受到病原微生物污染，可根据物品性质选择化学消毒剂喷洒或擦拭消毒。另外，Ⅲ类环境中的治疗室、注射室、换药室、化验室的各种物体表面及台面等，需每日用含氯消毒剂擦拭，湿拖把拖地。

环境空气和物体表面的菌落总数要符合卫生标准（表3-3）。

表 3-3　各类环境空气、物体表面菌落总数卫生标准

环境类别		空气平均菌落数 [a]		物体表面平均菌落数
		CFU/皿	CFU/m³	CFU/cm²
Ⅰ类	洁净手术部	符合GB50333要求 [b]	≤150	≤5
	其他洁净场所	≤4.0（30 min）[c]	≤150	≤5
Ⅱ类		≤4.0（15 min）	—	≤5
Ⅲ类		≤4.0（5 min）	—	≤10
Ⅳ类		≤4.0（5 min）	—	≤10

注：a. CFU/皿为直径9 cm的平板暴露法，CFU/m³为空气采样器法。

b. 医院洁净手术部建筑技术规范GB50333-2013，自2014年6月1日起实施，其中规定，洁净手术部用房等级为四级，其菌落要求根据手术区和周边区而不相同。

c. 平板暴露法检测时的平板暴露时间。

(三）医用织物洗涤、消毒

医用织物：医院内可重复使用的纺织品，包括患者使用的衣物、床单、被罩、枕套；工作人员使用的工作服、帽；手术衣、手术铺单；病床隔帘、窗帘以及环境清洁使用的布巾、地巾等。医院内被隔离的感染性疾病（包括传染病、多重耐药菌感染/定植）患者使用后或者被患者血液、体液、分泌物（不包括汗液）和排泄物等污染，具有潜在生物污染风险的医用织物称为感染性织物。除感染性织物以外的其他所有医用织物称为脏污织物。直接接触患者的衣服和床单、被套、枕套等，应一人一更换，住院时间长者每周更换，遇污染及时更换、清洗与消毒。

脏污织物和感染性织物应分类收集，收集时应减少抖动。确认的感染性织物应在患者床边密闭收集。盛装感染性织物的收集袋（箱）宜为橘红色，有"感染性织物"标识；有条件的医院可使用专用水溶性包装袋。医用织物的洗涤消毒主要在洗衣房进行。洗衣房设有污染区和清洁区，两区之间应有完全隔离屏障。工作流程应由污到洁，不交叉、不逆向。脏污物遵循先洗涤、后消毒原则，根据织物使用对象、使用地点，分机、分批洗涤、消毒。感染性织物不手工洗涤，宜选择专机洗涤、消毒，首选热洗涤方法，有条件宜采用卫生隔离式洗涤设备。清洁织物外观应整洁、干燥，无异味、异物、破损。日常质检记录、交接记录具有可追溯性，记录的保存期应≥6个月。

（四）器械物品的清洁、消毒、灭菌

医疗器械及诊疗物品等也是导致医院感染的重要途径之一，必须严格执行医疗器械、器具的消毒技术规范，并达到以下要求：进入人体组织、无菌器官的医疗器械、器具和物品，必须达到无菌水平，接触皮肤黏膜的医疗器械等物品必须达到消毒水平。各种注射、穿刺、采血等有创操作的医疗器械必须一用一灭菌。疑似或确诊气性坏疽及突发原因不明的传染病病原体感染者，宜选用一次性诊疗器械、器具、物品，使用后进行双层密闭焚烧处理。普通患者无污染的可重复使用医疗器械、器具和物品与一次性使用物品分开放置，可重复使用的应直接置于密闭容器内，由消毒供应中心回收、清洁、消毒和灭菌，一次性使用的不得重复使用。经灭菌后的器械物品不得检出任何微生物。消毒时要求不得检出致病性微生物，对试验微生物的杀灭率≥99.9%，对自然污染的微生物杀灭率＞90%。如使用化学消毒剂消毒灭菌，应定期检测消毒液中的有效成分，使用中的消毒液染菌量≤100 cfu/ml，不得检出致病性微生物。消毒后的内镜每件细菌总数≤20 cfu/ml，致病性微生物不得检出。

（五）医院污物、污水的处理

1. **医院污物的处理** 医院污物主要包括以下几种。

（1）医疗废物：在诊疗、卫生处理过程中产生的废弃物，包括感染性废物、病理性废物、损伤性废物、药物性废物、化学性废物5类。

（2）生活垃圾：指患者生活过程中产生的排泄物及垃圾，包括剩饭、剩菜、果皮、罐头盒、饮料瓶、手纸、各种包装纸以及普通患者的粪便、尿液等。

以上这些污物均有被病原微生物污染的可能，所以应分类收集，通常设置黑、黄、红三种颜色的污物袋，黑色塑料袋装生活垃圾，黄色塑料袋装医疗废物，红色塑料袋装放射性垃圾，损伤性废物置于黄色锐器盒内。垃圾袋需坚韧耐用、不漏水，并建立严格的医疗废物管理制度，当垃圾袋装至3/4满时及时封口，称重，转运，集中处置。

2. **医疗污水的处理** 医院污水指排入医院化粪池的污水和粪便，包括医疗污水、生活污水、地面雨水。医院应建立集中污水处理系统，并按照污水种类分别进行排放。医院污水经预处理和消毒后，最终排入城市下水道管网，污泥作为农田肥料，如不加强管理，可能会含有各种病原微生物和有害物质，将造成环境污染和社会公害。所以要求医院污水排放质量应符合《污水综合排放标准》。医院感染病区和普通病区的污水应实行分流，分别进行消毒处理。

第三节 手 卫 生

医务人员的手经常直接或间接地与患者或污染物品接触，是医院感染最直接的传播媒介，因此，为保障医疗安全和医务人员的职业安全，提高医疗质量，防止交叉感染，医院必须加强对医务人员手卫生的管理工作。

一、概述

（一）基本概念

手卫生是医务人员从事职业活动中的洗手、卫生手消毒和外科手消毒的总称。

1. 洗手（hand washing） 指医务人员用流动水和洗手液（肥皂）揉搓、冲洗双手，去除手部皮肤污垢、碎屑和部分微生物的过程。

2. 卫生手消毒（antiseptic hand rubbing） 指医务人员用手消毒剂揉搓双手，以减少手部暂居菌的过程。

3. 外科手消毒（surgical hand antisepsis） 指外科手术前医护人员用流动水和洗手液揉搓冲洗双手、前臂至上臂下 1/3，再用手消毒剂清除或杀灭手部暂居菌和减少常居菌的过程。

（二）手卫生的管理

《医务人员手卫生规范》是医疗机构在医疗活动中管理和规范医务人员手卫生的行动指南。

1. 制定管理制度　手卫生是降低医院感染最可行、最重要的措施。因此医院应制定相应的手卫生管理制度，并严格执行落实。

2. 配备设施　医院应配备有效、便捷、规范的手卫生设施，为医务人员执行手卫生措施提供必要条件。

3. 定期培训　应定期开展手卫生培训，使全体医务人员能掌握必要的手卫生知识和技能，提高无菌观念和自我保护意识，保证手卫生的效果。

4. 加强督导　应加强对医务人员及其他部门人员手卫生工作的指导与监督，包括手卫生、速干手消毒液等的管理，以提高医务人员手卫生的依从性。

5. 效果监测　应加强对于手卫生效果的监测，每季度对重点部门如手术室、产房、导管室、层流洁净病房、骨髓移植病房、重症监护病房、新生儿室、血液透析病房、烧伤病房、感染疾病科、母婴室、口腔科等的医务人员进行手消毒的效果监测。当怀疑医院感染暴发与医务人员手卫生有关时，应立即进行监测，并进行相应的致病微生物检测。卫生手消毒后，要求监测的细菌菌落数≤10 cfu/cm^2；外科手消毒后，要求监测的细菌菌落数≤5 cfu/cm^2。

（三）手卫生设施

1. 洗手与卫生手消毒设施　手卫生设置应符合国家规定，同时方便医务人员。

（1）流动水洗手设施：有条件的医疗机构在诊疗区域均宜配备非手触式水龙头，并安置在洗手池适当位置。重点部门如手术室、产房、导管室、层流洁净病房、骨髓移植病房、重症监护病房、新生儿室、血液透析病房、烧伤病房、感染疾病科、母婴室、口腔科、消毒供应中心等必须配备非手触式水龙头。

（2）清洁剂：有肥皂、皂液和含杀菌成分的洗液等。肥皂保持清洁与干燥。盛放皂液的容器宜为一次性使用，重复使用的容器应每周清洁与消毒。皂液有浑浊或变色时及时更换，并清洁、消毒容器。

（3）干手用品：干毛巾及擦手纸，另准备盛放干毛巾和擦手纸的容器。如用干毛巾，需一用一消毒。

（4）速干手消毒液：应选用符合国家有关规定的，含有醇类和护肤成分的手消毒液。如乙醇、异丙醇、氯己定、碘伏等，剂型包括水剂、凝胶和泡沫型。消毒液应无异味、无刺激，宜采用一次性包装，医务人员对选用的手消毒液有良好的接受性。

2. 外科手消毒设施

（1）洗手池：洗手池设置在手术间附近，水池大小、高矮适宜，能防止洗手水流出，池面应光滑、无死角，易于清洁。洗手池及水龙头的数量应合适，水龙头数量应不少于手术间的数量，水龙头开关应为非手触式。洗手池应每日清洁与消毒。

（2）清洁用品：应配备清洁指甲用品、清洁剂、手卫生的搓揉用品。如配备手刷，刷毛应柔软，并定期检查，及时剔除不合格的手刷，一用一消毒。

（3）手消毒液：应配备取得卫生行政部门卫生许可证的外科手消毒液，在有效期内使用。手消毒液的出液器应采用非手触式。消毒剂宜采用一次性包装，重复使用的消毒剂容器应每周清洁与消毒。

（4）干手物品：干手巾应一人一用，用后清洁、灭菌；盛装消毒液的容器应每次清洗灭菌。

二、洗手和手消毒

洗手和手消毒是防止医院感染传播的最重要的措施之一，可清除手上99%以上的各种暂居菌。

（一）卫生洗手

【目的】

清除医务人员手上的污垢和致病微生物，防止交叉感染。

【评估】

1. 患者的病情，目前采取的隔离种类。
2. 手污染的程度。

【操作前准备】

1. 护士准备　衣帽整洁，修剪指甲，取下手表及其他饰物，卷袖过肘。
2. 用物准备　流动水洗手设施、洗手液（肥皂）、干手设施。
3. 环境准备　环境清洁、宽敞。

【操作步骤】

操作步骤见表3-4。

表3-4　卫生洗手的操作流程、步骤和要点

操作流程	操作步骤	要点说明
▼卫生洗手法（六步洗手法）		洗手口诀：内、外、夹、弓、大、立
1. 内：洗手掌	取适量手消毒液，掌心相对，手指并拢相互揉搓	
2. 外：洗背侧指缝	手心对手背沿指缝相互揉搓，双手交换进行	● 认真揉搓双手至少15 s，应注意揉搓双手所有皮肤，包括指背、指尖和指缝
3. 夹：洗掌侧指缝	掌心相对，双手交叉沿指缝相互揉搓	
4. 弓：洗指背	弯曲各手指关节，半握拳将指背放在另一手掌心旋转揉搓，双手交换进行	
5. 大：洗拇指	一手握另一手拇指旋转揉搓，双手交换进行	

操作流程	操作步骤	要点说明
6. 立：洗指尖	弯曲各手指关节，将指尖合拢在另一手掌心旋转揉搓，双手交换进行	
▼卫生洗手法（七步洗手法，图3-8）		洗手口诀：内、外、夹、弓、大、立、腕
1～6	同六步洗手法	
7. 腕：洗手腕	揉搓手腕，双手交换进行	

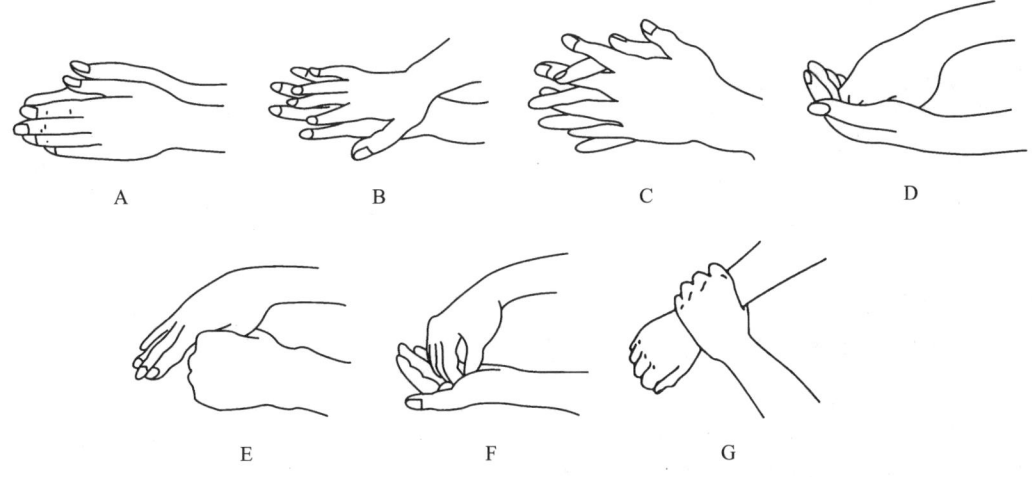

图3-8 七步洗手法

A. 掌心对掌心，两手并拢相互搓擦；B. 掌心对手背，手指交错相互搓擦（交换）；C. 掌心相对，手指交叉沿指缝相互搓擦；D. 弯曲一手手指各关节，在另一手掌心旋转搓擦（交换）；E. 用一手握另一手拇指旋转搓擦（交换）；F. 指尖在掌心转动搓擦（交换）；G. 一手握另一手腕旋转搓擦（交换）

【评价】

1. 操作程序正确，手的各个部位都已洗到。
2. 洗手后，手上未检出致病性微生物。

【注意事项】

1. 洗手之前，应摘除手部饰物并修剪指甲，洗手时要反复揉搓双手至少15 s，范围至手腕上10 cm。
2. 揉搓双手时各个部位均需洗到、冲净，尤其是指背、指尖、指缝和指关节等容易污染的部位；冲净双手时注意指尖向下。
3. 牢记洗手时机（"两前三后"）：①接触患者前；②清洁、无菌操作前：包括侵入性操作前；③暴露患者体液风险后：包括接触患者黏膜、破损皮肤或伤口、血液、体液、分泌物、排泄物、伤口敷料等之后；④接触患者后；⑤接触患者周围环境后，包括接触患者周围的医疗相关器械、用具等物体表面后。
4. 戴手套不能代替洗手，脱手套后仍需洗手。

（二）卫生手消毒

医务人员接触污染物品或感染患者后，手部常被大量细菌污染，仅一般洗手尚不能达到预防交叉感染的要求，必须在洗手后再进行卫生手消毒。

【目的】

清除手上的污垢及病原微生物，防止感染和交叉感染，避免污染无菌物品及清洁物品。

【评估】
1. 患者的病情，目前采取的隔离种类。
2. 手污染的程度。

【操作前准备】
1. 护士准备　衣帽整洁，修剪指甲，取下手表及其他饰物，卷袖过肘。
2. 用物准备　流动水洗手设备、洗手液（肥皂）、手消毒液、干手设施。
3. 环境准备　清洁、宽敞，物品放置符合要求，方便取用。

【操作步骤】
操作步骤见表 3-5。

表 3-5　手消毒的操作流程、步骤和要点

操作流程	操作步骤	要点说明
1. 涂抹手消毒剂	取手消毒剂于掌心，均匀涂抹双手	• 手消毒剂要适量
2. 揉搓双手	按照揉搓洗手的步骤揉搓双手，直至手部干燥	• 消毒剂完全覆盖手部皮肤，揉搓双手至少 15 s

【评价】
1. 消毒前已经洗手并保持手的干燥。
2. 消毒完毕，手离开消毒液时未接触容器边缘。
3. 卫生学检测达标。

【注意事项】
1. 卫生手消毒时首选速干手消毒剂，过敏人群可选用其他手消毒剂；针对某些对乙醇不敏感的肠道病毒感染，应选择其他有效的手消毒剂。
2. 下列情况时医务人员应先洗手，然后进行卫生手消毒：①接触传染病患者的血液、体液和分泌物以及被传染性病原微生物污染的物品后；②直接为传染病患者进行检查、治疗、护理或处理传染病患者的污物之后。
3. 戴手套不能代替手卫生，脱手套后应进行手卫生。

第四节　无菌技术

案例 3-2

某医院一名护士准备对患者进行静脉注射，在抽吸药物过程中，护士一直没有戴口罩，并不断与他人说笑。患者注射后 1 天，穿刺注射部位出现红肿、疼痛症状。

问题与思考：
1. 患者发生了什么情况？
2. 工作人员应做好怎样的准备才能进行无菌操作？
3. 无菌操作时，如何保持无菌原则？

无菌技术是预防医院感染的一项重要而基础的技术，医护人员必须正确熟练地掌握，在技术操作中严守操作规程，以确保患者及医务人员安全，防止医源性感染的发生。

一、基本概念

（1）无菌技术（aseptic technique）：是指在执行医疗、护理操作过程中，防止一切微生物

侵入人体和防止无菌物品、无菌区域被污染的操作技术。

（2）无菌物品（aseptic supply）：是指经过物理或化学方法灭菌后未被污染的物品。

（3）无菌区域（aseptic area）：是指经过灭菌处理后未被污染的区域。

（4）非无菌物品（non-aseptic supply）：是指未经灭菌处理或虽经过灭菌处理后又被污染的物品。

（5）非无菌区域（non-aseptic area）：是指未经灭菌处理或经过灭菌处理后又被污染的区域。

二、无菌技术操作原则

（一）操作前准备

1. 环境准备　无菌技术操作的环境应清洁、宽敞、明亮、定期消毒。操作台清洁、干燥、平坦，物品布局合理。操作前 30 min 应停止清扫工作，减少走动，以避免尘埃飞扬。

2. 操作者准备　无菌操作前，操作者应着装整洁、修剪指甲、洗手、戴好帽子、口罩，必要时穿无菌衣、戴无菌手套。

（二）无菌物品保管原则

1. 无菌物品和非无菌物品应分开放置，并有明显标志。

2. 无菌物品必须存放在无菌容器或无菌包内，不可长时间暴露于空气中；无菌包或容器外要注明物品的名称、灭菌日期、粘贴化学指示胶带，并按灭菌日期先后顺序存放和使用。

3. 无菌包在未被污染的情况下有效期为 7 天，过期或包布受潮应重新灭菌。

（三）操作中保持无菌的原则

1. 操作过程中应加强无菌观念。

2. 明确无菌物品、非无菌物品、无菌区域、非无菌区域，非无菌物品应远离无菌区域。

3. 进行无菌操作时，操作者身体应与无菌区保持一定距离，并面向无菌区；手臂应保持在腰部或操作台面以上，手不可触及无菌物品或跨越无菌区；避免面对无菌区谈笑、咳嗽、打喷嚏。

4. 必须使用无菌持物钳取用无菌物品；无菌物品一经取出，即使未用，也不可再放回。

5. 无菌物品被污染或疑有污染时，不可再用，应予以更换并重新灭菌。

6. 一套无菌物品只能供一位患者使用一次，以防止交叉感染。

考点提示

无菌技术的基本概念，无菌操作原则。

三、无菌技术基本操作

（一）无菌持物钳的使用

【目的】

用于取放和传递无菌物品，保持无菌物品的无菌状态。

【评估】

1. 操作环境是否清洁、宽敞、明亮、定期消毒。

2. 需夹取的无菌物品种类、数量、形状、放置位置。

3. 无菌物品的灭菌效果。

【计划】

1. 护士准备　衣帽整洁，修剪指甲，洗手，戴口罩。

2. 用物准备　根据夹取物品的种类选择符合灭菌要求的、合适类别的持物钳及盛放无菌持物钳的容器。

（1）无菌持物钳的类别：临床常用的无菌持物钳有三叉钳、卵圆钳和长、短镊子。三叉钳用于夹取较大或较重的物品，如盆、瓶、罐、骨科器械等较重物品；卵圆钳有直头和弯头两种，可用于夹取刀、剪、钳、镊、弯盘、治疗碗等物；镊子用于夹取棉球、棉棒、针头、注射器、敷料、缝针等物品（图3-9）。

（2）无菌持物钳的存放方式：①湿式保存法：无菌持物钳经高压灭菌后存放于盛有消毒液的广口有盖无菌容器内。容器的深度与持物钳的长度比例合适，消毒液应浸没无菌持物钳轴节上2～3 cm或镊子长度的1/2，每个容器只能放置一把无菌持物钳（图3-10）。持物钳及其浸泡容器每周清洁、灭菌2次，同时更换消毒液。手术室、门诊换药室、注射室等使用频率较高的部门应每日更换并灭菌。②干式保存法：目前临床上主要使用的方法。每个容器只放一把无菌持物钳，干燥保存，使用前开包，4小时更换一次。

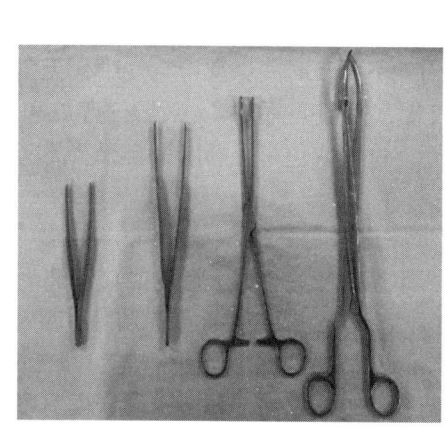

图3-9 无菌持物钳

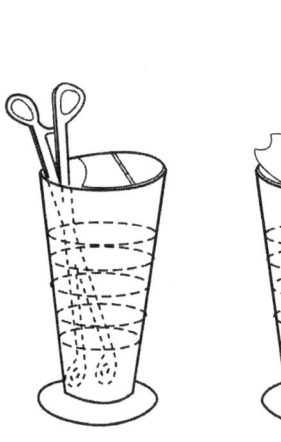

图3-10 取放无菌持物钳

3. 环境准备　操作区清洁、宽敞、明亮、定期消毒；操作台清洁、干燥、平坦，符合无菌操作要求。

【实施】

实施方法见表3-6。

表3-6　无菌持物钳使用的操作流程、步骤及要点

操作流程	操作步骤	要点说明
1. 核对检查	检查并核对物品的名称、有效期、灭菌标识	• 确保物品在灭菌有效期内使用 • 第一次开包使用时，应记录开包日期、时间并签名，再次使用时检查有效期
2. 开盖取钳	打开盛放无菌持物钳的容器盖，手持无菌持物钳上1/3，闭合前端，移至容器中央，垂直取出，关闭容器盖（图3-10）	• 取放时无菌持物钳应保持闭合状态，不能触及容器口边缘，手不可触及容器盖内面
3. 正确使用	使用时保持持物钳的钳端向下，在腰部以上视线范围内活动，不可倒转向上	• 保持无菌持物钳的无菌状态
4. 及时放回	使用以后，应闭合钳端，打开容器盖，立即将无菌持物钳垂直放回容器中，盖好容器盖	• 防止无菌持物钳在空气中暴露过久而污染

【评价】
1. 无菌物品、无菌持物钳无污染。
2. 取放无菌持物钳时，未触及浸泡容器液面以上部位。
3. 使用时钳端始终向下，使用完毕后及时将无菌持物钳放入盛放容器内。

【注意事项】
1. 严格遵循无菌操作原则。
2. 无菌持物钳只能用于夹取和传递无菌物品，但不能夹取无菌油纱布，防止油粘于钳端而影响消毒效果；不可用无菌持物钳换药或消毒皮肤，以防被污染。
3. 使用过程中，无菌持物钳应保持在使用者腰部水平以上，不可过高或过低，以免超出视线范围造成污染。
4. 无菌持物钳就地使用，到远处取物时，应将持物钳和容器一起移至操作处。
5. 无菌持物钳如被污染或可疑污染，应重新灭菌。

（二）无菌容器的取用

【目的】
用于存放无菌物品并使其保持无菌状态。

【评估】
1. 操作环境是否清洁、宽敞、明亮、定期消毒；操作台是否清洁、干燥、平坦。
2. 无菌容器的种类及其内容物名称，灭菌效果、有效期。

【计划】
1. 护士准备　衣帽整洁，修剪指甲、洗手，戴口罩。
2. 用物准备　无菌持物钳及存放容器、无菌容器（无菌盒、罐、盘等），无菌容器内盛放灭菌器械、棉球、纱布等。
3. 环境准备　操作区清洁、宽敞、明亮，定期消毒；操作台清洁、干燥、平坦，符合无菌操作要求。

【实施】
实施方法见表3-7。

表3-7　无菌容器使用的操作流程、步骤及要点

操作流程	操作步骤	要点说明
1. 核对检查	检查并核对无菌容器名称，灭菌日期、失效期，灭菌标识	• 应同时检查无菌持物钳的有效期；若为第一次使用，应记录开启日期、时间并签名
2. 正确打开	打开容器盖，平移离开容器，内面向下持于手中或内面向上置于稳妥处（图3-11）	• 盖子不得在无菌容器上方翻转，以防灰尘落入容器内造成污染 • 开关盖时，手勿触及容器盖的边缘和内面
3. 取用物品	用无菌持物钳从无菌容器内垂直夹取无菌物品	• 无菌持物钳及物品不可触及容器边缘
4. 正确关盖	取物后，立即将盖翻转，使内面朝下，迅速将无菌容器盖盖严	• 避免无菌物品在空气中暴露过久
5. 手持容器	手持无菌容器（如治疗碗）时，应托住容器底部	• 手不可触及容器内面和边缘

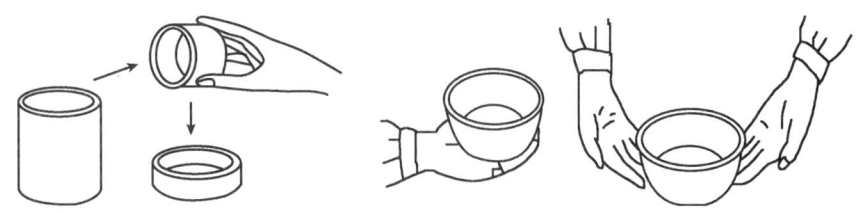

图 3-11　打开无菌容器盖

【评价】
1. 用无菌持物钳取物时，钳及物品未触及容器边缘。
2. 手未触及无菌容器盖的内面及边缘。

【注意事项】
1. 严格遵循无菌操作原则。
2. 使用无菌容器时，不可污染盖的内面、容器边缘及内面。
3. 取无菌物品时，钳及物品不能触及容器的边缘。
4. 无菌物品一经取出，即使未用也不可再放回容器内。
5. 无菌容器应定期消毒灭菌；初次使用后，有效期不超过 24 h。

（三）无菌包的使用

【目的】
存放无菌物品并保持包内物品处于无菌状态，以供无菌操作使用。

【评估】
1. 操作环境是否清洁、宽敞、明亮、定期消毒；操作台是否清洁、干燥、平坦。
2. 无菌包的名称、是否在有效期内。

【计划】
1. 护士准备　衣帽整洁，修剪指甲，洗手，戴口罩。
2. 用物准备
（1）无菌包：选用质厚、致密、未脱脂的纯棉布制成双层包布，将需灭菌的物品放于包布内包扎后经灭菌处理，即成无菌包。
（2）其他用物：无菌持物钳及容器、盛放无菌物品的容器、笔、标签。
3. 环境准备　操作区清洁、宽敞、明亮，定期消毒；操作台清洁、干燥、平坦，符合无菌操作要求。

【实施】
实施方法见表 3-8。

表 3-8　无菌包使用的操作流程、步骤及要点

操作流程	操作步骤	要点说明
▲包扎法		
1. 放物包扎	①将需灭菌的物品、化学指示卡放在包布中央，玻璃物品先用棉垫包裹 ②将包布一角盖住物品，然后折盖左右两角，角尖端向外翻折，最后一角折叠盖后，用化学指示胶带粘贴封包（图 3-12）	• 以免玻璃物品碰撞损坏 • 避免开包时污染包布内面
2. 贴好标签	贴上标签，注明物品名称，灭菌日期，送灭菌处理	

续表

操作流程	操作步骤	要点说明
▲开包法		
1. 检查核对	检查并核对无菌包名称、灭菌日期、有效期、灭菌标识,有无破损或潮湿	
2. 开包取物	▼桌上开包法: ①放置:将无菌包放在清洁干燥处,撕开粘贴 ②打开:用拇指和示指揭开包布外角,再揭开左右两角,最后解开内角 ③取物:检查化学指示卡,用无菌持物钳将所需物品取出,放在事先准备好的无菌区内 ▼手上开包法:需要将小包内物品全部取出使用,可将包托在一只手上打开,另一手将包布四角抓住,稳妥地将包布内物品放入无菌区域内(图3-13) ▼一次性物品取用: ①核对检查:先核对无菌物品名称、灭菌有效期;检查一次性物品包装有无破损、潮湿、漏气,核对无误后方可打开 ②打开使用	• 手不可触及包布内面及无菌区域 • 操作时不可跨越无菌区 • 灭菌效果合格 • 投放时,手托住包布使无菌面朝向无菌区域 • 根据物品的不同要求开启
3. 整理记录	如包内用物未用完,按原折痕包好,注明开包日期及时间,并签名	• 已开过的无菌包内物品只能保存24 h

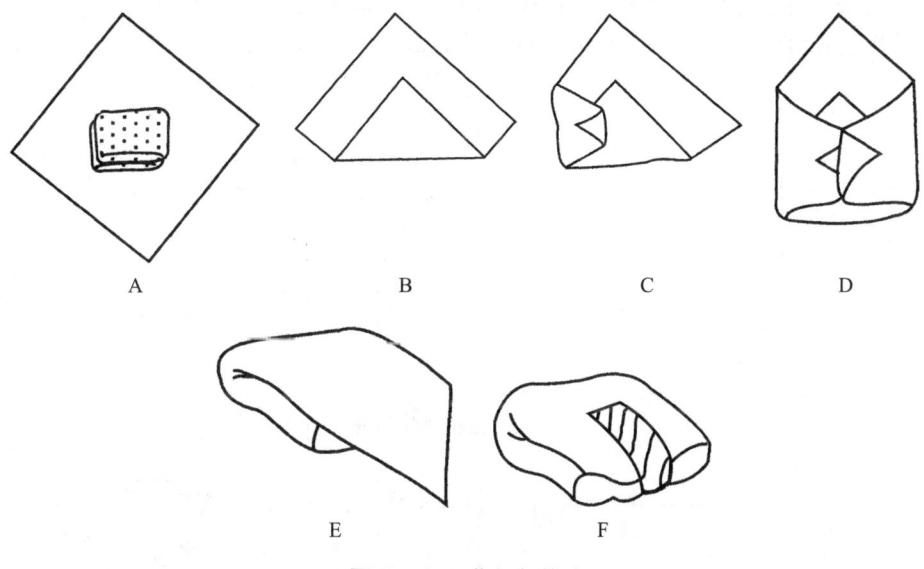

图3-12 无菌包包扎法

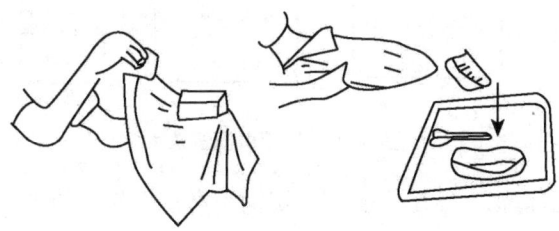

图3-13 手上开包法

【评价】
1. 打开或还原无菌包时，手及有菌物品未触及包布内面和无菌物品。
2. 包扎无菌包的方法正确，松紧适宜。

【注意事项】
1. 严格遵循无菌操作原则。
2. 无菌包包布通常选用质厚、致密、未脱脂的双层棉布制成，或使用医用无纺布。
3. 打开无菌包时，手不可触及包布的内面及无菌物品，操作时手臂勿跨越无菌区。
4. 如包内物品未用完，应按原折痕包好，注明开包日期及时间，有效期为 24 h。
5. 如包内物品超过有效期、被污染或包布受潮，则需重新灭菌。

（四）无菌区域准备法

【目的】
形成一无菌区域，放置无菌物品，以供治疗、护理用。

【评估】
1. 操作环境是否清洁、宽敞、明亮、定期消毒；操作台是否清洁、干燥、平坦。
2. 无菌治疗巾、无菌物品、无菌持物钳、无菌容器等是否在有效期内。

【计划】
1. 护士准备　衣帽整洁，修剪指甲，洗手，戴口罩。
2. 用物准备　无菌持物钳、无菌治疗巾包、无菌物品及盛放无菌持物钳的无菌容器、治疗盘、笔、标签。

治疗巾折叠方法：
（1）纵折法：将治疗巾纵折两次，再横折两次，开口边向外（图3-14）。
（2）横折法：将治疗巾先横向对折后再纵向对折，然后再重复一次（图3-15）。

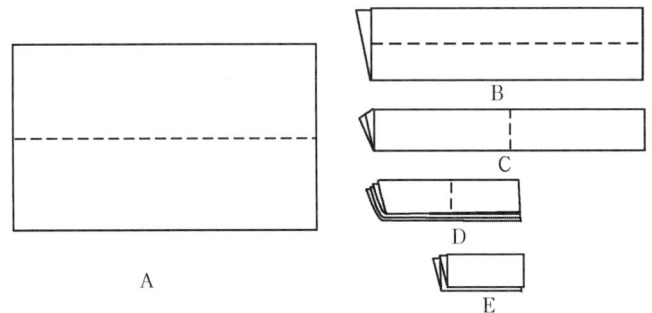

图 3-14　治疗巾纵折法

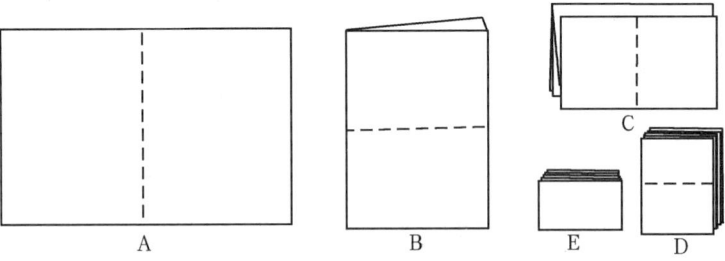

图 3-15　治疗巾横折法

3. 环境准备　操作区清洁、宽敞、明亮、定期消毒；操作台清洁、干燥、平坦，符合无菌操作要求。

【实施】

以铺无菌盘为例,实施方法见表3-9。

表3-9 铺无菌盘的操作流程、步骤和要点

操作流程	操作步骤	要点说明
1. 核对取巾	①取无菌治疗巾包,核对名称、灭菌标识、灭菌日期、有效期,有无潮湿、破损及松散 ②打开无菌包,用无菌钳取出一块无菌巾,放于清洁治疗盘内 ③将剩余无菌治疗巾按原折痕包好,并注明开启日期、时间并签名	• 应同时查对无菌持物钳、无菌物品,以确保在有效期内 • 治疗盘应清洁、干燥 • 包内治疗巾可在24h内有效
2. 铺治疗盘	▲单巾单层底铺盘 ①双手捏住无菌巾一边外面两角,轻轻抖开,双折铺于治疗盘上,将上层向远端呈扇形折至对侧开口边向外(图3-16) ②放入无菌物品后,拉平扇形折叠层,盖于物品上,上下层边缘对齐。将开口处向上翻折2次,两侧边缘向下翻折一次,露出治疗盘边缘 ▲单巾双层底铺盘 ①双手捏住无菌巾一边外面两角,轻轻抖开,从远到近,3折成双层底(图3-17),上层呈扇形折叠,开口向外 ②放入无菌物品后拉平扇形折叠层,盖于物品上,边缘对齐 ▲双巾铺盘 ①双手捏住无菌巾一边外面两角,轻轻抖开,从远侧向近侧平铺于治疗盘上,无菌面朝上 ②放入无菌物品后,再取无菌巾1块,无菌面向下盖于物品上,上、下两层边缘对齐。四周超出治疗盘部分向上反折	• 治疗巾的内面为无菌区,不可触及衣袖及其他有菌物品,手不可触及无菌巾内面 • 上、下层无菌巾边缘对齐后翻折以保持无菌,手不可触及无菌巾内面;调整无菌物品的位置,使之尽可能居中 • 手不可触及无菌巾另一面 • 不可跨越无菌区
3. 做好标记	记录注明铺盘日期及时间并签名	保持盘内无菌,4h内有效

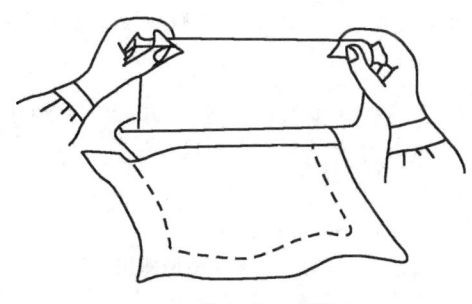

图3-16 单巾单层底铺盘法

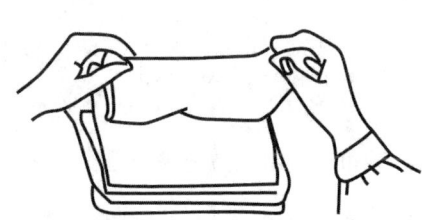

图3-17 单巾双层底铺盘法

【评价】

1. 无菌巾的位置恰当,放入无菌物品后上下两层的边缘能对齐。
2. 无菌巾内物品放置有序,取用方便。
3. 无菌物品及无菌区未被污染。

【注意事项】

1. 严格遵循无菌操作原则。
2. 铺无菌盘的区域必须清洁、干燥、宽敞，避免无菌巾潮湿、污染。
3. 铺盘时非无菌物品和身体应与无菌盘保持适当距离，手不可触及无菌巾内面，不可跨越无菌区。
4. 无菌盘有效时限不超过 4 h。

（五）无菌溶液的取用

【目的】

保持无菌溶液的无菌状态，供治疗、护理用。

【评估】

1. 操作环境是否清洁、宽敞、明亮、定期消毒；操作台是否清洁、干燥、平坦。
2. 无菌溶液、无菌容器是否在有效期内。

【计划】

1. 护士准备　衣帽整洁，修剪指甲，洗手，戴口罩。
2. 用物准备　无菌溶液、无菌容器、开瓶器、无菌纱布、弯盘、消毒溶液、无菌棉签、笔，必要时备盛有无菌持物钳的无菌容器。
3. 环境准备　操作区清洁、宽敞、明亮、定期消毒；操作台清洁、干燥、平坦，符合无菌操作要求。

【实施】

实施方法见表 3-10。

表 3-10　无菌溶液取用的操作流程、步骤及要点

操作流程	操作步骤	要点说明
1. 擦拭瓶外	取无菌溶液密封瓶，擦净瓶外灰尘	
2. 核对检查	核对瓶签上的药名、剂量、浓度、有效期，检查瓶盖有无松动，瓶身有无裂痕，对光检查溶液有无浑浊、沉淀或变色（图 3-18A）	• 核对溶液正确无误，确定溶液无变色、无混浊、无沉淀、无絮状物，质量合格，可以使用；同时需查对无菌纱布、无菌持物钳等备用的无菌物品、无菌容器的有效期
3. 开启瓶盖	旋转打开瓶盖，如为拉环瓶塞，用示指勾住拉环打开，消毒瓶塞，待干后打开瓶塞	• 手不可触及瓶口及瓶盖的内面，防止污染
4. 冲洗瓶口	手持溶液瓶，瓶签朝向掌心，旋转倒出少量溶液于弯盘内（图 3-18B）	• 避免沾湿标签，用少量溶液冲洗瓶口
5. 倒出溶液	由原处倒出所需溶液于无菌容器中（图 3-18C）	• 倒溶液时高度适宜，勿使瓶口接触容器口周围，避免溶液溅出
6. 盖好瓶盖	倒液后立即塞紧瓶塞	必要时消毒后盖好，以防溶液污染
7. 记录整理	①在瓶签上记录开瓶日期、时间并签上姓名，放回原处 ②按要求整理并记录	已打开的无菌溶液瓶内溶液只能保存 24 h

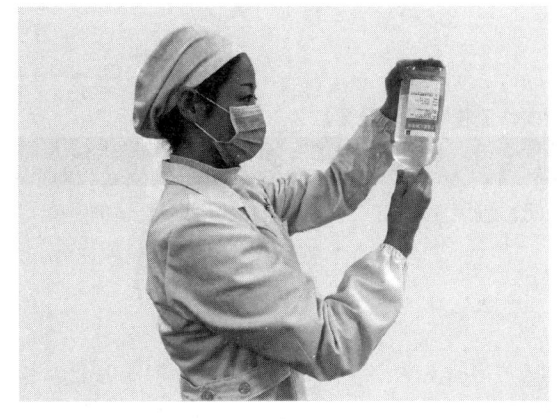
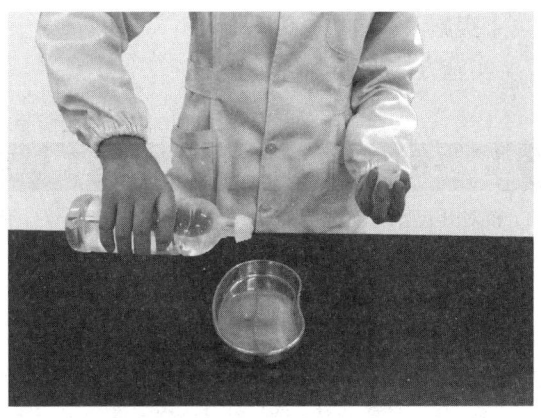
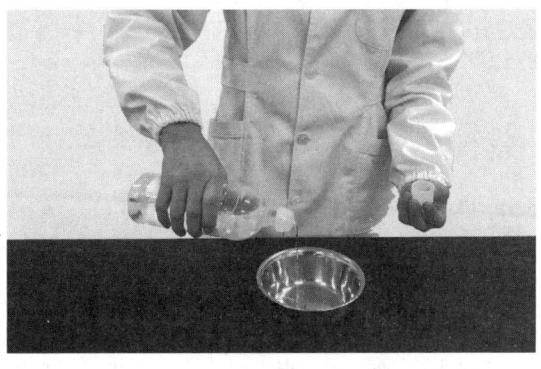

图 3-18 取用无菌溶液

【评价】
1. 手未触及瓶口及瓶内。
2. 倒溶液时，瓶签未浸湿，液体未溅至桌面。

【注意事项】
1. 严格遵循无菌操作原则。
2. 取药前仔细检查、核对。
3. 开瓶时手不可触及瓶口和瓶塞内面。
4. 倒溶液时，勿沾湿瓶签，勿使瓶口接触容器口周围；不可将物品伸入到无菌溶液瓶内蘸取溶液；已倒出的溶液不可再倒回瓶内。

（六）戴、脱无菌手套

【目的】
预防病原微生物通过医务人员的手传播疾病和污染环境，适用于医务人员进行无菌操作时、接触患者破损的皮肤、黏膜时。

【评估】
1. 操作环境是否清洁、宽敞、明亮、定期消毒；操作台是否清洁、干燥、平坦。
2. 无菌手套尺码是否合适，包装是否漏气，是否在有效期内。

【计划】
1. 护士准备　衣帽整洁，修剪指甲，取下手表，洗手，戴口罩。
2. 用物准备　无菌手套、弯盘。
3. 环境准备　操作区清洁、宽敞、明亮，定期消毒；操作台清洁、干燥、平坦。

【实施】

实施方法见表 3-11。

表 3-11 戴、脱无菌手套的操作流程、步骤及要点

操作流程	操作步骤	要点说明
1. 核对开包	①检查并核对无菌手套外的型号、有效期，包装是否完整、干燥 ②将手套袋平放于清洁、干燥的桌面上打开	• 选择型号、大小合适的手套 • 确认在有效期内
2. 戴好手套	▲分次取戴法 ①一手提起手套袋开口处外层，另一手伸入袋内，捏住手套；取出反折部分（手套内面），对准五指戴上 ②用未戴手套的手同法提起另一袋口，已戴手套的手指插入另一手套的反折内面（手套外面）取出手套，同法将手套戴好（图 3-19） ▲一次取戴法 ①两手同时提起手套袋开口处上层，用一手拇指和示指分别捏住两只手套的反折部分，取出手套 ②将两只手套掌心相对，五指对准，先戴一只手，再用已戴手套的手指插入另一手套的反折内面（手套外面），同法将手套戴好（图 3-20）	• 未戴手套的手不能触及手套的外面（无菌面） • 已戴手套的手不可触及未戴手套的手或另一手套的内面 • 手套取出时外面（无菌面）不可触及任何非无菌物品 • 手套外面（无菌面）不可触及工作服衣袖 • 要点同分次取戴法
3. 调整手套	将手套反折部翻上，套在工作衣袖口上，双手对合检查是否漏气，并轻轻推搓手套，使之与手贴合	• 戴好手套的双手应保持在腰部以上视线范围内
4. 脱下手套	用戴手套的手捏住另一手套套口外面翻转脱下，已脱下手套的手指插入另一手套内，捏住内面边缘将手套向下使其翻转脱下	• 勿使手套外面（污染面）接触皮肤 • 不可强拉手套
5. 处理	按要求整理用物并处理。洗手，摘口罩	• 将脱下的手套弃置于医疗垃圾桶内

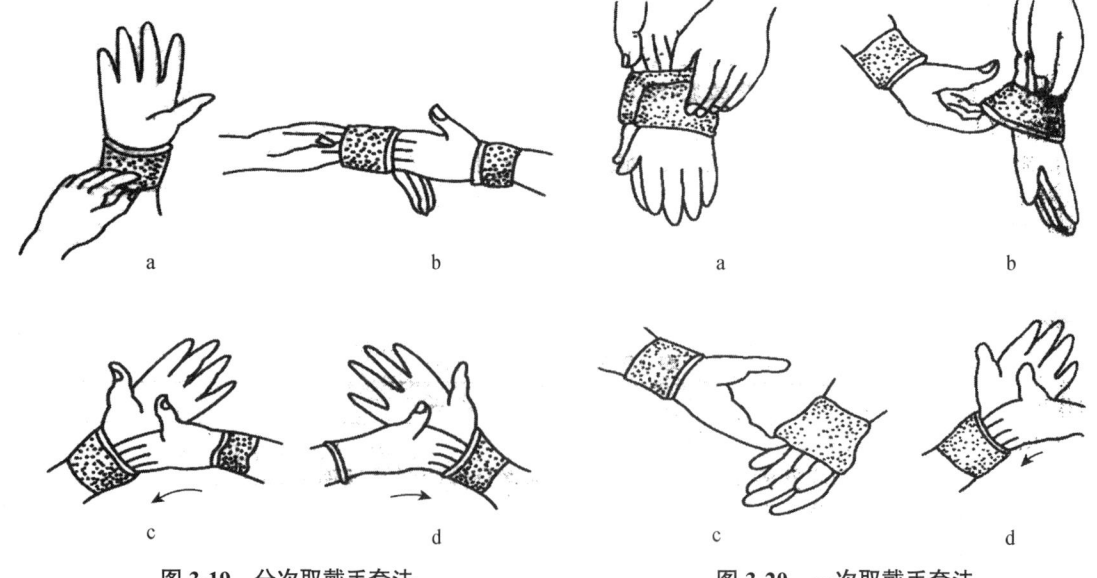

图 3-19 分次取戴手套法　　　　图 3-20 一次取戴手套法

【评价】
1. 滑石粉未脱落于手套及无菌区内。
2. 戴、脱手套时未强行拉扯手套边缘，没有污染手套。
3. 操作始终在腰部或操作台面以上水平进行。

【注意事项】
1. 严格遵循无菌操作原则。
2. 选择大小合适的手套，修剪指甲以防刺破手套。
3. 戴手套时手套外面（无菌面）不可触及任何非无菌物品、已戴好手套的手不可触及未戴手套的手及另一只手套的内面；未戴手套的手不可触及手套的外面。
4. 戴手套后双手应保持在腰部以上、视线范围以内，避免被污染。
5. 发现手套有破损，或不慎污染或疑有污染时，应立即更换。
6. 脱手套时不可强拉，应从手套套口往下翻转脱下，手套外面（污染面）在内，勿接触到皮肤，脱手套后应洗手。
7. 诊疗、护理不同患者期间应更换手套；一次性手套应一次性使用；戴手套不能代替洗手，必要时进行手消毒。

第五节　隔离技术

案例 3-3

脑外科护士小刘，今晨为一位 50 岁气管切开男性患者更换敷料时，发现敷料有较多的黄绿色分泌物，并能闻到一股恶臭味。小刘将该情况报告给主管医生，医生立即取患者气管切开处分泌物做细菌培养，结果发现是多重耐药的铜绿假单胞菌感染，护士为患者实施了一系列护理措施。

问题与思考：
1. 对该患者应采取何种隔离方式？
2. 针对患者目前的情况应采取哪些隔离措施？

隔离是防止医院感染的重要措施之一。护理人员必须重视和认真做好隔离工作，严格执行隔离技术，对患者及家属做好健康教育，使其自觉遵守隔离制度，积极配合各种隔离措施的实施。

一、概述

（一）隔离的概念

隔离（isolation）是采用各种方法、技术，防止病原体从患者、携带者及场所传播给他人的措施。

（二）隔离区域的设置和隔离要求

1. **建筑与布局**　隔离病区与普通病区应分开，远离食堂、水源及其他公共场所；为防止空气对流传播，相邻病区楼房应相隔 30 m 左右。各级综合医院要设置隔离门诊、隔离留观室和发热门诊，对指定传染性疾病患者（非典型肺炎、甲型 H1N1 流感、新型冠状病毒感染等）设置相对独立的专门病房。

（1）经呼吸道传播疾病患者的隔离病区：分为清洁区、潜在污染区和污染区，设立两通道和三区之间的缓冲间。为减少区域之间空气流通，缓冲间两侧的门不应同时开启；经空气传播疾病的隔离病区，应设置负压病室。

（2）经接触传播疾病患者的隔离病区：应设在医院相对独立的区域，远离重症监护病区、儿科病区和生活区。病区内应设清洁区、半污染区、污染区，三间设缓冲间，同时设多个出入口，工作人员和患者分道进出，如为患者单独设置出入口和出入院处置室等。感染性疾病科门诊应与普通门诊、儿科门诊分开挂号候诊。

2. 隔离要求

（1）严格服务流程和三区域管理：各区之间应界限清楚，标识明显。

（2）病室内有良好的通风设施，通风系统应区域化，防止区域间空气交叉感染。

（3）按要求配备适量非手触式开关的流动水洗手设施和（或）配备速干手消毒剂。

（4）不同种类的感染性疾病患者应分室安置；受条件限制的医院，同种感染性疾病、同种病原体感染患者可安置于一室，每间病房不超过4人，两床之间距离不少于1.1 m。

（5）建立预检分诊制度，一旦发现传染病患者或疑似者，应到专用隔离诊室或引导至传染病疾病科门诊诊治，对于可能污染区域应及时消毒。

（三）隔离区域的划分

1. 清洁区　指进行传染病诊治的病区中不易受到患者血液、体液和病原微生物等物质污染及传染病患者不应进入的区域。包括医务人员的值班室、配餐间、库房、男女更衣室等。

2. 潜在污染区　也称半污染区，指进行传染病诊治的病区中位于清洁区与污染区之间，有可能被患者血液、体液和病原微生物等物质污染的区域。包括医务人员的办公室、治疗室、护士站、患者用后的物品、医疗器械等的处理室、病室内走廊等。

3. 污染区　指进行传染病诊治的病区中传染病患者和疑似传染病患者接受诊疗的区域，包括其血液、体液、分泌物、排泄物等污染物品暂存和处理的场所，如病室、处置室、污物间以及患者入院、出院处置室等。

4. 两通道　指进行传染病诊治的病区中的医务人员通道和患者通道。医务人员通道、出入口设在清洁区一端，患者通道、出入口设在污染区一端。

5. 缓冲间　指进行传染病诊治的病区中清洁区与潜在污染区之间、潜在污染区与污染区之间设立的两侧均有门的小室，为医务人员的准备间。

6. 负压病区（房）　通过特殊通风装置，使病区（病房）的空气按照由清洁区向污染区流动，使病区（病房）内的压力低于室外压力。负压病区（房）排出的空气需经处理，确保对环境无害。

 考点提示

隔离区域的划分。

（四）隔离管理与消毒原则

1. 隔离管理原则

（1）在标准预防的基础上，医院应根据疾病的传播途径，结合医院的实际情况，制定相应的隔离与预防措施。

（2）当一种疾病可能有多种传播途径时，应在标准预防的基础上，采取相应传播途径的隔离与预防。

（3）隔离病室应有隔离标志，并限制人员的出入。黄色为空气传播的隔离，粉色为飞沫传播的隔离，蓝色为接触传播的隔离。

（4）传染病患者或可疑传染病患者应安置在单人隔离房间。

（5）受条件限制的医院，同种病原体感染的患者可安置于一室。

（6）建筑布局符合《医院隔离技术规范》相应的规定。

2. 隔离消毒原则

（1）一般消毒隔离

1）隔离标志明确，卫生设施齐全：病房和病室门前悬挂隔离标志，门口放置用消毒液浸湿的脚垫，门外设立隔离衣悬挂架（柜或壁橱），流水洗手池，备消毒液及手刷、干手设备、避污纸。

2）工作人员进出隔离室符合要求：①工作人员进入隔离室应按规定戴口罩、帽子，穿隔离衣，只能在规定范围内活动；②穿隔离衣前，必须将所需的物品备齐，各种护理操作应有计划地集中执行，以减少穿脱隔离衣的次数和消毒手的频率；③一切操作要严格遵守隔离规程；④接触患者或污染物品后、离开隔离室前均必须消毒双手；⑤探陪人员进出隔离室应根据隔离种类采取相应的隔离措施。

3）分类处理隔离室内物品：①凡患者接触过的物品或落地的物品应视为污染，消毒后方可使用；②患者的衣物、信件、钱币等经熏蒸消毒后才能交家人带回；③患者的排泄物、分泌物、呕吐物须经消毒处理后方可排放；④需送出病区处理的物品，必须置于有明显标记的污物袋内。

4）隔离室环境消毒：①病室每日进行空气消毒，可用紫外线照射或消毒液喷雾。②每日晨间护理后，用消毒液擦拭床及床旁桌椅。

5）加强隔离患者心理护理：了解患者的心理变化，尽量解除患者因隔离而产生的恐惧、孤独、自卑等心理反应；在严格执行隔离要求的同时，要对患者热情、给予关心，向患者及家属解释隔离的重要性及暂时性，以取得其信任与合作。

6）解除隔离的标准：传染性分泌物三次培养结果均为阴性或已度过隔离期，医生开出医嘱后，方可解除隔离。

（2）终末消毒处理：是指对出院、转科或死亡患者和所住病室、用物、医疗器械等进行的消毒处理。

1）患者的终末消毒处理：患者出院或转科前应沐浴、换上清洁衣服，个人用物经消毒后一并带出。如患者死亡，用浸透消毒液的棉球填塞口、鼻、耳、阴道、肛门等孔道，然后用一次性尸单或消毒液浸湿的尸单包裹尸体。

2）病室的终末消毒处理：将被服放入标明"隔离"字样的污衣袋内，经消毒后再清洗；关闭病室门窗，打开床旁桌、摊开棉被、竖起床垫，用消毒液熏蒸或用紫外线照射，然后打开门窗通风；床垫、被芯和枕芯还可用日光曝晒处理；用消毒液擦拭家具、地面；体温计用消毒液浸泡，血压计及听诊器送熏蒸箱消毒。

二、隔离种类及措施

（一）隔离的种类

隔离可分为传染病隔离和保护性隔离两大类。

1. 传染病隔离（isolation of infectious disease） 将处于传染期的传染病患者、可疑传染病患者及病原携带者安置在特定区域，与一般人群暂时分离，缩小污染范围，减少传染病传播机会，同时也便于污染物的集中消毒及处理。如传染病流行时的疫区、传染病院或综合医院内的传染病区。

2. **保护性隔离**（protective isolation） 也称反向隔离，是以保护易感人群作为制订措施的主要依据而采取的隔离。将免疫功能极度低下的患者和少数易感者置于层流洁净病房中，使其免受感染。

（二）隔离措施

按病原体排除的方式和传播途径，应采取不同的隔离措施。

1. **基于切断传播途径的隔离措施** 在标准预防的基础上，基于感染源特点切断疾病传播方式（主要为接触、空气和飞沫）的隔离。

（1）接触传播的隔离：适用于病原体通过手、媒介物直接或间接接触导致的传播。如肠道感染、多重耐药菌感染、皮肤感染等疾病。实施的隔离措施：①隔离室使用蓝色隔离标志；②应限制患者的活动范围，患者应住单间隔离，同病种感染者可同室隔离；③应减少转运，如需要转运时，应采取有效措施，减少对其他患者、医务人员和环境表面的污染；④医务人员接触隔离患者的血液、体液、分泌物、排泄物等物质时，应戴手套；离开隔离病室前、接触污染物品后应摘除手套，洗手和（或）手消毒，手上有伤口时应戴双层手套；⑤医务人员进入隔离病室、从事可能污染工作服的操作时，应穿隔离衣；离开病室前，脱下隔离衣，按要求悬挂，每天更换、清洗与消毒；或使用一次性隔离衣，用后按医疗废物管理要求进行处置。接触甲类传染病者应按要求穿脱防护服，离开病室前脱去防护服，防护服按医疗废物管理要求进行处置。

（2）空气传播的隔离：适用于带有病原微生物的微粒子（≤5 μm）通过空气流动导致的疾病传播。如开放性肺结核、水痘、麻疹等疾病。实施的隔离措施：①隔离室使用黄色隔离标志；②同一病原菌感染者可同住一室，有条件时尽量使隔离病室远离其他病室。无条件收治时，应尽快转送至有条件收治呼吸道传染病的医疗机构进行收治，并注意转运过程中医务人员的防护；③通向走道的门窗须关闭，当患者病情允许时，应戴外科口罩，定期更换，并限制其活动范围；④对其环境应严格进行空气消毒，用紫外线照射或消毒液喷洒，每日1次；⑤医务人员应严格按照区域流程，在不同的区域穿着不同的防护用品，离开时按要求摘脱，并正确处理用后物品；⑥医务人员进入确诊或可疑传染病患者房间时，应戴帽子、医用防护口罩；进行可能产生喷溅的诊疗操纵时，应戴防护目镜或防护面罩，穿防护服，当接触患者及其血液、体液、分泌物、排泄物等物质时应戴手套。

（3）飞沫传播的隔离：适用于带有病原微生物的飞沫核（>5 μm），在空气中短距离（<1 m）移动到易感人群的口、鼻黏膜或眼结膜等导致的传播。如百日咳、白喉、流行性感冒、病毒性腮腺炎、流行性脑脊髓膜炎等疾病。实施的隔离措施：①隔离室使用粉色隔离标志；②同空气传播的隔离措施②和③；③患者之间、患者与探视者之间相隔1 m以上，探视者应戴外科口罩；④加强通风，或进行空气消毒；⑤医务人员应严格按照区域流程，在不同区域穿着不同的防护用品，离开时按要求摘脱，并正确处理用后物品；⑥与患者近距离（1 m以内）接触时，应戴帽子、医用防护口罩；进行可能产生喷溅的诊疗操作时，应戴护目镜或防护面罩，穿防护服；当接触患者及其血液、体液、分泌物、排泄物等物质时应戴手套。防护用品使用的具体要求应遵循规定。

（4）其他传播途径疾病的隔离：对经生物媒介传播的疾病，如鼠、蚤引起的鼠疫等，应根据疾病的特性，采取相应的隔离与防护措施。

2. **基于保护易感人群的隔离措施** 适用于抵抗力低下或极易感染的患者，如严重烧伤、早产儿、白血病、脏器移植及免疫缺陷的患者等。实施的隔离措施：①设专用隔离室，患者住单间病房。病室内空气、地面、家具等均应严格消毒；②凡进入此病室必须戴帽子、口罩，穿无菌隔离衣（外面为清洁面，内面为污染面）及消毒拖鞋；③接触患者前、后均应洗手；④凡患呼吸道疾病或咽部带菌者，应避免接触患者；⑤未经消毒处理的物品不可带入隔离区；⑥探视者应采取相应的隔离措施，必要时谢绝探视。

> **知识链接**
>
> ### 医务人员的分级防护要求
>
> | 防护级别 | 使用情况 | 防护用品 | | | | | | | | | |
> |---|---|---|---|---|---|---|---|---|---|---|---|
> | | | 外科口罩 | 医用防护口罩 | 防护面屏或护目镜 | 手卫生 | 乳胶手套 | 工作服 | 隔离衣 | 防护服 | 工作帽 | 鞋套 |
> | 一般防护 | 普通门（急）诊、普通病房医务人员 | + | - | - | + | ± | + | - | - | - | - |
> | 一级防护 | 发热门诊与感染疾病科医务人员 | + | - | - | + | + | + | + | - | + | - |
> | 二级防护 | 进入疑似或确诊经空气传播疾病患者安置地或为患者提供一般诊疗操作时 | - | + | ± | + | + | + | ±★ | ±★ | + | + |
> | 三级防护 | 为疑似或确诊患者进行产生气溶胶的操作时 | - | + | + | + | + | + | - | + | + | + |
>
> 注："+"应穿戴的防护用品，"-"不需穿戴的防护用品，"±"根据工作需要穿戴的防护用品，"±★"为二级防护级别中，根据医疗机构的实际条件，选择穿隔离衣或防护服。

三、常用隔离技术

隔离技术（isolation technique）是为了保护患者和工作人员，避免相互传播，减少感染和交叉感染的发生而实施的一系列操作技术。

（一）口罩、帽子的使用

【目的】

1. 口罩　保护患者和工作人员，避免交叉感染，并防止飞沫污染无菌物品或清洁食物等。

2. 帽子　防止工作人员的头发、头屑散落或头发被污染。

【评估】

患者病情、采取的隔离种类。选择适宜的口罩（医用外科口罩、医用防护口罩）。

【计划】

1. 护士准备　着装整洁，修剪指甲，洗手。
2. 用物准备　棉布帽子、纱布口罩（或一次性使用的帽子、口罩）、医疗废物袋。
3. 环境准备　环境清洁、宽敞。

【实施】

实施方法见表 3-12。

表 3-12　帽子、口罩使用的操作流程、步骤及要点

操作流程	操作步骤	要点说明
▲医用外科口罩（图 3-21）		
1. 戴帽子、口罩	洗手，戴帽子、口罩。口罩下方带系于颈后，上方带系于头顶中部（图 3-21） 如戴一次性口罩，需将双指尖放在鼻夹上，从中间位置开始，用手指向内按压，并逐渐向两侧移动，根据鼻梁形成塑造鼻夹	• 帽子应将头发全部遮住 • 口罩应罩住口、鼻及下颌 • 口罩污染或潮湿时应立即更换 • 调整好系带的松紧度
2. 摘口罩	先解开下面的系带，再解开上面的系带，用手捏住口罩的系带放入废物容器内；挂耳式口罩用双手直接捏住耳后系带取下	• 不能将口罩挂在胸前 • 手不可接触口罩的污染面
▲医用防护口罩（图 3-22）		
1. 取口罩	一手托住口罩，有鼻夹的一面背向外	
2. 戴口罩	将口罩罩住鼻、口及下颌，鼻夹部位向上紧贴面部	
3. 套系带	用另一手将下方系带拉过头顶，放在颈后双耳下，将上方系带拉至头顶中部	
4. 塑形	将双手指尖放在金属鼻夹上，从中间位置开始，用手指向内按鼻夹，并分别向两侧移动和按压，根据鼻梁的形状塑造鼻夹	• 不应用一手捏鼻夹
5. 气密性检查	将双手完全盖住口鼻，快速呼气，检查密合性，如有漏气，应调整鼻夹位置	• 应调整到不漏气
6. 脱口罩	先将下方系带从头顶向前拉下来，再将上方系带从头顶向前拉下来，手持口罩系带，不接触口罩前面，投入医疗废物袋（图 3-23）	• 摘医用防护口罩时，脱下下侧系带并用手拉紧系带，防止滑脱，不要接触口罩外侧面（污染面） • 动作轻柔，避免抖动

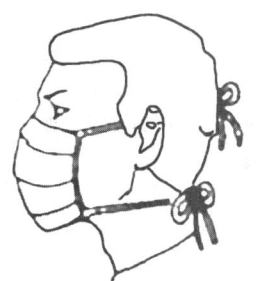

图 3-21　外科口罩佩戴方法

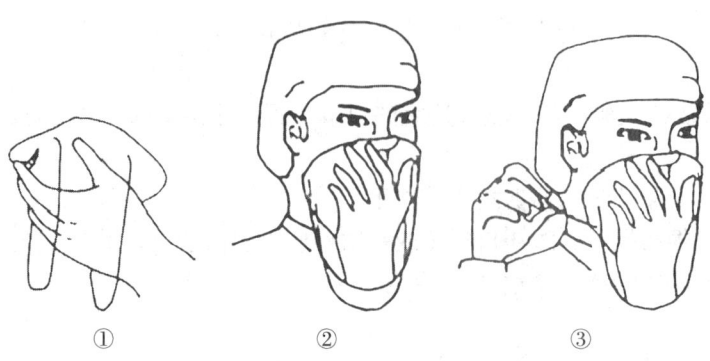

①　　　　　　②　　　　　　③

图 3-22　医用防护口罩佩戴方法

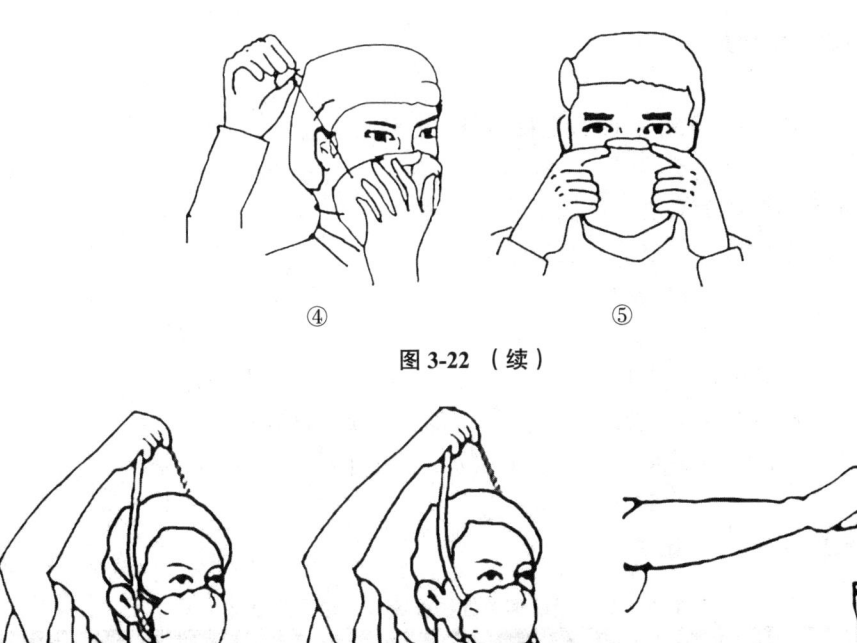

图 3-22 （续）

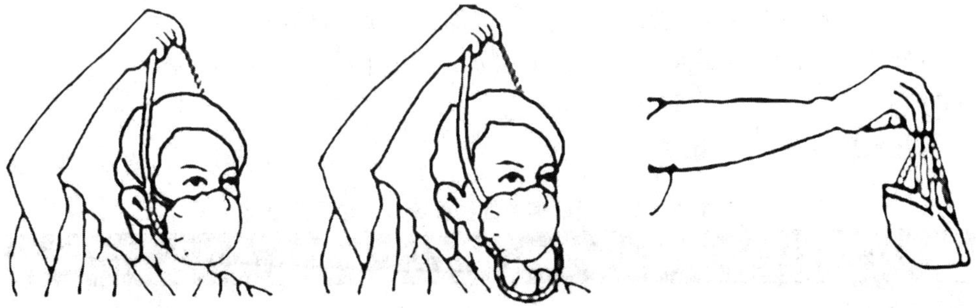

图 3-23　脱医用防护口罩

【评价】
1. 戴口罩、帽子方法正确。
2. 取下口罩方法正确，放置妥当。
3. 保持口罩、帽子的清洁、干燥并定时更换。

【注意事项】
1. 戴、脱口罩前应洗手，戴口罩后，不可用污染的手接触口罩；口罩潮湿后或受到患者体液（血液、组织液等）污染后，应及时更换。
2. 医用外科口罩和医用防护口罩只能一次性使用。口罩用后立即取下，不可悬挂在胸前，取下时手不可接触污染面。
3. 离开呼吸道传染病区域时，在摘脱各类防护用品时，应最后摘脱医用防护口罩。
4. 一次性口罩使用时间不超过 4 h。

（二）避污纸的使用

避污纸是备用的清洁纸片，用避污纸遮盖拿取物品或进行简单操作，可以保持双手或物品不被污染，可省略消毒洗手的手续。取避污纸时，从页面抓取，不可掀开撕取（图 3-24），避污纸用后随即丢入污物桶内，集中焚烧处理。在使用过程中，注意保持避污纸清洁，以防交叉感染。

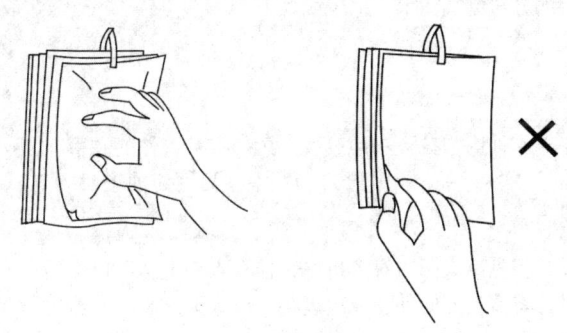

图 3-24　取避污纸法

(三)穿、脱隔离衣法

【目的】

保护工作人员和患者,防止病原微生物播散,避免交叉感染。

【评估】

1. 患者目前采取的隔离种类、隔离措施。
2. 隔离衣干燥、清洁、无破洞,长短合适。
3. 确定隔离衣清洁面和污染面。

【计划】

1. 护士准备　穿工作服,洗手,戴口罩、帽子;取下手表;卷袖过肘(冬季至前臂中部)。
2. 用物准备　隔离衣、挂衣架、消毒洗手设备、医疗废物袋。
3. 环境准备　符合隔离要求,环境宽敞,物品摆放合理。

【实施】

实施方法见表 3-13。

表 3-13　穿、脱隔离衣的操作流程、步骤及要点

操作流程	操作步骤	要点说明
▲穿隔离衣(图 3-25)		
1. 取隔离衣	手持衣领取下隔离衣,清洁面朝向自己,将衣领两端向外折齐,露出袖内口	• 隔离衣的衣领及内面为清洁面
2. 穿衣袖	右手持衣领,左手伸入袖筒内,举起手臂,将衣袖穿上;换左手持衣领,依上法穿好右袖,举双手将衣袖上抖,露出手腕	• 手不可触及隔离衣的污染面
3. 扣领扣	双手持衣领,由前向后理顺领边,扣上领扣或系上带子	• 衣袖勿触及面部、衣领和帽子
4. 扎袖扣	扎好袖口或系上带子	• 此时手被污染
5. 系腰带	从腰部自一侧衣缝向下约 5 cm 处将隔离衣后身向前拉,见到衣边捏住外侧,同法捏住另一侧边缘。双手分别捏住两侧衣边同向后拉,在背后将边缘对齐,向一侧折叠,按住折叠处,将腰带在背后交叉,回到前面打一活结,系好	• 捏住衣边的外面,手不可触及清洁面 • 两侧边缘对齐,折叠处不能松散
▲脱隔离衣(图 3-26)		
1. 解腰带	解开腰带,在前面打一活结	
2. 解袖口	解开袖口,在肘部将部分衣袖塞入工作服内,露出双手前臂	• 避免袖口污染隔离衣的清洁面
3. 消毒手	按消毒洗手的方法刷洗双手,擦干或烘干	• 刷手时不能弄湿隔离衣,隔离衣也不能污染洗手池
4. 解领扣	解开领扣或带子	• 注意保持衣领清洁
5. 脱衣袖	右手伸入左侧衣袖内,拉下衣袖过手,再用衣袖遮住的左手在外面拉下右手衣袖过手,解开腰带,双手在袖内使袖子对齐,双臂逐渐退出	• 衣袖不可污染手及手臂
6. 挂隔离衣	双手持衣领,将隔离衣两边对齐折好,挂在衣钩上;不再穿用或需更换时,将清洁面向外卷成包裹状,放入医疗废物容器内或回收袋中	• 隔离衣若挂在半污染区,清洁面向外;若挂在污染区,则污染面向外

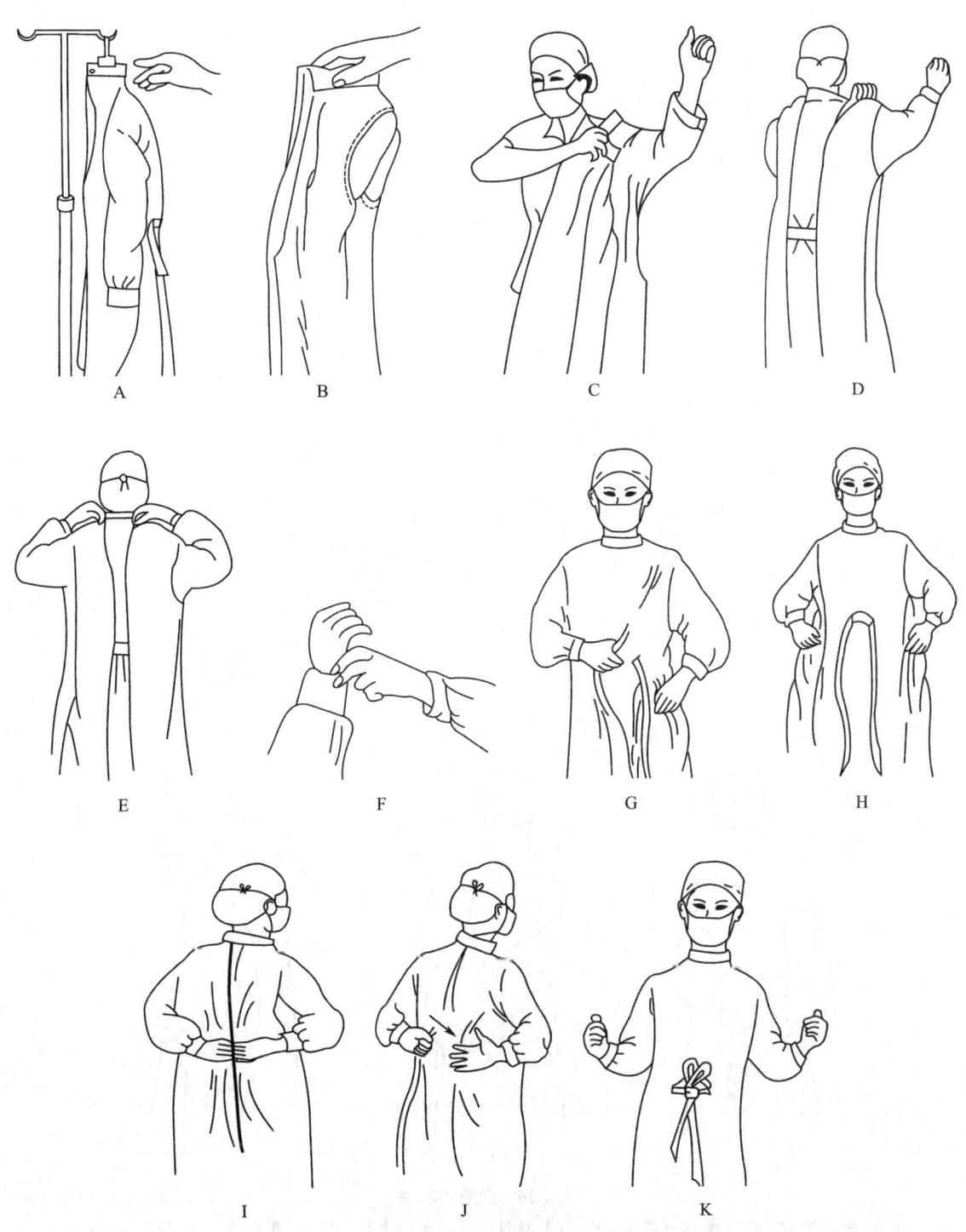

图 3-25 穿隔离衣法

A. 取隔离衣；B. 隔离衣清洁面朝向自己，露出肩袖内口；C. 穿一只衣袖；D. 穿另一只衣袖；
E. 系衣领；F. 扎袖口；G. 将一侧衣边拉到前面；H. 将另一侧衣边拉到前面；
I. 将两侧衣边在背后对齐；J. 将腰带在背后交叉；K. 系好腰带

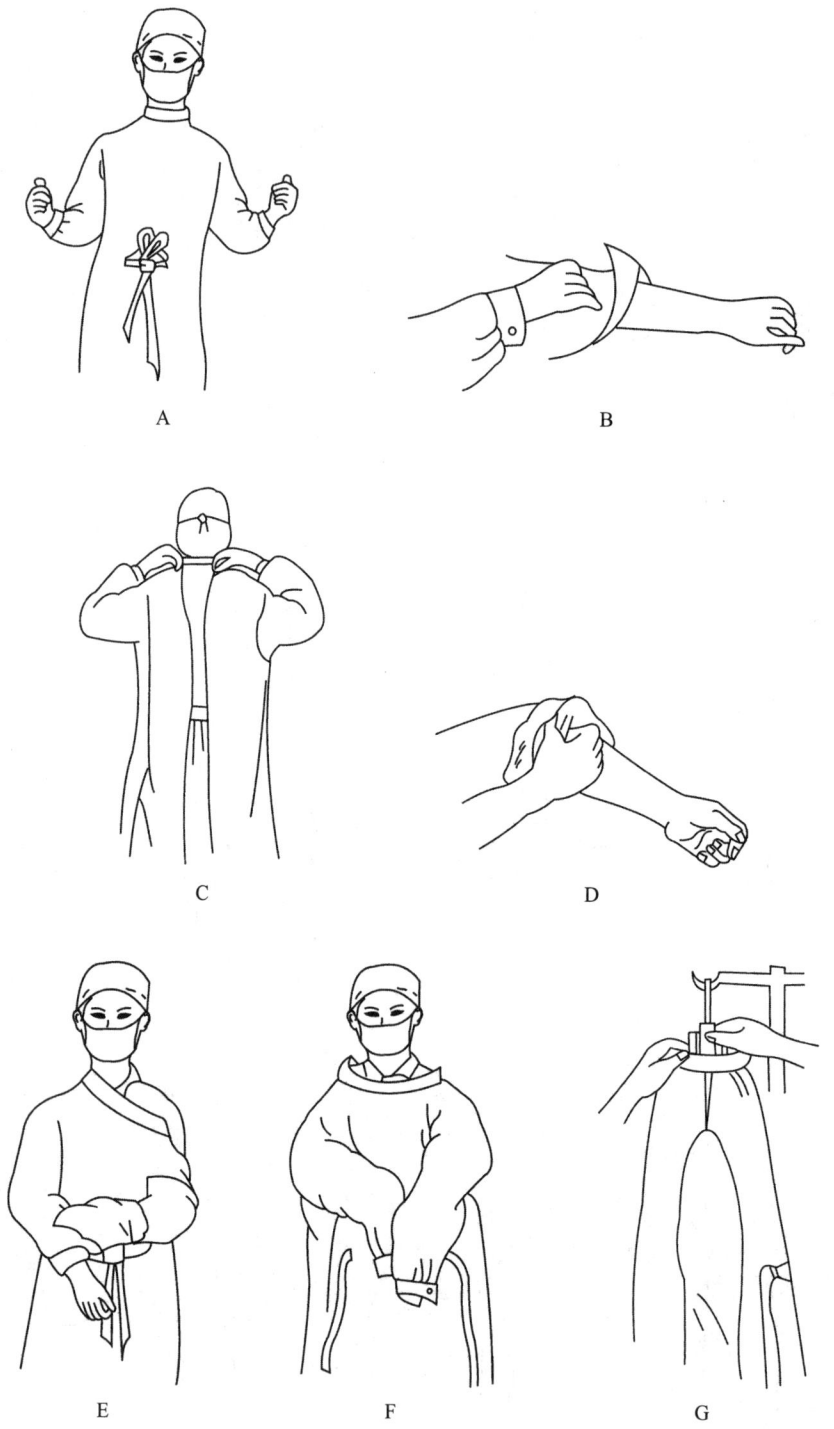

图 3-26 脱隔离衣法

A. 解开腰带，在前面打一活结；B. 翻起袖口，将衣袖向上拉；C. 解开衣领；D. 拉下衣袖；
E. 左手在袖口内拉右侧衣袖的污染面；F. 双袖对齐，双臂逐渐退出隔离衣；G. 提衣领，挂衣钩

【评价】

1. 隔离衣长短适宜。
2. 隔离观念强，穿脱隔离衣未污染。
3. 手的消毒方法正确，刷手时隔离衣未被溅湿，也未污染洗手池。

【注意事项】
1. 隔离衣长短要适宜,须全部遮盖工作服;有破损时则不可使用。
2. 隔离衣的衣领及内面为清洁面(如为反向隔离,则内面为污染面),穿脱时要避免污染。
3. 隔离衣挂在半污染区,清洁面向外;挂在污染区,则污染面向外。
4. 穿隔离衣后不得进入清洁区;双手应保持在腰部以上视线范围以内,避免接触清洁物品。
5. 隔离衣应每日更换,如有潮湿或污染,应立即更换。

(四)穿、脱防护服

【目的】

在接触甲类或按甲类传染病管理的传染病患者时,保护工作人员和患者,防止病原微生物播散,避免交叉感染。

【评估】
1. 患者目前采取的隔离种类、隔离措施。
2. 防护服干燥、清洁、完好,大小合适。

【计划】
1. 护士准备　穿洗手衣,洗手,戴口罩、帽子;取下手表;卷袖过肘(冬季至前臂中部)。
2. 用物准备　防护服、消毒洗手设备、医疗废物袋。
3. 环境准备　符合隔离要求,宽敞,物品摆放合理。

【实施】

实施方法见表3-14。

表3-14　穿、脱防护服的操作流程、步骤及要点

操作流程	操作步骤	要点说明
1. 穿防护服	取衣,检查防护服 拉开拉链,将防护服卷在手中 穿下衣,穿上衣,戴帽子,拉上拉链,贴密封胶条	• 检查防护服是否干燥、完好,大小是否合适;确定内面和外面 • 无论穿连体式还是分体式防护服,都遵循穿下衣—穿上衣—戴帽子—拉拉链的顺序 • 防护服帽子要完全遮住一次性圆帽
2. 脱防护服	▲脱连体防护服(图3-27)	
(1)拉开拉链	解开密封胶条,将拉链拉到底	• 如戴手套,自两侧肩部下拉,拉至手肘处双手在后边脱边卷,污染面向里,或一手在后抓住帽顶,另一手自肩部下拉,手在衣袖内边脱边卷,最后连同手套一起脱下 • 脱防护服过程中双手不能触及防护服外面及内层工作服
(2)摘帽子	上提帽子,使帽子脱离头部	
(3)脱衣服	先脱衣袖,由上向下边脱边卷,污染面向里,全部脱下后卷成包裹状;将脱下的防护服丢入医疗废物袋内,洗手	
▲脱分体防护服(图3-28)		
(1)拉开拉链	解开密封胶条,拉开拉链	
(2)脱帽子	上提帽子,使帽子脱离头部	• 脱防护服过程中不能触及防护服外面及内层工作服
(3)脱上衣	脱袖子、上衣,将污染面向里放入医疗废物袋内	
(4)脱下衣	由上向下边脱边卷,污染面向里,脱下后置于医疗废物袋内,洗手	

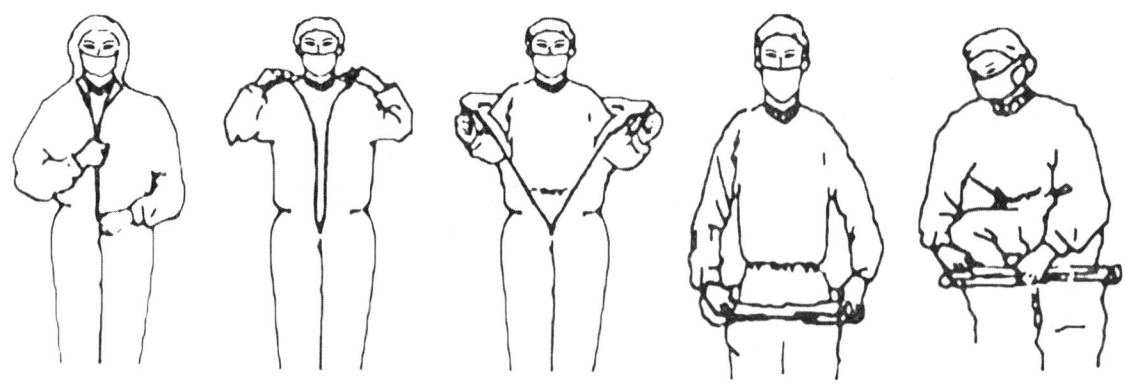

图 3-27　脱医用防护服（连体）

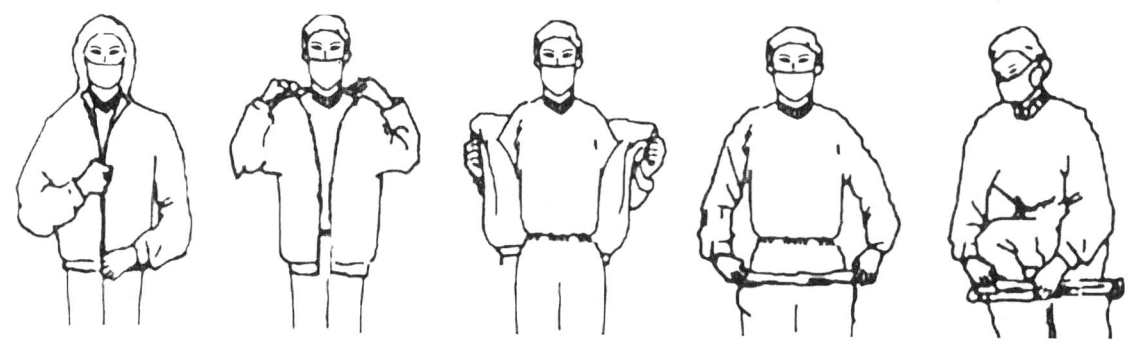

图 3-28　脱医用防护服（分体）

【评价】
1. 防护服大小适宜，活动自如。
2. 手的消毒方法正确。

【注意事项】
1. 防护服只能在规定区域内穿脱，穿前检查包装是否完好，大小是否合适。
2. 接触多个同类传染病患者时，防护服可连续使用；接触疑似患者时，防护服应每次更换。
3. 防护服如有潮湿、破损或污染，应立即更换。

第六节　消毒供应中心

消毒供应中心（central sterile supply department，CSSD）是指医院内承担各科室所有重复使用诊疗器械、器具和物品的清洁、消毒、灭菌以及无菌物品供应的部门。按照规定，医院内所有可以重复使用并需清洗、消毒、灭菌的诊疗器械、器具、物品等，都必须集中由消毒供应中心处理和供应，因此，消毒供应中心的工作质量直接影响医院的医疗护理质量，甚至影响患者的生命安全。保证无菌物品的质量是消毒供应中心的工作核心，是预防和控制医院感染的重要环节。

一、消毒供应中心设置与布局

（一）设置要求

消毒供应中心宜接近手术室、产房和临床科室，或与手术室有物品直接传递专用通道，不宜建在地下室或半地下室。周围环境应清洁、无污染源，区域相对独立；内部通风、采光良好，气体排放和温度、湿度控制符合要求。建筑面积应符合医院建设标准的规定，并兼顾未来发展规划的需要。

（二）分区布局

消毒供应中心的布局应分为辅助区域和工作区域，各区域标志明显、界限清楚、通行路线明确。辅助区域是工作人员生活、休息、学习的区域，包括工作人员更衣室、值班室、办公室、休息室、卫生间等。工作区域包括去污区、检查包装及灭菌区（含独立的敷料制备或包装间）和无菌物品存放区。区域间有实际屏障，设洁、污物品传递通道，并分别设人员出入缓冲间（带）。工作区域的洗手设施应采用非手触式水龙头开关，灭菌物品存放区不设洗手池。

二、消毒供应中心工作内容及流程

消毒供应中心主要负责对医疗用品、医疗器械进行回收、分类、清洗、消毒、检查、包装、灭菌、储存与发放，对一次性使用医疗用品进行保存管理和各种敷料的加工。

（一）去污区

1. 回收与分类　回收各种污染的医疗器械、器具和物品，进行清点、核查，并且根据器械物品材质、精密程度等进行分类处理。使用者应将重复使用的诊疗器械、器具和物品与一次性使用物品分开放置；重复使用的诊疗器械、器具和物品直接置于封闭的容器中，由消毒供应中心集中回收处理，被朊毒体、气性坏疽及突发原因不明的传染病病原体污染的诊疗器械、器具和物品，使用者应将其双层封闭包装并标明感染性疾病名称，单独回收处理。

2. 清洗　去除器械、器具和物品上的污物的全过程。清洗方法包括机械清洗和手工清洗。机械清洗适用于大部分常规器械的清洗，手工清洗适用于精密、复杂器械的清洗和有机物较重的器械的初步处理。清洗步骤包括冲洗、洗涤、漂洗和终末漂洗。

3. 消毒　对清洗后的器械、器具或物品进行消毒处理。消毒方法首选机械热力消毒或湿热消毒，也可采用化学消毒。

4. 干燥　经清洗、消毒后的器械和物品用干燥设备进行干燥处理，或用消毒的低纤维絮擦布擦拭干燥，管腔内器械使用压力气枪进行干燥处理，不应使用自然干燥方法干燥。

（二）检查包装区

1. 器械的检查与保养　应采用目测或使用带光源放大镜对干燥后的每件器械、器具和物品进行检查。器械表面及其关节、齿牙处应光洁，无血渍、污渍、水垢等残留物质和锈斑；功能完好，无损毁。清洗质量不合格的，应重新处理；如器械功能损毁或锈蚀严重，应及时维修或报废，带电源器械应进行绝缘性能等安全性检查。应使用医用润滑剂进行器械保养。不应使用石蜡油等非水溶性的产品作为润滑剂。

2. 装配与包装　将检查合格的器械、物品按要求装配、包装、封包，并注明标识，准备送灭菌处理。包装时，在每一个包内放置化学指示卡、包外贴化学指示胶带；包外注明物品名称、灭菌日期、失效日期、操作者及核对者代号或姓名、灭菌锅号、锅次等。

3. 灭菌　根据物品的性质选择适宜、有效的灭菌方法，耐热、耐湿的器械、器具和物品首选压力蒸汽灭菌；耐热、不耐湿，蒸汽或气体不能穿透的物品如油脂和粉剂等采用干热灭菌；不耐热、不耐湿的器械、器具和物品采用低温灭菌方法，如环氧乙烷灭菌、过氧化氢气体等离子体低温灭菌、低温甲醛蒸汽灭菌。灭菌后按要求卸载，并且待物品冷却后，检查包外化学指示物变色情况以及包装的完整性和干燥情况。

（三）无菌物品存放区

1. 储存　灭菌后物品应分类、分架存放在无菌物品存放区。一次性使用无菌物品应去除外包装后，进入无菌物品存放区。物品存放架或柜应距地面高度 20 cm，离墙 5 cm，距天花板 50 cm；物品放置应固定位置，设置标识；消毒后直接使用的物品应干燥、包装后专架存放。

接触无菌物品前应洗手或手消毒。

2. 无菌物品发放　无菌物品发放时，应遵循"先进先出的原则"，即先灭菌先发放、后灭菌后发放；发放时应确认无菌物品的有效性和包装完好性。应记录无菌物品发放日期、名称、数量、物品领用科室、灭菌日期等。运送无菌物品的器具使用后，应清洁处理，干燥存放。

三、常用物品的保养

（一）搪瓷类

搪瓷类器具耐用、易清洁，但使用中要注意保护瓷面，不要碰撞，轻拿轻放，避免与强酸、强碱接触，勿与粗糙物摩擦，以防脱瓷锈蚀。

（二）玻璃类

玻璃类物品要轻拿轻放，防止磕碰，可放在纸盒中或用软纸包裹存放，避免骤冷骤热，以防突然破裂。

（三）橡胶类

橡胶类物品要防冷变硬，防热变形、变软；防止被锐利物品刺破；并防止与挥发性液体或酸碱物质接触，以免侵蚀变质。橡胶单应晾干，撒上滑石粉后卷起保存。橡胶导管晾干后应竖直放于盒内，撒上滑石粉保存。橡胶袋类应倒挂晾干，装入少量空气后旋紧塞子保存，以防粘连。

（四）金属器械类

金属类物品应涂油保护，以防锈蚀；锐利器械应分别放置，刃面用棉花包裹，以防碰撞，损伤锋刃。

（五）布类及毛织品

布类物品应防火、防霉、防钩破；毛织品应防蛀，要勤晒，并放防虫蛀的制品保存。

（六）一次性使用物品

一次性使用无菌医疗器材应存放于清洁、干燥、通风良好处，保证使用时符合无菌、无热源、无破损，在有效期内。供应室可根据各科室的需要，分类、分型号、定基数发放。

与医院感染管理有关的主要法律法规、标准规范见本书附录。

思政园地

白衣执甲显担当　科学抗疫交满意答卷

2020年初，新冠肺炎疫情突袭湖北武汉，并向国内蔓延，危急关头，在习近平总书记与党中央、国务院的亲自部署、指挥和坚强领导下，全国340余支援鄂医疗队共4.26万名医务人员紧急驰援荆楚，与54万名湖北医务人员一道，舍生忘死投入到保卫人民群众生命的战斗中，他们白衣执甲，与生命逆行，护佑人民群众的生命健康！

疫情初期，由于武汉大多数医务人员没有穿戴标准的传染病防护设备，导致1000余名医护人员被病毒感染，严峻形势下，党中央、国务院高度重视，习近平总书记在统筹推进新冠肺炎疫情防控和经济社会发展工作部署会议上强调，要切实加强防控医院感染工作，做好医务人员科学防护和培训。

为保护人民群众及医务人员的生命安全，严格贯彻落实习总书记和党中央、国务院的部署及文件精神，各医疗队严格执行消毒、隔离等技术规范及传染病防治法等法律法规，在院感专家的专业护航下，全国人民上下一心、守望相助，经过近两个月艰苦卓越的奋力作战，使疫情得到有效控制，全国疫情防控工作也取得阶段性胜利。4.26万名援鄂医护人员以"零感染"的成绩，向党中央、国务院递交了科学抗疫的满意答卷。

本 章 小 结

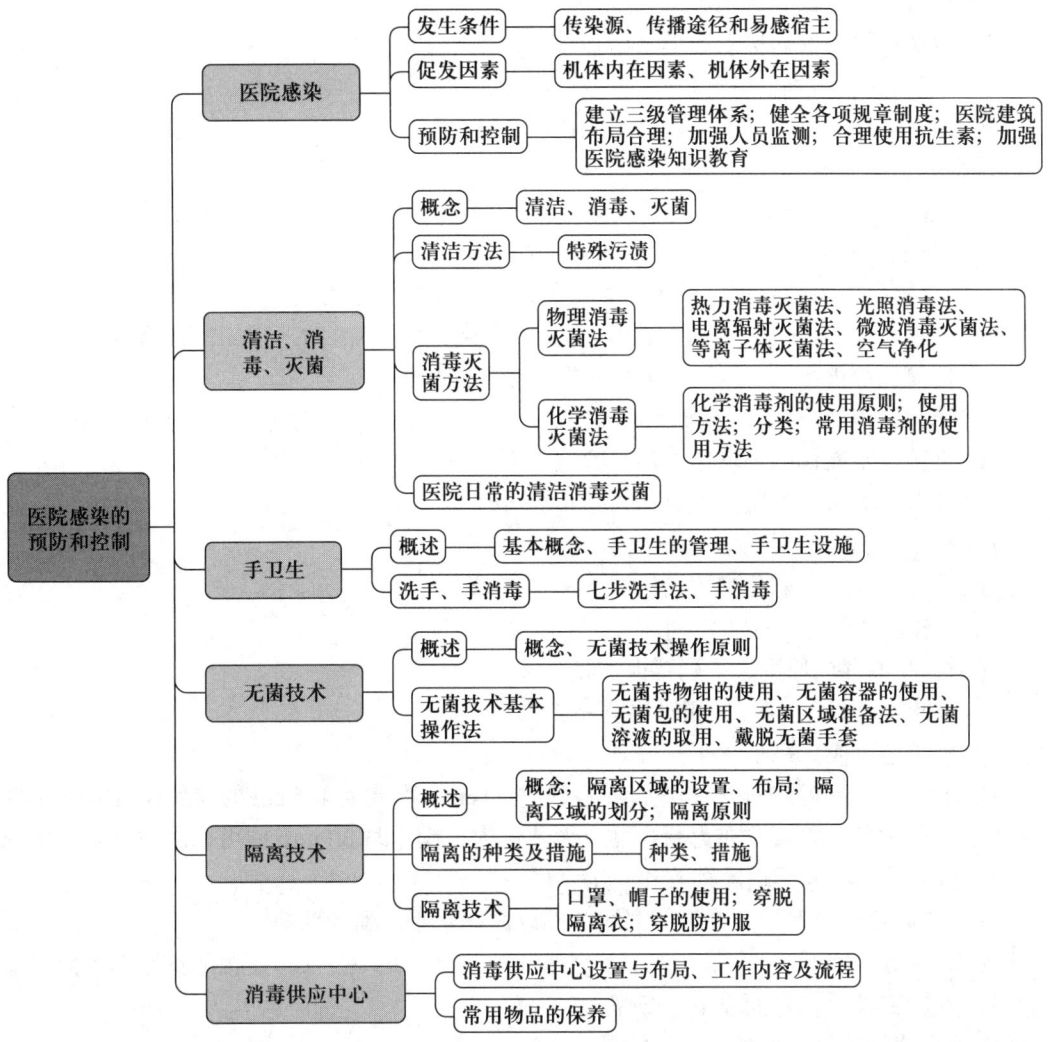

自 测 题

一、选择题

A1/A2 型题

1. 下列情况不属于医院感染的是
   A. 直接与上次住院有关的感染
   B. 新生儿在分娩过程中和产后获得的感染
   C. 患者原有的慢性感染在医院内急性发作
   D. 医务人员在医院工作期间获得的感染
   E. 由于诊疗措施激活潜在的疱疹病毒感染

2. 某医院心内科病房，相邻床位出现了3例不明原因的腹泻患者，临床科室医务人员怀疑出现医院感染，应首先
   A. 积极进行有关检查，待暴发感染的诊断明确后及时报告
   B. 报告科室主任和医院感染管理部门
   C. 密切观察暴发病例是否继续增加
   D. 报告卫生厅行政部门
   E. 报告院长

3. 敷料、手术器械等首选的灭菌方法是
   A. 戊二醛浸泡 10 h
   B. 压力蒸汽灭菌
   C. 过氧乙酸浸泡 30 min
   D. 甲醛熏蒸 24 h
   E. 干热灭菌

4. 不耐热物品如各种导管、精密仪器等的化学灭菌法可选用
   A. 干热灭菌
   B. 压力蒸汽灭菌
   C. 戊二醛浸泡 40 min
   D. 环氧乙烷灭菌
   E. 过氧乙酸浸泡 30 min

5. 无菌操作前环境准备，下列不正确的是
   A. 无菌技术操作的环境应清洁、宽敞、明亮
   B. 操作台清洁、干燥、平坦，物品布局合理
   C. 操作前 50 min 应停止清扫工作
   D. 减少走动，以避免尘埃飞扬
   E. 操作前评估环境是否定期消毒

6. 无菌物品的存放原则，下列错误的是
   A. 要求温度低于 24℃，相对湿度 < 70%
   B. 机械通风换气每小时 4～10 次
   C. 置于高出地面 20 cm、距离天花板超过 50 cm、离墙远于 5 cm 的物品存放柜或货架上
   D. 无菌物品必须存放在无菌容器或无菌包内，操作时 30 min 内可以暴露于空气中
   E. 按灭菌日期先后顺序存放和使用

7. 戴手套后双手应保持（　　）视线范围以内的水平，避免污染
   A. 腰带处
   B. 胸前
   C. 在腰部及操作台面以上
   D. 在腰部及操作台面以下
   E. 背后

8. 使用无菌物品时，下列不正确的是
   A. 每个容器只能放一把
   B. 取放时应将钳端闭合
   C. 到远处取物时，可将持物钳向下直接至操作处夹取
   D. 持物钳不可用于夹取消毒的油纱布
   E. 不可用无菌持物钳换药或消毒皮肤，以防被污染

9. 患者男，47岁。肺癌术后化疗，护士为其行 PICC 置管过程中发现手套破损，此时应
   A. 用消毒液消毒破损处
   B. 立即更换手套
   C. 用胶布粘贴破损处
   D. 加戴一副手套
   E. 用无菌纱布覆盖破损处

10. 乙型肝炎患者王女士，住感染病区。护士应告诉患者属于清洁区的是
    A. 病房
    B. 浴室
    C. 值班室
    D. 医护办公室
    E. 化验室

A3/A4 型题

(11~12题共用题干)

患者王某,女性,45岁。因乙肝表面抗原阳性住院治疗。

11. 护士健康教育时指导患者学会使用煮沸消毒方法,为将水的沸点提高到105℃,增强杀菌、去污、防锈作用,可在水中加入

  A. 氯化钠   B. 醋酸   C. 碳酸氢钠

  D. 亚硝酸钠   E. 碳酸钙

12. 煮沸消毒时,以下做法不妥的是

  A. 消毒前先将物品刷洗干净   B. 玻璃类物品可直接放入

  C. 器械的轴节应打开   D. 待水沸后开始计时

  E. 中途加入物品需从第二次水沸重新计时

(13~15题共用题干)

患者张某,女性,38岁。主诉因"近日高热、咳嗽伴有头痛、全身酸痛、不适、乏力等"就诊,经检查确诊为新型冠状病毒感染并收住院治疗。

13. 应将患者安置于

  A. 隔离病房   B. 手术室   C. 普通病房

  D. ICU病房   E. 抢救室

14. 在隔离过程中,错误的护理措施是

  A. 住双人房间   B. 护士进入病房时穿隔离衣

  C. 接触患者的血液时应戴手套 D. 病室空气消毒每天1次

  E. 减少家属探视

15. 患者病情进一步恶化后死亡,护士应为其进行

  A. 一般消毒处理 B. 保护性处理 C. 院外消毒处理

  D. 终末消毒处理 E. 太平间美容处理

二、简答题

1. 操作中保持无菌的原则有哪些?
2. 物理消毒灭菌的方法主要有哪些?

三、案例分析

患者李某,男性,38岁,患有尿毒症,医院要为其进行肾移植手术。

请问:1. 对此患者应采用何种隔离?

   2. 隔离措施有哪些?

(赵碧英 张禹飞)

第四章数字资源

第四章 患者安全的护理与护理职业防护

学习目标

1. 说出医院环境中不安全的因素及防范措施。
2. 解释下列概念：护理职业暴露、护理职业防护。
3. 说出职业暴露的危险因素及防护措施。
4. 能根据患者的情况选择合适的安全保护措施并能正确应用。
5. 在操作过程中注重自我防护意识，同时关心、体贴患者。

第一节 患者安全的护理

案例 4-1

患者男，45岁，因患破伤风被安置在隔离室，现处于昏迷状态，意识不清。

问题与思考：
1. 患者存在哪些不安全的因素？
2. 应采取什么措施确保患者的安全？

安全是人的基本需要，也是护理工作的基本需要。护理安全是指在实施护理过程中，在保障患者安全的同时，也要保护好护理人员的自身安全。

一、安全的概念

安全（safety）是人体的生理需要之一，也是个体生存的基本条件。安全的需要是最基本的生理需要满足之后的第二层次需要，也是需要优先满足的。对于患者来说，安全尤为重要，因为疾病会使人虚弱，以致患者在日常生活中特别容易发生意外伤害，如跌倒、自伤、感染等。护理人员应懂得安全的重要性，同时必须具有评估个体及环境安全的知识和能力，才能积极主动地提供护理措施，为患者营造一个避免伤害的医疗安全环境。

二、医院常见的不安全因素及防范措施

在医院环境中，可能存在各种影响安全的因素，如物理性、化学性、生物性、心理性、医源性因素等，护理人员应熟悉医院常见的不安全因素，并积极予以防范。

（一）**物理性损伤及防范**

1. **机械性损伤** 常见的有跌伤、撞伤和坠床等损伤。其防范措施包括如下几种。
（1）环境安全：①应注意保持病室地面干燥、整洁，移开暂时不需要的器械，减少障碍

物；②患者单位应有良好的照明设备，病室内晚间应开壁（地）灯，以便患者醒来时能看清周围环境，方便活动；③患者常用物品应放在其容易拿取处；④走廊、浴室、洗手间应设置扶手，供患者活动不便时使用；⑤浴室和洗手间还应设置呼叫系统，以利患者必要时呼唤援助。

（2）患者保护：①对昏迷、神志不清、躁动不安、年老体衰的患者及婴儿可用床栏保护；②对年老体弱、行动不便、偏瘫、长期卧床后初次下床、服用镇静剂等患者应给予搀扶或使用辅助器具；③患者上下轮椅或床时，应先固定脚轮，以免轮椅或床移动造成危险；④在精神科病房，应注意将刀片、剪刀等锐器、钝器收藏好，避免患者接触到。

2. **温度性损伤** 造成意外事故的温度包括热或冷两种。常见的温度性损伤有热水袋、热水瓶所致的烫伤；易燃、易爆物品，如氧气、煤气、乙醇、汽油、乙醚及其他液化气体等所致的各种烧伤；各种电器如烤灯、高频电刀等所致的灼伤；应用冰袋、冰囊等所致的冻伤等。防范措施：①护理人员在应用冷、热疗法时，应注意观察局部皮肤的变化，鼓励患者及时反映不适；②对肢体麻痹者、小儿或容易受伤的患者（如意识不清或使用镇痛剂者），在做热疗期间应有专人陪伴；③对易燃、易爆物品妥善保管，并熟练掌握各类灭火器的使用方法；④对医院内各种电器设备应经常检查维修，注意电路安全并做好禁止吸烟的宣教活动。

3. **压力性损伤** 常见的有因骨突处长期受压所致的压力性损伤、因打石膏或用夹板固定过紧导致的局部压力性损伤、因高压氧舱治疗不当所致的气压伤等。防范措施：①加强对危重患者或长期卧床患者的护理，定时翻身、按摩，以促进受压部位的血液循环；②注意观察用石膏夹板固定的患者其局部皮肤的变化，如皮温、皮肤颜色等有无异常；③应用高压氧舱治疗时，应掌握适应证，治疗时逐渐加压或减压，并注意观察不良反应。

4. **放射性损伤** 各种放射性治疗如深部X射线、^{60}Co、直线加速器等疗法是对于肿瘤有效的局部治疗手段。但如治疗过程中处理不当，可导致放射性皮炎、皮肤溃疡坏死，甚至导致死亡。防范措施：①使用放射性物质进行诊断或治疗的工作人员可穿铅衣外套、手套等进行保护，要正确掌握照射剂量和时间；②对接受放射性诊断或治疗的患者，应减少患者身体不必要的暴露；③指导患者对接受放射部位的皮肤保持清洁干燥，避免搔抓，不能用力擦拭或用肥皂擦洗皮肤等。

（二）**化学性损伤及防范**

化学性损伤通常是由于药物使用不当或错用引起的。因此，护理人员应该具备一定的药理知识，严格执行药物管理制度，在执行药疗时，严格执行"三查七对"，并注意药物配伍禁忌。同时还应该向患者及家属讲解有关安全用药的知识。如使用新药，应了解其性能，正确应用。用药后，注意观察药物疗效及反应。

（三）**生物性损伤及防范**

生物性损伤包括微生物及昆虫对人体的伤害。病原微生物侵入人体可诱发各种疾病，将直接威胁患者的生命安全。护理人员应严格执行消毒隔离制度，严格遵守无菌技术操作原则，完善各项护理措施。对影响人休息和传播疾病的有害昆虫，如蚊、蝇、虱、蚤、蟑螂等应采取有力措施，予以消灭，并加强防范。

（四）**心理性损伤及防范**

患者对疾病的认识和态度、患者与周围人群的情感交流、医护人员对患者的行为和态度等均可影响患者的心理，甚至导致心理性损伤的发生。护理人员应注意对患者进行有关疾病知识的教育，引导患者采取正确乐观的态度对待疾病。同时，护理人员应以高质量的护理取得患者的信任，建立良好的护患关系，并帮助患者与其他医务人员、病友之间建立和睦的人际关系。

（五）**医源性损伤及防范**

由于医务人员言谈及行为上的不慎，或操作上的不当而造成患者心理或生理上的损害，称为医源性损伤。如有些医务人员对患者不够尊重，在交谈时语言欠妥当，缺乏耐心，造成患者对疾病、治疗等的误解而出现情绪波动，从而导致患者病情加重；个别医务人员因责任心不够、疏忽大意导致医疗差错、事故的发生，轻者使患者病情加重，重者甚至危及患者生命，给患者带来生理和心理上的伤害。对此，医院要加强对医务人员的素质教育，强调良好的服务态度，制定并严格执行各项规章制度和操作规程，做到有效防范，保障患者的安全。

三、患者安全的护理措施

保护具是用来限制患者身体或机体某部位的活动，以维护患者安全、达到治疗效果的各种器具。使用保护具的目的是防止年幼、高热、谵妄、昏迷、躁动及危重患者因虚弱、意识不清或其他原因而发生坠床、撞伤及抓伤等意外，确保患者安全和治疗、护理工作的顺利进行。

（一）保护用具的种类及应用

1. 保护用具的种类

（1）床档：也称床栏，主要预防患者坠床。医院常用的床档有多功能床档、半自动床档、围栏式床档等。

（2）约束带：用于躁动患者或精神科患者，限制其身体及肢体的活动。根据使用部位的不同，可分为宽绷带、肩部约束带、膝部约束带、尼龙搭扣约束带等。

（3）支被架：主要用于肢体瘫痪或极度衰弱的患者，防止过重盖被压迫肢体而造成不舒适或引起足下垂，也可用于烧伤患者采用暴露疗法而需要保暖时。

考点提示

支被架的使用范围。

---

2. 保护用具的应用方法

【目的】

1. 防止小儿、高热、谵妄、昏迷、躁动及危重患者等因意识不清或虚弱等原因而发生坠床、撞伤及抓伤等意外，确保患者安全。

2. 保证治疗、护理工作顺利进行。

【评估】

1. 患者的年龄、病情、意识状态、生命体征、肢体活动状况；有无损伤、血液循环障碍或皮肤破损。患者有跌床或坠床的危险、患儿有爬撞或跌落的危险时使用床档。患者躁动，有自伤或坠床的危险，或治疗需要固定身体某一部位时使用约束带。

2. 患者与家属对保护具的接受和配合程度，需用保护具的种类和时间。

【计划】

1. 护士准备　着装整洁，修剪指甲，洗手，戴口罩，视患者情况决定护士人数。

2. 用物准备　按需要备床档、约束带、棉垫及支被架。

3. 患者准备　患者或家属了解使用保护具的目的、方法和持续时间，愿意配合使用。

4. 环境准备　环境宽敞、明亮，必要时移开床旁桌椅。

【实施】

实施方法见表4-1。

表 4-1 保护用具的应用方法

操作流程	操作步骤	要点说明
1. 核对解释	携用物至床旁，认真核对患者，并向患者及家属解释	• 确认患者，取得理解，知情同意
2. 合理应用	根据病情选择合适的保护具	
3. 应用方法	▼床挡 ①多功能床挡：使用时可插入两侧床缘，不用时可插于床尾。必要时可将床挡取下并垫于患者背部，做胸外心脏按压用（图 4-1） ②半自动床挡：可按需升降，不用时固定在床缘两侧（图 4-2） ③围栏式床挡：使用时将床挡稳妥固定于两侧床边。床挡中间为活动门，护理操作时将门打开，平时将门关闭，此床挡多用于小儿（图 4-3） ▼约束带 ①宽绷带：使用时先将肢体安置于功能位置，再用棉垫包裹手腕部或踝部，用宽绷带打成双套结（图 4-4），套在棉垫外稍拉紧，使肢体不易脱出，以不影响血液循环为宜，然后将宽绷带的两端系于床缘（图 4-4） ②肩部约束带：专用肩部约束带用宽布制成，宽 8 cm，长 120 cm，一端制成袖筒（图 4-5）。使用专用肩部约束带时，患者两侧肩部套上袖筒，腋下衬好棉垫，两袖筒上的细带在胸前打结固定，将两条宽的长带尾端系于床头（图 4-6），必要时将枕头横立于床头。亦可将大单斜折成长条，做肩部约束 ③膝部约束带：膝部约束带用布制成，宽 10 cm，长 250 cm，宽带中部相距 15 cm，分别钉两条双头带（图 4-7）。使用时双下肢放平，两膝衬好棉垫，将约束带横放于两膝上，双头带分别固定一侧膝关节，然后将宽带两端系于床沿（图 4-8）。无特制膝部约束带时，也可用大单斜折成长条形进行固定（图 4-8） ④尼龙搭扣约束带：约束带由宽布和尼龙搭扣制成（图 4-9）。使用时，将约束带置于被约束关节处，并衬好棉垫，松紧度适宜后，对合尼龙搭扣，然后将带子系于床缘 ▼支被架 支托盖被：使用时将支被架罩于防止受压的部位，盖好盖被（图 4-10）	• 取放方便，固定牢固，确保患者安全 • 短期使用，确保无血液循环障碍、无皮肤破损，各项检查、治疗及护理措施能顺利进行
4. 整理归位	整理用物，协助患者取适当卧位	• 安全舒适
5. 观察记录	观察受约束部位皮肤有无损伤、皮肤颜色和温度，受约束肢体的活动度及末梢循环情况，询问患者感受，记录相关内容	

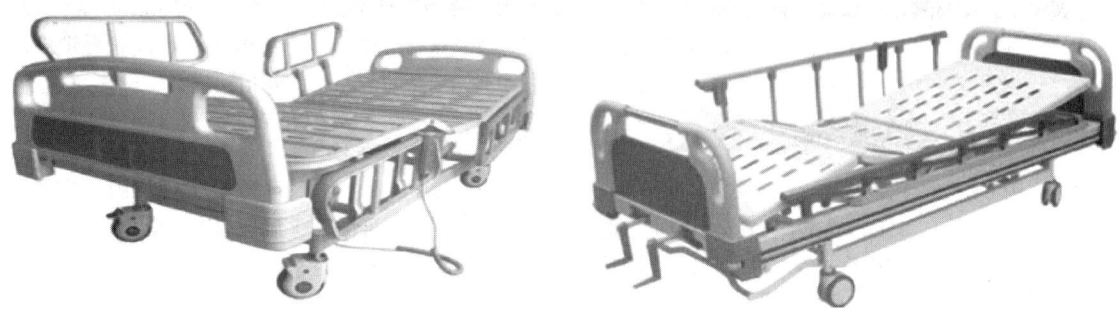

图 4-1　多功能床档　　　　　　图 4-2　半自动床档

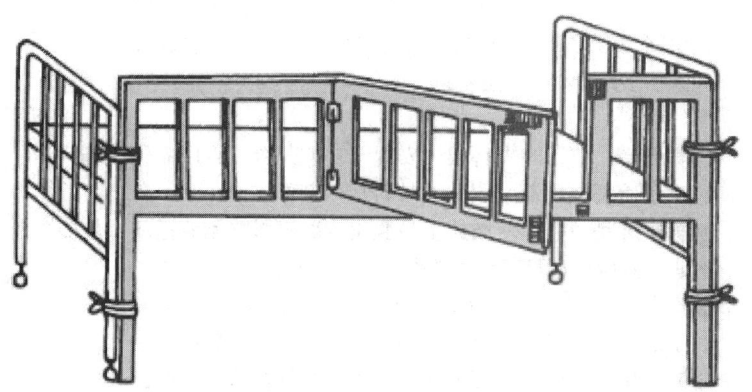

图 4-3　围栏式床档

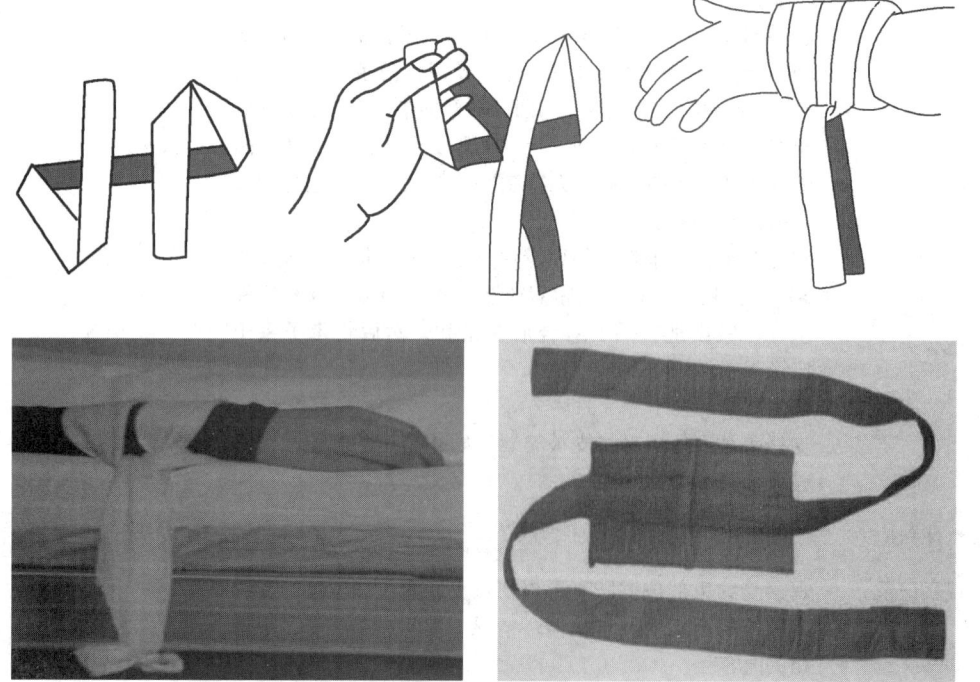

图 4-4　宽绷带约束法

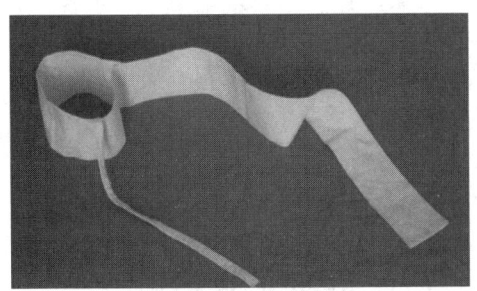
图 4-5　肩部约束带

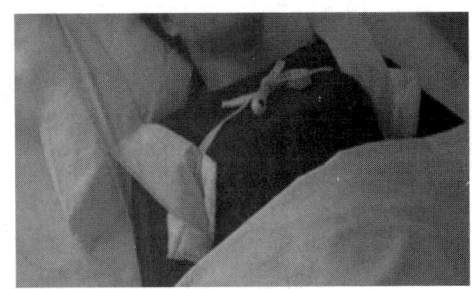
图 4-6　约束带肩部约束法

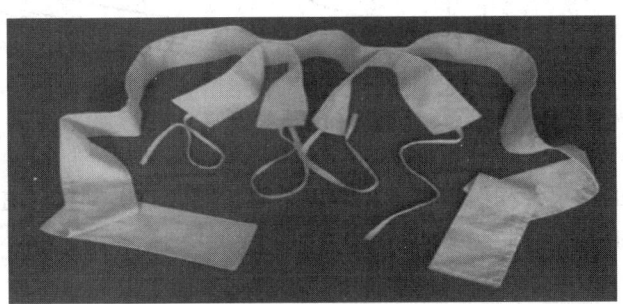
图 4-7　膝部约束带

图 4-8　约束带膝部约束法

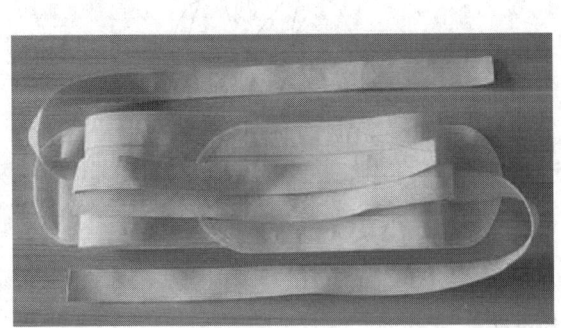
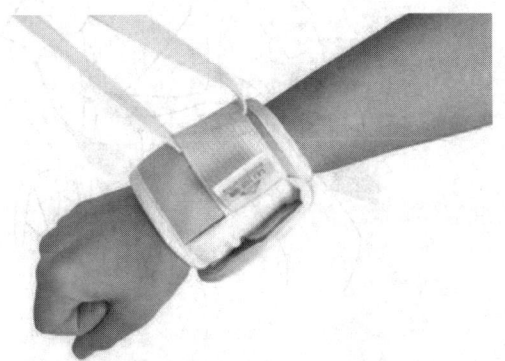

图 4-9　尼龙搭扣约束带

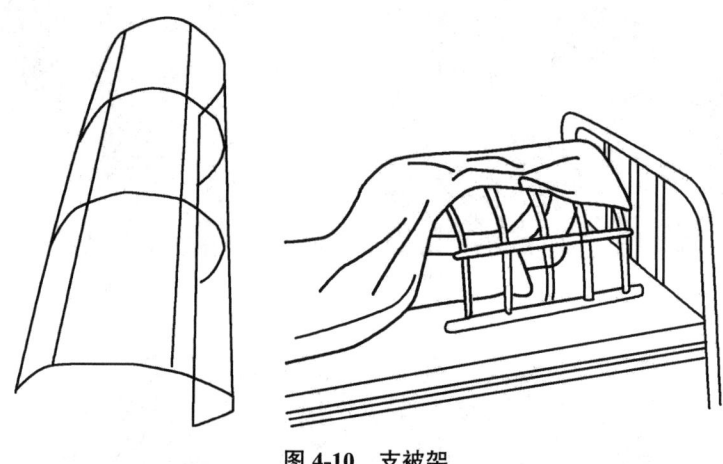

图 4-10 支被架

此外,还有特制的约束带和保护具,如约束手套(图 4-11)、肘部保护器(图 4-12)、约束衣(图 4-13)、手肘约束带(图 4-14)等。

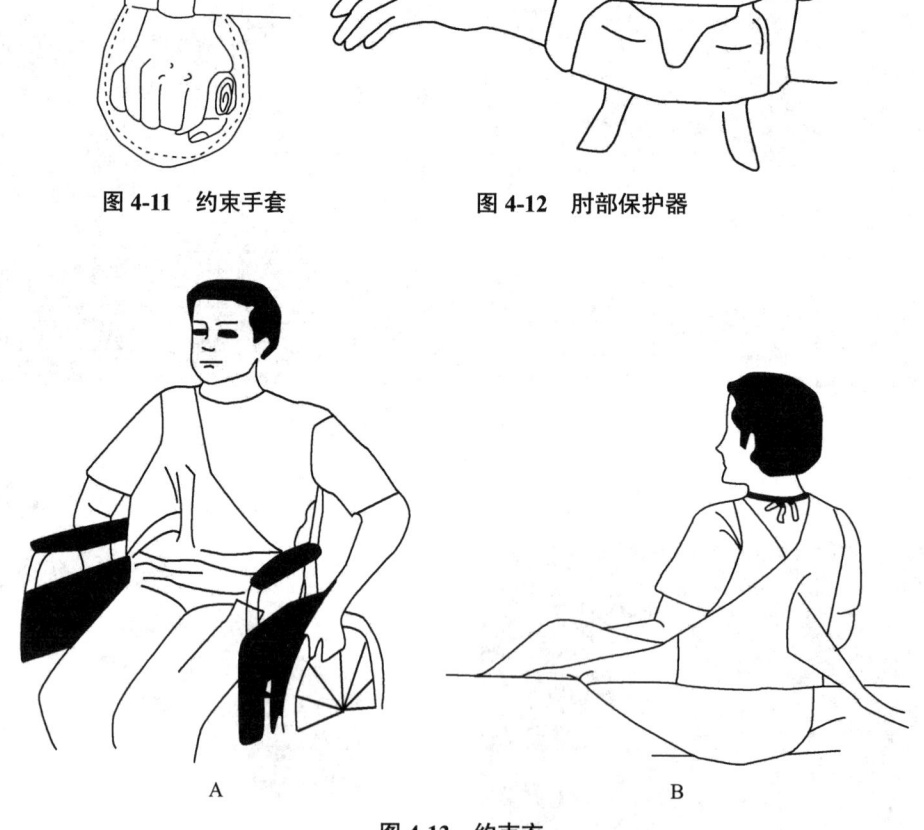

图 4-11 约束手套　　图 4-12 肘部保护器

图 4-13 约束衣

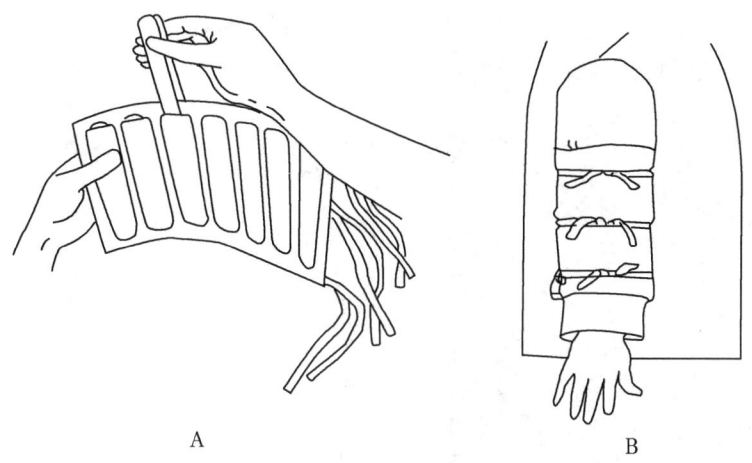

图 4-14 手肘约束带

【评价】

1. 患者及家属理解使用保护具的目的,愿意配合。
2. 患者处于安全保护中,未发生意外损伤及并发症。
3. 使用保护具期间,患者的心身需要能得到满足,增进护患沟通。

【注意事项】

1. 严格掌握保护具应用的适应证,在可用可不用的情况下,尽量不用,注意保护患者的自尊。使用前要向患者及家属解释清楚,以取得其理解和配合,使用时做好心理护理。

2. 保护具只能短期使用,约束带要定时松解,每 2 h 放松一次,并协助患者翻身,保证患者安全、舒适。

3. 使用时患者肢体及关节处于功能位,约束带下应垫衬垫,固定时应松紧适宜,以能容 1~2 指为宜。每 15 min 观察一次受约束部位的皮肤颜色、温度、活动度及感觉。若发现肢体苍白、麻木、冰冷,应立即放松约束带。必要时进行局部按摩,以促进血液循环。

4. 记录使用保护具的原因、时间、部位、观察结果、护理措施和解除约束的时间。

 考点提示

使用约束具的注意事项。

【健康教育】

1. 向患者及家属介绍保护具的作用、使用方法、注意事项及必要性。
2. 与患者及家属进行良好的沟通,解释说明患者使用保护具的必要性,指导患者及家属有效的配合方法。
3. 教会患者及家属保护具的正确使用方法,确保患者的安全。

(二)辅助器具的种类及应用

对身体有残障或因疾病及高龄而导致行动不便的患者,应使用辅助器具辅助其活动,保障患者的安全。

1. 辅助器具的种类

(1)拐杖:是提供给短期或长期残障者离床时使用的一种支持性辅助用具(图 4-15)。选用拐杖最重要的是长度合适、安全稳妥。拐杖的长度包括腋垫和杖底橡胶垫的厚度,简易计算方法为:使用者身高减 40 cm。使用时,使用者双肩放松,身体挺直站立,腋窝与拐杖顶垫间相距 2～3 cm，拐杖底端应该侧离足跟 15～20 cm。握紧把手时，手肘应可以弯曲。拐杖底面应该较宽并有较深的凹槽，且具有弹性。

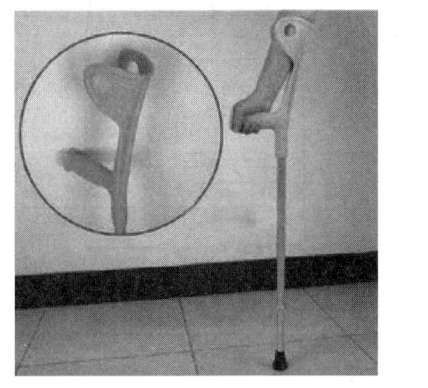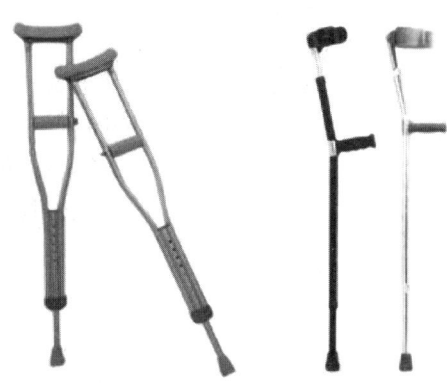

图 4-15　拐杖

（2）手杖：是一种手握式的辅助用具，常用于不能完全负重的残障者或老年人（图 4-16）。手杖应该由健侧手臂握住用力。手杖的长度应符合以下要求：①肘部在负重时能稍微弯曲；②手柄适于抓握，弯曲部与髋部同高，手握手柄时感觉舒适。

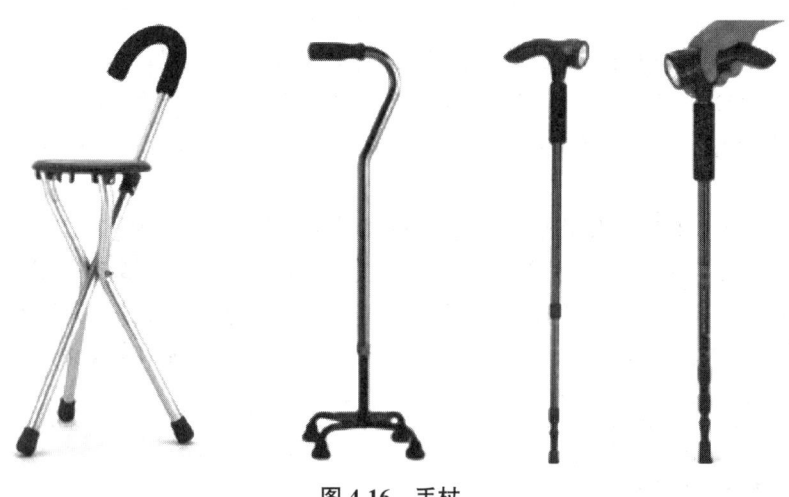

图 4-16　手杖

手杖材质可为木制或金属制。木制手杖长短是固定的，不能调整。金属制手杖长度可依身高来调整。手杖的底端可为单脚或四脚型的。四脚型的手杖比单脚型的支撑力和支撑面积要大得多，因而也稳定得多。

2. 辅助器具的应用（表 4-2）

【目的】

主要针对身体有残障或是因疾病、高龄而行动不便者进行活动，用以保障患者的安全。

【评估】

1. 患者的病情、年龄及身体残障的程度。
2. 患者及家属对辅助器具使用方法的了解程度。

【计划】

1. 护士准备　着装整洁。
2. 用物准备　根据需要准备拐杖或手杖。

3. 患者准备　患者及家属了解辅助器具使用的方法，并能熟练应用。
4. 环境准备　周围环境宽阔，无障碍物。

【实施】

实施方法见表4-2。

表 4-2　辅助器具的应用方法

操作流程	操作步骤	要点说明
1. 核对解释	核对患者，向患者解释使用辅助器具的目的及方法	• 确认患者
2. 准备使用	备齐用物至患者床旁	
3. 应用方法	▼拐杖 ①两点式：同时出右拐杖和左脚，然后出左拐杖和右脚 ②三点式：两拐杖和患肢同时伸出，然后再伸出健肢 ③四点式：先出右拐杖，而后左脚跟上，接着出左拐杖，右脚跟上，始终为三点着地。此为最安全的步法 ④跳跃式：先将两侧拐杖向前，然后身体跳至两拐杖中间处 ▼手杖 ①"健患杖移"：健侧脚先跨出，然后患侧脚迈出一步，最后手杖向前移 ②"杖患健移"：手杖先往前移一步，患侧脚迈出一步，最后健侧脚向前移 ③"杖健患移"：手杖先往前移一步，健侧脚迈出一步，最后患侧脚向前移	• 使用辅助器具时双肩放松，身体挺直站立，避免在湿滑的地面行走，尽量放慢脚步。双手易发生疼痛或疲劳时，可加厚衬垫 • 适用于一般患者 • 患者比较容易适应这种步态 • 适用于步伐慢及稳定性差的卒中患者
4. 整理记录	记录使用时间和身体状况，并做好交接班	

【评价】

1. 患者及家属理解使用辅助器具的目的，愿意配合。
2. 患者处于安全保护中，未发生意外损伤及并发症。
3. 使用辅助器具期间，患者的心身需要能得到满足，增进护患沟通。

【注意事项】

1. 使用辅助器具的患者应意识清楚，手臂、肩部或背部应无伤痛，活动不受限制，以免影响手臂的支撑力。
2. 使用辅助器具时，应保持地面干燥，无可移动的障碍物；患者应穿安全防滑的平底鞋，鞋子要合脚；衣服要宽松、合身。
3. 为患者选择合适的辅助器具，以免引起神经、关节及肌肉的损伤。
4. 经常检查手杖和拐杖底端橡胶垫的固定情况及凹槽的吸力与摩擦力；拴紧拐杖和手杖的螺钉，以保证应用中的安全。

【健康教育】

1. 向患者及家属介绍辅助器具的作用、使用方法、注意事项。
2. 与患者及家属进行良好的沟通，解释说明患者使用辅助器具的必要性，指导患者及家属有效的配合方法。
3. 教会患者及家属手杖、拐杖、助行器的正确使用方法，确保患者的安全。

> **知识链接**
>
> **中国医院协会患者安全目标（2019版）**
>
> 一、正确识别患者身份
> 二、确保用药与用血安全
> 三、强化围手术期安全管理
> 四、预防和减少健康保健相关感染
> 五、加强医务人员之间的有效沟通
> 六、防范与减少意外伤害
> 七、提升管路安全
> 八、鼓励患者及其家属参与患者安全
> 九、加强医学装备安全与警报管理
> 十、加强电子病历系统安全管理

第二节 护理职业防护

案例 4-2

护士小林，21岁，在传染病病房工作时，不慎被乙型肝炎患者用过的针头刺伤。为防止职业暴露造成疾病的传播，小林采取了相应的伤口处理措施。

问题与思考：

针刺伤的预防措施有哪些？

随着社会的发展、科技的进步以及人们自我保护意识的提高，护理人员的职业安全问题越来越受到重视。1998年，美国召开了首届"护士健康与安全"国际大会，会议提出的口号是"为了关爱患者，我们首先应该关爱自己"。护理是一个特殊职业，其独特的工作环境及服务对象决定了医护人员在日常工作中要经常暴露于各种各样的危险中。如操作时与患者的血液、体液、分泌物和排泄物的接触及操作后要处理医疗废物等，由此导致血源性、传染性疾病感染的机会增多。因此，护士应具备对职业危害因素的认识、防范意识和处理能力；通过学习职业防护知识，增强安全工作的自觉性，可预防和减少护理工作中职业损伤的发生。

一、概述

（一）护理职业风险

在护理服务过程中可能发生的一切不安全事件。

（二）护理职业暴露

护理人员在为患者提供护理服务过程中，经常暴露于患者的血液、体液、分泌物及排泄物污染的环境中，有感染某种疾病的危险，称为护理职业暴露。如接触污染的注射器、针头、各种导管等，以及受到光、热、电磁辐射等理化因子的损伤，而损害健康或危及生命。

（三）护理职业防护

在护理工作中采取多种有效措施，保护护士免受职业损伤因素的侵袭，或将其所受伤害降到最低程度。

（四）标准防护

标准防护是指假定所有人的血液、体液、分泌物、排泄物都具有潜在的传染性，接触时均应采取防护措施，防止因职业感染传播疾病的策略。

（五）职业防护的意义

1. 提高护理人员职业生命质量　护理职业防护措施的有效实施，不仅可以避免由职业危害对护士造成的机体损害，而且还可以控制由环境和行为引发的不安全因素。采取职业防护措施维护护士的身体健康，减轻其工作中的心理压力，提高其职业生命质量。

2. 科学规避护理职业风险　通过对职业防护知识的学习和技能的强化，护理人员可以提高职业防护的安全意识，能更加自觉地履行职业规范要求，严格遵守护理操作规程，有效控制职业危险因素，科学规避护理职业风险，增加护理工作的安全感和成就感。

3. 营造科学、和谐的工作氛围　良好、安全的职业环境可以增加护士执业的满意度，促进健康的人际交流，使之获得对职业选择的积极认同。同时，轻松愉快的工作氛围可以缓解护士的工作压力，改善护理人员的精神卫生状况，产生愉悦的身心效应，提高护士的职业适应能力。

二、职业损伤的危险因素

护理人员在职业工作中经常暴露在各种危险因素之中，后者直接威胁护理人员的安全和健康。这些危险因素主要包括物理因素、化学因素、生物因素、心理社会因素和自身因素。

（一）物理因素

1. 锐器伤　护理人员最常见的职业损伤因素之一，而感染的锐器伤是导致血源性疾病传播的最主要因素。目前，已经证明有20余种病原体可经过锐器伤直接传播，其中最常见、危害性最大的是乙型肝炎病毒、丙型肝炎病毒和艾滋病病毒。同时，锐器伤对受伤者还会造成较大的心理影响，使其产生焦虑、恐惧，并且引发中度或重度的悲观情绪，甚至有的护理人员因此而放弃了护理工作。

> 💡 **考点提示**
>
> 护士在工作中患血源性传染病的最常见的原因是锐器伤；其中最常见、危害性最大的是乙型肝炎病毒、丙型肝炎病毒和艾滋病病毒。

2. 机械性损伤　指护理人员在日常工作中容易发生体力劳动造成的损伤。如职业所需搬运患者，为患者翻身、弯腰，为床上患者进行治疗护理等，尤其是ICU、骨科、精神科、急诊科，需要搬运患者的机会较多。另外还有取药、送物等，如果用力不当或过度疲劳，易造成跌倒、扭伤、撞伤，长时间的弯腰和站立也会造成腰椎间盘脱出、腰肌劳损、下肢静脉曲张等。

3. 温度损伤　常见的有使用热水袋、热水瓶造成的烫伤；使用氧气、乙醇等易燃、易爆物品造成的烧伤；使用烤灯、高频电刀理疗时造成的灼伤。

4. 放射损伤　护理人员在日常工作中，常需定期消毒治疗室、病室，不可避免地会接触到紫外线，造成不同程度的皮肤红斑、紫外线眼炎。在为肿瘤患者进行放疗诊断和治疗的过程中，如果护理人员自我保护不当，可造成白细胞计数减少、放射性皮炎、皮肤溃疡、坏死，严重者可引起皮肤癌变。

5. 噪声损伤　世界卫生组织（WHO）规定最适于患者休养的声音强度应在35～45 dB，超过45 dB就会对人体产生不良刺激，即为噪声。有研究表明，从1960年开始，在世界范围内医院白天的平均噪声强度从 57 dB 上升到了今天的 72 dB，而夜间的噪声强度则从原来的 42 dB 上升到 60 dB，远远超出世界卫生组织（WHO）规定的医院噪声标准。医院的噪声主要来源于监护仪、净化设备、呼吸机的机械声，电话铃声，床头呼叫器、消毒机、物品及其移动的声音以及患者的呻吟声等，这些噪声可引起护理人员的疲劳、烦躁、头痛、头晕等，护理人员长期处于这样的工作环境中，会引发多器官的功能改变，严重时可导致听力、神经系统等的损害。

（二）化学因素

护理职业中的化学危害主要来自化学消毒制剂和抗肿瘤药。护士在护理工作中，不可避免地会接触到大量化学药物，从而对护士的身体造成损害。如接触到甲醛、戊二醛、过氧乙酸、各种含氯消毒剂等，在防护不当的情况下，很小剂量的接触就可通过皮肤、眼睛、呼吸道进入人体，引起皮肤瘙痒、红斑、破损，以及流泪、恶心、呕吐、咳嗽、气喘等症状；经常接触的护理人员还会出现结膜灼伤、上呼吸道炎症、喉头水肿和痉挛、化学性气管炎和肺炎等；长期接触还可能造成肝、神经系统的损害，表现为记忆力下降、头痛，甚至可能导致肺的纤维化病变。

此外，护士还会接触到化疗药物，后者也会给护士带来潜在的危害。化疗药物的作用为非选择性，在破坏患者异常细胞的同时，也可破坏人体的正常细胞。护士可通过配药或注射等操作使皮肤直接接触或吸入小剂量化疗药物，长期接触可因蓄积作用而导致肿瘤的发生及脏器损伤，白细胞、血小板和红细胞减少以及脱发、致畸等。

（三）生物因素

生物因素危害是指护理工作中病原微生物对护士机体的伤害。由于护理工作的特殊性，临床护理人员经常接触患者的血液、体液及各种分泌物。葡萄球菌、链球菌、肺炎球菌、大肠埃希菌等细菌，以及乙肝病毒、丙肝病毒、艾滋病病毒等病毒广泛存在于各种分泌物、排泄物及患者使用过的器具和衣物上，可通过呼吸道、血液、皮肤等途径感染护理人员。

（四）心理社会因素

护理工作的服务对象千差万别，人际关系的特殊性与复杂性有时会直接影响护理人员的心理和工作行为，严重时会导致护理人员出现职业倦怠。如护理人员长期面对疾病、死亡、意外伤害等不良刺激，导致其容易处于忧郁状态，为身心健康带来不良影响；社会对护理工作者的要求不断提高，公共突发事件、酗酒、医疗纠纷等社会问题都增加了护理工作的风险性和紧张感；长期的倒班造成护理人员生物钟和社会角色的紊乱；紧张的护患关系，紧张而持续超负荷的工作状态都增加了护理人员的工作难度和心理压力。另外，来自患者及其家属的暴力，也直接威胁着护理人员的安全和健康。

（五）自身因素

少数护理人员的自我防护行为也存在着一些危险因素，对职业暴露的危险性认识不足，自我防护意识比较淡薄。如操作后不洗手或不按"七步洗手法"洗手，抽血和配制化学药物时不戴手套，被传染病患者使用过的利器刺伤后不做任何处理，未注射过任何疫苗，经常接触细胞毒性药物的护理人员不定期查血等。不注重自我防护，对护理人员的健康是一种极大的潜在危险。

三、护理职业防护的管理及措施

（一）锐器伤的职业防护

锐器伤是一种由医疗利器，如注射器针头、缝针、各种穿刺针、手术刀、剪刀、玻璃碎屑、安瓿等造成的意外伤害，造成皮肤深部足以使受伤者出血的皮肤损伤。

1. 引起锐器伤的原因

（1）准备物品的过程中被误伤。

（2）掰安瓿时被玻璃碎屑划伤。

（3）抽吸药物、各种注射、拔针时被针头刺伤。

（4）用手回套护针帽时被针头刺伤。

（5）被治疗盘、操作台上的针头、利器或玻璃碎屑误伤。

（6）手术过程中的锐器传递时造成的误伤。

（7）处理医疗污物时不慎误伤，在注射器、输液器毁形过程中被刺伤。

2. 锐器伤的防护措施

（1）熟练掌握锐利器械的操作技术和操作要求，加强工作责任心，注意力集中，防止误伤发生。

（2）加强锐器使用中的防护：掰安瓿时要垫以无菌纱布或棉球；抽吸药液时要严格无菌操作，抽吸后立即用单手套上护针帽；禁止将使用过的针头从针栓上徒手分离；禁止用手直接弄弯、弄直针头。

（3）加强自身防护：在接触患者血液、体液操作时，护士要戴手套，如手部皮肤有破损，必须戴双层手套。操作完毕，脱去手套后应立即洗手，必要时应进行手的消毒。传递器械时要娴熟、规范，可以使用小托盘传递锐器（避免直接传递），特别注意防止被针头、缝合针及刀片等锐器损伤。

（4）加强医疗废物的管理：医院要对使用后的一次性医疗用品采取毁形措施，用过的针头要在专用利器盒上分离，医疗废弃物要集中分类处理，运输废弃物的人员必须戴厚质乳胶手套，处理废弃物时必须戴防护眼镜。

（5）建立护士健康档案：定期为护士体检，并接种相应的疫苗。建立损伤后登记上报主管部门的制度，建立医疗锐器处理流程，建立受伤员工监控体系，并给予及时的治疗和关怀。

（6）锐器伤的应急处理：一旦发生皮肤被刺伤，同时伴有出血时，要掌握"挤压出血——清洗——消毒"的程序。①在伤口旁轻轻由近心端向远心端挤压（忌来回挤压，避免因虹吸现象而将污染血液回吸入血管，从而增加感染概率），尽可能挤压出损伤处的血液；②用肥皂水清洗损伤处，并用流动水冲洗伤口 5 min，禁止在伤口局部挤压；③用 0.5% 聚维酮碘或 2% 碘酊、75% 乙醇消毒伤口后行敷料包扎，以防止血液或体液传播疾病。还要向主管部门报告，填写锐器伤登记表，评估锐器伤，做血清学检测与处理。

> **考点提示**
>
> 发生锐器伤后的应急处理。

（二）化疗药物损害的职业防护

在肿瘤科工作的护士，因工作需要频繁接触各种化疗药物。化疗药物在杀伤肿瘤细胞、延长肿瘤患者生命的同时，也会给经常接触它的护士带来一定的潜在危害，严重威胁护士的身心健康。

1. 引起化疗药物损害的原因

（1）物理性接触：玻璃瓶、安瓿等在运输过程中或使用时容器破裂导致药物溢出；打开安瓿时药液向外飞溅；溶解瓶中药物时未减压，拔针时造成部分药物喷出，直接接触皮肤和黏膜；注射过程中针头脱落，药液溢出。

（2）意外性接触：废弃的玻璃瓶、安瓿、静脉输液管等含有的少量化疗药物意外溅落在皮肤上；护士在注射过程中意外损伤自己而引起的化疗药物接触；患者的粪便、尿液、呕吐物等均含有低浓度的化疗药物，当污染被服后，如果处理不当，也可使护士接触化疗药物。

（3）消化道摄入：护士配制化疗药物后，未能彻底洗手或在被化疗药物污染的环境中进食、饮水，而致药物经口摄入。

2. 化疗药物损害的防护措施

（1）加强配制药物环境的管理：设置配制化疗药物的专用治疗室，室内应有安全配制化疗药物的专用操作台，确保通风良好。在药物配制过程中，如有少量药物溢出，应用纱布吸附药液，大量溢出时要用吸附力强的纱布垫清除，操作区域用清洁剂和清水擦洗污染表面3次，再用75%乙醇溶液擦拭。

（2）护理人员的自我防护：①护士配药前一定要戴一次性帽子，盖住全部头发；戴一次性口罩，口罩里面要垫几层纱布；戴乳胶手套和防护镜。在操作过程中，如果手套破损，要立即更换，如果配药时间长，应每30 min更换1次。②割锯安瓿前轻弹安瓿颈部，使药液全部留在安瓿底部；掰安瓿时用纱布包垫于安瓿颈部，以防药物飞溅；溶解干粉药物，如顺铂等化疗药物时，应沿安瓿壁缓慢注入溶剂，待药物被全部浸没后摇匀，以防药粉溢出，同时针头应固定牢靠，以防脱落溅出药液，抽取药液时以不超过注射器容量的3/4为宜。若药粉溢出，则用湿纱布轻轻擦拭，以防药物粉尘飞扬污染空气，将污染的纱布置于专用袋中封闭处理。③配药完毕后按正规脱手套法脱去手套，用肥皂和流动水洗净双手。如果药物飞溅到台面，用消毒液冲洗或反复擦拭污染的柜内面和台面、地面。如果不慎将药物溅到皮肤和眼中，应立即用肥皂水刷洗皮肤，用大量清水或0.9%氯化钠溶液局部冲洗。④专门配制化疗药物的医务人员和肿瘤科护士应定期体检（血常规和肝、肾功能），根据需要酌情增加检验项目，至少每半年1次，身体有不适时及时轮岗并追踪健康状况。⑤怀孕护士应避免接触化疗药物。⑥在配制操作室内禁止进餐、饮水、化妆等，严格按操作流程完成每一次配药，真正做到自我防护。

（3）配制完成后废弃物品的处理：操作后的废弃物品包括用过的防护衣、帽、手套、口罩等，应放在专用袋中密封并做明显的警示标记，进行高温焚烧处理。在处理过程中，要特别提醒操作人员不要被针头、玻璃碎片等利器刺伤。

（4）妥善处理患者的污染物：接受化疗的患者48 h内的血液、体液、分泌物及排泄物中含药成分比较高，容易造成二次污染。处理这些污物时要戴帽子、口罩和手套，患者用后的水池、马桶等要用水反复冲洗，化疗患者的床单要单独处理。

 考点提示

化疗药物损害的防护。

（三）负重伤的职业防护

负重伤是指由于工作的需要，护士在搬动或移动重物时，使身体负重过度或不合理用力等，导致肌肉、骨骼、关节的损伤。

1. 引起负重伤的原因

（1）较大的工作强度：临床护理工作有节奏快、工作量大、应激事件较多而护理岗位人员不足等特点，为了适应这一高强度的工作环境，护士多处于高度紧张状态，身体承受力下降，尤其在搬运患者、为患者翻身、协助患者下床活动中，由于用力不均衡或不当，使腰部很容易受损。

（2）长期的积累损伤：损伤是护士发生腰椎间盘突出症的常见原因，积累损伤是重要的诱因。护士在进行护理操作中，腰部扭转动作较多，对腰部损伤较大。由于损伤长期作用于腰椎间盘，加重了其退变的程度，腰椎间盘的稳定性下降，稍有外力作用就会引起腰椎间盘突出。

2. 负重伤的防护措施

（1）加强锻炼，提高身体素质：护士可多进行一些身体锻炼，如做健美操和广播操、打太极拳、慢跑、游泳、做瑜伽等，以增强身体素质。

（2）保持正确的劳动姿势：良好的身体姿势不仅可以预防腰肌劳损的发生，还可延缓椎间盘退变的进程，预防椎间盘突出症的发生。在站立或坐位时应尽可能保持腰椎伸直，使脊柱支撑力增大，避免过度屈曲引起腰部劳损，减少身体重力对腰椎的损伤。在半弯腰和弯腰时，两足分开，使重力落在髋关节和两足处，降低腰部负荷。

（3）避免长时间保持一种体位：护士在工作中长时间保持一种姿势，会增加腰部负荷，引起腰肌劳损或腰椎间盘突出。因此，应经常变换体位，缓解肌肉、关节、骨骼疲劳，以减轻脊柱负荷。

（4）科学使用劳动保护用具：已患腰椎间盘突出症的护士，在工作时可以戴腰围以增加腰部的稳定性，由于腰围久戴会导致腰背痛、腰肌萎缩，所以休息时要解下。

（5）促进下肢血液循环：护士长时间站立会导致下肢静脉血液回流受阻，静脉持久扩张，易发生下肢静脉曲张。为了预防，护士在工作中应尽量避免长时间站立，适当活动，改变体位，有利于下肢静脉血液回流，减轻下肢静脉瓣承受的压力。站立时可使双腿轮流支撑身体的重量，适当做踮脚动作，促进小腿肌肉收缩，减少下肢静脉血液淤积。休息时可以做下肢运动操，抬高双腿，促进血液循环。

（6）养成良好的生活饮食习惯：在日常生活中，提倡睡硬板床，家务劳动时也应有意识地减少弯腰的次数和时间，减少腰部负荷。注意饮食营养、合理搭配，多食含蛋白质、维生素 B 和维生素 E 的食物。

（四）职业疲怠感的职业防护

职业疲怠感是指高强度的工作压力使护士产生的疲怠感，这是由强烈而持久的工作压力所造成的一种无助、无望的心理体验，表现为工作热情明显下降，出现身心不适症状，如头痛、疲乏、心情不佳、神经衰弱等。

1. 职业疲怠感的产生原因　不良的工作环境、快节奏的工作性质、沉重的工作负荷、复杂的人际关系、高风险的工作压力是护士产生职业疲怠感的主要原因。

2. 职业疲怠感的防护措施

（1）加强对护理人员的教育和培训：鼓励护理人员不断学习新知识、新技术、新方法，增加对学科发展前沿和国内外专业情况的了解，拓展专业领域视野，正视挑战，增强自身综合素质，提高职业竞争力和应对风险的承受力。

（2）提高护理人员的职业防护能力：学习、宣传职业防护的知识和技能，增强职业防护的能力，提高处理突发事件的能力；加强法律知识的学习，做到知法、懂法、守法，减少医疗事故和纠纷的发生，以减轻工作风险所带来的心理压力，从而维护护理人员的身心健康。

（3）减轻和缓解护理人员的压力：合理调配人员，改善超负荷的工作状态，保证护士有足够的休息和睡眠；培养护士良好的心理素质，加强自我心理调节，正确对待工作中的挫折和失败，学会自我减压，保持良好的人际关系。

（4）积极疏导护理人员的不良情绪：选择正确的宣泄方式，积极参加适度的体育锻炼，以释放和调节情绪。管理者应经常倾听护理人员的意见和建议，以为其解决实际困难，使其精神放松、团结互助，提高工作热情和积极性。

（5）建立社会支持系统，提高护士社会地位：随着社会的进步及人们对健康的日渐重视，护士的角色已渐趋向多元化并成为维护和促进人类健康的重要主力军，护士的社会评价和社会地位也逐渐提高。护理人员要适应时代的需要，不断提高自身素质，使社会更多地了解、关心、尊重护士，这有助于提高护士的自我工作价值感，增强应对职业疲惫感的能力。

本 章 小 结

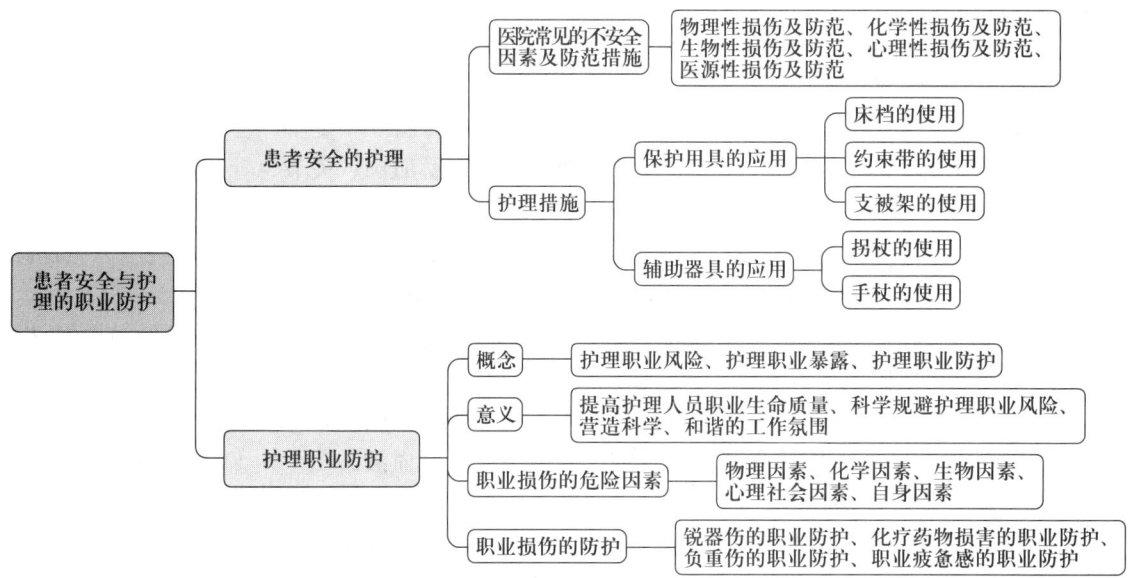

自 测 题

一、选择题

A1/A2 型题

1. 使用约束带时，应重点观察
   A. 体位是否舒适　　　　B. 局部皮肤颜色及温度　　　C. 衬垫是否垫好
   D. 约束带是否牢靠　　　E. 神志是否清楚
2. 以下属于医源性损伤的是
   A. 婴幼儿坠床　　　　　B. 走路骨折　　　　　　　　C. 蚊虫叮咬
   D. 火灾　　　　　　　　E. 护士责任心差
3. 由于药物使用不当所引起的损伤属于
   A. 物理性损伤　　　　　B. 化学性损伤　　　　　　　C. 心理性损伤
   D. 生物性损伤　　　　　E. 机械性损伤
4. 预防患者坠床的最佳措施是
   A. 床档　　　　　　　　B. 约束带固定踝部　　　　　C. 约束带固定膝部
   D. 约束带固定肩部　　　E. 约束带固定腕部
5. 肩部约束带主要限制患者
   A. 头部活动　　　　　　B. 肢体活动　　　　　　　　C. 上肢活动
   D. 下肢活动　　　　　　E. 坐起

6. 患者女，62岁，下肢瘫痪，长期卧床并用盖被保暖。为保护双足功能，可选用的保护用具是

    A. 床档   B. 宽绷带   C. 肩部约束带

    D. 支被架   E. 膝部约束带

7. 患者张某，因患破伤风被安置在隔离室，表现为牙关紧闭，四肢抽搐，角弓反张。下列采取的安全措施不妥的是

    A. 枕头横立于床头

    B. 纱布包裹压舌板垫于上、下臼齿之间以防咬伤

    C. 取下义齿，防窒息

    D. 室内保持光线充足，安静，以利于护理

    E. 用床档，防坠床

8. 护士小李在手术室工作6年，经常作为器械护士上手术台。鉴于这种工作性质，小李有发生以下哪些负重伤的危险

    A. 腰椎间盘突出、风湿性关节炎、肾炎

    B. 静脉曲张、腰椎间盘突出、恶性肿瘤

    C. 腰椎间盘突出、静脉曲张、腰肌劳损

    D. 风湿性关节炎、腰肌劳损、静脉曲张

    E. 胃炎、腰椎间盘突出、恶性肿瘤

A3/A4型题

（9～10题共用题干）

护士小李，女性，26岁，在传染病病房工作时不慎被拔出的针头刺伤。

9. 为防止职业暴露造成疾病的传播，小李应该立即

    A. 在伤口局部挤压

    B. 从伤口的近心端向远心端挤压，排出伤口部位的血液

    C. 从伤口的近心端向远心端轻轻挤压

    D. 无须挤压，以免病原体入血

    E. 从伤口的远心端向近心端挤压

10. 用肥皂水彻底清洗伤口并用流水冲洗伤口5 min，消毒伤口可选用

    A. 0.2%碘酊   B. 70%乙醇   C. 0.5%聚维酮碘

    D. 0.05%聚维酮碘   E. 0.1%苯扎溴铵

二、简答题

1. 应用保护具的注意事项有哪些？
2. 锐器伤的应急处理措施有哪些？

三、案例分析

护士小张，26岁，在配制化疗药液时，不慎将药物溅到皮肤和眼中，为防止职业暴露造成疾病的传播，小张应立即采取哪些措施处理伤口？配制化疗药液时应采取哪些防护措施？

（孔　静）

第五章数字资源

第五章 舒适与卧位

学习目标

1. 说出常用卧位的应用范围，疼痛患者的护理措施。
2. 归纳不舒适患者的护理原则，疼痛的评估方法。
3. 陈述舒适卧位的基本要求，疼痛的原因及影响因素。
4. 能正确实施协助患者翻身侧卧及移向床头法。
5. 具有人文素养，能够以患者为中心，将尊重患者、爱伤、保护隐私的态度融入护理工作中。

第一节 舒 适

案例 5-1

患者女，76岁，诊断为高血压、冠心病、脑梗死，左侧肢体偏瘫。现已入院3天，今日情绪烦躁，健侧肢体不断挥舞，护士发现床单已被二便污染。

问题与思考：
1. 分析哪些原因可引起患者不舒适？
2. 护士应采取哪些护理措施促进患者舒适？

舒适是人类的基本需要，是维持健康、使机体处于最佳生理和心理状态的必备条件，涉及个体的生理、心理、社会以及环境等。当个体处于最佳健康状态时，可通过自身调节，满足舒适的需要。当患病时，个体的平衡状态受到破坏，机体受到多种因素影响，就会处于不舒适的状态。护理人员应注意观察患者的不舒适反应，分析影响患者舒适的各种因素，针对性地为患者采取相应的护理措施，以缓解患者的不舒适感，满足其对舒适的需要。

一、舒适与不舒适的概念

（一）舒适

舒适（comfort）是指个体身心处于轻松自在、满意、没有焦虑、没有疼痛的健康和安宁状态的一种自我感觉。由于个体的生理、心理、社会、精神、文化背景和经历不同，所以对舒适有不同的理解和体验。

舒适包括以下4个方面。

1. **生理舒适** 即个体身体上没有疼痛，没有不舒适的感觉。
2. **心理舒适** 即个体内在的自我意识，如信仰、信念、尊重、自尊、生命价值等精神层面上的满足。
3. **环境舒适** 即围绕个体的外在事物，如声音、光线、颜色、温湿度等符合机体需求，使其感到舒适。

4. 社会舒适　即个体、家庭和社会的相互关系和谐所带来的舒适感觉。

以上4个方面互相关联、互为因果，其中一方面出现问题，个体就会有不舒适的感觉。一般来说，最高水平的舒适是一种健康状态，即心理稳定、心情舒畅、精力充沛、感到安全和完全放松，生理、心理和社会需求均能得到满足。

（二）不舒适

不舒适（discomfort）是指个体身心不健全或有缺陷，生理、心理需求得不到全部满足，或周围环境有不良刺激，身体出现病理改变、身心负荷过重的一种自我感觉，表现为烦躁不安、紧张、精神不振、失眠、消极失望、疼痛、乏力，难以坚持日常工作和生活，疼痛是最为严重的表现形式。

舒适与不舒适之间没有截然的分界线，个体每时每刻都处在舒适与不舒适之间连线的某一点上，且不断变化。同时，由于每个人的生理、心理、社会、精神、文化背景和经历不同，对舒适的感觉存在着差异。因此，护士在日常护理工作中，应用动态的观点来评估患者，注意个体差异，才能准确评估患者舒适或不舒适的程度，采取相应措施，为患者营造一个舒适的环境。

二、不舒适的原因

影响个体不舒适的原因有很多，主要包括身体因素、心理-社会因素、环境因素等。这些因素相互关联、相互影响。

（一）身体因素

1. 疾病　疾病本身会引起机体不适，如疼痛（见本章第二节）、恶心、呕吐、头晕、咳嗽、腹胀、发热等。

2. 姿势和体位不当　如肢体缺乏适当支托，关节过度的屈曲或伸展，身体某部位长期受压，因疾病造成的强迫体位等，都可使肌肉和关节疲劳、麻木、疼痛，从而引起不适。

3. 活动受限　患者使用过紧的约束带、石膏绷带、夹板等，因活动受限，使局部皮肤和肌肉受压，可造成不适。

4. 个人卫生　因身体疾病、运动功能障碍、情绪不良等导致活动能力降低，生活不能自理，进而引起个人卫生不良，如口臭、头发及皮肤污垢、汗臭、瘙痒、二便失禁等引起患者不适。

（二）心理-社会因素

1. 焦虑与恐惧　疾病给患者带来心理上的压力，因担心疾病及死亡或不能忍受治疗过程中的痛苦，会使患者产生紧张、恐惧、失眠或回避有关疾病的话题等表现。

2. 自尊受损　如被医护人员疏忽、冷落，或在护理活动中身体缺少遮挡、暴露过多，均可使患者感觉不被重视或自尊心受到伤害。

3. 角色适应不良　入院后不能完全适应角色的改变，出现角色行为冲突、角色行为紊乱，如担心家庭、孩子或工作而不能安心养病，影响疾病康复。

4. 生活习惯改变　患者一时适应不了住院后起居、饮食习惯的改变，都会感到不舒适。

5. 缺乏支持系统　因身体或疾病原因被隔离或被亲朋好友忽视，缺乏经济支持等。

（三）环境因素

1. 不适宜的社会环境　新住院患者常因对环境、室友和医护人员陌生，缺乏安全感而紧张不安。

2. 不适宜的物理环境　不适宜的温湿度、光线、颜色、噪声，通风不良而致室内空气不洁、床单位不整洁等，均可增加患者的不舒适感。

三、不舒适患者的护理

患者受身体疾病、心理-社会、环境等多种因素的影响，经常处于不舒适的状态，不舒适会使患者焦虑，影响健康。护理人员应仔细观察患者的行为和表情，根据患者的主诉和家属提供的线索，评估引起患者不舒适的原因，从而采取相应的护理措施，以满足患者对于舒适的需求。

（一）预防为主，促进患者舒适

护士应熟悉影响舒适的因素，从身心两方面对患者进行全面的评估，做到预防为主。如保持良好的病室环境，协助患者保持个人卫生，采取舒适卧位，定时更换卧位等。护士的言行对患者的心理舒适有很大的影响。所以护士要有良好的服务态度，尊重患者，洞察患者的心理需求，不断听取患者对治疗、护理的意见，并鼓励他们积极、主动地参与护理活动，尽快康复。

（二）加强观察，及时发现影响舒适的原因

不舒适属于自我感觉，客观估计比较困难，尤其是重症患者。如果言语沟通障碍，更难表达自己的感受。这就需要护士细心观察，通过患者的非语言行为，如面部表情、手势、体态、姿势及活动或移动能力、饮食、睡眠、皮肤颜色、有无出汗等，判断患者的舒适程度，通过分析，进而采取相应的护理措施，消除或减轻患者的不舒适。例如，对腹部手术后的患者应及时给予半坐卧位以缓解切口张力，减轻疼痛。

（三）建立信任，心理支持

护患双方建立相互信任的关系是心理护理的基础。对于由心理-社会因素引起不适的患者，护士可以采取不作评判的倾听方式，使患者郁积在内心的苦闷、压抑得到宣泄；医护人员通过做好解释和心理疏导，耐心倾听，采取有效的沟通方式等正确帮助患者调节情绪，与其家属及朋友及时联系，取得配合与支持，共同做好患者的心理护理。

（四）创造良好环境，促进患者舒适

为患者提供舒适的物理环境，保障室内光线充足，地面平整，温、湿度适宜，没有噪声、异味，每天通风，床垫软硬适中，床单位清洁、干燥；同时，为患者提供一个和谐的社会环境，尽可能满足患者的合理需求。

第二节 疼痛护理

案例 5-2

患者男，75岁，肺癌晚期入院。入院第2天，患者主诉疼痛难忍。主管护士做晨间护理时发现患者沉默寡言，眉头紧锁，咳嗽并有气喘，难以交流。

问题与思考：

1. 护士如何评估患者的疼痛程度？
2. 护士应采取哪些护理措施来缓解患者的疼痛？
3. 护士应向患者和家属进行哪些健康教育？

疼痛是最常见、最严重的一种不舒适的感觉，是最常见的临床症状之一，也是患者到医院就诊的主要原因。疼痛的产生提示个体的健康受到威胁，它与疾病的发生、发展以及转归联系密切，是疾病诊断、鉴别的重要指征之一，也是评价治疗和护理效果的重要标准。因此，护士应掌握疼痛的相关知识，帮助患者避免、减轻疼痛，促使患者舒适。

一、疼痛的概述

(一) 疼痛的概念

疼痛（pain）被国际疼痛研究学会（International Association for the Study of Pain，IASP）定义为"一种令人不愉快的感觉和情绪上体验，伴随着现有或潜在的组织损伤。"

疼痛有以下性质：

(1) 疼痛是一种主观感受，因此难以评估。
(2) 疼痛表明组织存在损伤，有治疗的必要性。
(3) 因个人的耐受力不同，对于相同程度的疼痛，出现的反应也有差异。
(4) 诱因或侵犯器官系统不同，疼痛程度也有不同。
(5) 疼痛存在最大限度，即强度界限。
(6) 疼痛一般可以被治疗和治愈。
(7) 疼痛是重要的预警信号，是机体的保护机制。
(8) 疼痛包括痛觉感受和疼痛反应。

(二) 疼痛发生的机制

疼痛的发生机制是非常复杂的，至今没有某种学说能够对其进行全面、合理的解释。有研究认为，痛觉感受器是位于皮肤和其他组织内的游离神经末梢，当机体受到各种伤害性刺激并达到一定程度时，可引起受损部位的组织释放某些致痛物质，如组胺、缓激肽、5-羟色胺、乙酰胆碱、H^+、K^+、前列腺素等，这些物质作用于痛觉感受器，产生痛觉冲动，并迅速沿传入神经传导至脊髓，通过脊髓丘脑束和脊髓网状束上行，传至丘脑，投射到大脑皮质的一定部位而引起疼痛。

由于身体各部位的痛觉感受器分布密度不同，所以身体各部位对于疼痛刺激的反应和敏感度也有差异。角膜、牙髓的痛觉感受器分布最为密集，皮肤次之，肌层和内脏最少。

随着科学的不断发展，对疼痛发生的机制不断充实和完善，新学说不断创立，对疼痛本质的认识逐步深入。关于疼痛产生较有代表性的是特异学说、形式学说和闸门控制学说。

(三) 疼痛的原因及影响因素

1. 疼痛的原因

(1) 温度刺激：过高或过低的温度作用于体表，均会引起组织损伤，释放组胺等化学物质，刺激神经末梢，导致疼痛，如灼伤或冻伤。

(2) 化学刺激：如强酸、强碱等化学物质可直接刺激神经末梢，导致疼痛，同时会使被损伤的组织释放化学物质，作用于痛觉感受器，使疼痛加剧。

(3) 物理损伤：刀切割、针刺、碰撞、身体组织受牵拉、肌肉受压等，均可使局部组织受损，刺激神经末梢而引起疼痛。

(4) 病理改变：疾病造成体内某些管腔堵塞、组织缺血缺氧、空腔脏器过度扩张、平滑肌痉挛或过度收缩、局部炎性浸润等机体病理性改变，均可引起疼痛。

(5) 心理因素：心理状态不佳、情绪紧张或低落、愤怒、悲哀、恐惧等都能引起局部血管收缩或扩张而导致疼痛，如神经性疼痛常由心理因素引起。此外，疲劳、睡眠不足、用脑过度都可导致功能性头痛。

2. 影响疼痛的因素

(1) 年龄：是影响疼痛的主要因素之一，个体对疼痛的敏感程度随年龄变化而不同。婴幼儿对疼痛敏感性低，随着年龄的增长，对疼痛的敏感性增加，老年人对疼痛的敏感性又逐步下降。

（2）社会文化背景：个体所处的社会环境和文化背景，可影响个体对疼痛的认知和评价，进而影响其对疼痛的反应。

（3）个人经历：个体以往对疼痛的经验可影响其对现存疼痛的反应。个体对任何一种单独刺激所产生的疼痛，都会受到以前类似疼痛经验的影响。还有一种情况是患者从未体验过疼痛。当这类患者首次体验某种疼痛时，其应对能力很可能会降低。

（4）个体差异：因个体的性格和所处的环境不同，对于疼痛程度和表达的方式也有影响。自控力及自尊心较强的人忍受程度较强；善于情感表达的人主诉疼痛的机会较多，如身边有家人、护士及较多亲友的患者，其对疼痛的耐受性会明显下降。

（5）注意力：个体对疼痛的注意程度会影响其对疼痛的感觉程度。当注意力高度集中在其他事件时，痛觉可以减轻甚至消失。松弛疗法、音乐疗法、看电视、愉快交谈等均可分散注意力，从而减轻疼痛。

（6）情绪：积极的情绪可减轻疼痛，而消极的情绪可使疼痛加剧。

（7）疲乏：患者疲乏时，忍耐性降低，对疼痛的感觉加剧。这种情况对于长期慢性疾病的患者尤为明显。当睡眠充足，充分休息后，疼痛感觉减轻。

（8）支持系统：家属、亲友的支持、帮助和保护，可以减少患者的孤独和恐惧感，进而减轻患者的疼痛。

知识链接

疼痛——第五生命体征

疼痛诊断及治疗是医学领域一个热门的、专业的、综合性很强的分支，并与其他学科关系甚密。1995年美国疼痛学会主席James Campbell教授提出将疼痛列为第五生命体征。2002年第十届国际疼痛研究学会会议上，与会专家达成共识——慢性疼痛是一种疾病。2004年国际疼痛研究学会决定将每年10月的第三个周一设立为"世界镇痛日"。

二、疼痛的评估

疼痛评估是疼痛管理的首要步骤，也是评价镇痛效果的有效工具。个体对疼痛的感受差异性很大，影响因素也较多，且对疼痛的描述方法也不尽相同，因此，一旦确定患者存在疼痛或预测疼痛将会发生，护士应细心观察，查明原因，进行全面的个体化评估。疼痛评估是连续、全面、动态的过程，通常采用多种方法同时进行。

（一）评估内容

1. **疼痛的部位** 了解疼痛发生的部位，是否明确而固定，是局限于某一部位还是逐渐或突然扩大到很大范围。

2. **疼痛的时间** 疼痛是间歇性还是持续性的，持续多久，有无周期性或规律性。6个月以内可缓解的疼痛为急性疼痛；持续6个月以上的疼痛为慢性疼痛，慢性疼痛常表现为持续性、顽固性和反复发作性。

3. **疼痛的性质** 可分为刺痛、灼痛、钝痛、触痛、酸痛、压痛、胀痛、剧痛、隐痛、绞痛和锐痛等。

4. **疼痛的表达方式** 通过观察患者的面部表情、身体动作，可以观察患者对疼痛的感受、程度及疼痛的部位等。儿童常用哭泣、面部表情和身体动作表达疼痛，成人多用语言描述。疼痛患者常见的身体动作有以下几种。

（1）静止不动：患者维持在某一种最舒适的体位或姿势，四肢或外伤疼痛的患者一般不喜欢移动身体。

（2）无目的乱动：有些患者在严重疼痛时常会无目的乱动，以分散对疼痛的注意力。

（3）保护动作：患者对疼痛的一种逃避性反射动作。

（4）规律性的按摩动作：患者使用这种动作常是为了减轻疼痛的程度和感受。如头痛时用手指按压头部，内脏性腹痛时按揉腹部。

5. 影响疼痛的因素　了解哪些因素可引起、加重或减轻患者的疼痛，如温度、运动、姿势等。

6. 疼痛对个体的影响　疼痛是否伴有呕吐、便秘、头晕、发热、虚脱等症状；是否影响睡眠、食欲、活动等；是否出现愤怒、抑郁等情绪改变。

（二）评估方法

1. 询问病史　认真听取患者主诉，让患者用自己的语言来描述疼痛，切不可根据自己对疼痛的理解和体验主观判断患者疼痛的程度。当护士所观察到的疼痛表现与患者自己的描述有差异时，应分析原因，并与患者讨论，达成共识。

2. 观察和体格检查　注意观察患者疼痛时的生理、行为和情绪反应，检查疼痛的部位是否局限于某一特定区域，是否有牵涉痛。患者剧烈疼痛时，是否有面色苍白、出汗、皱眉、咬唇等痛苦表情，是否有呻吟、哭闹、烦躁或在床上辗转不安、无法入睡等情况，这些都是评估疼痛的客观指标。

3. 阅读和回顾既往病史　了解患者以往疼痛的规律以及使用止痛药物的情况。

4. 使用疼痛评估工具　用评分法测量疼痛程度，比询问患者对疼痛的感受更为客观。根据患者的年龄和认知水平选择合适的评估工具。常用的评估工具如下。

（1）数字评分法（numerical rating scale，NRS）（图5-1）：将一条直线10等分，一端"0"代表无痛，另一端"10"代表剧痛，患者可选择其中一个能代表自己疼痛感受的数字表示疼痛程度。适用于疼痛治疗前后的效果测定对比。

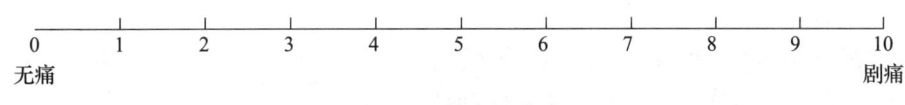

图 5-1　数字评分法

（2）文字描述评分法（verbal descriptors scale，VDS）（图5-2）：将一直线等分成5段，0=无痛，1=微痛，2=中度疼痛，3=重度疼痛，4=非常严重的疼痛，5=无法忍受的疼痛。患者根据自身疼痛程度选择。

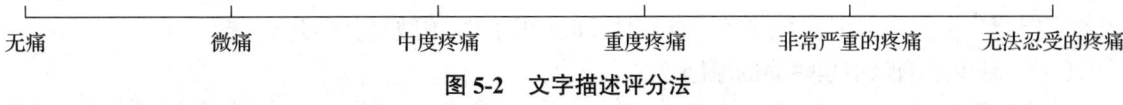

图 5-2　文字描述评分法

（3）视觉模拟评分法（visual analogue scale，VAS）（图5-3）：用一条直线，不作任何划分，仅在直线的两端分别注明无痛和剧痛，由患者根据自己对疼痛的实际感觉在直线上标记疼痛的程度。这种方法使用起来灵活方便，患者有很大的选择自由，不需要选择特定的数字或文字。

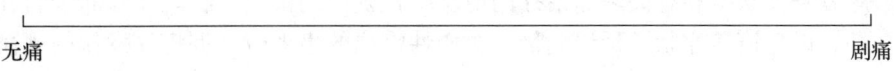

图 5-3　视觉模拟评分法

（4）面部表情测量图（图 5-4）：适用于 3 岁以上的儿童。图中有 6 个代表不同疼痛程度的面孔，儿童可以从中选择一个面孔来代表自己的疼痛感觉。它由 6 个脸谱组成，从微笑（代表无痛）到痛苦的哭泣（代表无法忍受的疼痛）。

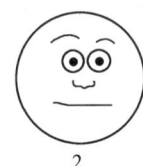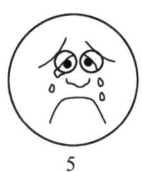

图 5-4　面部表情测量图

（5）疼痛的程度：可分为轻度、中度和重度疼痛等；了解患者疼痛是可以忍受，还是无法忍受。可用疼痛评估工具判定患者疼痛的程度。世界卫生组织将疼痛程度分为以下 4 级。

0 级：无痛。

1 级（轻度疼痛）：有疼痛感但不严重，可忍受，睡眠不受影响。

2 级（中度疼痛）：疼痛明显，不能忍受，睡眠受干扰，要求用镇痛药。

3 级（重度疼痛）：疼痛剧烈，不能忍受，睡眠严重受干扰，需要用镇痛药。

> **考点提示**
>
> WHO 4 级疼痛划分方法及儿童疼痛评估的方法。

（6）Prince-Henry 评分法：主要适用于胸腹部大手术或气管切开不能说话的患者，需要在术前训练患者用手势来表达疼痛程度。此方法简单、便捷、可靠，将疼痛分为 5 个等级，分别用 0～4 分来表示疼痛的程度，具体如下：

0 分：咳嗽时无疼痛。

1 分：咳嗽时有疼痛发生。

2 分：安静时无疼痛，但深呼吸时有疼痛发生。

3 分：静息状态下有疼痛，但较轻微，可以忍受。

4 分：静息状态下有剧烈疼痛，并难以忍受。

三、疼痛的护理措施

护理人员应以整体护理观评估疼痛的患者，以尽早、适当地解除疼痛为原则。根据以下疼痛管理要求和目标开展护理工作：正确评估疼痛；改善患者疼痛，减少疼痛对患者生活质量的影响。因此，一旦确定患者有疼痛，应及时采取相应的措施减轻其疼痛。

（一）减少或消除引起疼痛的原因

找到疼痛的原因，及时给予相应的措施。如外伤引起的疼痛，应酌情给予止血、包扎等措施；胸腹部手术后，患者会因张力增大如咳嗽或呼吸动作引起伤口疼痛，术前应进行健康教育，指导患者术后深呼吸和有效咳嗽，协助患者按压伤口来缓解疼痛。

（二）缓解或解除疼痛

1. 药物止痛　药物止痛仍然是目前解除疼痛最常用、最基本的措施。护理人员应掌握药理知识，了解患者身体状况和有关疼痛治疗的情况，正确使用镇痛药物。在诊断未明确前禁止随意使用镇痛药，以免掩盖症状，延误病情。对慢性疼痛的患者应掌握疼痛发作的规律，最好在疼痛发生前给药，这比疼痛发生后用量小且效果好。当疼痛缓解或停止时应及时停药，防止产生不良反应及耐药性，某些长期使用可成瘾的药物应慎用。

（1）三阶梯止痛疗法：对癌症疼痛的治疗，目前临床普遍推行WHO所推荐的三阶梯止痛疗法。其目的是逐渐升级，合理应用镇痛剂，以达到缓解疼痛和减少药物不良反应的目的。其原则是根据药效的强弱，按阶梯顺序使用；口服给药；按时给药；联合用药；用药剂量个体化。具体方法为：①第一阶段：针对轻度疼痛的患者，选用非阿片类药物、解热镇痛药、抗炎类药，如阿司匹林、布洛芬、对乙酰氨基酚等；②第二阶段：适用于中度疼痛的患者，若用非阿片类药物止痛无效，可选用弱阿片类药物，如氨酚待因、可待因、曲马多等；③第三阶段：用于重度和剧烈性癌痛的患者，选用强阿片类药，如吗啡、美沙酮等；④辅助用药：在癌痛治疗中，可联合用药，加用一些辅助药以减少主药的用量和不良反应。常用辅助药物有：非甾体抗炎药、弱安定类药、强安定类药、抗焦虑药和抗抑郁药，如阿司匹林类、艾司唑仑、氟哌啶醇、阿米替林等。

 考点提示

三阶梯止痛疗法。

（2）患者自控镇痛泵：是一种用于患者自控镇痛的电子动力设备，主要由储药盒、动力泵、输注控制器和连接管路构成。患者可根据其疼痛程度，按压自控按钮，自行给予预先设定好剂量的止痛药物的方法。此法能满足不同患者、不同时刻、不同疼痛强度下的不同药物剂量，并可以使药物在体内保持最小镇痛药物浓度。对比传统的低频大量给药法，这种小剂量频繁给药的方式镇痛效果更好，也更安全。

> **知识链接**
>
> **镇痛泵**
>
> 镇痛泵是定期、定量给止痛药的医疗器械，又名止痛泵。主要用于手术后镇痛、无痛分娩、慢性疼痛治疗、恶性肿瘤镇痛等，以及其他需要持续输注微量药液的治疗。借助患者自控装置（PCA），患者可自行控制追加药液的输注剂量，从而达到个体化用药的目的。

2. 非药物止痛

（1）物理止痛：应用冷、热疗法可减轻局部疼痛。此外，理疗（电疗、光疗、超声波治疗、磁疗等方法）、按摩与推拿也是临床上常用的物理止痛方法。

（2）针灸止痛：根据疼痛的部位，针刺相应的穴位，使人体经脉疏通，气血调和，达到止痛目的。针灸止痛疗效明显，尤其对神经系统引起的疼痛疗效显著。

（3）分散注意力：分散患者对疼痛的注意力，可减少其对疼痛的感受强度，可采用的方法有参加活动、听音乐、有节律地按摩、深呼吸、引导想象、松弛疗法等。

（三）心理护理

1. 建立良好的护患关系　良好的护患关系能使患者相信护士能帮助其控制和解决疼痛问题，才会毫无保留地把自己的真实感受告诉护士，使护士更有针对性地采取措施，缓解患者的疼痛。

2. 尊重患者对疼痛的反应　有些患者担心别人不理解自己在疼痛时的行为反应，不了解其痛苦，因此会产生不安和焦虑，从而使疼痛加剧。因此，护士应鼓励患者表达其感受，倾听患者主诉，尊重和接受患者疼痛时的行为反应，如哭泣、呻吟等，这样有利于患者利用"宣泄"这一手段来减轻疼痛。

3. 减轻心理压力　紧张、焦虑、恐惧或对康复失去信心等，均可加重疼痛的程度，而疼痛的加剧又反过来会影响患者情绪，形成恶性循环。护士应以同情和鼓励的态度支持患者，设法减轻患者的心理压力。

（四）促进舒适

通过护理活动促进舒适是减轻或解除疼痛的重要护理措施。如帮助患者采取正确的姿势，提供整洁、舒适的病室环境；在各项治疗前，给予清楚、准确的解释，都能减轻患者的焦虑，使其感到身心舒适，从而有利于减轻疼痛。

第三节　卧　位

案例 5-3

患者女，42岁，腹部刀刺伤2 h后入院。查体：T 35.2 ℃，P 120次/分，R 24次/分，BP 60/40 mmHg。患者面色苍白，皮肤湿冷，烦躁不安，脉搏细速，无尿。在休克得到基本纠正后，行"下腔静脉修补术及肠系膜修补术"，术后安全返回病房。

问题与思考：

1. 在病情的不同阶段，护士应为患者安置何种卧位？
2. 为什么采取这些卧位？

卧位是患者休息、治疗和检查时所采取的卧床姿势。临床上为患者安置合适的卧位，不但可以使患者感觉舒适，还能预防因长期卧床而引起的并发症。如休克时可采取中凹卧位，呼吸困难时可采取端坐卧位，灌肠时可采取侧卧位等。护士应熟悉各种卧位及其应用，根据病情的需要，协助和指导患者采取正确、舒适、安全的卧位。

一、卧位的基本要求及分类

（一）舒适卧位及其基本要求

舒适卧位是指患者卧床时，身体各部位处于合适、轻松的位置。维持舒适卧位的基本要求如下。

1. 卧位姿势　应符合人体力学要求，扩大支撑面，降低重心，使体重平均分布到身体各部位，关节处于正常功能位置，在身体的空隙部位垫上软枕、靠垫等以起到支撑作用。
2. 体位变换　应至少每2 h更换体位，改变姿势。加强受压部位的皮肤护理，体位改变时给予适当按摩，防止压力性损伤。
3. 身体活动　患者身体各部位每天均应活动，改变卧位时应做全范围关节运动，有禁忌者除外。
4. 受压部位　应加强皮肤护理，减少局部皮肤受压，预防压力性损伤的发生。
5. 保护隐私　更换卧位时应适当遮盖患者身体，保护患者的隐私。

（二）卧位的分类

1. 根据卧位的平衡稳定性分类

（1）稳定性卧位：为支撑面大，重心低，平衡稳定，患者感到舒适、轻松的卧位。如仰卧位。

（2）不稳定性卧位：为支撑面小，重心高，难以平衡，患者感到不舒适、肌肉紧张、易于疲劳的卧位。如侧卧位。应尽量避免患者采取不稳定性卧位。

2. 根据患者的自主性分类

（1）主动卧位（active lying position）：指患者自行采取的最舒适、最随意的卧位。见于病情较轻的患者，通常患者身体活动自如，可根据自己的意愿随意更换卧床姿势。

（2）被动卧位（passive lying position）：指患者无力自行变换卧位，被动地卧于由他人安置的卧位。常见于极度衰弱、昏迷、瘫痪的患者。

（3）被迫卧位（compelled lying position）：指患者为了减轻疾病所致的痛苦或因治疗所需而被迫采取的卧位。患者意识清楚，也有自行变换卧位的能力，只因疾病的影响或治疗的需要而被迫采取某种卧位。如哮喘急性发作的患者由于呼吸极度困难而被迫采取端坐位。

二、常用卧位及应用

（一）仰卧位（supine position）

仰卧位又称平卧位，是一种自然的休息姿势。患者仰卧头，头下放一枕头，两臂放于身体两侧，两腿自然放平。根据病情或检查等需要，仰卧位又可分为如下几种。

1. 去枕仰卧位

（1）要求：患者去枕仰卧，头偏向一侧，两臂置于身体两侧，两腿自然放平，枕头横置于床头（图5-5）。

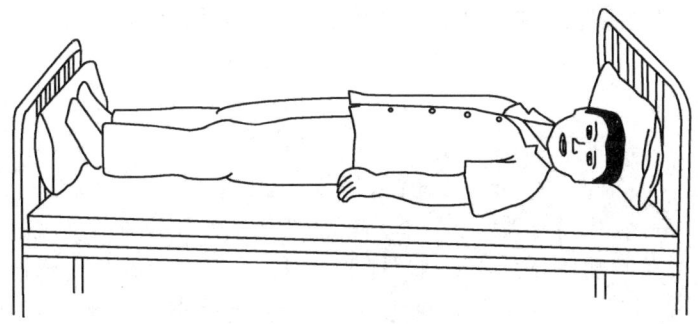

图5-5 去枕仰卧位

（2）适用范围

1）昏迷或全身麻醉未清醒的患者，可防止呕吐物流入气管而引起患者窒息或肺部并发症。

2）腰椎穿刺术或椎管内麻醉后6～8 h内的患者，可预防因颅内压减低而引起的头痛。因为穿刺后，脑脊液可从穿刺点漏出至脊膜腔外，使颅内压降低，牵张颅内静脉窦和脑膜等组织，引起头痛。

2. 中凹卧位（休克卧位）

（1）要求：患者仰卧，两臂置于身体两侧，抬高患者头胸10°～20°，抬高下肢20°～30°（图5-6）。

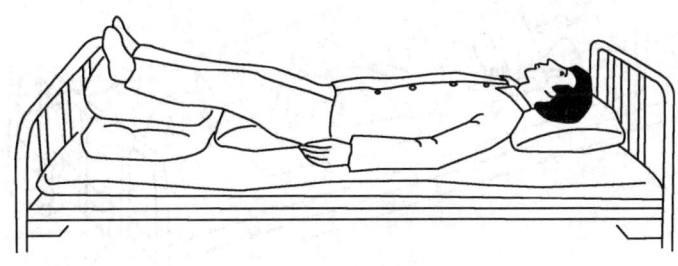

图5-6 中凹卧位

（2）适用范围：休克患者。因头胸部抬高，有利于保持气道通畅，增加肺活量，改善呼吸困难及缺氧症状；下肢抬高，有利于静脉血回流，增加心排血量，缓解休克症状。

3. 屈膝仰卧位

（1）要求：患者仰卧，头下垫枕头，两臂置于身体两侧，两膝屈曲，稍分开（图5-7）。

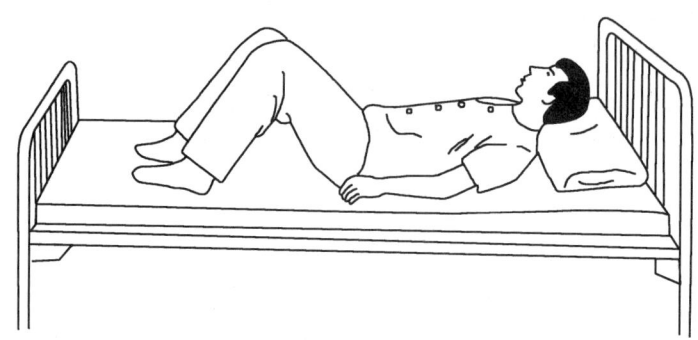

图5-7　屈膝仰卧位

（2）适用范围

1）腹部检查的患者，可使腹肌放松，易于检查。

2）为患者导尿及会阴冲洗时，便于暴露操作部位。采用该体位时应注意保护患者隐私和保暖。

知识链接

失能患者仰卧位

（1）姿势：平卧，患侧肩下及上肢垫一软枕，上肢外展稍向外旋，肘、腕关节伸直，掌心向上，手指自然伸展并分开，患侧髋部及大腿外侧垫一软枕，大腿稍向外旋并内收，小腿外侧垫一软枕，防止下肢外旋，膝关节下面垫一毛巾卷，使其稍屈曲，足底不接触物品。

（2）适用范围：不能自理、半自理老年人。

（二）侧卧位（side-lying position）

1. 要求　患者侧卧，两臂屈肘，一手放于胸前，另一手放于枕旁，下腿稍伸直，上腿弯曲。必要时两膝间、后背和胸腹前放置软枕，以扩大支撑面，以增进患者舒适和安全（图5-8）。

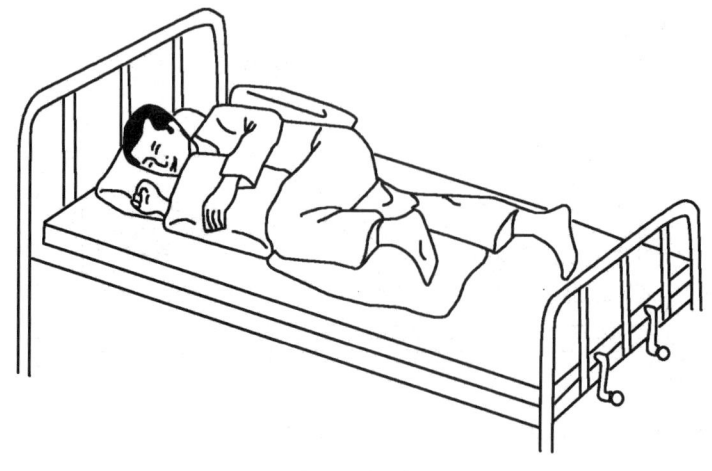

图5-8　侧卧位

2. 适用范围

（1）灌肠、肛门检查，配合胃镜、肠镜检查等，便于暴露操作部位，方便操作。

（2）臀部肌内注射（上腿伸直，下腿弯曲），使肌肉充分放松以减少疼痛。

（3）预防压力性损伤：侧卧位与平卧位交替使用，便于擦洗和按摩受压部位，避免局部皮肤长时间受压而引起压力性损伤。

（三）半坐卧位（Fowler position）

1. 要求 患者仰卧，床头抬高30°～50°，再摇起膝下支架，以防止身体下滑。必要时床尾放一软枕，以免患者足底触及床档（图5-9）。放平时，先摇平膝下支架，再摇平床头支架。

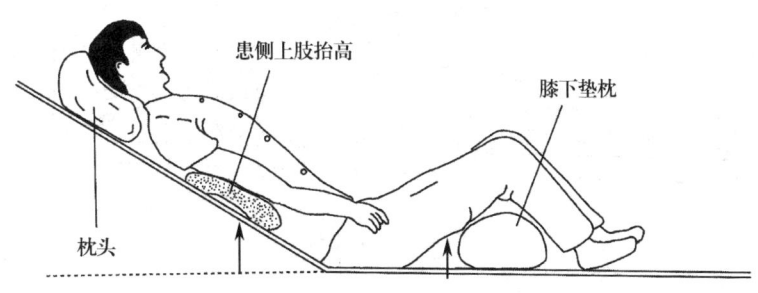

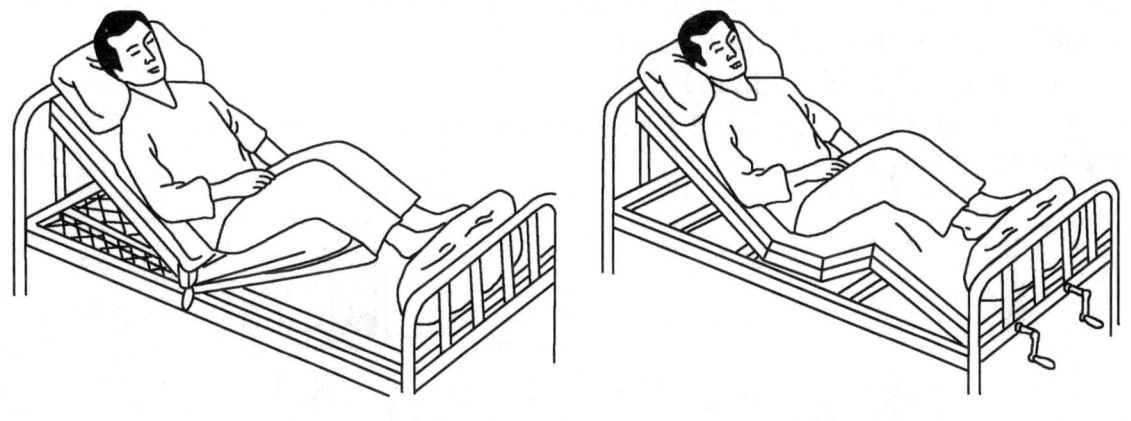

图5-9 半坐卧位

2. 适用范围

（1）某些面部及颈部手术后的患者：采取半坐卧位可减少局部出血。

（2）心肺疾病引起呼吸困难的患者：采用半坐卧位时，由于重力作用，可使膈肌下降，扩大胸腔容量，同时可减轻腹腔脏器对心肺的压力，增加肺活量；另外，可使部分血液滞留在下肢和盆腔脏器内，减少静脉血回流，减轻心脏负担，从而改善呼吸困难。

（3）腹腔、盆腔术后或有炎症的患者：采用半坐卧位，可使腹腔内的渗出物流入盆腔，因为盆腔腹膜抗感染性较强，而吸收较差，可减少炎症扩散和毒素吸收，促使感染局限，减少中毒反应。

（4）腹部术后的患者：采取此卧位可减轻腹部切口缝合处的张力，缓解疼痛，促进切口的愈合。

（5）疾病恢复期体质虚弱的患者：采取半坐卧位，有利于患者逐步适应体位变化，利于向站立过渡。

（四）端坐位（sitting position）

1. 要求　患者坐于床上，身体稍前倾，床上放一跨床小桌，桌上放一软枕，将床头支架抬高70°～80°，使患者既可伏桌休息，又能向后依靠，膝下支架抬高15°～20°，以防身体下滑（急性肺水肿患者双下肢下垂）（图5-10）。

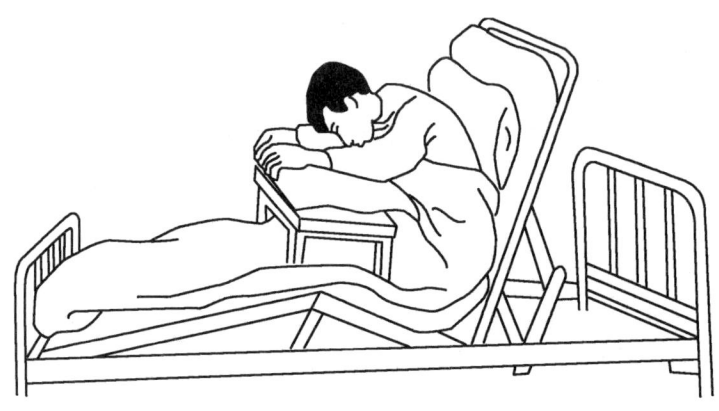

图5-10　端坐位

2. 适用范围　急性肺水肿、心力衰竭、心包积液及支气管哮喘发作的患者。由于呼吸极度困难，患者被迫采取此卧位。此卧位可使血液由于重力原因转移到下半身，回心血量减少，肺淤血减轻；膈肌位置相对下移，胸腔容积增大，肺活量增加。

（五）俯卧位（prone position）

1. 要求　患者俯卧，两臂屈肘放于头部两侧，两腿伸直，胸下、髋部及踝部各放一软枕，头偏向一侧（图5-11）。

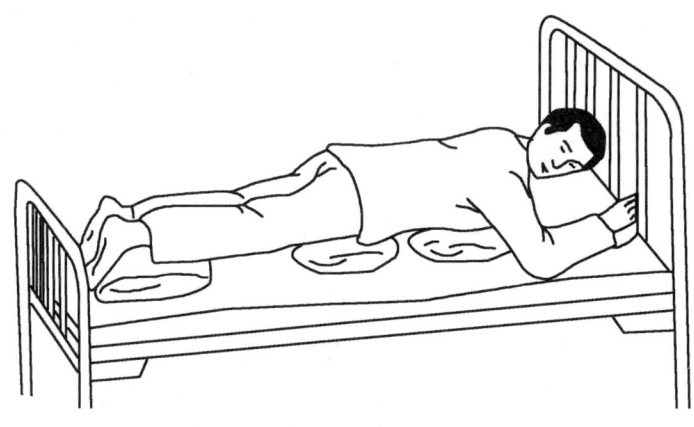

图5-11　俯卧位

2. 适用范围
（1）腰、背部手术或检查，如胰、胆管造影检查时。
（2）腰、背、臀部有伤口或脊椎手术后，不能平卧或侧卧的患者。
（3）胃肠胀气所致的腹痛，俯卧时，可使腹腔容积增大，缓解疼痛。

（六）头高足低位（dorsal elevated position）

1. 要求　患者仰卧，床头用支托物抬高15～30 cm（根据病情而定）。枕头横立于床尾，以防足部触及床栏（图5-12）。

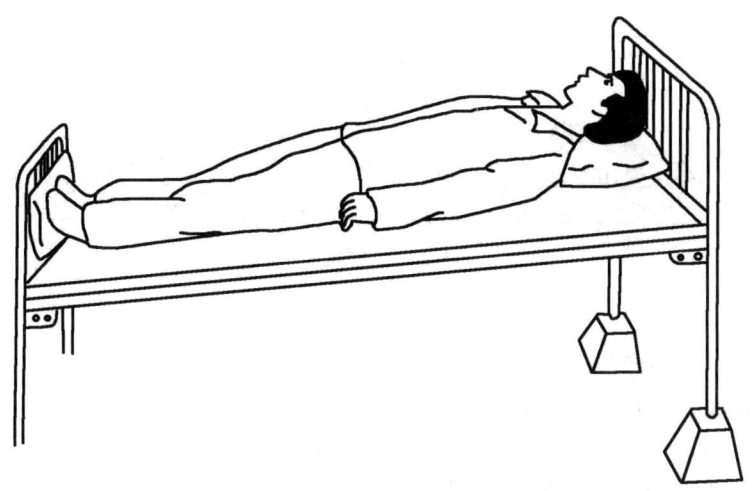

图 5-12 头高足低位

2. 适用范围

（1）降低颅内压，预防脑水肿。

（2）颈椎骨折患者进行颅骨牵引时，利用人体重力作为反牵引力。

（3）颅脑手术后或头部外伤的患者，减少颅内出血。

（七）头低足高位（Trendelenburg position）

1. 要求　患者仰卧，枕头横立于床头，以防碰伤头部。床尾用支托物垫高 15～30 cm。（图 5-13）。此体位会使患者感到不舒适，不宜长时间使用。颅内压增高者禁用。

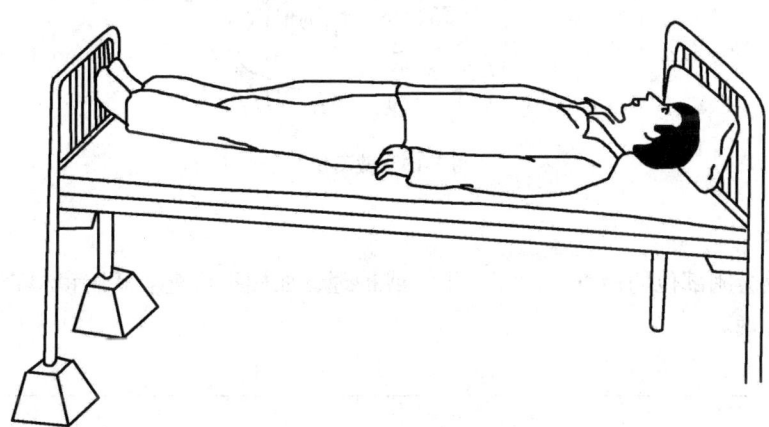

图 5-13 头低足高位

2. 适用范围

（1）肺部分泌物引流，使痰易于咳出。

（2）十二指肠引流术（需采用右侧卧位），利于胆汁引流。

（3）胫骨或跟骨骨折牵引时，利用人体重力作为反牵引力。

（4）妊娠胎膜早破时，防止脐带脱垂。

（八）膝胸卧位（knee-chest position）

1. 要求　患者跪卧于床上，两小腿平放于床面，稍分开，大腿和床面垂直，胸部贴于床面，腹部悬空，臀部抬高，头偏向一侧，两臂屈肘放于头两侧（图 5-14）。

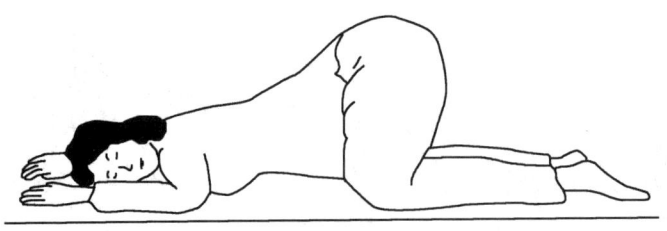

图 5-14 膝胸卧位

2. 适用范围

（1）矫正子宫后倾或胎位不正。

（2）肛门、直肠、乙状结肠镜的检查及治疗。

（3）产后促进子宫复原。

（九）截石位（lithotomy position）

1. 要求　患者仰卧于检查台上，两腿分开，放于支腿架上（支腿架上放软垫），臀部齐床沿，两手放于胸前或身体两侧。注意遮挡患者及保暖（图 5-15）。

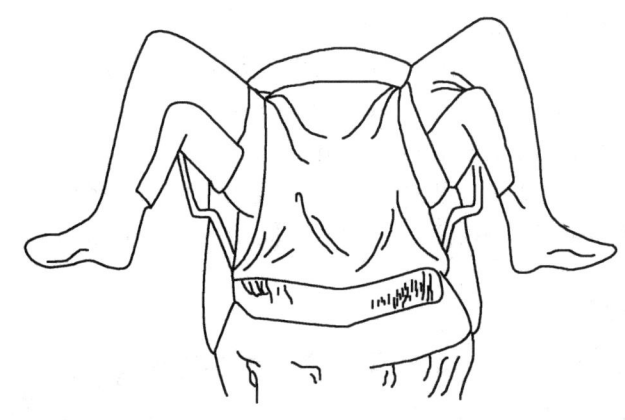

图 5-15 截石位

2. 适用范围

（1）肛门及会阴部位的检查、治疗、手术或护理，如妇科检查、膀胱镜检查等。

（2）产妇分娩。

> **考点提示**
>
> 9 种常用卧位的摆放要求及适用范围。

三、卧位变换法

长期卧床的患者由于局部组织持续受压，导致血液循环障碍，易发生压力性损伤；易使呼吸道分泌物不易排出而发生坠积性肺炎；长期卧床缺乏适当运动，易出现精神萎靡、消化不良、便秘、肌肉萎缩等症状。因此，护士应督促并帮助患者定时变换体位，以保持舒适和安全，预防并发症的发生。

（一）协助患者翻身侧卧

【目的】

1. 变换姿势，增进舒适。

2. 满足治疗、护理需要，如背部皮肤护理、更换床单等。
3. 预防并发症，如压力性损伤、坠积性肺炎等。

【评估】
1. 患者的体重、年龄、目前健康状况、需要更换卧位的原因。
2. 患者的生命体征，意识状况，躯体、四肢的活动能力；局部皮肤受压情况；手术部位、伤口及引流情况，有无骨折牵引等情况。
3. 患者及其家属对更换卧位的操作方法及作用的了解程度、配合能力等。

【计划】
1. 护士准备　衣帽整洁，洗手，戴口罩，掌握力学原理的应用及沟通交流技巧。
2. 患者准备　了解翻身侧卧的目的、过程及配合要点。情绪稳定，愿意合作。
3. 用物准备　根据病情准备好枕头、床档等物品。
4. 环境准备　酌情调节室温，如需暴露患者，可采用屏风或床帘遮挡。

【实施】
实施方法见表5-1。

表5-1　协助患者翻身侧卧的操作流程、步骤和要点

操作流程	操作步骤	要点说明
1. 核对解释	核对床号、姓名，向患者及家属解释操作目的、过程、注意事项	• 建立安全感，取得配合
2. 固定床脚轮		
3. 安置导管	将各种导管、输液装置等安置妥当，必要时将盖被折叠至床尾或一侧	• 注意保持导管通畅。翻身时，应先检查导管是否脱落、移位、扭曲，防止受压或折叠
4. 安置患者	患者仰卧，屈膝，两手放于腹部	
5. 移位、翻身	▲一人协助（图5-16） 适用于体重较轻的患者 ①先将枕头移向近侧，然后将患者的肩部、臀部移向近侧床沿，再将患者的双下肢移向近侧床沿并屈膝 ②使患者尽量靠近护士，缩短重力臂，达到省力。一手托肩，另一手扶膝，同时轻推患者转向对侧，使其背向护士 ▲二人协助（图5-17） 适用于病情较重或体重较重的患者 ①两名护士站在患者的同一侧，先将枕头移向近侧，一人托住患者颈肩部和腰部，另一人托住患者臀部和腘窝，同时将患者抬起移向近侧 ②两名护士分别扶住患者肩、腰、臀和膝部，轻推使患者转向对侧，用软枕将患者背部、胸前和膝部垫好，必要时使用床档	• 不可推、拖、拉、拽，以免擦破皮肤 • 将软枕放于患者背部、胸前和膝部，使之舒适、安全 • 患者的头部应予以托持 • 两人的动作应协调、轻稳 • 扩大支撑面，确保卧位安全、舒适、稳定
6. 检查并安置	患者肢体各关节处于功能位置，各种管道保持通畅	
7. 观察记录	记录翻身时间和皮肤情况，做好交接班	

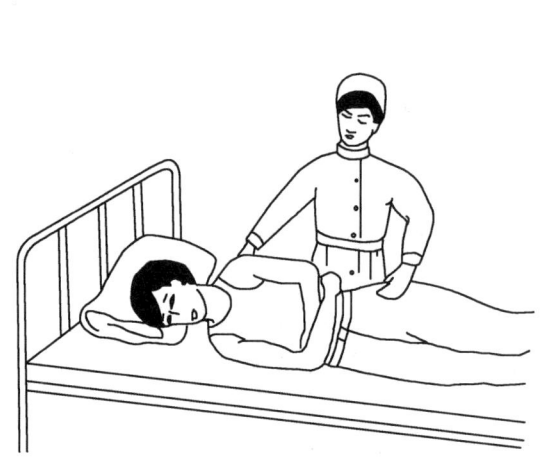
图 5-16 一人协助患者翻身侧卧

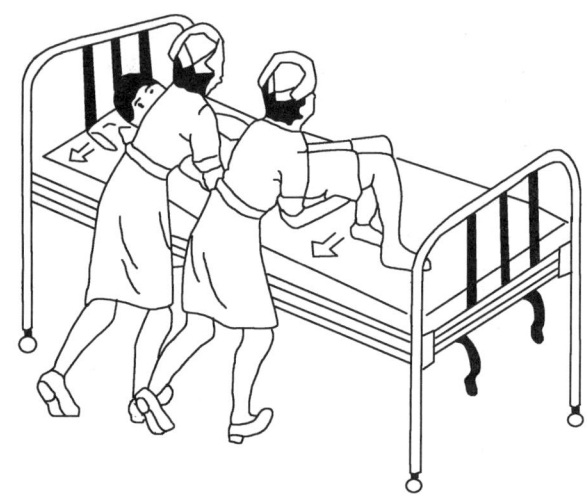
图 5-17 二人协助患者翻身侧卧

【评价】
1. 患者能配合操作。
2. 患者安全、舒适，皮肤受压情况得到改善。
3. 动作轻稳，无并发症的发生。

【注意事项】
1. 帮助患者翻身时动作协调、轻稳，不可推、拖、拉、拽，以防擦伤皮肤。翻身后调整好卧位，保证患者舒适。
2. 翻身间隔的时间，根据病情及皮肤受压情况而定。一般情况下每 1～2 h 更换一次卧位，如发现皮肤有红肿或破损，应及时处理，并缩短间隔时间，同时记录于翻身卡并做好交接工作。
3. 如患者身上带有各种导管，应先将导管安置妥当，翻身后检查导管有无脱落、移位、扭曲、受压，以保持通畅。
4. 为术后患者翻身前，应先检查伤口敷料是否脱落、浸湿，需要时应先换药后翻身；颅脑手术后的患者一般只能平卧或卧于健侧，以防头部翻转过于剧烈，引起脑疝导致死亡；骨牵引的患者，翻身时不可放松牵引；石膏固定、伤口较大的患者，翻身后应将患处置于适当位置，防止受压。
5. 操作时注意节力原则，两脚分开，扩大支撑面；使患者尽量靠近操作者，以减小阻力臂，使重力线保持在支撑面内，做到平稳、省力。

【健康教育】
1. 向患者及家属说明正确变换卧位对预防并发症的重要性。
2. 变换卧位前根据其目的的不同，向患者及家属介绍变换卧位的方法及注意事项。
3. 教会患者及家属变换卧位或配合变换的正确方法，确保患者的安全。

（二）协助患者移向床头

【目的】
协助滑向床尾而自己不能移动的患者移向床头，使患者感到舒适。

【评估】
1. 患者的意识状态、体重、身体下移的情况、与床头的距离。
2. 患者身体活动的情况，心理状态，配合翻身的情况。
3. 患者的病情及治疗需求，有无输液、引流管、骨折固定、牵引等情况。如有，应注意保护肢体。

【计划】

1. 护士准备　衣帽整洁，洗手，戴口罩，掌握力学原理的应用及沟通交流技巧。
2. 患者准备　了解移向床头的目的、过程及配合要点。情绪稳定，愿意合作。
3. 用物准备　根据病情准备好枕头、床档等物品。
4. 环境准备　酌情调节室温，如需暴露患者，可采用屏风或床帘遮挡。

【实施】

实施方法见表 5-2。

表 5-2　协助患者移向床头的操作流程、步骤和要点

操作流程	操作步骤	要点说明
1. 核对解释	核对床号、姓名，向患者及家属解释操作目的、过程、注意事项	• 建立安全感，取得配合
2. 固定床脚轮		
3. 安置导管	将各种导管及输液装置等安置妥当，将盖被折叠于床尾或一侧	• 注意保持导管通畅。翻身时，应先检查导管是否脱落、移位、扭曲，防止受压或折叠
4. 安置患者	根据病情放平床头支架，枕头横立于床头	• 避免碰伤患者
5. 移动患者	▲一人协助（图 5-18） 适用于体重较轻、且生活能部分自理的患者 ①患者屈膝仰卧，双手握住床头栏杆，双脚蹬床面 ②护士一手托住患者肩背部，另一手托住臀部，在托起患者的同时，嘱患者两脚蹬床面，挺身上移 ▲二人协助 适用于病情较重或体重较重的患者 ①患者屈膝仰卧 ②两名护士分别站在床的两侧，交叉托住患者的肩部和臀部，或一人托住颈肩部及腰部，另一人托住臀部及腘窝部，两人同时抬起患者移向床头	• 患者的头部应予以托持 • 患者的头部应予以托持
6. 安置、整理	放回枕头，取合适卧位，整理床单位	

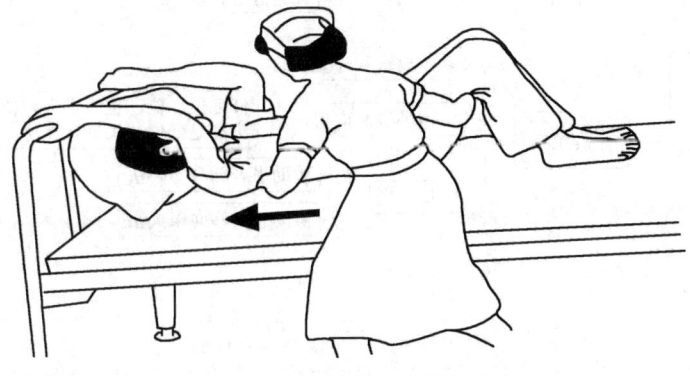

图 5-18　一人协助患者移向床头

【评价】
1. 患者能配合操作。
2. 患者感觉安全、舒适。
3. 护士动作轻稳、协调，无并发症的发生。
4. 患者上移达到预定的高度。

【注意事项】
1. 协助患者移向床头时，注意保护患者头部，防止头部碰撞床头栏杆而受伤。
2. 如患者身上带有各种导管，应先将导管安置妥当，翻身后检查导管有无脱落、移位、扭曲、受压，保持通畅。
3. 两人协助移向床头时，动作应协调，用力要平稳。

【健康教育】
1. 向患者及家属解释说明，争取患者及家属的配合。
2. 向患者及家属介绍移向床头的方法及注意事项。
3. 教会患者及家属移向床头的正确方法或配合要点，确保患者的安全。

本 章 小 结

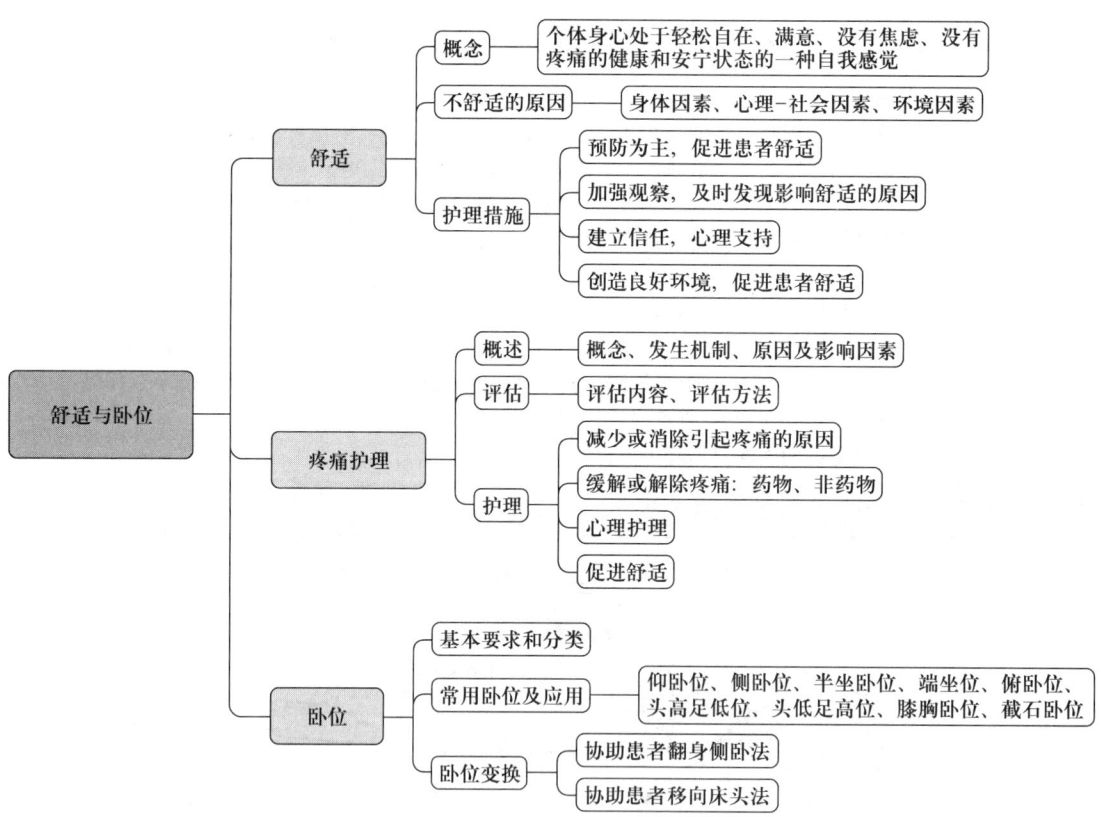

自 测 题

一、选择题

A1/A2 题型

1. 全麻后未清醒的患者采用去枕仰卧位的目的是
   A. 减少局部出血　　　B. 防止颅内压降低　　　C. 减轻伤口疼痛
   D. 防止呕吐物流入气管　　E. 有利于静脉回流

2. 女性患者，55岁，支气管扩张症，病变在两肺下叶前基底支，为帮助其排出痰液，应取
   A. 俯卧位　　　　　　B. 平卧位　　　　　　C. 侧卧位
   D. 膝胸位　　　　　　E. 头低足高位

3. 患者李某，甲状腺功能亢进，手术治疗后，采取半坐卧位的主要目的是
   A. 避免疼痛　　　　　B. 减轻局部出血　　　C. 预防感染
   D. 改善呼吸困难　　　E. 有利于伤口愈合

4. 帮助乳腺癌根治术后并带有引流管的患者翻身时，正确的操作方法是
   A. 患者只能取健侧卧位　　　　　　　　B. 翻身后更换伤口敷料
   C. 翻身后上腿伸直，下腿弯曲　　　　　D. 翻身前必须夹紧引流管
   E. 两人协助翻身时手的着力点分别在肩、腰、臀和膝部

5. 除哪种疾病外均可采用半坐卧位
   A. 心力衰竭　　　　　B. 盆腔术后　　　　　C. 腹部手术
   D. 颈部手术　　　　　E. 休克

A3/A4 题型

（6～9题共用题干）

患者王某，身高1.8 m，体重80 kg，因急性阑尾炎合并穿孔，急诊硬膜外麻醉下，行阑尾切除术，术后用平车送患者回病室。

6. 患者回病室后应采取何种体位
   A. 屈膝仰卧位　　　B. 去枕仰卧位　　　C. 中凹卧位
   D. 侧卧位　　　　　E. 仰卧位

7. 患者术后第二天早上8：00体温38℃，并诉伤口疼痛难忍，应采取的体位是
   A. 屈膝仰卧位　　　B. 头高足低位　　　C. 右侧卧位
   D. 半坐卧位　　　　E. 中凹卧位

8. 要达到患者体位稳定和舒适，正确的操作方法是
   A. 抬起床头30°～50°，膝下支架抬起15°
   B. 胸前放枕，支起上身，防后倾
   C. 背部放支托，防止向一侧倾倒
   D. 足下置软枕，防止身体下滑
   E. 抬高床头20°～30°

9. 若所置体位患者难以接受，应如何解释并进行健康指导
   A. 此体位可减少局部出血，利于愈合
   B. 此体位可防止炎症扩散和毒素吸收，可减轻疼痛
   C. 此体位有利于减少回心血量，促进血液循环

D. 此体位有利于扩大腹腔容量，防止炎症扩散
E. 此体位有利于降低腹压，利于伤口愈合

二、简答题

1. 为什么脊髓穿刺的患者要采取去枕仰卧位？
2. 盆腔手术后的患者应采取哪种卧位？为什么？

三、案例分析

男性患者，70岁。因支气管哮喘急性发作，极度呼吸困难，不能平卧，焦虑不安入院。作为值班护士，为了减轻患者的呼吸困难，应该为患者安置什么卧位？采取此卧位的目的是什么？如何安置此卧位？

（王旭春）

第六章 休息与活动

学习目标

1. 说出休息的概念及意义。
2. 陈述不同睡眠时相的主要特点和生理表现。
3. 叙述促进休息与睡眠的护理措施。
4. 准确评估患者的活动能力，在活动中采取恰当和有效的护理措施。
5. 正确指导患者进行适当活动。
6. 关爱和尊重患者，加强有效沟通，提高患者对促进休息与活动护理措施的依从性。

休息和活动是人类生存与发展的最基本的生理需要。人类通过适当的休息、活动来消除疲劳和释放压力，维持人体身心健康，使机体处于最佳的状态。当人体患病时，患者生理和心理状态的失衡和能量的消耗，使患者需要更多的休息，以增强机体的抵抗能力；与此同时，活动是人的基本需要，也对维持健康非常重要，如果缺乏活动，患者可能会面临许多新的身心问题。因此，护理人员应熟练掌握休息和活动的相关知识，在工作中发现并解决患者休息与活动方面存在的问题，为患者创造一个良好的休息环境，根据患者的具体情况，协助与指导患者进行适当的休息与活动，满足患者需要，预防并发症，促进患者早日康复。

第一节　休　息

案例 6-1

患者李某，女，52岁，因"卵巢囊肿"入院，医嘱：明日手术。护士夜间巡视时发现患者辗转反侧，难以入睡。在了解到患者是因担心手术而产生焦虑后，护士对其进行了针对性的解释与沟通，解决了患者的心理问题，使患者安然入睡。

问题与思考：
1. 休息对于该患者有何重要意义？
2. 影响该患者睡眠的因素是什么？
3. 促进有效睡眠的护理措施有哪些？

一、休息的概念和意义

要维持身体健康的最佳状况，休息至关重要，患者在患病期间充足的休息可以促进机体康复。休息与机体的舒适程度息息相关，身心的放松才能获得良好的休息，而充分的休息会使人感到精力充沛，精神振奋。

（一）休息的概念

休息（rest）是指在一段时间内相对地减少活动，使人从生理、心理上减轻或消除疲劳，恢复精力和体力的过程。"休息"代表着一种宁静、安详、无焦虑以及无拘无束的状态。休息并不是意味着不活动,只是从一种紧张的工作状态转为轻松、愉快的状态。因此,获得休息的方法因人而异。例如,一段时间的脑力活动后,听音乐、散步或看电视等也是一种休息。休息的各种形式中,睡眠是最重要、最常见的一种,它直接影响着休息的质量。

(二)休息的意义

1. 休息与健康的关系　充足的休息是维持人体健康,使其处于最佳生理和心理状态的必要条件。当人体过于疲劳、休息不足时,往往表现为生理上的疲乏,精神懒散,注意力下降,反应迟缓,工作效率低下,还可以表现为情绪不稳定、神经质或容易激动等,难以进行日常生活与工作。这些休息不足的现象,虽然不是很严重的问题,但会妨碍人们获得最佳健康状态,休息不足再加上外界不良因素的同时作用,人体很容易生病。

2. 休息与康复的关系　休息是促进康复的必要手段。住院的患者,因为病痛的困扰、生活和陌生环境的改变,容易出现生理与心理的一系列不适,从而影响休息。因此,护士必须为患者建立一个有益于休息的环境,促进休息。良好的休息有助于患者消除疲劳,缩短病程;提供充足的营养物质,使新陈代谢减慢,有利于组织修复和机体器官功能的恢复;提高治疗效果,促进机体康复。

二、休息的条件

要得到真正的休息,必须满足以下三个条件。

1. 充足的睡眠　获得休息最基本的先决条件是充足的睡眠。充足的睡眠可促进个体精力和体力的恢复,尤其在患者康复过程中,睡眠具有十分重要的作用。患者每日需要一定的睡眠时间,如果睡眠不足或睡眠质量不高,就会导致其身体和精神上的不适,出现紧张不安、烦躁易怒,伴随全身疲倦、注意力难以集中等,使患者不能得到良好的休息,进而产生种种不适的感觉。

2. 生理上的舒适　生理上的舒适是良好休息的前提。必须在休息前将身体的不舒适降到最低限度。如控制或减轻疼痛、满足患者清洁需要、安置舒适的体位、保持适宜的温湿度、减少噪声和异味刺激、睡眠时调节柔和的光线等。

3. 心理上的放松　要得到良好的休息,患者需要保持良好的心理和情绪,必须减少担忧和消除紧张。生病时,患者的心理和精神压力很大,思想上存在困扰很正常。护士应耐心与患者沟通,提供咨询,及时解答患者的问题并鼓励患者,促进其身心休息,有利于减轻焦虑。

三、睡眠

睡眠(sleep)是各种休息活动中最重要、最自然的方式,是维持生命活动所必需的。通过睡眠人们可以消除疲劳,更好地恢复精力和体力,从而以良好的觉醒状态投入学习、生活和工作中。在睡眠时机体生理功能发生了变化,如感觉功能减退、肌肉的反射和肌紧张减弱、血压下降、心率减慢、体温下降、代谢率降低等。日间机体所受的损伤、消耗和疲劳,都可以通过睡眠得到修复和补充,以恢复自然平衡的状态。因此,睡眠不仅可以维持人的健康,而且对促进机体康复有重要意义。

(一)睡眠的生理

过去人们认为睡眠是一种"均匀安静的状态",肌肉极度放松,对周围环境失去反应能力,与昏迷或麻醉状态相似。目前研究表明,虽然睡眠时人对周围环境的反应能力降低,但并未完全消失。人们在睡眠中对特殊刺激会产生选择性的知觉,例如熟睡的母亲可能被其婴儿的啼哭声惊醒,但却听不到电话铃声。

睡眠与觉醒是交替循环的生理过程,两者均为人类生存的必要条件。睡眠是一种周期发生的知觉的特殊状态，由不同的时相组成，对周围环境可相对地不做出反应。

1. 睡眠的发生机制　睡眠是由中枢神经系统内部发生的一个主动过程而形成的，目前认为睡眠中枢位于脑干尾端，该中枢发出的冲动向上传导，作用于大脑皮质（或称为上行抑制系统）使人睡眠，而位于脑干上端的网状结构上行激动系统控制觉醒，从而使睡眠与觉醒相互转化。

2. 睡眠的分期　对于睡眠的研究，主要是通过脑电图（EEG）、眼电图（EOG）、肌电图（EMG）的描记进行的，三者可分别记录睡眠时大脑皮质的电波活动、眼球的运动和肌肉的张力。研究发现，睡眠具有两种不同的时相。一是脑电波呈现同步化慢波的时相，称为慢波睡眠（slow wave sleep，SWS），又称为正相睡眠（orthodox sleep，OS）或非快速眼球运动睡眠（non-rapid eye movement sleep，NREM sleep）；二是脑电波呈现去同步化快波的时相，称为快波睡眠（fast wave sleep，FWS），又称为异相睡眠（paradoxical sleep，PS）或快速眼球运动睡眠（rapid eye movement sleep，REM sleep）。睡眠过程中两个时相互相交替。

（1）慢波睡眠：其特点是眼球运动较慢，全身肌肉松弛，但肌肉仍保持一定的紧张度，肌电图显示肌张力高于快波睡眠期，但比清醒时低。慢波睡眠中，机体的耗氧量下降，但脑的耗氧量不变。慢波睡眠可分为以下四期。

第一期：过渡期，是从清醒到入睡的过渡时期，是所有睡眠时相中睡眠最浅的一期。此期持续时间很短，为 0.5～7 min，很容易被外界响声或说话声惊醒，人们常常感到似乎还是醒着的状态。此期生理活动开始减缓，生命体征与新陈代谢开始变慢，全身肌肉开始松弛。脑电图显示低电压 α 节律，频率为 8～12 次/秒。

第二期：浅睡期，持续时间 10～20 min。此期睡眠逐渐加深，但仍易被唤醒。生理活动继续减缓，肌肉进一步放松，机体可有短暂的、片刻的思维活动。脑电图出现宽大的梭状波，频率为 14～16 次/秒。

第三期：熟睡期，持续时间 15～30 min。此期睡眠进一步加深，很难被唤醒，只有巨大的响声才能将其唤醒。肌肉十分松弛，体温、血压继续下降，心率、呼吸缓慢但节律规则。脑电图显示梭状波与 δ 波交替出现。

第四期：深睡期，持续时间约 10 min。此期极难被唤醒。全身松弛，无任何活动，体温和脉搏继续下降，呼吸缓慢、均匀。在这一期，腺垂体分泌大量的生长激素，其功能是促进蛋白质合成、减少蛋白质分解，可加速受损组织的愈合，有利于促进生长和体力的恢复，特别是对软骨组织和肌肉组织的生长尤为重要。梦游和遗尿多发生在此期。脑电图出现慢而高的 δ 波，频率为 1～2 次/秒。

（2）快波睡眠：其特点是眼球快速转动，脑电波活跃，与觉醒时很难区分。此期可有血压升高、心率加快、呼吸快且不规则等交感神经兴奋的表现。肌电图反应肌张力极低，是睡眠各期中最低的，并可伴有类似瘫痪时大肌肉所具有的那种不活动的状态，但可有间断的阵发性表现，如眼球快速转动、部分肢体抽动等。在快波睡眠时相中，躯干基本处于松弛状态，但体温、血流及脑的耗氧量均有所增加，血压、心率和心排血量也有所增加，常常接近清醒时的水平。快波睡眠与婴幼儿神经系统的发育成熟有关，且有利于精力的恢复，同时对保持精神和情绪上的平衡非常重要。另外，做梦是快波睡眠的特征之一，此阶段出现的梦境往往是生动并充满感情色彩的，可以舒缓精神压力，使人从记忆中消除忧虑的事情。

睡眠各期变化见表 6-1。

 考点提示

慢波睡眠第四期的生理意义。

表 6-1 睡眠各期变化

睡眠分期	临床表现	生理表现	脑电图
NREM 第一期	入睡过渡期，很容易被外界声响惊醒	全身肌肉松弛，呼吸均匀，脉搏减慢	低电压 a 节律，8～12 次/秒
NREM 第二期	进入睡眠，仍易惊醒	肌肉进一步松弛，心率、呼吸减慢，血压、体温下降	宽大的梭状波，14～16 次/秒
NREM 第三期	睡眠加深，需要巨大声响才能使之惊醒	肌肉十分松弛，血压、体温继续下降，心率、呼吸缓慢、规律	梭状波和δ波交替
NREM 第四期	沉睡期，很难被唤醒，可出现梦游和遗尿	全身松弛，心率、血压、体温继续下降，呼吸均匀、缓慢	慢而高的δ波，1～2 次/秒
REM 期	阵发性眼球快速运动，出现梦境，很难被唤醒	全身肌肉极度松弛，心率、血压、呼吸大幅度波动	去同步化快波

3. 睡眠的周期　睡眠时相是周期性发生的，按照一定的顺序重复出现（图 6-1）。每个睡眠周期持续 60～120 min，平均约为 90 min。成人每晚平均出现 4～6 个睡眠时相周期。

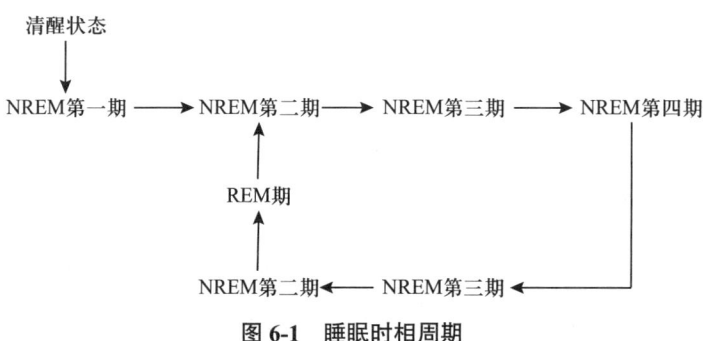

图 6-1　睡眠时相周期

在整个睡眠过程中，在睡眠时相周期的任一阶段醒来而重复入睡时，均需要从头开始依次经过各期。在睡眠周期中由于进出 REM 期睡眠都需要经过 NREM 第二期，因而此期被称为"入门时相"。

在每一睡眠周期中，每个时相所占的时间比例都是随着睡眠的进行而有所变化的。刚入睡时 NREM 期占睡眠周期的绝大部分时间，约为 90 min，REM 期不超过 30 min。进入深夜，REM 期可能会延长至 60 min，而 NREM 期所占的时间则会相应缩短。越接近睡眠后期，REM 持续时间越长。因此，大部分 NREM 睡眠常常发生在上半夜，REM 睡眠则多发生在下半夜。

（二）睡眠的影响因素

1. 环境因素　睡眠环境是决定个体能否顺利入睡并保持睡眠的很重要的因素之一。患者住院后原来的睡眠环境出现变化，加之医疗工作的频繁干扰而影响睡眠。

2. 生理因素

（1）年龄：年龄是影响睡眠需要量的重要因素。通常人类睡眠的需要量与其年龄成反比，年龄越小，所需的睡眠量越多，随着年龄的增长，睡眠需要量逐渐减少。

（2）昼夜节律：昼夜节律（circadian rhythm）是指人体根据内在的生物性规律，在 24 h 内规律地运行其活动，相当于一个人的生物时钟，每天 24 h 规律运转，形成一个人的日常生活节奏。如果人的睡眠不能与昼夜节律一致，就会导致睡眠质量下降，容易被惊醒，产生疲劳、焦虑及判断力、反应力降低等症状。

（3）内分泌变化：内分泌变化会影响睡眠。如妇女月经前期和月经期经常会出现嗜睡、疲乏；绝经期妇女因内分泌变化引起睡眠型态紊乱。

（4）疲劳：适度的疲劳有助于入睡，但过度的精力耗竭反而会使人难以入睡。

3. 病理因素　很多疾病都会影响患者的睡眠。生病时患者需要更多的睡眠时间，但是因为疾病造成的各种不适，如疼痛、心悸、呼吸困难、瘙痒、恶心、发热等，却会影响正常的睡眠。

4. 心理因素　这是目前失眠最难以治疗、也是最关键的原因。现代社会竞争激烈、工作压力大、人际关系紧张等，导致情绪低落、神情沮丧、心情压抑，从而出现睡眠障碍。住院患者由于对疾病的担忧、经济压力、角色转变等亦可影响其睡眠。

5. 其他因素

（1）食物因素：某些食物的摄入会影响睡眠状况。如肉类、乳制品和豆类中含有较多的L-色氨酸，这种物质能缩短入睡时间，促进入睡，被认为是一种天然的催眠剂。因此，睡前喝一杯热牛奶有助于睡眠不佳的患者入睡。咖啡、浓茶及可乐中含咖啡因，可使人兴奋，影响睡眠，故睡前4～5 h应限制摄入这类饮料。

（2）药物因素：某些药物会影响睡眠。如应用β受体阻滞剂可导致失眠、睡眠中断及噩梦等不良反应；应用利尿药会因夜尿增多而影响睡眠；长期服用安眠药能够在短时间内增加睡眠量，但可产生药物依赖，停药后睡眠障碍会更加严重。

（3）生活方式：工作紧张、忙碌，生活不规律，缺乏适当的运动和休息；生活环境单调乏味，缺少必要的刺激，会影响睡眠的质量。

（4）个人习惯：不少人睡前有个人的习惯，如洗热水澡、喝牛奶、阅读报纸、听音乐等，如果这些习惯被改变，则可能引发睡眠障碍。睡前不良习惯，如饥饿、过度进食、看恐怖电影或听恐怖故事等也会影响睡眠。

（三）睡眠障碍

睡眠障碍（sleep disorder）是指睡眠量及质的异常，包括影响入睡或保持正常睡眠能力的障碍，或在睡眠时出现某些临床症状，如睡眠减少或睡眠过多，以及异常的睡眠相关行为。常见的睡眠障碍有如下几种。

1. 失眠（insomnia）　失眠是睡眠障碍中最常见的一种。主要表现为入睡困难，睡眠中易醒、多梦及早醒，总的睡眠时数减少，醒后仍觉疲乏，并伴有多种不适症状，如头晕目眩、疲倦乏力、心悸气短、急躁易怒等。根据有无诱发因素，可将失眠分为原发性失眠（primary insomnia）和继发性失眠（secondary insomnia）。原发性失眠是一种慢性综合征，继发性失眠常因精神紧张、身体不适或环境改变等因素引起。大多数失眠常常是多种因素综合作用的结果。脑电图描记发现失眠患者在上半夜占优势的NREM第三、四期睡眠减少，即深睡眠减少。因此，失眠不仅是睡眠时相的减少，而且也有质的变化，即使入睡，醒后仍感疲乏无力、精力不济。

2. 睡眠过度（hypersomnia）　睡眠过度突出的表现是睡眠过多，可持续几小时甚至几天，对睡眠的需求难以控制，睡眠中难以被唤醒。对睡眠过度患者的脑电图研究表明，睡眠者虽然总的睡眠时间延长，但睡眠时相的周期进展和每一时相所占的比例均在正常范围内。睡眠过多见于脑血管等脑部疾病和心理失调的患者，如严重的抑郁症、焦虑症，患者通过睡眠来逃避现实生活的压力。

3. 发作性睡眠（narcolepsy）　发作性睡眠是一种特殊的睡眠失调，较为少见。主要表现为以日间难以控制的睡眠发作、睡眠瘫痪及睡眠幻觉为主要特征的慢性神经系统疾病。其特点是控制不住的短时间的嗜睡。一天可发作数次或数十次不等，持续时间一般在10 min左右。发作性睡眠最危险的并发症是猝倒。当患者情绪出现急剧变化时，如过度的兴奋和悲伤，约有70%的发作性睡眠患者会出现该现象，导致严重的跌伤。约有25%的患者在发作时有生动的、充满色彩的幻听和幻觉。发作过后，患者感到精力恢复。目前认为发作性睡眠属于异相睡眠失调。

4. 睡眠呼吸暂停（sleep apnea） 睡眠呼吸暂停是一种在睡眠期间发生自我抑制、没有呼吸的现象。主要表现为一组以睡眠中呼吸反复停顿为特征的综合征，每次停顿 10 s 以上，每小时停顿超过 20 次，时醒时睡，并伴有动脉血氧饱和度降低、低氧血症、高血压及肺动脉高压。可分为中枢性呼吸暂停和阻塞性呼吸暂停两种类型。中枢性呼吸暂停是由于中枢神经系统功能障碍造成的，见于颅脑损伤、药物中毒等；阻塞性呼吸暂停则出现在严重、频繁、用力打鼾或喘息之后，由上呼吸道阻塞疾病引起。肥胖者脂肪堆积在咽部，舌根部阻塞气道可引起该症。

5. 其他 梦游症是一种睡眠失调，多见于儿童或青少年，可能与中枢神经系统发育迟缓有关，常发生于慢波睡眠的第三、四期。梦游发生时，患者可下床活动，甚至完成一些复杂的动作，然后继续上床睡觉，醒后对梦游过程不能回忆。

遗尿指 5 岁以上的儿童仍不能控制排尿，在日间或夜间反复出现不自主排尿。与遗传、睡眠机制障碍、控制排尿的中枢神经系统发育迟缓等因素有关。睡前饮水过多或过度兴奋也可诱发遗尿。

四、促进休息与睡眠的护理措施

住院患者由于医院的环境、原有的生活习惯、生活方式等发生改变，以及疾病的原因，会出现许多痛苦与不适，产生焦虑不安从而导致失眠。因此，护理人员应采取各种护理措施，保证患者获得充足的休息与睡眠。

（一）创造良好的休息环境

为患者创造安全、舒适、安静、整洁的休息环境。调整病室的温度、湿度、光线、音响在适宜的范围，避免不良刺激；床单元应整洁、舒适，棉被薄厚适宜，枕头的高度合适；保证患者的个人空间，病室不应过于拥挤；合理安排护理措施，避免在患者休息时进行过多干扰，夜间巡视病房时做到说话轻、走路轻、关门轻、操作轻；及时清除患者的排泄物，保持病室清洁，避免异味。

（二）尊重患者的睡前习惯

满足患者的睡眠习惯和身心需要是帮助患者尽快入睡的重要前提。护理人员应尊重患者的睡前习惯，尽可能满足其要求，如泡脚、阅读或喝热饮等；协助患者做好晚间护理，如洗漱、排便、整理床单位等，有效促进其睡眠。

（三）减轻生理上的不适

对症处理患者生理上的不适，如疼痛的患者遵医嘱使用止痛剂；协助患者采取舒适的体位；睡前帮助患者处理个人卫生问题；避免衣物对患者身体的刺激和束缚；注意检查患者身体各部位引流管、伤口、敷料等情况，并及时给予处理。

（四）加强心理护理

住院患者心理压力非常大，对住院环境陌生，离开亲人的孤独寂寞感，以及患病后产生的焦虑、紧张、恐惧和孤独等，都会严重影响睡眠。护理人员要多与患者沟通，关心、体贴患者，与之建立良好的信任关系。耐心倾听患者的主诉，有针对性地设法解决患者的心理问题，使患者身心放松，增强患者的自信心，从而提高其休息与睡眠质量。

（五）合理使用药物

对失眠的患者，可以根据患者情况遵医嘱给予安眠药物。但在给予药物的同时，一定要注意观察患者每日所服药物是否有引起睡眠障碍的副作用。因此，护士必须掌握安眠药物的使用原则，且对其性能及其对睡眠的影响有全面了解，并进行用药后的监测，如有问题及时报告医生予以处理。使用安眠药物的原则是当所有促进睡眠的方法无效时才考虑使用，用药时间要尽可能短，否则会干扰睡眠的周期。

(六）睡眠障碍的护理

1. **失眠** 通过护理评估，找出失眠的原因，采取有针对性的措施促进睡眠，必要时给予镇静催眠的药物，注意防止发生药物依赖性和抗药性，避免长时间连续用药，可结合其他促进睡眠的措施，有利于帮助患者建立良好的睡眠型态。

2. **睡眠过度** 除药物治疗外，应指导患者控制饮食，减轻体重，调节心情，限制睡眠时间，调节睡眠习惯。

3. **发作性睡眠** 对发作性睡眠的患者，应选用药物治疗，指导患者注意自我防护，观察发病前兆，预防外伤。告诫患者禁止从事高空、驾驶及水上作业的工作，以免发生危险。

4. **睡眠性呼吸暂停** 应指导其采取正确的睡眠姿势，以保持呼吸道通畅，且应加强夜间巡视，有利于及时消除呼吸道阻塞症状。

5. **其他护理** 对于梦游的患者，应注意加强防护，防止意外或损伤的发生；对于遗尿的患者，晚间应限制其饮水，并在寝前督促其排尿。

五、健康教育

首先使患者意识到充足的睡眠与休息是人体健康与康复的前提条件，然后与患者共同探讨促进睡眠与休息的有效方法。帮助患者养成良好的睡眠习惯，建立有规律的日常生活方式，避免影响睡眠的不良因素，如不饮浓茶、咖啡、不过度饮水等。白天睡眠不可过多，晚间睡前可进行适量的松弛训练，使身心放松，促进睡眠。

六、评价

1. 患者睡眠有所改善，感觉精力充沛。
2. 患者学会解除自身睡眠不良的方法。
3. 护患沟通良好，患者乐意接受。

知识链接

失眠的音乐疗法

音乐疗法是利用音乐来调节人的精神、促进疾病痊愈的一种辅助治疗手段，也是一种心理疗法的范畴。具体方法是每天可进行 2～3 次，每次听 3～4 个小曲目。为了取得更好的疗效，每晚睡前 1～2 h 内最好听一次，因为这时接近正常睡眠时间，听音乐后会感觉轻盈、舒畅，进而安详地进入睡眠。音乐处方根据具体情况选择，如心情忧郁引起的失眠，可欣赏轻松、欢快的乐曲，如《花好月圆》；如对生活感到沮丧、丧失信心的失眠，则欣赏流畅、积极，对生活充满信心的乐曲，如《狂欢》；因精神紧张、抑郁而失眠的，可欣赏镇定安神、促进睡眠的乐曲，如海顿的《小夜曲》等。

第二节 活 动

案例 6-2

患者男，30 岁，打篮球时不慎摔倒，致左侧股骨颈骨折，内固定术后第 4 天，生命体征平稳，无其他不适。

问题与思考:
1. 该患者目前的状况对机体的主要影响有哪些?
2. 如果你是责任护士,该如何指导患者进行功能锻炼?

一、活动的意义

活动是个体保持身心健康的最基本条件。凡是具有生命的生物体均需要活动,且具有与生俱来的活动能力。活动能力对于人的生存发展起着非常重要的作用。人们通过饮水、进食、排泄等活动来满足基本的生理需要;通过学习和工作来满足自我实现的需要;通过身体活动来维持机体各系统的正常功能;通过思维活动维持个人意识和智力发展。人体通过适量的活动,可以保持良好的肌肉张力,促进身体各部位的弹性,增进全身活动的协调性;同时可以促进消化,增进睡眠,控制体重,缓解一些压力。因此,人体通过适当的活动,会自觉身体强壮并能较好地适应体内、外环境因素的变化,维持身体的健康。

人患病后,正常的活动受到限制或活动能力丧失,往往会影响机体各系统的功能和患者的心理状况。因此,护理人员除了要帮助患者很好地休息之外,还需结合患者病情,从满足患者身心发展需要及机体康复的角度来协助患者进行适当活动,以预防并发症的发生,促进康复。

二、活动受限的原因

活动受限(immobility)指身体的活动能力或任何一部位的活动由于某些原因而受到限制。机体因疾病或先天性异常影响骨骼、关节、肌肉等运动系统时,均会影响正常活动功能,而致活动受限。常见活动受限的原因包括生理及心理两方面因素。

(一)生理因素

1. 疼痛 剧烈疼痛往往会限制患者相应部位的活动,或限制相应关节的活动范围。如胸腹部手术后患者,因伤口疼痛,不愿进行咳嗽、深呼吸等活动。
2. 神经肌肉系统受损 可造成暂时或永久的运动功能障碍。如脑血管意外所致的瘫痪、重症肌无力等造成活动受限,甚至导致运动障碍。
3. 损伤 肌肉、骨骼、关节的损伤,往往会直接导致受伤肢体活动受限。如扭伤、挫伤、骨折等。
4. 残障 肢体的先天性畸形或其他问题,均可造成机体活动受限。如先天性多指畸形、先天性胫骨缺如等。
5. 营养失衡 某些疾病所致的严重营养不良或极度肥胖,也会引起活动受限。
6. 医护措施的限制 为治疗某些疾病而采取的医护措施,会限制患者的活动。如对于意识不清的患者,为防止其躁动而出现坠床意外,需对其加以约束;还可采取骨折固定或牵引部位限制活动,以促进骨折的愈合;对于某些严重疾病,如心肺疾病引起的供氧不足,为了减轻心肺负担而减少活动。

(二)心理因素

情绪会影响人的自由活动能力,压力过大、极度忧郁等可引起情绪波动而影响其活动。如悲伤、沮丧、烦闷时,不愿与人交往,活动减少。

三、活动受限对机体的影响

机体活动量的改变,特别是活动受限,对身心都会产生影响。

(一)对皮肤的影响

长期卧床患者,因身体局部皮肤长期受压,血液循环障碍,可能会出现皮肤压力性损伤。

(二)对运动系统的影响

人体骨骼、肌肉、关节组织长期不活动,会导致腰背痛、骨质疏松、关节僵硬或挛缩变形等,严重的会导致运动系统功能的丧失。

(三)对心血管系统的影响

活动受限会造成直立性低血压和深静脉血栓。直立性低血压是因长期卧床使全身肌肉张力和神经血管反射降低,影响血液回流。当人体直立时,血管无法适应神经血管的反射,仍处于扩张状态,以致血液滞留在下肢,而造成血压突然下降,脑部供血不足,患者出现虚弱、眩晕、眼花甚至晕厥等低血压症状。

深静脉血栓也是长期卧床所致的心血管系统另一个合并症。机体活动受限的时间越长,发生深静脉血栓的危险性越高。特别是肥胖、脱水、贫血及休克的卧床患者发生概率更高。长期卧床的患者由于姿势不良或关节处于非功能位,可出现静脉血液循环障碍,从而导致血管内膜的受损、血液黏滞度增加、血流速度减慢,若这三个因素同时存在,就会形成血栓。血栓形成的主要危险在于可致肺栓塞。如果血栓脱落栓塞于肺内较小的血管处,则肺部的损伤较小;若栓塞于较大的血管处,则可导致严重的肺部损伤甚至死亡。

(四)对呼吸系统的影响

长期卧床的患者活动减少,导致呼吸系统的两大合并症是坠积性肺炎和二氧化碳潴留。原因是患者长期卧床,胸部扩张受限,使有效通气减少。此外,长期卧床还会使患者呼吸道内分泌物排出困难,造成分泌物堆积,干扰气道内纤毛排除异物的功能。患者由于虚弱,无足够的力量将黏液咳出,易导致坠积性肺炎。肺部的有效通气减少再加上分泌物的蓄积,可干扰氧气的正常交换,导致二氧化碳潴留。若缺氧状态得不到及时纠正,会出现呼吸性酸中毒,最后导致心、肺功能衰竭。

(五)对消化系统的影响

主要引起患者食欲缺乏和便秘。由于活动量的减少和疾病的消耗,患者往往出现厌食,同时蛋白质等营养物质的大量消耗,导致负氮平衡,长期存在则会出现严重的营养不良。由于厌食,所摄入的纤维素和水分减少,患病后胃肠道的蠕动减慢,患者常常会出现便秘。有的患者不习惯在床上排便,并且全身肌肉无力,可加重便秘和食欲下降。严重便秘会导致粪便嵌塞,使排便更加困难。

(六)对泌尿系统的影响

长期卧床的患者,可出现排尿困难、尿潴留、泌尿道结石和感染等。正常情况下,处于站姿或坐姿时,会使会阴部肌肉放松,同时肌肉下压刺激排尿。由于卧床时,排尿姿势改变,出现排尿困难。若长期排尿困难,膀胱过度膨胀,造成逼尿肌过度伸展,机体对膀胱胀满的感觉性减弱,会导致尿液潴留。由于机体活动量减少,尿液中的钙磷浓度增加,因同时伴有尿液潴留,进而可形成泌尿道结石。另外,由于尿液潴留,尿液对泌尿道的冲洗作用减弱,大量细菌繁殖,致病菌可由尿道口进入,上行至膀胱、输尿管和肾,造成泌尿系统感染。若是长期留置尿管或外阴部卫生状况差,更容易增加感染的概率。

(七)对社会心理方面的影响

长期卧床患者常常会出现焦虑、恐惧、失眠、自尊等心理改变。卧床患者脱离了正常工作和原有的生活状况,担心家庭、工作和经济收入等,因而会出现一些心理方面的问题。另外,有些制动患者更容易出现情绪波动,甚至会在行为上处于敌对好斗的状态,另一些人变得胆怯畏缩,还会出现定向力障碍,不能辨别时间和地点。由于疾病的影响,有的人还会出现永久性功能障碍,最终导致退缩、压抑、自闭等。

四、患者活动能力的评估

因受疾病的影响,患者常会有活动受限或活动量减少的情况。在进行活动指导前,应对患者自身情况进行全面、系统的评估,收集资料,科学指导患者活动。评估时应从以下几方面考虑。

(一)患者的一般资料

首先,应考虑患者的年龄。年龄是决定机体所需要及所能耐受活动程度的重要因素之一。不同的年龄段,活动能力的发展具有不同的特点。如婴儿期活动以学习爬、坐、走及双手握力为主;幼儿期以跑、跳跃等活动为主;青少年期精力旺盛,大多选择户外活动及剧烈的身体运动;成年期生理及心理已经发育成熟,常会选择户外散步、慢跑等运动;老年期因身体逐渐老化,其身体活动和社会活动能力均减少。其次,应考虑患者性别。由于生长发育及体力的差异,运动方式大多男女有别,通常女性所做运动不如男性剧烈。此外,生理因素、心理因素、环境因素和社会因素等均会影响活动。

(二)心肺功能状态

活动会增加机体对氧的需求量,给呼吸系统带来压力,如肺部有感染或其他疾病时,则不适宜大量活动。此外,活动会增加心脏负担,不恰当的运动会使得原有的心脏疾病加重,甚至导致心搏骤停。活动还会使血压上升,因此活动前应测量血压,如有异常,应对活动的方式及活动量予以调整。

(三)骨骼肌肉状态

骨骼肌肉的状态可以通过肌力和肌张力来评估和判断。机体若要完成日常的各种活动,应具有良好的肌力。肌张力正常的情况下,触摸肌肉有坚实感。当肌张力减弱时,触诊肌肉松软,被动运动时阻力减退,关节运动范围扩大;肌张力增高时则相反。可以通过机体收缩特定肌肉群的能力来评估和判断肌力。检查时,嘱被检查者做肢体关节部分的伸展动作,并从反方向测试被检查者对抗阻力的力量。肌力程度一般分为以下 6 级。

0 级　完全瘫痪、肌力完全丧失;
1 级　可见肌肉轻微收缩,但无肢体运动;
2 级　肢体可移动位置,但不能抬起;
3 级　肢体能抬离床面,但不能对抗阻力;
4 级　能做对抗阻力的运动,但肌力减弱;
5 级　肌力正常。

(四)关节功能状况

机体的正常活动必须依靠良好的关节功能。对于关节功能状况的评估,是通过主动运动和被动运动,观察关节的活动范围有无受限和受限程度,是否有关节僵硬、变形,活动时关节有无声响或疼痛不适。主动运动是让患者自己移动每个关节,做关节的屈伸、收展等活动。被动运动是由护理人员协助移动患者的每个关节。

(五)机体活动能力

通过对患者日常活动情况的评估来判断其活动能力。如观察其行走、穿衣、梳头、洗漱等,对其完成情况进行综合评价。一般机体的活动功能可分为以下 5 度。

0 度　完全能独立,可自由活动;
1 度　需要使用设备或器械(如拐杖、轮椅);
2 度　需要他人的帮助、监护和教育;
3 度　既需要有人帮助,也需要设备和器械;
4 度　完全不能独立,不能参加活动。

(六)患者目前的病情

患者目前的患病情况,对评估其活动能力具有重要意义。如为截瘫、昏迷、骨折、大手术后的患者,只能卧床,活动几乎完全受限;如为慢性疾病或其他较轻的疾病,则对活动的影响较小。疾病的性质和严重程度可限制机体的活动,评估疾病的程度有助于合理安排患者的活动量。此外,在评估活动情况时,还应考虑患者的治疗需要。如骨折患者,要求患肢制动,这就要求医护人员在制订活动计划时应考虑其治疗的需要,恰当地制订护理措施。

(七)心理状态

心理状态对活动的完成具有重要意义。评估患者目前的心理状态、对活动的态度和兴趣、对疾病恢复的信心等。如果患者心情开朗,能正确认识活动的目的和意义,对治疗疾病充满信心,则能很好地完成各类活动,达到恢复功能和健康的目的;反之,若患者心情压抑,对活动缺乏热情甚至恐惧,则会影响其活动量。

五、对患者活动的指导

根据患者的活动能力,可分为主动运动和被动运动。对于可离床活动的患者,可选用主动运动的方式,采用徒手方式或利用简单的器械完成;对于躯体活动受限的患者,在活动中可采用被动运动的方式,并鼓励患者尽力配合,使关节和肌肉得到最大范围的锻炼。

(一)选择合适卧位

根据患者的病情,选择合适的卧位。患者卧床时,体位应舒适、安全,尽可能全身放松,以减少肌肉和关节紧张。对于无力自行翻身取被动卧位的患者,要加强护理,安置患者于舒适体位,并定时翻身、活动和对受压部位皮肤进行减压,防止皮肤压力性损伤的形成。

(二)保持功能位置

保持脊柱的正常生理弯曲和各关节的功能位置,对于维持其正常生理功能具有非常重要的作用。脊柱对行走、跑跳时产生的震动具有缓冲作用,并对脊髓和脑组织起着重要的保护作用。长期卧床患者,如果床板不平、褥垫过薄而又缺少活动,脊柱就会因长期受压而损伤变形,失去弹性和正常的缓冲功能。因此,卧床患者应注意在颈部和腰部以软枕支托,如病情许可,应经常变换体位,练习脊柱活动,以保持肌肉和关节的功能。各关节应尽量保持在最佳功能位,防止关节畸形和功能丧失。

(三)维持关节活动范围

关节活动范围(range of motion,ROM)是指关节运动时可达到的最大弧度。关节活动范围练习(range of motion exercise),简称 ROM 练习,是用以维持和恢复关节活动范围的练习。ROM 练习是维持关节可动性、防止关节挛缩和粘连形成、恢复和改善关节功能的有效的锻炼方法。

1. **关节活动范围练习的分类** ROM 练习可分为主动性 ROM 练习和被动性 ROM 练习。

(1)主动性 ROM 练习:是指患者可以独立开始并完成关节活动范围的练习。躯体可移动的患者可采用主动性练习。

(2)被动性 ROM 练习:是指完全依靠他人才能开始并完成关节活动范围的练习。卧床患者则需要由护理人员协助完成,采用被动性 ROM 练习。对于活动受限的患者应尽快开始练习,开始可由医务人员完全协助或部分协助完成,最终达到患者能独立完成的目的。一般被动性 ROM 练习可在为患者进行清洁卫生护理、翻身和变换卧位时来完成,这样既节省时间,又可随时观察患者的病情变化。每日应做 2~3 次 ROM 练习。

2. **被动性 ROM 练习的操作要点**

(1)嘱患者采取自然放松的姿势,面向操作者,并尽量靠近操作者。

（2）依次对患者颈、肩、肘、腕、手指、腰、髋、膝关节、踝关节、趾关节做外展、内收、伸展、屈曲、内旋、外旋等关节活动范围练习（图6-2，图6-3）。

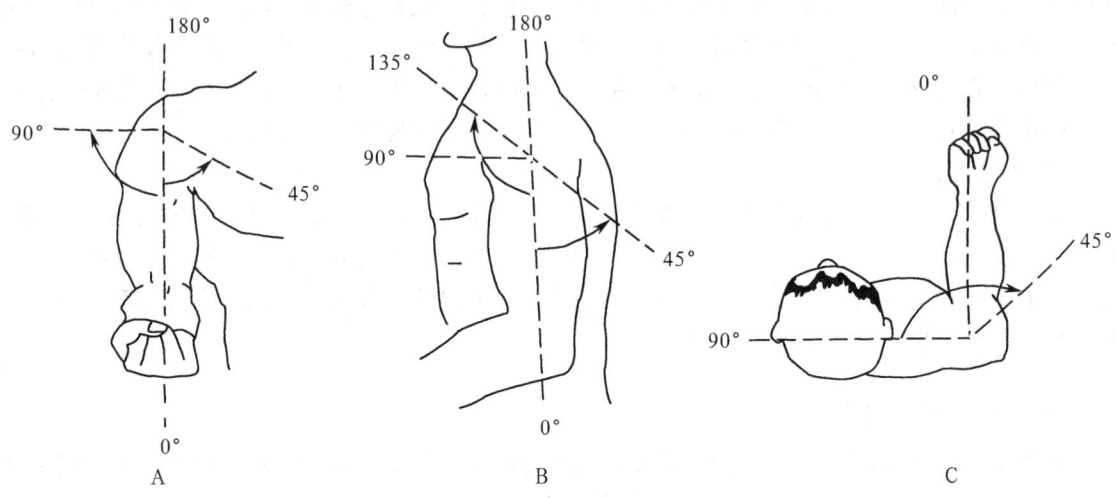

图6-2 肩关节的活动范围
A.外展内收　B.前屈后伸　C.内旋外旋

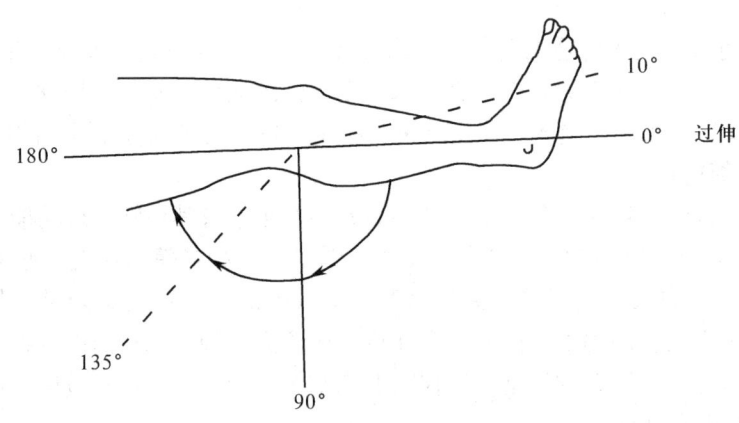

图6-3 膝关节的活动范围

（3）每个关节每次有节律地做5～10次完整的ROM练习。各关节的活动形式和范围参见表6-2。

表6-2 各关节的活动形式和范围

部位	屈曲	伸展	过伸	外展	内收	内旋	外旋
脊柱	颈段前屈35° 腰段前屈45°	后伸35° 后伸20°			左右侧屈30°		
肩部	前屈135°	后伸45°		90°	左右侧屈30°	135°	45°
肘	150°	0°	5°～10°	45°			
前臂						旋前80°	旋后100°
腕	掌屈80°	背伸70°		桡侧偏屈50°	尺侧偏屈35°		
手	掌指关节90° 近侧指间关节120° 远侧指间关节60°～80°			拇指屈曲50°		过伸45° 屈曲80° 外展70°	

续表

部位	屈曲	伸展	过伸	外展	内收	内旋	外旋
髋	150°	0°	15°	45°		40°	60°
膝	135°	0°	10°		30°		
踝	背屈 25°	跖屈 45°					

注：①外展：远离身体中心；②内收：移向身体中心；③屈曲：关节弯曲或头向前弯曲；④伸展：关节伸直或头向后仰；⑤内旋：旋向中心；⑥外旋：自中心向外旋转。

（4）比较两侧关节活动的情况，指导患者利用健侧肢体帮助患侧肢体运动。

（5）运动结束后，测量生命体征，记录患者每日练习的次数。

关节活动范围练习操作中要注意：①关节前后应予以支托，活动关节时，手应呈环状或支架以支撑关节远端肢体（图6-4）；②动作要缓慢柔和，有力度，有节律，关节活动度逐渐增大，当活动到最大幅度时宜做短暂维持；③每个患者关节运动的范围不尽相同，应依其反应来完成运动，当患者出现疼痛、疲劳、痉挛或抵抗反应时，应停止操作；④操作中注意观察关节活动情况和患者反应；⑤操作中正确运用人体力学的原理，以减少疲劳；⑥对于急性关节炎、骨折、肌腱断裂、关节脱位等患者进行ROM练习时，应在医生指导下完成，避免加重损伤。若为心脏病患者，应尤其注意有无胸痛，因剧烈运动可诱发心脏病发作。

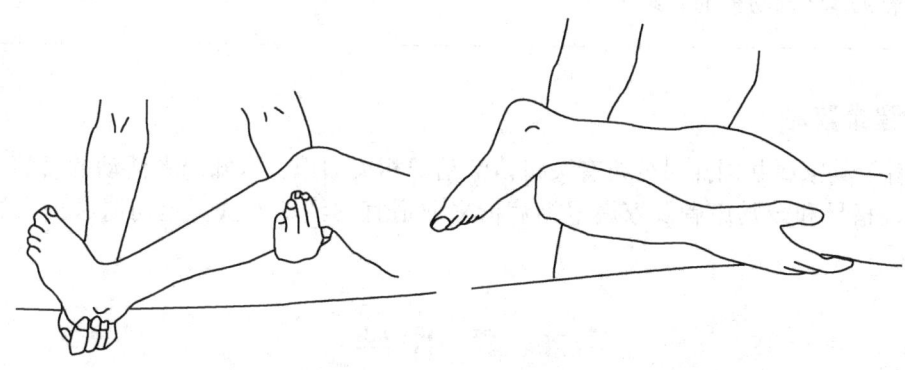

图6-4　手呈环状或支架托住腿部

（四）进行肌力训练

肌肉收缩有等长收缩和等张收缩两种形式，因此，肌肉训练的方式主要分为等长练习和等张练习两大类。

1. 等长练习（isometric exercise）　等长练习时，增加肌肉的张力而不改变肌肉的长度，即肌纤维不缩短，不伴有明显的关节运动，故又称为静力练习。例如膝关节完全伸直定位后，做股四头肌的收缩松弛运动，即为等长练习。等长练习常用于加强患者肌肉的力量，促进静脉回流，却不能改善关节的活动。等长练习的优点是不引起明显的关节运动，可在肢体被固定时早期应用，或在关节内损伤、积液、某些炎症存在的情况下应用，以预防肌肉萎缩。

2. 等张练习（isotonic exercise）　等张练习是指对抗一定的负荷进行关节的活动锻炼，同时也可锻炼肌肉收缩，肌纤维缩短。因伴有大幅度关节运动，又称为动力练习。此运动可增加肌肉力量，并促进关节功能。等张练习的优点是动态运动，比较符合大多数日常活动的肌肉运动方式，同时有利于改善肌肉的神经控制。

3. 进行肌力训练的注意事项

（1）根据肌力练习的基本原则，掌握运动量及频度，使每次练习达到肌肉适度疲劳，每次练习后有适当间歇使肌肉充分复原，一般每日或隔日练习一次，训练时可根据情况适当调整训练计划。

（2）肌肉练习效果与练习者的主观努力密切相关，须使患者充分理解、合作并使其掌握练习要领。要经常进行鼓励，及时展示练习效果以增强其信心。

（3）肌力练习不应出现明显疼痛。疼痛常为损伤信号，可增加患者的不适，妨碍肌肉收缩，无法达到预期的练习效果。

（4）强力肌力练习前后应做准备及放松运动，避免出现肌肉损伤。

（5）注意肌肉等长收缩引起的升压反应及增加心血管负荷的作用。有轻度高血压、冠心病或其他心血管病变时慎用肌力练习，有较严重心血管病变者忌做肌力练习。

六、评价

1. 评价患者对活动的反应及耐受性。
2. 评价有无关节僵硬、疼痛、痉挛等不良反应。
3. 定期总结，适当调整下一步 ROM 练习及肌力练习的计划。

> **考点提示**
>
> 1. 患者肌力的分级评估。
> 2. 患者机体活动功能的分级。

七、健康教育

与患者及其家属共同探讨分析有关机体活动的相关知识，告知患者活动的目的、方法和注意事项，指导和鼓励患者及家属根据病情采取适宜的活动方法。定期请医护人员复查和指导。

本 章 小 结

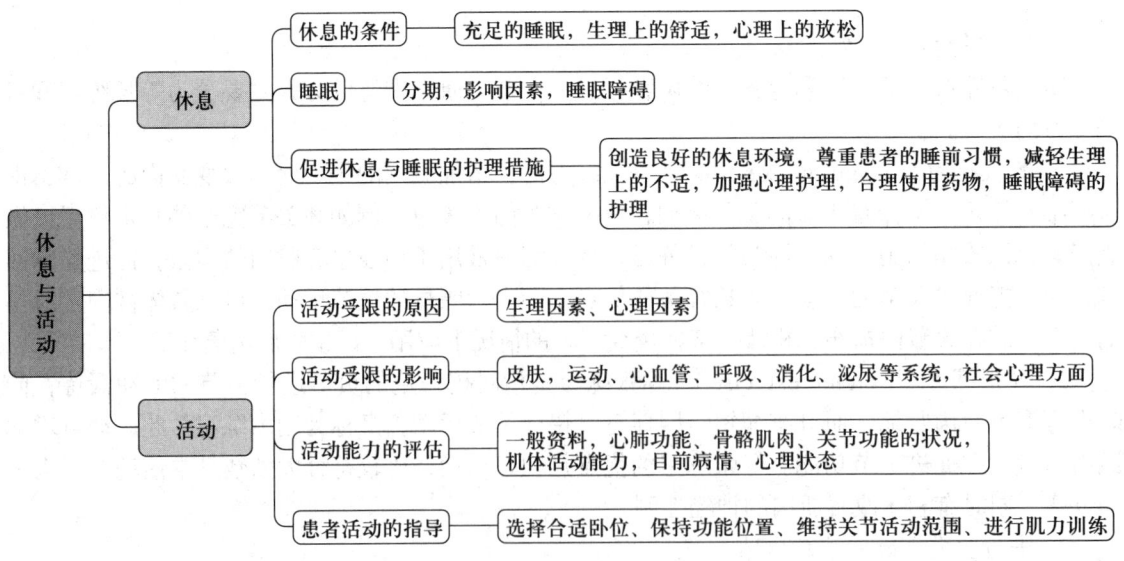

自 测 题

一、选择题

A1/A2 型题

1. 不舒适的最严重表现形式是
   A. 烦躁不安　　　　　B. 紧张　　　　　　　C. 疼痛
   D. 不能入睡　　　　　E. 身体无力

2. 解决患者的不舒适，首先应
   A. 建立良好的护患关系　　　　　　B. 找出不舒适的原因
   C. 采取有效的措施　　　　　　　　D. 保持病室安静
   E. 劝患者卧床休息

3. 下列关于睡眠时相的描述，正确的是
   A. 成人进入睡眠后，首先是快波睡眠
   B. 越接近睡眠的后期，慢波睡眠的持续时间越长
   C. 两种睡眠时相均可直接转为觉醒状态
   D. 在觉醒状态下可以进入快波睡眠
   E. 慢波睡眠又称为异相睡眠

4. 下列有利于体力恢复的时期是
   A. 慢波睡眠第一期　　　B. 慢波睡眠第二期　　　C. 慢波睡眠第三期
   D. 慢波睡眠第四期　　　E. 快波睡眠期

5. 下列关于快波睡眠的描述，正确的是
   A. 与慢波睡眠相比，快波睡眠期易于唤醒
   B. 脑耗氧量及脑血流量降低
   C. 生长激素分泌增多
   D. 快波睡眠期不会发生做梦
   E. 快波睡眠时脑电图与觉醒时极为相似

6. 下列关于肌肉等长练习的描述，正确的是
   A. 等长练习又称为动力练习
   B. 可以对抗一定的负荷做关节的活动锻炼，同时也锻炼肌肉收缩
   C. 优点是有利于改善肌肉的神经控制
   D. 固定膝关节的股四头肌锻炼属于等长练习
   E. 可遵循大负荷、少重复次数、快速引起疲劳的原则进行

7. 下列关于肌肉等张练习的描述，正确的是
   A. 可增加肌肉张力而不改变肌肉长度
   B. 又称为静力练习
   C. 有关节角度的特异性，只对增强关节处于该角度时的肌力有效
   D. 可在关节内损伤、积液、炎症时应用
   E. 优点是有利于改善肌肉的神经控制

8. 患者李某，女，60岁，因心力衰竭入院，平素睡眠状况良好，入院2天后主诉入睡困难，易醒，多梦。经询问得知，夜间病房温度较低，有时不熄灯，开门次数多，声音较大。患

者因担心说出这些会影响医务人员对自己的态度,进而影响治疗与护理,一直忍着。下列促进其睡眠的措施不合适的是

　　A. 调节病室温、湿度适宜

　　B. 进行各项操作和夜间巡视病房时,要做到"四轻"

　　C. 多与患者沟通,与患者建立良好的信任关系

　　D. 调节适宜的光线

　　E. 为便于夜间操作,应开灯

9. 患者王某,25岁,因外伤致右股骨干骨折,医生给予石膏固定后嘱其卧床休息。为防止其右大腿肌肉萎缩,为患者制订了康复计划。下列锻炼措施中不正确的是

　　A. 选择合适的卧位,并定时翻身、活动或按摩受压部位,防止压力性损伤发生

　　B. 保持脊柱的正常生理弯曲

　　C. 进行肌力训练,可协助患者做肌肉等长练习

　　D. 进行肌力训练,可协助患者做肌肉等张练习

　　E. 保持各关节的功能位置

A3/A4 型题

(10~12题共用题干)

患者王某,51岁,其丈夫于半年前因病去世。患者主诉入睡困难,易醒,多梦。此情况已持续3个月,同时伴有头晕、心悸、乏力、易怒、注意力不集中等症状,工作效率明显下降。

10. 该患者可能发生了什么问题

　　A. 节律移位　　　　B. 睡眠剥夺　　　　C. 失眠

　　D. 睡眠中断　　　　E. 诱发补偿

11. 导致患者出现此问题的主要因素是

　　A. 躯体因素　　　　B. 环境因素　　　　C. 药物因素

　　D. 疾病因素　　　　E. 精神因素

12. 针对此患者,以下护理措施最恰当的是

　　A. 创造良好的睡眠环境　　B. 建立良好的睡眠习惯　　C. 减轻心理压力

　　D. 保持身体舒适　　　　　E. 合理安排作息时间

二、简答题

1. 要得到良好的休息,必须满足哪三个条件?
2. 简述睡眠周期各期的临床表现。

三、案例分析

患者章某,女性,55岁,在家拖地时不慎滑倒,致右侧股骨颈骨折,进行了内固定术。目前患者生命体征平稳,能独立使用拐杖行走。

请问:1. 该患者活动能力属于几度?

　　　2. 进行肌力训练时,应注意哪些方面?

(罗婷婷　罗仕蓉)

第七章 患者的清洁护理

学习目标

1. 归纳患者清洁护理的内容和方法。
2. 解释各项清洁护理的目的。
3. 熟记各项清洁护理的操作要点及注意事项。
4. 陈述压力性损伤发生的原因、预防措施、各期的临床表现及护理措施。
5. 能熟练完成口腔护理、有人床更换床单、床上梳发、床上洗发、床上擦浴及背部按摩的操作。
6. 能运用压力性损伤知识对患者进行压力性损伤风险评估并指导患者及家属有效预防压力性损伤的发生。
7. 说出晨晚间护理的目的、内容和方法。
8. 具有严谨的工作态度,语言亲切、态度和蔼,注重人文关怀,保证患者舒适与安全。

清洁是人类最基本的生理需要之一,通过清洁可清除身体表面污垢及微生物,防止病原微生物繁殖,亦可促进血液循环,使人感到舒适、愉快,有利于身心健康,同时,可使人保持良好的自我形象,增强自尊与自信。

机体健康时能满足自身清洁的需求,但当个体患病时,自我照顾能力出现不同程度的下降,无法满足自身清洁的需要,对患者身心都会产生一定的不良影响。因此,做好患者的清洁护理是护理人员的重要职责之一。护理人员应熟练掌握各项清洁护理技术,根据患者的病情,对其清洁状况、清洁习惯、清洁能力进行评估,与患者共同探讨、制订合理、安全、有效的清洁计划,并指导或协助患者做好口腔、头发及皮肤护理,保持患者的清洁卫生,维持其良好的自我形象和自尊,促进其身心舒适,预防感染及并发症的发生,促进疾病早日康复,同时,使患者产生安全感和信任感,进而建立良好的护患关系。

第一节 口腔护理

案例7-1

患者男性,91岁,慢性阻塞性肺气肿11年,近日因受凉引发肺炎而入院,持续高热。护士在为其做晨间护理时发现患者口腔颊部黏膜处有片状假膜覆盖,且不易拭去。

问题与思考:

1. 该患者口腔出现了什么情况?
2. 护士应如何为该患者进行口腔护理?

口腔是消化道的起端,由牙齿、牙龈、舌、颊、软腭及硬腭等组成,具有咀嚼、味觉、消化、语言、辅助呼吸等功能。口腔与外界相通,是病原微生物进入人体的重要通道,同时,口腔内也存有正常菌群。良好的口腔卫生可促进机体的健康和舒适。当人的身体处于健康状态时，由于机体抵抗力强，且通过饮水、进食、漱口、刷牙等活动，可对微生物起到一定的清除作用，一般不会引起口腔疾病。但当人患病时，机体抵抗力降低，饮水、进食减少，口腔内适宜的温湿度及食物残渣为微生物在口腔内迅速繁殖创造了条件，容易引起口腔卫生不洁甚至出现口臭、口腔局部炎症、溃疡等。口腔出现健康问题时往往会导致患者的食欲下降、局部疼痛、影响营养物质的消化和吸收，甚至引发严重的合并症。同时口腔异味、龋齿和牙齿不整还会影响人的健康，而且会导致一定的心理障碍。因此，护理人员必须认真评估和判断患者的口腔卫生状况，及时给予相应的护理措施和必要的卫生指导。护理人员在口腔护理方面的职责包括：①评估患者的口腔卫生状况；②对患者进行健康教育；③协助患者进行自我口腔护理；④为无法自行完成口腔清洁的患者做好口腔护理。

一、口腔评估

口腔评估的目的是明确患者现存或潜在的口腔卫生问题，为制订护理计划、提供可行的护理措施提供依据，以减少口腔疾患的发生。主要包括患者口腔一般情况、口腔卫生习惯及自理能力和口腔保健知识及方法等方面的评估。

（一）口腔一般情况

观察患者口唇的色泽、有无干裂、出血及疱疹；口腔黏膜的颜色、完整性，有无溃疡、出血、感染；有无义齿、龋齿、牙结石、牙垢等；牙龈的颜色，有无出血、牙龈萎缩及牙周病；舌头颜色、湿润度，有无溃疡、肿胀，舌面积垢及舌苔厚薄；腭垂、扁桃体的颜色，有无肿胀及分泌物；有无口唇损伤，口腔有无异味等。

（二）口腔卫生习惯及自理能力

评估患者每日清洁口腔的情况，如刷牙的次数、方法、口腔清洁的程度。口腔清洁用品，如牙膏、牙刷的选用情况。自理能力，清洁口腔的活动是自行完成还是需要他人协助。指导患者建立良好的口腔卫生习惯，特别是睡前不应进食对牙齿有刺激性和腐蚀性的食物，减少食物中精制糖类的含量。

（三）口腔保健知识及方法

评估患者对保持口腔卫生重要性的认识程度和对异常口腔情况预防方法的了解程度。

二、口腔一般清洁护理

对患者及家属进行口腔保健指导，宣传保持口腔卫生的重要性，介绍口腔护理的有关知识，使患者及家属养成良好的口腔卫生习惯，有效地维护口腔健康，预防口腔感染。卫生知识的宣传教育，指导患者养成早、晚及餐后刷牙的习惯。睡前不应食入对牙齿有刺激性或腐蚀性的食物，平时少吃甜、酸性食物及过硬的食物。在日常的口腔清洁护理中应注意以下几点。

（一）正确选择口腔清洁用具

1. 牙刷　牙刷应每隔3个月更换一次，宜选用外形较小、前端圆钝的牙刷，便于在口腔内转动，且能达到各部位的牙面。刷毛的软硬适中，每根刷毛的顶部应该是圆钝型的，不能有锐角。购买牙刷时，可用手指按压一下刷毛，如手指有刺痛感，则表示太硬，不宜选用。牙刷柄应有足够的长度和角度以便于持握。锯齿形刷毛及其他便于进入牙间隙的刷毛设计，其牙齿清洁效果更好。现代生活中越来越多的人开始选用电动牙刷（图7-1），电动牙刷省时、省力，力度均匀，通过牙刷的旋转或振动可有效清洁牙面和牙缝，消除牙菌斑和牙结石，使洁牙效果更佳。

2. 牙膏　牙膏应没有腐蚀性，以防损伤牙齿，不应长时间使用同一种牙膏，可根据自身需要调换使用。

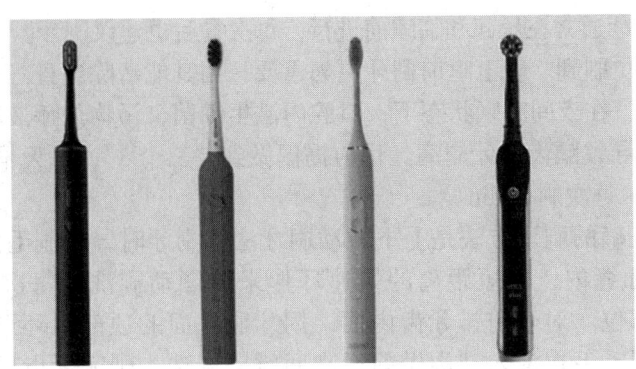

图 7-1　电动牙刷

（1）普通牙膏：可起到清洁牙齿、爽口舒适、清除口臭的作用。

（2）药物牙膏：有抑制细菌的作用，起到预防龋齿和治疗牙本质过敏等作用，如防龋牙膏一般含氟，具有增强牙齿抗龋功能的作用，适合大部分的人群，尤其是处于龋病易发期的青少年。但对于年龄过小的儿童，为了防止在刷牙时吞咽牙膏，造成氟的过量摄入，最好不要使用含氟牙膏和其他药物牙膏。

（3）脱敏牙膏：针对冷、热、酸等对牙齿造成的刺激，能起到一定的预防和减轻过敏的作用。

（4）抗菌牙膏：对牙龈和牙周病常常出现的牙龈出血、口腔异味有效。

（5）中草药牙膏：具有消炎止血的作用，副作用小，对缓解牙龈炎症有一定的辅助作用。

3. 牙线　尼龙线、丝线、涤纶线均可作为牙线的材料。指导患者正确使用牙线（图7-2），餐后立即进行效果为佳。拉出一段20～30 cm长的牙线；将线头两端分别以线压线的方式，在两手的示指第一节上绕2～3圈，两示指间的距离约为5 cm；将牙线贴紧牙齿的邻接牙面，并使其略呈"C"型，以增加接触面积。然后上、下、左、右缓和地刮动，清洁牙齿的表面、侧面以及牙龈深处的牙缝；刮完牙齿的一边邻面后，再刮同一牙缝的另一边，直至牙缝中的食物残渣、牙菌斑及软牙垢随牙线的移动而被带出为止。

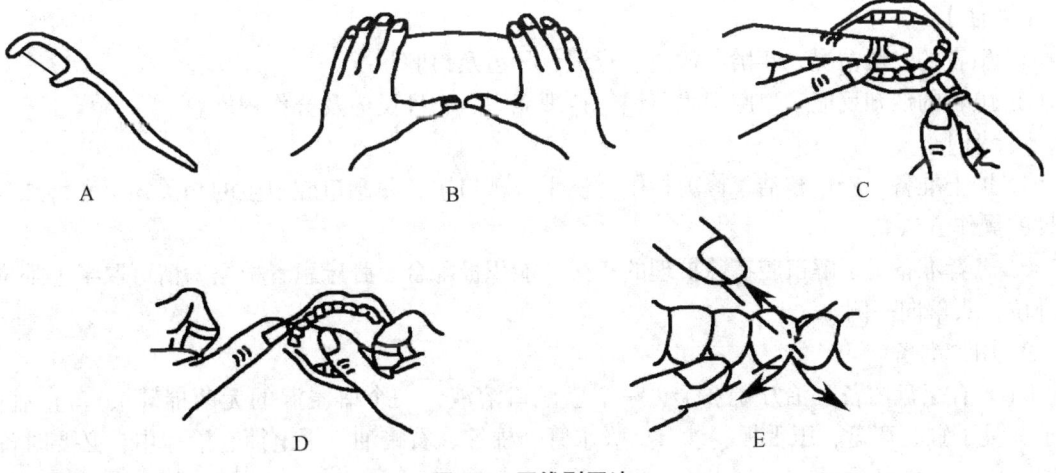

图 7-2　牙线剔牙法

（二）正确的刷牙方法

刷牙可清除口腔食物残渣，有效减少牙齿表面与牙龈边缘的牙菌斑，同时具有按摩牙龈的作用，有助于减少口腔中的致菌因素。

1. 刷牙时间　刷牙通常在晨起和临睡前进行，每次餐后也建议刷牙。每次需刷牙 3～5 min 才能将牙齿的各个部位刷到。晚上睡前刷牙更为重要，因其能清除当日三餐积存于牙齿上的食物残渣和污垢。否则，在夜间睡眠状态下，口腔内滋生细菌，污物与唾液的钙盐沉积形成牙菌斑及牙石，日久便会导致龋齿及牙周病。目前提倡做到"三个3"，每天早、中、晚刷牙3次，饭后的3 min之内刷，每次刷3 min。

2. 刷牙方法　正确的刷牙方法是上下颤动刷牙法。刷牙时，牙刷毛面与牙齿呈45°，使刷毛进入牙龈沟和牙缝内，做短距离的快速环形来回颤动刷洗，每次只刷2～3颗牙齿，刷完一处再刷相邻部位。对于前排牙齿内面，用牙刷毛面的顶部以环形颤动方式刷洗；刷牙齿咬合面时，使刷毛毛端深入裂沟做前后来回颤动刷洗；刷完牙齿后，再由内向外刷洗舌面。

（三）义齿的清洁与护理

活动性义齿与真牙一样，也会积聚一些食物、碎屑等，同样需要清洁护理。餐后应取下义齿，用小的软毛刷蘸着牙膏轻轻刷洗各个面，也可用一次性口腔清洁棒清洗，以减少残存的细菌，去除牙菌斑，维护口腔的健康。使用者白天佩戴义齿，以增进咀嚼功能，并保证良好的口腔外观，晚上应将义齿取下，使牙床得到休养。同时，每天至少清洁舌头和口腔黏膜一次，并按摩牙龈部。将义齿取下后放于冷开水杯中，每日换水一次。注意勿将义齿浸于热水或乙醇中，以免变色、变形或老化。

三、口腔特殊护理

口腔特殊护理是根据患者的病情和口腔情况，选用合适的口腔护理溶液，运用特殊的护理手段，为患者进行口腔清洁的一种方法，适用于高热、昏迷、危重、禁食、鼻饲、口腔疾患、术后和生活不能自理的患者。一般每日2～3次，如病情需要，可酌情增加次数。

【目的】

1. 保持口腔清洁、湿润，预防口腔感染等并发症的发生。
2. 去除牙垢、口臭，增进食欲，保证患者舒适。
3. 观察口腔内的异常变化，为病情的诊断、治疗及护理提供相关的信息。

【评估】

1. 患者的一般情况　年龄、病情、意识、牙齿及口腔状况。
2. 患者的认知反应　口腔卫生习惯、自理能力、心理反应及合作程度。

【计划】

1. 护士准备　衣帽整洁，修剪指甲，洗手，戴口罩，熟悉口腔卫生的相关知识和特殊口腔护理的操作方法。
2. 患者准备　了解口腔特殊护理的意义，能积极配合。卧床患者根据病情可取半坐卧位或仰卧位，头偏向一侧。
3. 用物准备

（1）治疗盘内备：治疗碗2个（一个盛漱口溶液，一个盛浸湿的无菌棉球）、弯止血钳、镊子、镊子缸、弯盘、压舌板、纱布、吸水管、棉签、石蜡油、手电筒、治疗巾，必要时备开口器。

（2）治疗盘外备：漱口溶液（表7-1）、按需准备常用药物（西瓜霜、锡类散、新霉素、制霉菌素甘油、金霉素甘油等）、手消毒液。治疗车下层备医用垃圾桶、生活垃圾桶。

4. 环境准备　环境清洁，空气清新，无不良气味和不良视觉刺激，光线充足。

表 7-1　口腔护理常用漱口溶液及作用

溶液名称	作用及适用范围
0.9% 氯化钠溶液	清洁口腔，预防感染
0.02% 氯己定（洗必泰）溶液	清洁口腔，广谱抗菌
0.02% 呋喃西林溶液	清洁口腔，广谱抗菌
复方硼酸溶液（朵贝尔氏液）	轻度抑菌、除臭
2%～3% 硼酸溶液	酸性防腐溶液，有抑菌作用
1%～4% 碳酸氢钠溶液	碱性溶液，适用于真菌感染
1%～3% 过氧化氢溶液	防腐、防臭，适用于口腔感染有溃烂坏死组织者
0.1% 醋酸溶液	适用于铜绿假单胞菌感染
0.08% 甲硝唑溶液	适用于厌氧菌感染
中药漱口液（金银花、一枝黄花、野菊花）	清热、解毒、消肿、止血、抗菌

 考点提示

口腔护理常用漱口溶液及作用。

【实施】

实施方法见表 7-2。

表 7-2　特殊口腔护理的操作流程、步骤和要点

操作流程	操作步骤	要点说明
1. 核对解释	备齐用物，携至床旁，核对患者床号和姓名，解释操作目的，取得患者配合	• 确认患者，便于操作
2. 安置卧位	协助患者侧卧或仰卧，头偏向一侧，面向护士	• 便于分泌物及多余水分从口腔内流出，防止反流造成误吸
3. 铺巾置盘	铺治疗巾于患者颌下，置弯盘于口角旁	• 保护床单、枕头及患者的衣服不被浸湿
4. 润唇漱口	用棉签蘸温开水或用漱口液浸湿的棉球湿润口唇、口角	• 防止直接张口时口唇破裂出血
5. 协助漱口	协助患者用吸水管吸水漱口（昏迷患者除外）	• 昏迷患者不漱口，以免误吸 • 有活动义齿者，取下义齿，浸泡在冷开水内
6. 评估口腔	嘱患者张口（昏迷、牙关紧闭及无法自行张口的患者，用张口器协助张口），护士一手持手电筒，另一手用压舌板轻轻撑开颊部，观察口腔黏膜有无出血、溃疡等现象	• 长期应用激素、抗生素者，注意观察有无真菌感染
7. 擦洗口腔	嘱患者咬合上下齿，用压舌板轻轻撑开一侧颊部，用弯血管钳夹含有漱口液的棉球并稍拧干（以不滴水为宜），纵向擦洗牙齿外侧面，从磨牙至门齿处；同法擦洗对侧 嘱患者张口，依次擦洗一侧牙齿的上内侧面、上咬合面、下内侧面、下咬合面，再弧形擦洗一侧颊部，同法擦洗另一侧 由内向外呈"Z"形擦洗舌面、纵向擦洗舌下，弧形擦拭硬腭部	• 棉球不可过湿，以防溶液被吸入呼吸道 • 擦洗时，夹紧棉球，每次一个 • 擦洗顺序一般为先上后下，由内向外 • 擦洗动作宜轻稳，避免损伤黏膜及牙龈 • 勿过深，以免触及咽部引起恶心

操作流程	操作步骤	要点说明
8. 评估口腔	再次检查口腔，意识清醒者再次用吸水管吸水漱口，吐入弯盘内，用纱布拭去患者口角处的水渍	• 有义齿者，应协助清洁及佩戴义齿
	清点棉球数量	• 防止棉球遗留在口腔内
	口腔黏膜如有溃疡、真菌感染时，酌情涂药于患处；口唇干裂者可涂液状石蜡	• 也可指导患者根据个人喜好使用润唇膏
9. 整理记录	撤去治疗巾，协助患者取舒适卧位，了解患者的感觉，征求患者的意见，感谢患者的配合	• 利于评价
	清理用物，整理床单，洗手记录	

【评价】
1. 患者感到清洁、舒适、无刺激。
2. 患者口腔卫生得到改善，口腔内原有病灶好转或痊愈。
3. 护士动作轻稳、规范，双方配合愉快。
4. 患者及家属获得口腔卫生方面的知识和技能。

【注意事项】
1. 擦洗过程中，动作轻柔，尤其对凝血功能差的患者，防止碰伤黏膜和牙龈而引起出血。
2. 昏迷患者禁漱口，使用张口器应从臼齿处放入（牙关紧闭者不可用暴力助其张口）。
3. 棉球不可过湿，以防患者将溶液吸入呼吸道。
4. 擦洗时须用血管钳夹紧棉球，每次一个，防止棉球遗留在口腔内或滑落引发窒息。
5. 对长期使用激素、抗生素者，应观察口腔黏膜有无真菌感染。
6. 传染病患者用过的物品按照隔离消毒原则处理。

 考点提示

特殊口腔护理的注意事项。

【健康教育】
1. 对患者及家属进行口腔卫生知识保健方面的宣教，包括清洁用具的使用、刷牙方法和时间、牙膏的选择、义齿的清洁与护理。
2. 说明保持口腔卫生的重要性，并指导患者及家属选择漱口液的方法。

第二节 头发护理

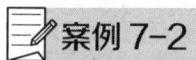 案例 7-2

患者女，38岁，1周前骑车被撞倒致右肱骨髁上骨折，入院后给予手法复位，屈肘位后侧石膏托固定。护士晨间护理时，患者诉头部发痒。为解除患者不适，护士准备为其进行床上洗发。

问题与思考：
1. 护士如何正确为其进行床上洗发？
2. 洗发过程中，如何使患者感到舒适和安全？

头发属于皮肤的附属器，其分布、生长与营养和健康有密切关系。头皮表面是人体皮脂腺分布最多的部位。皮脂、汗液伴灰尘常黏附于头发、头皮中，形成污垢，除散发难闻气味外，还会引起脱发和其他皮肤疾病。头发护理是人们日常生活中清洁卫生的一项重要内容。健康的头发应有光泽，浓密适度，分布均匀，清洁、无头皮屑。清洁和梳理头发，可及时清除头皮屑和灰尘，保持头发清洁、易梳理，而且能达到按摩头皮，促进头部血液循环，增进上皮细胞营养，促进头发生长，预防感染发生的目的。同时，保持头发干净、整洁对于维护个人形象、保持良好心态、维护自尊及增强自信十分重要。因此，当患者的病情较重、日常生活受限、自理能力下降时，护士应协助患者进行头发护理，维持头发清洁和健康，并做好头发健康与保养相关知识指导。

一、头发的评估

（一）头发及头皮状况

观察头发的分布、颜色、长度、光泽度、浓密度、脆性与韧性、清洁状况、有无头虱等，注意发质是否粗糙及尾端有无分叉，头皮有无头屑、抓痕、损伤或皮疹等，询问患者有无头皮瘙痒。

（二）头发卫生习惯及自理能力

了解患者的头发清洁卫生习惯，有无梳发或洗发的需要，能否自行完成，以及患者和家属对头发清洁护理相关知识的了解程度。

（三）其他

患者的病情、心理状况及治疗情况。

二、头发的清洁护理

（一）床上梳发

【目的】

1. 去除头发污秽，解除头发打结。
2. 按摩头皮，促进血液循环。
3. 保持头发整齐、清洁、舒适、美观，维持患者的自尊和自信。

【评估】

1. 患者的病情、自理能力、头发状况、梳理习惯、心理反应及配合程度。
2. 患者头发的浓密程度、长度、脆性与韧性、卫生状况及头皮有无损伤等。

【计划】

1. 护士准备　衣帽整洁，修剪指甲，洗手，戴口罩，熟悉床上梳发的操作方法。
2. 患者准备　了解梳发的目的、方法及注意事项，能积极配合。
3. 用物准备

（1）治疗盘内备：梳子、治疗巾、纸袋。必要时备发夹、橡皮圈、30%乙醇。

（2）治疗盘外备：手消毒液。治疗车下层备生活垃圾桶和医用垃圾桶。

4. 环境准备　环境清洁、宽敞，光线充足。

【实施】

实施方法见表 7-3。

表 7-3　床上梳发的操作流程、步骤和要点

操作流程	操作步骤	要点说明
1. 核对解释	备齐用物，携至床旁，核对患者床号和姓名，解释操作目的	• 确认患者，便于操作
2. 安置卧位	根据病情协助患者取坐位或半坐卧位	• 若患者病情较重，可协助其取侧卧位或平卧位，头偏向一侧
3. 铺治疗巾	坐位或半坐卧位患者，铺治疗巾于患者肩上；侧卧或平卧位患者，铺治疗巾于枕头上	• 避免脱发和头皮屑掉落在床单上
4. 梳理头发	短发可直接从发根梳至发梢；长发从中间分为两股，一手握住一股头发，另一手持梳子由发根梳至发梢，同法梳理另一侧。如遇头发打结、不易梳理，可将头发绕在中指上，由发梢开始向上逐渐梳到发根（图7-3）；如头发已纠集成团，可用30%乙醇溶液湿润后，再小心地逐段梳理	• 梳头时尽量使用圆钝齿的梳子，以防损伤头皮。如发质较粗或为卷发，可选用齿间较宽的梳子，避免因过度牵拉，引起患者疼痛
5. 按摩头皮	梳理头发过程中可用指腹按摩头皮	• 促进头部血液循环
6. 编辫扎束	根据患者喜好将长发编辫或扎成束	• 发型尽可能符合患者的喜好；发辫不宜扎得过紧，以免引起疼痛
7. 整理记录	①将脱落的头发置于纸袋中，弃于生活垃圾桶内 ②撤去治疗巾，协助患者取舒适卧位 ③整理床单位，整理用物，洗手，记录	• 促进患者舒适，保持病室整洁，减少致病菌传播，并利于评价

【评价】
1. 梳发时动作轻柔，患者感觉舒适。
2. 患者头发清洁，外观整齐，心情愉悦。
3. 操作过程中能有效进行护患沟通，满足患者身心需要。

【注意事项】
1. 进行头发护理过程中，应注意患者的个人喜好，尊重患者习惯。
2. 为患者梳发时应动作轻柔，避免强行牵拉头发，使患者感觉疼痛。
3. 对于头发编成辫的患者，每天至少将发辫松开一次，经梳理后再编好。
4. 梳发过程中注意观察患者病情变化，并做好心理护理。
5. 传染病患者按消毒隔离原则进行。

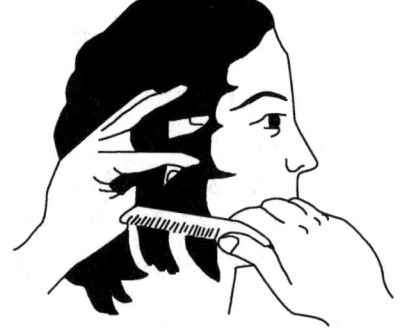

图 7-3　床上梳发

考点提示

床上梳发的注意事项。

【健康教育】
1. 对患者及家属进行头发护理相关知识的健康宣教，鼓励患者每日梳发 2～3 次，指导患者正确梳理头发及头皮按摩的方法。
2. 向患者说明梳发有助于保持良好的个人形象和心理状态。

（二）床上洗发

洗发能够有效去除污秽和头皮屑，使患者清洁、舒适、美观，减少感染机会；洗发过程中

按摩头皮，可刺激头部血液循环，促进头发的生长和代谢。在梳发过程中，若发现患者头皮屑过多，头皮油脂分泌过于旺盛，头发粘有各种污渍，应及时为患者清理并洗发。

根据患者健康状况、年龄和体力，可采用多种方式为患者洗发。身体状况好的患者，可在浴室内采用淋浴方法洗发；不能淋浴的患者，可协助患者坐于轮椅上进行床边洗发；对于长期卧床患者，应根据病情，每周给予床上洗发，遇有头虱的患者须经过灭虱处理后再进行洗发。护士在实际工作中可根据医院的现有条件为患者进行床上洗发，常用的床上洗发方法有马蹄形垫法、扣杯法、洗头车洗发法等。

【目的】

1. 清洁头发，去除污垢，消除头发异味，预防感染。
2. 刺激头部血液循环，促进头发生长和代谢。
3. 保持头发清洁，使患者舒适，维护患者自尊和自信，促进身心健康。

【评估】

1. 患者的一般情况，年龄、病情、意识情况，情况允许方可进行。
2. 患者自理能力和头发情况，个人卫生习惯，头发、头皮状况，有无头皮瘙痒、损伤及虱、虮传染等。
3. 患者的认知反应，接受与配合程度。

【计划】

1. 护士准备　衣帽整洁，修剪指甲，洗手，戴口罩，熟悉床上洗发的操作方法。
2. 患者准备　了解床上洗发的目的、方法及注意事项，能积极配合。
3. 用物准备

（1）治疗盘内备：橡胶单，大、中毛巾各一条，眼罩或纱布，别针、棉球2个（以不吸水棉花为宜），冲洗壶或水杯，弯盘，洗发液，电吹风。

（2）治疗盘外备：水壶（内盛温水，水温略高于体温，以不超过40℃为宜，或按患者习惯调节水温）、水桶（接污水用）。患者自备梳子、镜子、护肤霜。另根据洗头方法分别备：①马蹄形垫法：橡胶马蹄形垫或自制马蹄形垫；②扣杯法：脸盆、搪瓷杯、毛巾2条、橡胶管；③洗头车洗发法：洗头车。治疗车下层备医用垃圾桶、生活垃圾桶。

4. 环境准备　环境清洁、宽敞，温度适宜，光线充足。

【实施】

实施方法见表7-4。

表7-4　床上洗发法的操作流程、步骤和要点

操作流程	操作步骤	要点说明
1. 核对解释	备齐用物，携至床旁，核对患者床号和姓名，向患者和家属解释洗发的目的、方法、注意事项及配合要点	• 确认患者，便于操作
2. 调节室温	调节室温至22~26℃，冬季关闭门窗。根据需要给予便器，协助患者排便	
3. 围好毛巾	将患者衣领松开向内折，毛巾围于颈下，用别针固定	
4. 铺橡胶单	铺橡胶单和大毛巾于枕上	• 避免浸湿床单、枕头、盖被
5. 安置体位	根据洗发方式取适当卧位 ▲马蹄形垫法（图7-4） 协助患者斜角屈膝仰卧，移枕于肩下，将马蹄形垫放置于患者后颈下，使患者颈部枕于马蹄形垫的突起处，马蹄形垫开口处下方接污水桶	• 如无马蹄形垫，可自制马蹄形卷代替

续表

操作流程	操作步骤	要点说明
	▲扣杯法（图7-5） 协助患者取仰卧位，移枕于肩下，铺橡胶单和治疗巾于患者头部位置。取一脸盆，盆底放一条四折的毛巾，其上倒扣搪瓷杯，杯底垫一块四折的毛巾，将患者头部枕于毛巾上。脸盆内置一橡胶管，下接污水桶 ▲洗头车法（图7-6） 将洗头车推至床旁，协助患者取斜角屈膝仰卧位，头部枕于洗头车的头托上，将接水盘置于患者头下	• 防止水倒流 • 橡胶管内充满水，用血管钳夹紧，利用虹吸原理，将污水引入污水桶内
6. 保护眼耳	用棉球或耳塞塞好两耳，眼罩或纱布遮盖双眼，松开头发并梳理	• 防止操作中水流入耳及眼内
7. 洗净头发	试水温，待患者确定水温合适后，充分湿润头发 将洗发液均匀涂抹在患者的头发上，用两手指腹揉搓头发和按摩头皮，由发际向头顶部反复揉搓、按摩。梳去脱落的头发，缠绕成团置于纸袋中，再用温水冲洗头发，直到洗净为止	• 确保水温合适，符合患者习惯 • 按摩可促进头部血液循环 • 洗发过程中，应注意观察患者的病情变化，如面色、脉搏、呼吸的改变。如有异常应停止洗发
8. 移去用物	洗发毕，取下颈下毛巾包住头发，一手托住头部，另一手撤去用物。除去耳内棉球及眼罩，用毛巾擦干患者脸部，酌情使用护肤霜	
9. 擦干头发	协助患者卧于床中央，将枕头、橡胶单、大毛巾一并从肩下移至头部，用包头的毛巾揉搓头发，再用大毛巾擦干或用电吹风吹干，梳理成患者喜好的发型	• 及时擦干头发，避免患者受凉
10. 整理记录	撤去用物，协助患者取舒适卧位，整理床单位，清理用物，洗手，记录	• 确保患者舒适、整洁，并利于评价

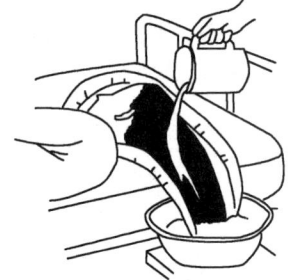

图 7-4 马蹄形垫洗发法

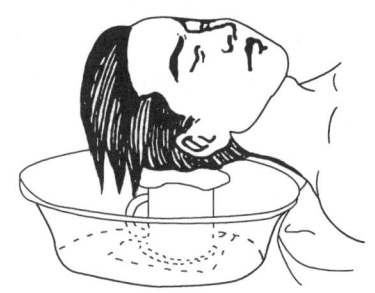

图 7-5 扣杯式洗发法

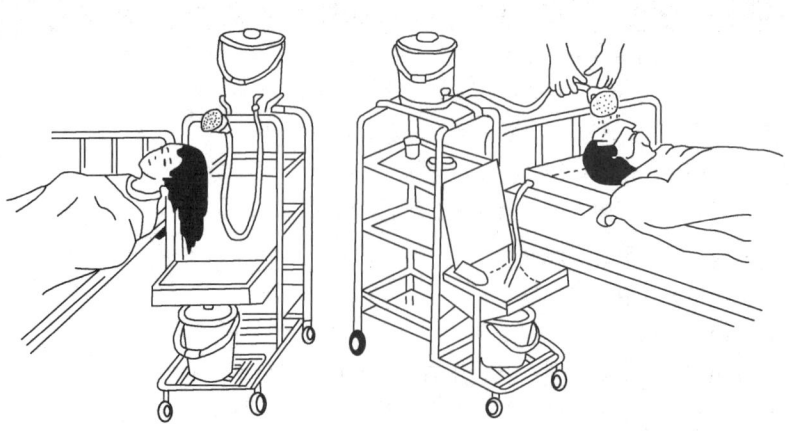

图 7-6 洗头车洗发法

【评价】
1. 患者感觉清洁、舒适，衣服及被服未被浸湿，患者满意。
2. 护士动作熟练、轻稳，保证患者安全，正确运用节力原则。
3. 护患沟通有效，保护患者的自尊，满足患者身心需要。

【注意事项】
1. 注意调节适宜的室温和水温，洗发完毕要及时擦干头发，防止患者受凉。
2. 揉搓力度适中，防止指甲抓伤患者的头皮。
3. 洗发时间不宜过久，以防头部充血和疲劳，引起不适。
4. 洗发过程中，随时观察患者病情变化，如面色、生命体征有无异常，询问患者感受，如有异常或不适应停止操作。
5. 病情危重、极度衰弱患者不宜洗发。

考点提示

床上洗发的注意事项。

【健康教育】
1. 对患者进行洗发相关知识的健康教育，告知患者经常清洁头发可以保持头发卫生，还可刺激头部血液循环，促进头发生长，并能保持良好的外观形象，维护其自信。
2. 指导识别自己的发质，选择合适的洗发液，每隔3个月可更换不同种类的洗发、护发用品。

（三）灭头虱、虮法

虱是一种寄生于人体的昆虫，其存在与个人卫生不良、环境污秽等有关。头虱生长于头发和头皮上，很小，呈卵圆形，浅灰色。其卵（虮）很像头屑，但不呈薄鳞片状，而呈固态颗粒，紧紧地粘在头发上，不易去掉。虱可通过直接或间接接触而感染，导致局部皮肤瘙痒、抓伤而引起感染。同时虱还可传播疾病，如斑疹伤寒、回归热等。因此，对感染虱、虮的患者，护士应协助患者进行灭虱、虮处理，以有效防止虱、虮传染和疾病传播。

【目的】
1. 去除虱、虮，预防交叉感染。
2. 使患者舒适，维护自尊。

【评估】
1. 患者的病情、自理能力，头发上虱、虮的分布情况及头皮有无损伤等。
2. 患者及家属对头虱、虮相关知识的了解情况，心理反应及合作程度。

【计划】
1. 护士准备　衣帽整洁，修剪指甲，洗手，戴口罩，穿隔离衣，戴手套。
2. 患者准备　了解灭头虱、虮的目的、方法及注意事项，能积极配合，必要时动员患者剪短头发。
3. 用物准备
（1）洗头用物、治疗巾（2~3条）、治疗碗（内置灭虱、虮药液）、蓖子（齿间嵌少许棉花）、塑料帽子、纱布数块、纸袋、布口袋（或枕套）、隔离衣、清洁衣裤和被套、枕套、大单。治疗车下层备医用垃圾桶、生活垃圾桶。
（2）灭虱药液：①30%含酸百部酊：取百部30 g放入瓶中，加入50%乙醇溶液100 ml，再加入纯乙酸1 ml，盖严瓶盖，48 h后可供使用；②30%百部含酸煎剂：取百部30 g，加水

500 ml 煎煮 30 min，以双层纱布过滤，并挤出药液；将药渣再加水 500 ml 煮 30 min，过滤，挤出药液。将 2 次药液合并煎至 100 ml，冷却后加纯乙酸 1 ml 或食醋 30 ml 即可。

4. 环境准备 环境整洁、宽敞，光线充足。

 考点提示

灭虱药液的配制方法。

【实施】

实施方法见表 7-5。

表 7-5 灭头虱、虮的操作流程、步骤和要点

操作流程	操作步骤	要点说明
1. 核对解释	备齐用物，携至床旁，核对患者床号、姓名，解释操作目的，取得其配合	
2. 安置卧位	垫小橡胶单及大毛巾于枕上，松开患者衣领向内反折	
3. 涂药灭虱	将患者头发分为若干股，用纱布蘸百部酊按顺序遍擦头发及头皮，反复揉搓 10 min 以上，使之浸透全部头发，然后戴上塑料帽包住头发	• 防止药液沾污面部及眼部 • 注意用药后患者局部及全身反应情况
4. 篦虱洗发	维持 24 h 后取下塑料帽，用篦子篦去死虱和虮卵，再洗净头发	• 若发现仍有活虱，须重复用百部酊杀灭
5. 整理用物	①灭虱完毕，为患者更换衣裤和被服，将污衣裤、被服和隔离衣等放入布口袋内扎紧，送高压消毒后再清洗 ②除去篦子上的棉花和脱落的头发，用纸包好焚烧，将梳子和篦子消毒后用刷子刷净备用 ③整理病床单位，洗手、记录	

【评价】

1. 虱、虮被彻底杀灭，无虱、虮传播。
2. 患者感觉舒适、满意，无全身及局部反应。
3. 护患沟通有效，保护患者隐私，体现人文关怀。

【注意事项】

1. 尊重患者及家属的隐私。
2. 在灭虱、虮过程中，防止药液浸入患者面部和眼睛，观察患者局部及全身反应。
3. 操作中避免虱、虮传播，灭虱用物须按照消毒隔离原则处理。

【健康教育】

1. 告知患者虱、虮产生的原因及其具有传染性，且可传播疾病。
2. 嘱患者应注意头部的卫生情况，勤洗头，防止头发中出现虱、虮而引起不适。

第三节 皮肤护理

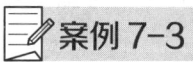 案例 7-3

患者女，85 岁，因脑出血入院 2 周，意识不清，生活不能自理。护理查房时，护士发现其骶尾部皮肤发红，大小为 3 cm×3 cm，未破损。

问题与思考：
1. 该患者骶尾部皮肤发生了什么情况？
2. 护士应该采取哪些措施保护患者皮肤？

皮肤是人体最大的器官，覆盖在人体表面，具有保护机体、调节体温、吸收、分泌、排泄及感觉等功能，是人体免疫系统的第一道屏障，可避免微生物入侵。皮肤与其附属组织构成了皮肤系统。皮肤由表皮、真皮和皮下组织构成，其间包含有皮肤的附属器（毛发、指、趾甲、皮脂腺、大小汗腺）以及丰富的血管、淋巴管和神经。皮肤的新陈代谢迅速，其排泄的废物有皮脂、汗腺、脱落的表皮碎屑等，能与外界微生物及尘埃结合形成污垢，黏附于皮肤表面，如不及时清除，可刺激皮肤，造成皮肤瘙痒，降低皮肤抵抗力，以致破坏其屏障作用，成为微生物入侵的门户，造成各种感染。定期进行皮肤护理，可促进皮肤的血液循环，增强皮肤的排泄功能，维持机体皮肤的完整性。满足患者舒适、清洁的需要，预防感染和压力性损伤等并发症。因此，护士应指导或协助患者进行皮肤护理，尤其应重视卧床患者的皮肤护理。

一、皮肤的评估

（一）皮肤状况
如皮肤清洁度，皮肤颜色、温度、湿度、柔软度、弹性、感觉功能；有无破损，有无斑点、丘疹、水疱和硬结等改变。健康的皮肤应温暖、柔嫩、不干燥、不油腻，且没有潮红和破损，没有肿块与其他疾病的表现。自我感觉清爽、舒适、没有任何刺激感，对冷、热、针刺和触摸感觉良好。

（二）卫生习惯及自理能力
了解患者的皮肤清洁卫生习惯，有无皮肤护理的需要，能否自行完成，及患者和家属对皮肤清洁护理相关知识的了解程度。

（三）其他
患者的病情、意识状态、肢体活动度、心理状况及治疗情况。

二、皮肤的清洁护理

（一）淋浴或盆浴
淋浴或盆浴适用于病情较轻、生活能够自理、允许离床自行沐浴的患者。

【目的】
1. 去除皮肤污垢，保持皮肤清洁，使患者感到舒适。
2. 促进皮肤血液循环，增强皮肤的排泄功能，预防皮肤感染。
3. 观察皮肤异常变化，提供疾病信息，维持良好护患关系。

【评估】
1. 患者的一般情况，包括年龄、病情、意识状态及自行清洁皮肤的能力。
2. 患者的皮肤情况，包括皮肤的完整性、清洁度、颜色、温湿度、柔软度、弹性和感觉功能，皮肤有无水肿、斑点、丘疹、水疱、硬结等。
3. 患者的认知反应，情绪状态，个人清洁卫生习惯，对皮肤清洁卫生知识的了解，心理反应及合作程度等。

【计划】
1. 护士准备　衣帽整齐，修剪指甲，洗手，戴口罩；熟悉皮肤护理相关的知识和技能。
2. 患者准备　了解沐浴的目的，做好准备。沐浴一般在进食 1 h 后进行比较适宜，以免影响消化。

3. 用物准备　脸盆、毛巾2条、浴巾、浴皂或沐浴液、清洁衣裤、拖鞋，必要时备椅子等。

4. 环境准备　调节室温至22℃以上，水温维持在40～45℃，也可按患者习惯调节。

【实施】

实施方法见表7-6。

表7-6　淋浴或盆浴的操作流程、步骤和要点

操作流程	操作步骤	要点说明
1. 核对解释	核对患者并解释操作目的，协助患者准备用物，确定沐浴方式和时间，向患者介绍有关注意事项，如信号铃的使用方法、不用湿手接触电源开关、贵重物品应妥善存放等	
2. 调节室温	调节室温在22～26℃，水温40～45℃	• 避免患者受凉或烫伤
3. 协助沐浴	①淋浴：携带用物，送患者入浴室，根据患者自理能力，给予适当协助。年老、体虚者可使其坐式淋浴。注意患者入浴室时间，时间过久应予询问，如发生意外，应迅速救治护理 ②盆浴：应做好遮挡，保护患者的自尊和隐私，协助患者进出浴盆，必要时可在盆内放防滑垫，浴盆中的水位不可超过心脏水平，以免引起胸闷；浸泡时间不可超过20 min，浸泡过久容易导致疲倦	• 嘱患者小心勿滑倒，浴室不应闩门 • 若遇患者发生晕厥，应立即抬出浴室、平卧、保暖，并通知医生及时救治
4. 整理用物	①协助患者穿好清洁衣裤、拖鞋，询问患者有无不适 ②整理浴室及用物，洗手，记录	

【评价】

1. 患者沐浴过程安全，无意外发生；沐浴后感到舒适、轻松、愉快。
2. 患者获得了皮肤卫生方面的知识，护患沟通有效，体现人文关怀。

【注意事项】

1. 沐浴须在进食1 h后进行，以免影响消化。
2. 防止患者受凉、烫伤、晕厥或滑跌等意外情况发生；浴室不应闩门，可在门外挂牌示意。
3. 女性月经期间、妊娠7个月以上的孕妇禁用盆浴；衰弱、创伤和患心脏病需要卧床休息的患者，不宜盆浴和淋浴。
4. 传染病患者，根据病种、病情按消毒隔离原则进行沐浴。

 考点提示

淋浴和盆浴的注意事项。

【健康教育】

1. 嘱患者沐浴后暂时卧床休息，以解除疲劳，如有不适及时呼叫。
2. 告知患者皮肤清洁的相关知识及其重要性。

（二）床上擦浴

床上擦浴适用于病情较重、卧床、活动受限（使用石膏、牵引等）及无法自行沐浴的患者。

【目的】

1. 去除皮肤污垢，保持皮肤清洁，使患者感到舒适。
2. 促进皮肤血液循环，增强皮肤的排泄功能，预防皮肤感染。
3. 观察皮肤异常变化，提供疾病信息，维持良好护患关系。

4. 协助患者活动肢体，防止发生关节僵硬及肌肉挛缩等。

【评估】

1. 患者的全身状况，包括病情、意识状态、肢体活动度和配合程度。
2. 患者的皮肤状况，包括皮肤的完整性、清洁度、颜色、温湿度、柔软度、弹性和感觉功能，皮肤有无水肿、斑点、丘疹、水疱、硬结等。
3. 患者的认知反应，情绪状态，个人清洁卫生习惯，对皮肤清洁卫生知识的了解和心理反应等。

【计划】

1. 护士准备　衣帽整齐，修剪指甲，洗手，戴口罩；熟悉床上擦浴的操作要点及注意事项。
2. 患者准备　病情稳定，全身状况较好。了解擦浴的目的，能配合操作。
3. 用物准备

（1）治疗盘内备：浴毯、浴巾2条、小方巾2条、浴皂、梳子、小剪刀、50%乙醇溶液、润滑剂。

（2）治疗盘外备：清洁衣裤、被套及大单，脸盆和足盆、水桶2只（一只桶盛热水，根据季节及患者习惯调节水温，另一只桶用于接污水），必要时备便盆、便盆巾、屏风等。治疗车下层备生活垃圾桶和医用垃圾桶。

4. 环境准备　调节室温到24℃以上，关好门窗，拉上床帘或屏风遮挡。

【实施】

实施方法见表7-7。

表7-7　床上擦浴的操作流程、步骤和要点

操作流程	操作步骤	要点说明
1. 核对解释	备齐用物，携至床旁，将用物放于易取、稳妥处。核对患者床号、姓名，解释并取得患者配合	• 确认患者，便于操作
2. 调节室温	关好门窗，调节室温在24℃以上，屏风遮挡患者，按需要给予便器	• 注意保暖，防止受凉
3. 安置卧位	根据病情放平床头及床尾支架，松开床尾盖被，协助患者取舒适体位，用浴毯遮盖患者	• 移去盖被可防止洗浴时弄脏或浸湿盖被，浴毯用于保护和维护患者隐私
4. 调试水温	将面盆放于床旁椅上，倒入热水约2/3，根据季节及患者习惯调节水温	• 温水可促进患者身体舒适和肌肉放松，避免受凉
5. 擦洗面颈	①将一条浴巾铺于患者枕上，另一条浴巾盖于患者胸部。将小方巾包在右手掌上叠成手套式（图7-7），放入水中，彻底浸湿，擦洗患者眼部，由内眦擦向外眦	• 防止眼部分泌物进入鼻泪管
	②按顺序洗净额部、鼻翼、颊部、人中、下颌、颈部至耳后	• 注意擦净耳郭、耳后及皮肤褶皱处
	③清洁毛巾后，再依次擦洗一遍	
6. 擦洗上肢	①协助患者脱上衣：先脱近侧，后脱对侧；如肢体有外伤，先脱健侧，后脱患侧。暴露近侧上肢，将一条浴巾铺在一侧暴露的肢体下	• 充分暴露擦洗部位，便于擦浴 • 先脱健侧以便于操作，避免患侧关节过度活动
	②先用涂有浴皂的毛巾从上到下逐段擦洗至手腕，同法擦洗另一侧上肢，再洗净双手。然后用清水擦净，用浴巾擦干	• 擦洗时力量要足以刺激肌肉组织，促进皮肤血液循环 • 注意洗净腋窝等皮肤褶皱处

续表

操作流程	操作步骤	要点说明
7. 擦洗胸腹	①根据需要换水，测试水温 ②将一条浴巾铺于患者身下，另一条浴巾盖于患者胸、腹部，将浴毯向下折叠至患者脐部 ③一手略掀起浴巾一边，另一手同上法擦洗胸部，女性乳房部位应环形擦洗，并注意擦净乳房下皮肤皱褶处 ④将浴毯向下折叠至会阴部，同法擦洗胸部和腹部，腹部以脐为中心按结肠解剖位置擦洗，注意脐部应清洁干净	• 擦洗过程中应保持浴巾盖于患者胸、腹部，保护患者隐私并避免着凉 • 必要时，可将乳房抬起以擦洗皱褶处皮肤
8. 擦洗背部	①协助患者侧卧，背朝向护士，将浴毯盖于患者肩部和腿部 ②同法依次擦洗后颈部、背部、臀部 ③用50%乙醇或润滑剂按摩背部（详见背部皮肤护理） ④协助患者穿好清洁上衣：先穿对侧，后穿近侧；如肢体有外伤，则先穿患侧，后穿健侧 ⑤协助患者平卧，将浴毯盖于患者胸、腹部	• 暴露背部和臀部，便于擦洗 • 保暖，减少身体不必要的暴露 • 注意擦净臀部和肛门部位皮肤皱褶 • 先穿患侧可减少肢体关节活动，便于操作
9. 擦洗下肢	①换水，测试水温 ②协助患者脱裤，将浴巾铺于近侧腿下，浴毯盖于远侧腿部，确保遮盖会阴部位 ③依次擦洗踝部、小腿、膝关节、大腿部、腹股沟至髋部，注意擦净腹股沟皮肤皱褶处 ④同法擦洗另一侧下肢	• 减少身体不必要的暴露 • 由远心端向近心端擦洗可促进静脉回流
10. 浸泡足部	①移盆于足下，盆下垫毛巾 ②一手扶足盆，另一手将患者两脚轻轻放于盆中浸泡、洗净、擦干	• 确保足部接触盆底，以保持稳定 • 根据情况修剪指（趾）甲，使用润肤露
11. 擦洗会阴	①换盆、换水、换毛巾 ②将一条浴巾铺于患者臀下，另一条浴巾盖好上肢和胸部，用浴毯盖好下肢 ③由前至后擦洗会阴部 ④协助患者穿好清洁裤子	• 皮肤皱褶处应注意擦洗干净
12. 梳好头发	协助患者取舒适体位，为患者梳发	• 维护患者个人形象
13. 整理用物	①整理床单位，按需更换床单 ②撤下屏风或拉开窗帘，酌情开窗通风 ③整理用物，洗手记录	

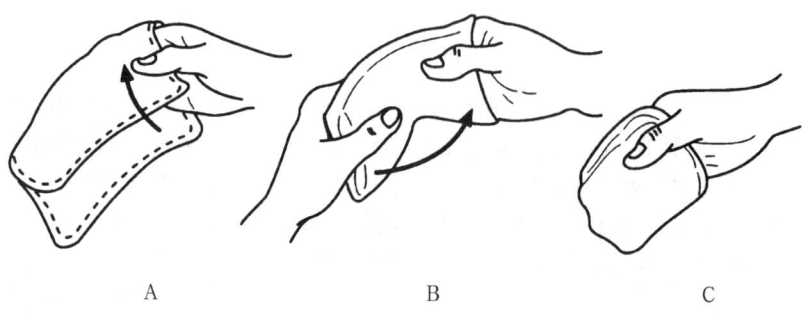

图 7-7 床上擦浴 - 包小方巾法

> 考点提示
>
> 床上擦浴的操作要点。

【评价】

1. 患者皮肤清洁，感觉舒适，身心愉快。
2. 操作中关心爱护患者，护患沟通有效。

【注意事项】

1. 护士操作时，应运用人体力学原理，注意节力、省力，避免肌肉损伤。
2. 酌情更换热水、面盆及毛巾。脸盆和足盆不可混用。
3. 操作时动作要敏捷、轻柔，减少翻动次数和暴露，注意保护患者的自尊和隐私。
4. 擦浴时注意患者保暖，控制室温，随时调节水温，及时为患者盖好浴毯，防止患者受凉。
5. 擦浴过程中注意观察病情变化及皮肤情况，如出现寒战、面色苍白、脉速等情况，应立即停止擦洗，并给予适当处理。
6. 休克、心力衰竭、心肌梗死、脑出血、脑外伤、大出血等危重患者禁忌擦浴。

【健康教育】

1. 嘱患者卧床休息，以解除疲劳，如有不适及时呼叫。
2. 告知患者及家属皮肤护理相关知识，向患者及家属讲解皮肤护理的意义和方法。

（三）背部皮肤护理

背部皮肤护理适用于长期卧床、局部皮肤长期受压的患者。通过背部按摩促进皮肤的血液循环，改善局部营养状况，增加皮肤抵抗力，预防压力性损伤的发生。行背部按摩前应先了解患者病情，确定有无背部按摩的禁忌证，如背部手术或肋骨骨折患者禁止进行背部按摩。

【目的】

1. 减轻卧床患者局部组织的压迫，缓解肌肉紧张与疲劳。
2. 促进皮肤血液循环，预防压力性损伤等并发症。
3. 观察患者的一般状况，满足患者的身心需求。

【评估】

1. 患者的全身状况，包括病情、意识状态、肢体活动度和配合程度。
2. 患者的皮肤状况，包括皮肤的完整性、清洁度、颜色、温湿度、柔软度、弹性和感觉功能，皮肤有无水肿、斑点、丘疹、水疱、硬结等。
3. 患者的认知反应，情绪状态，个人清洁卫生习惯，对皮肤清洁卫生知识的了解，心理反应等。

【计划】

1. 护士准备　衣帽整洁，修剪指甲，洗手，戴口罩。熟悉背部皮肤护理操作技术，向患者解释背部皮肤护理的重要性、目的和注意事项。
2. 患者准备　病情平稳，身体状况良好，了解背部皮肤护理的目的，能配合操作。
3. 用物准备　浴巾、毛巾、脸盆（内盛热水，根据季节及患者习惯调节水温）、50%乙醇、清洁衣裤。屏风，必要时备便器及盖布。
4. 环境准备　环境整洁、宽敞，关闭门窗，调节病室温度在24℃以上，拉上床帘或屏风遮挡，保护患者隐私。

【实施】

实施方法见表7-8。

表 7-8 背部皮肤护理的操作流程、步骤和要点

操作流程	操作步骤	要点说明
1. 核对解释	备齐用物,携至床旁,核对患者床号和姓名,解释并取得患者配合	• 确认患者,便于操作
2. 调节室温	关好门窗,调节室温在24℃,屏风遮挡患者,按需要给予便器	
3. 安置卧位	根据病情放平床头及床尾支架,松开床尾盖被,协助患者取俯卧位或侧卧位(背朝向护士一侧),身体靠近床边	
4. 调试水温	将面盆放于床旁椅上,倒入热水约2/3,根据季节及患者习惯调节水温	
5. 背部擦浴	协助患者脱上衣,暴露肩背部,将一部分浴巾铺在患者身下,另一部分遮盖背部。将浸湿的毛巾拧成微干,包在一只手上,另一手掀起浴巾,依次擦洗后颈部、肩部、背部和臀部	• 防止浸湿床单,减少不必要的身体暴露
6. 背部按摩	①两手掌蘸少许50%乙醇,用手掌大小鱼际以环形方式按摩。从骶尾部开始,沿脊柱两侧向上按摩至肩部,按摩肩胛部时用力应轻;再从肩胛部沿背部两侧向下按摩至髂嵴部位(图7-8),有节律地按摩数次	• 手勿离开皮肤,按摩至少持续3 min
	②用拇指指腹蘸50%乙醇,由骶尾部开始沿脊柱旁按摩至肩部、颈部,再继续向下按摩至骶尾部	
	③用手掌大小鱼际蘸50%乙醇紧贴皮肤,按摩其他受压处,按向心方向按摩,由轻至重,再由重至轻	• 按摩3～5 min • 如果局部皮肤因受压而出现反应性充血,则局部不主张按摩
7. 更换衣物	用浴巾擦去皮肤上的乙醇;撤去浴巾,协助患者穿好上衣	• 过多乙醇可刺激皮肤
8. 整理用物	协助患者取舒适卧位,整理用物和床单位,洗手记录	

考点提示

背部按摩法的操作要点。

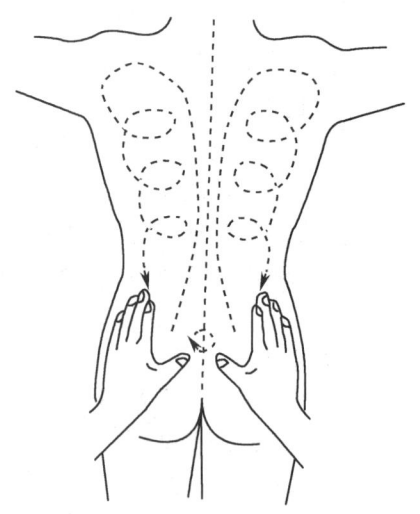

图 7-8 背部按摩法

【注意事项】

1. 操作中保护患者隐私,遮挡患者,注意保暖,避免着凉。

2. 若受压部位皮肤出现红、肿等淤血红润期表现,则不能按摩,以防皮肤破损,引起感染,可用拇指指腹以环形动作围绕压力性损伤周围正常皮肤处进行按揉,以增进局部皮肤的血液循环,改善缺氧。

3. 按摩时由下而上,力量由轻到重,再由重到轻,力度适中,以防损伤皮肤组织。

4. 按摩背部时注意节力原则,根据按摩部位的变化,调整身体姿势。

【评价】

1. 患者背部皮肤清洁,感觉轻松,身心愉快。

2. 患者无压力性损伤等并发症发生。

【健康教育】
1. 告知患者及家属背部按摩的重要性。
2. 指导患者家属正确进行背部皮肤护理。

三、压力性损伤的预防与护理

压力性损伤（pressure sores）也称压疮，是指局部组织长期受压，血液循环障碍，局部组织持续缺血、缺氧，营养不良所致的软组织溃烂或坏死。压力性损伤通常发生于骨隆突处，主要由压力、摩擦力及剪切力联合所致。

压力性损伤本身不是原发疾病，但却是长期卧床患者或躯体移动障碍患者皮肤容易出现的最严重问题，也是临床常见的并发症之一，其发生不仅会给患者增加痛苦、加重病情、延长病程，严重者还可引起败血症而危及患者生命，而且也会增加医护工作者的工作负担，甚至造成不和谐的医患关系。研究表明：50%的压力性损伤是可以通过预防来避免的，其预防和护理也一直是医疗护理领域的难题，临床上已将是否发生压力性损伤作为护理质量的评价指标之一，因此，在护理工作中，压力性损伤的预防与护理尤为重要。

（一）压力性损伤相关因素

压力性损伤的形成是一个复杂的病理过程，是局部和全身因素综合作用所引起的皮肤组织的变性和坏死。

1. 外源性因素

（1）力学因素：造成压力性损伤的力学机制中，有三个主要物理作用力，即压力、剪切力、摩擦力。通常由2～3个力联合作用所致皮肤受压、缺血、缺氧、抵抗力下降而损伤。

1）垂直压力：持续性垂直压力作用于局部组织是造成压力性损伤的最主要因素。正常皮肤的毛细血管存在一定的压力（正常为12～30 mmHg），当局部压力≥16 mmHg时，即可阻断毛细血管对组织的灌流，造成组织缺氧，代谢废物排泄受阻，引起组织发生缺血、溃烂或坏死，甚至发生不可逆损害。当局部压力≥30～35 mmHg，持续2～4 h时，即可导致压力性损伤的发生。压力性损伤形成与压力的强度和持续时间有密切关系。压力越大，持续时间越长，发生压力性损伤的概率就越高。垂直压力多见于长期卧床、昏迷、瘫痪或长期坐轮椅的患者，身体重量持续压迫骨突处血管，使受压部位血液循环障碍，导致组织营养不良、缺血、缺氧而发生压力性损伤。

2）摩擦力：一个物体在另一个物体表面运动或有做相对运动的趋势时，在两个接触面上产生的阻碍物体运动的力，即为摩擦力。摩擦力作用于皮肤，会直接损伤皮肤的角质层而使皮肤屏障作用受限，病原微生物易于侵入皮肤。摩擦力主要来源于皮肤与衣裤或床单表面逆行的摩擦阻力（褶皱或渣屑），尤其是当床面不平整时，皮肤受到的摩擦力会增加。患者在床上活动或坐轮椅时，皮肤随时都可能受到床单和轮椅坐垫表面的逆行阻力摩擦，导致局部皮肤升温，组织代谢加快，耗氧量增加，在组织受压缺血、缺氧的情况下，压力性损伤的发生概率增加。

3）剪切力（图7-9）：施加于相邻物体表面，引起相反方向的进行性平行滑动的力量，即为剪切力，是两层组织相邻表面间的滑行而产生进行性的相对移位所引起的。剪切力作用于深层，可引起组织的相对移位，能切断较大区域的小血管血液供应，导致组织氧张力下降，因此它比垂直方向的压力更具危险。剪切力与体位关系甚为密切，如当床头抬高，患者身体下滑时，会产生剪切力，导致皮肤的供血障碍而发生压力性损伤；半坐卧位时，骨骼及深层组织由于重力作用向下滑行，而皮肤及表层组织由于摩擦力的存在仍停留在原位，从而导致两层组织间产生牵张而形成剪切力。剪切力发生时，因筋膜下及肌肉内穿出供应皮肤的毛细血管被牵拉、扭曲、撕裂，阻断局部皮肤、皮下组织、肌层等全层组织的血液供应，引起血液循环障碍而发生深层组织坏死，形成剪切力性损伤。

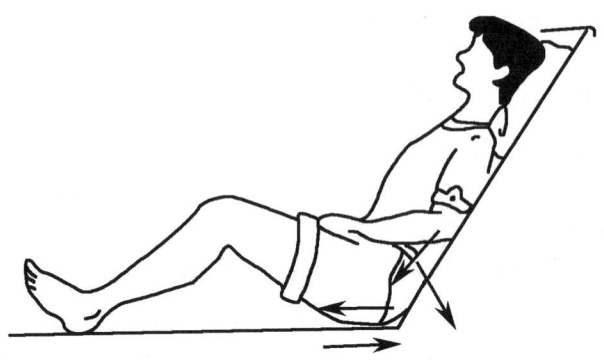

图 7-9 剪切力引起压力性损伤的机制

一般来说，压力性损伤的发生都是由以上 2～3 种力的共同作用而引起的，与力的大小和受力时间长短有关（图 7-10）。

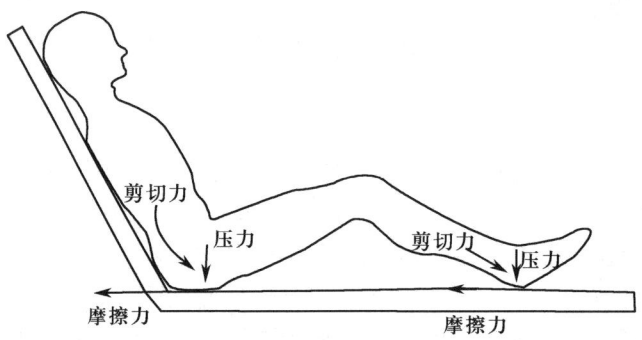

图 7-10 压力性损伤发生的力学因素

（2）理化因素刺激：汗液、尿液及各种渗出液、引流液等物质的刺激，使皮肤变得潮湿、软化而抵抗力下降，影响皮肤的防御功能；尿液和粪便中化学物质的刺激作用，使皮肤酸碱度改变，致使表皮角质层的保护能力下降，组织皮肤破溃，容易发生压力性损伤。此外，皮肤潮湿会增加摩擦力，进而加重皮肤损伤。

（3）矫形器械使用不当：如使用石膏绷带、夹板或牵引时，松紧不适宜，衬垫不当，致使局部组织受压，血液循环不良而发生压力性损伤。

2. 内源性因素

（1）全身营养不良或水肿：营养状况是影响压力性损伤形成的重要因素。全身营养不良者皮下脂肪减少，肌肉萎缩，一旦受压，骨隆突处由于缺乏肌肉和脂肪组织的保护而承受的压力较大，引起血液循环障碍；水肿患者皮肤较薄，抵抗力较弱，容易致皮肤受损而发生压力性损伤。常见于长期发热、年老体弱、瘫痪、昏迷及恶病质等患者。

（2）年龄：老年人皮肤松弛干燥，缺乏弹性，皮下脂肪萎缩、变薄，皮肤易损性增加。再加上老年人感觉反应迟钝，当局部组织受压时不易察觉，无法通过及时改变姿势来减轻压力，故老年人易发生压力性损伤。

（3）急性应激因素：急性应激使机体对压力的敏感性增加，导致压力性损伤发生率增高。此外，急性应激可引起机体内代谢紊乱，应激激素被大量释放，中枢神经系统和神经内分泌系统发生紊乱，导致机体内环境的稳定性被破坏，机体组织承压能力下降，从而增加压力性损伤发生的概率。

（4）组织灌注状态：组织的血液供应和氧合作用是维持机体组织活力的关键。血管受压、血管收缩、血容量减少可导致组织缺血；老年患者心脏功能减退，血管弹性减弱，心排血量减少，末梢循环功能减退，受压后更容易发生皮肤及皮下组织缺血、缺氧而导致压力性损伤。

（5）机体活动感觉障碍：自主活动能力减退或丧失使局部组织长期受压，血液循环障碍而发生压力性损伤；感觉受损可造成机体对伤害性刺激的反应障碍，保护性反射迟钝，长时间受压后局部组织坏死而导致压力性损伤的发生。

> 考点提示
>
> 压力性损伤的相关因素。

（二）压力性损伤的易发部位

压力性损伤好发于长期受压及缺乏脂肪组织保护、无肌肉包裹或肌层较薄的骨隆突处，其发生部位与卧位有着密切关系，受压点不同，好发部位亦不同（图7-11）。

1. 仰卧位　常发生于枕骨粗隆、肩胛骨、肘部、脊椎体隆突处、骶尾部及足跟处，最常发生于骶尾部。

2. 侧卧位　常发生于耳郭、肩峰、肋骨、肘部、髋部、股骨粗隆、膝关节的内外侧及内外踝处。

3. 俯卧位　常发生于面颊部、耳郭、肩部、女性乳房、肋缘突出处、男性生殖器、髂嵴、膝部及足尖处。

4. 坐位　常发生于坐骨结节处。

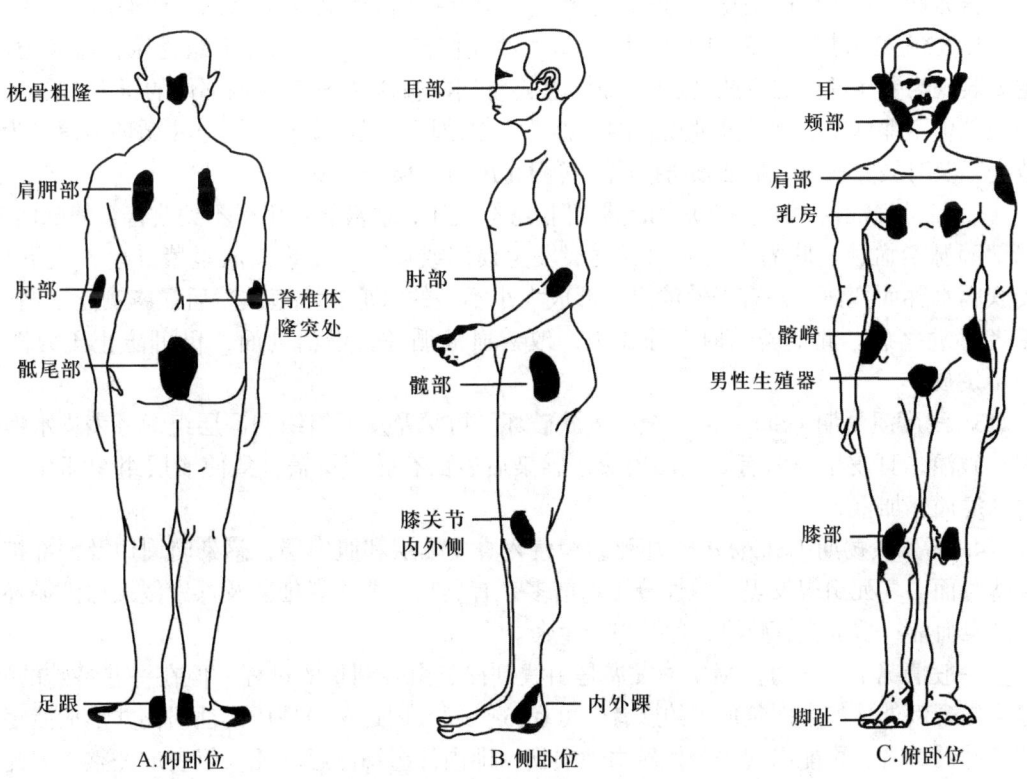

图 7-11　压力性损伤的好发部位

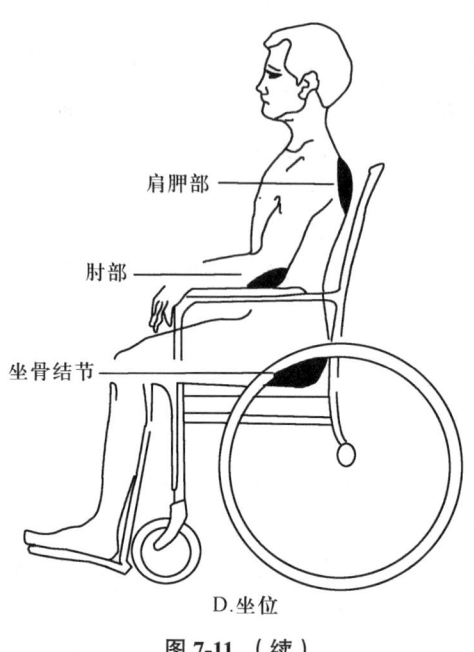

D. 坐位

图 7-11 （续）

 考点提示

压力性损伤的好发部位。

（三）压力性损伤分期及临床表现

压力性损伤的形成是复杂的病理过程，依据其损伤的程度可分为以下四期。

1. 淤血红润期（Stage 1） 此期是压力性损伤初期。身体局部组织受压，血液循环障碍。主要表现为受压部位的皮肤呈现红、肿、热、麻木或触痛。解除对该部位的压力 30 min 后，皮肤颜色仍不能恢复正常，此期皮肤的完整性未被破坏，仅出现暂时性血液循环障碍，为可逆性改变，及时去除诱因，加强预防措施，可阻止压力性损伤的发展。

2. 炎性浸润期（Stage 2） 如红肿部位继续受压，血液循环仍得不到改善，静脉回流受阻，局部静脉淤血，皮肤的表皮层和真皮层发生损伤或坏死。受损皮肤呈紫红色，皮下有硬结。皮肤因水肿而变薄，并有炎性渗出，形成大小不一的水疱，水疱破溃后显露潮湿红润的创面，患者感觉疼痛。此期若及时解除压力，改善血液循环，清洁创面，仍可防止压力性损伤进一步发展。

3. 浅度溃疡期（Stage 3） 全层皮肤破坏，可深及皮下组织和深层组织。表皮水疱逐渐扩大、破溃，真皮层疮面有黄色渗出液，感染后表面有脓液覆盖，致使浅层组织坏死，形成溃疡，疼痛感加重。

4. 坏死溃疡期（Stage 4） 坏死组织侵入真皮下层和肌肉层，感染向周边及深部扩展，可深达骨面。坏死组织发黑，脓性分泌物增多，有臭味。严重者细菌及毒素侵入血液循环，可导致脓毒血症，造成全身感染，危及患者生命。

一般情况下，压力性损伤的发展是由浅到深、由轻到重的过程，但在一些特殊的病例中，也会出现例外。如个别危重的患者，可在 6～12 h 内迅速出现压力性损伤并形成溃疡；而有些肥胖的患者，可能出现闭合性压力性损伤，即内部组织已经坏死，但表皮完整。因此，护士应严密观察患者皮肤情况，以免贻误病情造成严重后果。

知识链接

2016美国压疮咨询委员会（NPUAP）压疮指南更新内容

2016年4月8—9日，在芝加哥的专家会议上，由美国压疮顾问小组将压疮分期中"压力性溃疡"这一术语改为"压力性损伤"。专家一致认为，不论完整还是溃烂的皮肤损伤，"压力性损伤"更能准确地描述其损伤。在先前的分期系统中，Ⅰ期和深部组织损伤描述为"局部组织损伤，但表皮完整"，而其他分期中却描述为"开放性溃疡"。若将压疮的每个阶段损伤定为"压力性溃疡"会导致观念混乱。除此之外，在压疮分期系统中之前所用的罗马数字（Ⅰ、Ⅱ、Ⅲ、Ⅳ）被阿拉伯数字（1、2、3、4）代替。先前分期系统中的"可疑深部组织损伤"中的"可疑"一词被去掉。并在该会议上同意将医疗设备相关压力损伤和黏膜压伤纳入压力性损伤的范畴。更新后的压疮分期如下：

1. 可疑深部组织损伤（suspected deep tissue injury） 完整或破损的皮肤出现局部持续的非苍白性深红色、栗色或紫色，或表皮分离呈现深色的伤口或充血水疱。疼痛和温度变化通常先于颜色改变出现。

2. Stage 1 局部组织表皮完整，出现非苍白性发红，深肤色人群可能会出现不同的表现。

3. Stage 2 部分真皮层缺失，伤口基底面呈粉红色或红色、潮湿，可出现完整或破裂的血清性水疱，但不会暴露脂肪层和更深的组织，不存在肉芽组织、腐肉和焦痂。

4. Stage 3 全层皮肤缺损，损伤面可呈现皮下脂肪组织和肉芽组织，伤口边缘会有卷边（上皮内卷）现象，可出现腐肉、焦痂。但不暴露筋膜、肌肉、肌腱、韧带、软骨和骨头。

5. Stage 4 全层皮肤和组织损失，损伤面暴露筋膜、肌肉、肌腱、韧带、软骨或骨溃疡。缺失伴有肌肉、肌腱和骨骼的暴露，常有结痂和皮下隧道。

6. 不明确分期压疮 全层皮肤和组织的缺损因腐肉或焦痂掩盖了组织损伤的程度。

考点提示

压力性损伤的临床分期及各期表现。

（四）压力性损伤的预防

1. 压力性损伤风险评估

（1）高危人群

1）神经系统疾病患者：如昏迷、瘫痪者，其自主活动能力丧失及感觉障碍，长期卧床导致身体部分组织长期受压。

2）老年患者：老化过程导致皮肤在解剖结构、生理功能及免疫功能等方面出现衰退现象，皮肤抵抗力下降，对外部环境反应迟钝，血流速度下降且血管脆性增加，导致皮肤易损性增加。

3）肥胖患者：过重的机体使承重部位压力增加。

4）体质衰弱、营养不良患者：受压处缺乏肌肉、脂肪组织保护。

5）水肿患者：水肿降低皮肤抵抗力，并增加承重部位的压力。

6）疼痛患者：为避免疼痛而处于强迫体位，机体活动减少。

7）使用矫形器械患者：石膏固定、牵引及应用夹板患者，身体活动受限。

8）二便失禁患者：皮肤经常受到污物、潮湿的刺激。

9）高热患者：体温升高致排汗增多，汗液可刺激皮肤。

10）使用镇静剂患者：自主活动减少，长时间处于一种卧位。

（2）危险因素：护士可通过评分方式对患者发生压力性损伤的危险因素进行定性和定量的综合分析，由此判断其发生压力性损伤的危险程度。其目的在于筛查压力性损伤发生的高危人群，并根据评估结果制订和采取有效的预防措施，减少或消除压力性损伤发生的危险因素，从而降低压力性损伤预防护理工作的盲目性和被动性，提高压力性损伤预防工作的有效性和护理质量。常用的危险因素评估表包括 Braden 危险因素评估表、Norton 压力性损伤风险评估量表、Waterlow 压力性损伤风险评估量表及 Andersen 危险指标记分法等。

1）Braden 危险因素评估表（表7-9）：目前国内外用来预测压力性损伤发生的较为常用的方法之一，对压力性损伤高危人群具有较好的预测效果，且评估简便、易行。Braden 危险因素评估表的评估内容包括感觉、潮湿、活动力、移动力、营养及摩擦力和剪切力6个部分。总分值范围为6~23分，分值越少，提示发生压力性损伤的危险性越高。评分≤18分，提示患者有发生压力性损伤的危险，建议采取预防措施；评分≤12分，属于高危患者，应积极采取相应的护理措施，实施重点预防。

表7-9 Braden 危险因素评估表

评估内容	1分	2分	3分	4分
感觉：对压力相关不适的感受能力	完全受限	非常受限	轻度受限	未受限
潮湿：皮肤暴露于潮湿环境的程度	持续潮湿	潮湿	有时潮湿	很少潮湿
活动力：身体活动程度	卧床不起	坐位	偶尔行走	经常行走
移动力：改变和控制体位的能力	完全无法移动	严重受限	轻度受限	未受限
营养：日常食物摄取状态	非常差	可能缺乏	充足	丰富
摩擦力和剪切力	有问题	有潜在问题	无明显问题	—

2）Norton 压力性损伤风险评估量表（表7-10）：也是公认的临床实践中常用的一种预测压力性损伤风险的方法，特别适用于评估老年患者。其分值越低，发生压力性损伤的危险性就越高。评分≤14分，提示容易发生压力性损伤。

表7-10 Norton 压力性损伤风险评估量表

评估内容	4分	3分	2分	1分
身体状况	好	一般	差	极差
意识状态	清醒	淡漠	模糊	昏迷
活动情况	活动自如	扶助行走	能坐轮椅	卧床不起
运动情况	运动自如	轻度受限	严重受限	运动障碍
二便失禁	未发生	偶尔发生	尿失禁或便失禁	二便均失禁

2. 预防措施 通过精心科学的护理，绝大多数压力性损伤是可以预防的。压力性损伤预防的关键在于加强管理，消除危险因素。患者、家属及医护人员应定时观察易发生压力性损伤部位的皮肤情况，有无发红、缺血或皮肤破溃，及时帮助患者变换卧位、合理使用保护装置或减少危险的设备等。护士在工作中应加强评估，做到七勤：即勤观察、勤翻身、勤按

摩、勤擦洗、勤更换、勤整理、勤交班。采取针对性的措施，将压力性损伤的发生率降至最低程度。

（1）避免局部组织长期受压

1）定时翻身，间歇性解除局部组织承受的压力：经常翻身是长期卧床患者最简单有效地解除压力的方法，可使骨隆突部位轮流承受身体重量，从而减少对组织的压力。应鼓励和协助卧床患者至少每 2 h 翻身一次，视病情及局部受压情况及时予以调整，必要时每 1 h 翻身一次，并建立床头翻身记录卡（表 7-11），各班人员通过翻身记录卡及时掌握患者翻身时间、卧位变化及皮肤情况。翻身时切忌推、拉、拖等动作，避免擦破皮肤。也可使用电动旋转床或翻转床来预防压力性损伤，既可以较为轻便地帮助患者转换多种卧位，又可减轻护理人员的工作强度。

表 7-11　×× 医院翻身记录卡

日期 / 时间	卧位	皮肤情况	执行者

2）保护骨隆突处和支持身体空隙处：将患者体位安置妥当后，可在身体空隙处垫软枕、海绵垫或经特殊设计的垫褥，如交替充气式床垫、水褥、明胶床垫、羊皮垫等，以支撑身体空隙处，使身体受力面积增大，压力均匀，减少骨隆突处所承受的压力，从而保护骨隆突处。床上支被架通常用于撑起盖被，减轻被褥对足部的压迫。

3）正确使用石膏、夹板、牵引或其他矫形器械：对肢体固定及受限的患者，应随时观察局部皮肤状况和肢端皮肤的颜色、温度等变化情况，认真听取患者的主诉，适当调节松紧，衬垫应平整、柔软。如发现石膏绷带过紧或凹凸不平，应立即通知医生，及时调整。

4）避免力学因素的综合作用：患者取半卧位时，床头抬高≤30°，支起膝下支架，在足底放置一块木垫，并屈髋30°，十腘窝下垫软枕，避免患者身体滑向床尾，以减轻剪切力和摩擦力。对于长期处于坐位或使用轮椅的患者，应适当约束并垫好衬垫，防止身体下滑。协助患者翻身、更换床单或搬运过程中，应将患者的身体托起，避免拖、拉、推等动作，以免形成摩擦力而损伤皮肤。使用便器时，应检查便器是否完好，并协助患者抬高臀部，不可硬塞、硬拉，必要时在便器边缘垫以软纸或布垫，防止擦伤皮肤。

（2）保护患者皮肤，避免局部不良刺激：对于二便失禁、出汗及分泌物多的患者应及时擦洗干净，保持皮肤干燥，局部可涂凡士林软膏；床铺要保持清洁干燥，平整无渣屑；污染被服要及时更换，不可使患者直接卧于橡胶单或塑料布上，小儿要勤换尿布。

（3）促进皮肤血液循环：定期为患者进行温水擦浴，按摩受压局部骨隆突处或协助患者做关节活动等，促进血液循环，改善局部营养。

（4）改善机体营养状况：合理的营养膳食可以改善患者的营养状况，增强抵抗疾病的能力，不但可有效预防压力性损伤，还可促进创面的愈合。因此，在病情允许的情况下，应给予高蛋白、高热量、高维生素的饮食，保证正氮平衡，以增强机体的抵抗力和组织修复能力。另外，适当补充维生素 C 和微量元素锌可促进慢性溃疡的愈合；对于不能进食的患者可采用鼻饲或补液、输血等方法，以满足患者机体营养的需要。

（5）健康教育：护士应向患者及家属讲解皮肤清洁的重要性。介绍压力性损伤产生的原因、好发部位、临床表现、预防措施和护理要点，指导家属学会床上擦浴、翻身、按摩等预防压力性损伤的技能，保持患者皮肤及床褥的清洁卫生，使患者及家属重视和参与压力性损伤早期的护理，积极配合治疗，防止压力性损伤感染及并发症的发生。

> **考点提示**
>
> 压力性损伤的预防措施。

（五）压力性损伤的护理措施

压力性损伤发生后，应在积极治疗原发病的同时实施全身治疗，增加蛋白质、维生素和微量元素的摄入，增强身体的抵抗力。遵医嘱抗感染治疗，并加强心理护理，向患者及家属讲解压力性损伤的进展规律、临床表现以及治疗、护理的要点，使之能重视和参与压力性损伤各期的护理，积极配合治疗。

1. 淤血红润期（Stage 1）　此期护理原则是消除危险因素，加强预防措施，避免压力性损伤进一步发展。如增加翻身次数，避免局部组织继续受压；保持床铺平整、干燥、无碎屑，避免摩擦、潮湿和排泄物对皮肤的刺激；可用红外线、烤灯照射的方法改善局部血液循环；加强营养供给，以增强机体的抵抗力。此期皮肤已经受损，禁忌进行局部皮肤按摩，局部可使用半透膜敷料或水胶体敷料加以保护。

2. 炎性浸润期（Stage 2）　此期护理原则在于保护创面，预防感染。除采取上述措施，避免损伤继续发展之外，对未破的小水疱应尽量减少摩擦，用无菌纱布包扎，防止破裂感染，促进水疱自行吸收；大水疱应消毒局部皮肤，用无菌注射器抽吸疱内液体后，再用无菌敷料包扎；水疱若已破溃，露出创面，则应消毒创面及创面周围皮肤，再用无菌敷料包扎。同时，可选用红外线照射治疗，红外线有消炎、干燥疮面、增加血液循环、有利于组织的再生和修复的作用。目前临床治疗压力性损伤也可使用人工细胞生长膜，这是一种新型生物制剂，涂于伤口表面后可形成一层透明膜，允许氧气透入，并对上皮细胞的生长有促进作用，可加速创面愈合。

3. 浅度溃疡期（Stage 3）　此期的护理原则是清洁伤口，处理伤口渗出液，促进肉芽组织生长，并预防和控制感染。基本方法是按外科无菌换药方法处理创面，根据伤口类型选择伤口清洗液，创面无感染时多采用对组织无刺激的生理盐水进行冲洗；创面有感染时需根据创面细菌培养及药物敏感试验结果选择消毒液或抗菌液以达到抑菌或杀菌的目的，从而控制感染和促进伤口愈合。如可选用1∶5000呋喃西林溶液清洗创面；对于溃疡较深、引流不畅者，可用3%过氧化氢溶液冲洗，清除坏死组织，抑制厌氧菌生长。清创处理时需根据患者的病情和耐受性、局部伤口坏死组织情况和血液循环情况选择清创方式，如外科清创、机械性清创、自溶性清创、生物性清创及化学性清创，并于清创期间动态观察伤口渗液量、组织类型和面积的变化，根据渗出液特点，选择适当的敷料和换药频率。

此外，为控制感染和增加局部营养供给，可在创面处覆盖浸有抗生素溶液或白蛋白溶液的纱布，或涂上胶原酶油膏后，用无菌敷料包扎，均有较好效果。一些中药膏剂、散剂具有清热解毒、活血化瘀、去腐生肌的作用，有利于促进创面局部血液循环和组织生长，也可用于压力性损伤的治疗。

4. 坏死溃疡期（Stage 4）　此期除继续加强浅度溃疡期的治疗和护理措施外，需采取清创术去除坏死组织，处理伤口潜行和窦道，保护暴露的骨骼、肌腱和肌肉，保持引流通畅，促进肉芽组织生长。有窦道形成者选用高吸收性藻酸盐敷料填塞，有吸收渗液、止血、促进窦道愈合的作用。对于深达骨质、保守治疗不佳或久治不愈的压力性损伤可采用外科手术治疗，如手术修刮引流、植皮修补缺损或皮瓣移植术等。护士需加强围手术期护理，如术后体位减压、密切观察皮瓣的血供情况和引流物的性状、加强皮肤护理、减少局部刺激等。对无法判断的压力性损伤和怀疑深层组织损伤的压力性损伤需进一步全面评估，采取必要的清创措施，根据组织损伤程度选择相应的护理方法。

考点提示

压力性损伤的护理措施。

知识链接

压力性损伤伤口护理的临床常见药物及作用

名称	使用方法	作用
思密达（粉）	外敷	保护创面，促进上皮与肉芽生长
贝复剂	喷于患处或喷湿纱布敷患处	促进毛细血管再生，改善局部血液循环，加速创面愈合
康惠尔敷料系列	贴于创面	创造加速伤口愈合的湿性环境，使坏死组织水合，利于自溶性清创，促进伤口愈合
美肤康敷料系列	贴于创面	吸收渗液，维持伤口的潮湿，减少周围皮肤浸渍和再损伤，促进伤口愈合
安普贴薄膜	贴于创面	创造加速伤口愈合的湿润环境，促进伤口愈合
人工细胞生长膜	涂于创面	形成透气透明膜，促进上皮生长
康复新液	浸湿纱布敷创面	利于血脉，养阴生肌

第四节　晨、晚间护理

案例 7-4

护士小王夜班查房时发现新入院患者冉阿姨情绪低落，烦躁不安，难以入睡。在与其沟通后，得知冉阿姨不适应医院环境，又担心自己病情，睡不着。

问题与思考：

1. 晚间护理工作的目的有哪些？
2. 护士可采取哪些措施帮助患者入睡？

护士根据病情需要，为危重、昏迷、瘫痪、高热、大手术后或年老体弱等不能自理的患者提供晨间及晚间生活护理，称为晨晚间护理。晨晚间护理是优质护理服务的重要组成部分，能充分体现"以患者为中心"的服务理念。护士根据患者的病情和生活习惯指导或协助患者进行晨晚间护理，满足患者日常清洁需要。

一、晨间护理

晨间护理是基础护理的一项重要工作内容,一般在清晨诊疗工作前完成。晨间护理可以使患者身心舒适,心情愉快,同时也是密切观察患者病情和满足患者身心需要的重要途径,可促进和谐护患关系的建立,使患者对护士产生信任感。

(一)目的

1. 使患者清洁,舒适,预防压力性损伤及肺炎等并发症的发生。
2. 观察、了解病情,为诊断、治疗和护理计划的制订提供依据。
3. 进行必要的心理护理及卫生宣传,满足患者身心需求,增进护患沟通。
4. 保持病室和床单位整洁、舒适、美观。

(二)护理内容

1. 根据病情协助患者排便、刷牙漱口(口腔护理)、洗脸、洗手、梳头、翻身,检查患者皮肤受压情况,进行背部护理等。
2. 按需要更换衣服、被套、大单等,整理床单位。
3. 检查各种管道的引流、固定及治疗完成情况。
4. 观察病情,进行晨间交流,了解患者夜间睡眠、疼痛及呼吸情况,肠功能恢复情况,以及活动能力等,进行心理护理和健康指导。
5. 酌情开窗通风,保持病室内空气新鲜。

二、晚间护理

晚间护理是晚间入睡前为患者提供的护理,为患者创造良好的睡眠环境,保持病室安静,使患者舒适,易于入睡。同时,还能了解患者的病情变化,以便采取及时、有效的护理措施。

(一)目的

1. 保持病室安静、整洁,空气清新。
2. 为患者提供必要的生活护理,使患者清洁、舒适,易于入睡。
3. 观察病情,了解和满足患者的心理需要,做好心理护理。

(二)护理内容

1. 协助患者排便、刷牙、漱口(口腔护理)、洗脸、洗手、擦洗背部、热水泡脚,女患者给予会阴部清洁护理。
2. 检查患者皮肤受压情况,观察有无早期压力性损伤,按摩背部和骨骼隆突部位。
3. 整理床单位,按需要更衣,根据气温增减盖被,保持床单平整、紧贴、无皱褶。
4. 进行管道护理,检查导管有无扭曲或受压,妥善固定。
5. 酌情关闭门窗,保持病室安静,消除噪声,关大灯、开地灯,使病室、病区光线暗淡,创造良好的睡眠环境。夜间巡视时,护士要注意做到"四轻"(走路轻、说话轻、操作轻及关门轻)。
6. 巡视病房,观察病情,了解患者夜间睡眠情况。如患者因精神紧张、疼痛等原因不能入睡,应及时予以处理。

 考点提示

晨晚间护理的内容。

本 章 小 结

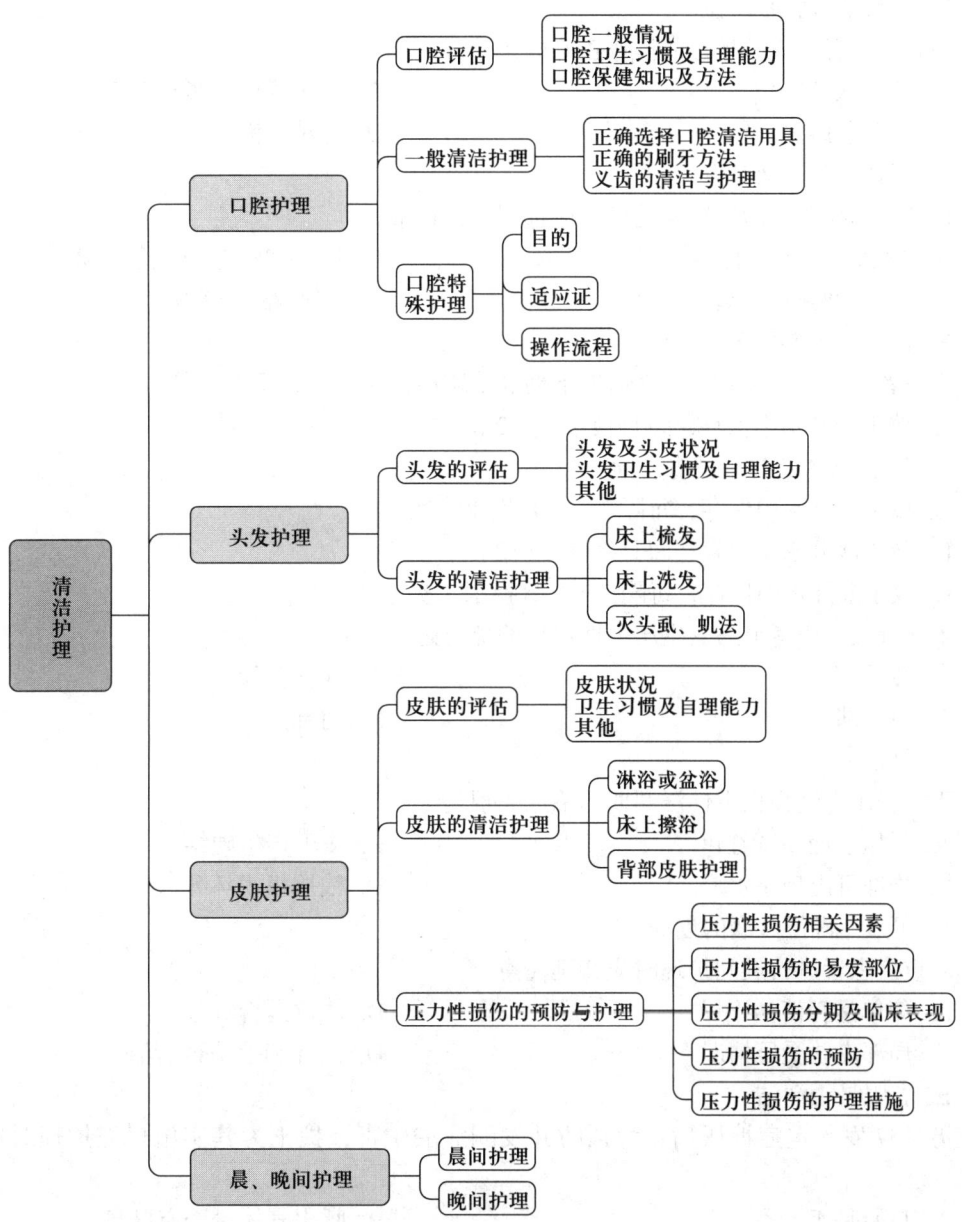

自 测 题

一、选择题

A1/A2 型题

1. 以下哪种患者不需行特殊口腔护理
   A. 高热患者　　B. 昏迷患者　　C. 下肢外伤患者
   D. 危重患者　　E. 禁食患者

2. 口腔护理时，对长期应用抗生素者，应注意观察口腔黏膜
   A. 有无溃疡
   B. 有无真菌感染
   C. 口唇是否干裂
   D. 有无口臭
   E. 牙龈是否肿胀出血
3. 为昏迷患者做口腔护理的操作正确的是
   A. 患者取仰卧位
   B. 用血管钳夹紧棉球擦拭
   C. 多蘸漱口水
   D. 擦洗后漱口
   E. 不必取下活动义齿
4. 口腔有铜绿假单胞菌感染的患者应选用的漱口液是
   A. 0.02% 呋喃西林溶液
   B. 1%～3% 过氧化氢溶液
   C. 2%～3% 硼酸溶液
   D. 0.1% 醋酸溶液
   E. 1%～4% 碳酸氢钠溶液
5. 为患者做口腔护理时，将义齿取下彻底洗刷后，正确的处理方法是
   A. 放于温开水中保存，每日换水 1～2 次
   B. 放于 75% 乙醇中消毒浸泡
   C. 放于冷开水中保存，每隔 1～2 日换水 1 次
   D. 放于冷开水中保存，每日换水 1～2 次
   E. 放于温开水中保存，每隔 1～2 日换水 1 次
6. 半坐卧位时患者最易发生压力性损伤的部位是
   A. 骶尾部
   B. 枕骨粗隆
   C. 肩胛部
   D. 肘部
   E. 足跟
7. 不符合压力性损伤炎性浸润期的临床表现是
   A. 受压表面呈紫红色
   B. 皮下产生硬结
   C. 局部可出现小水疱
   D. 浅层组织坏死
   E. 可显露潮湿红润的创面
8. 对重症患者进行晨间护理时应特别注意
   A. 床单是否清洁干燥
   B. 体位是否舒适
   C. 局部皮肤受压情况
   D. 面部和手是否清洁
   E. 衣服是否清洁
9. 男，57 岁，重症糖尿病。为预防并发酮症酸中毒，护士为其实施口腔护理时应密切观察
   A. 口唇是否干裂
   B. 呼出气体是否有肝臭
   C. 舌苔变化情况
   D. 呼出气体是否有烂苹果味
   E. 呼出气体是否有大蒜味
10. 女，26 岁，因细菌性心内膜炎，应用大量青霉素导致口腔白念珠菌感染，护士为其实施口腔护理时应选用的溶液是
    A. 生理盐水
    B. 1% 碳酸氢钠
    C. 0.02% 呋喃西林溶液
    D. 3% 过氧化氢
    E. 复方硼酸溶液
11. 男，76 岁，截瘫，入院时尾骶部有压力性损伤，面积 1.5 cm^2，有脓性分泌物，创面周围有黑色坏死皮肤组织。护理措施是

A. 用50%乙醇按摩创面及周围皮肤

B. 用生理盐水清洗并敷新鲜鸡蛋膜

C. 暴露创面，红外线每日照射一次

D. 剪去坏死组织，用双氧水洗净，置引流条

E. 涂厚层滑石粉包扎

12. 男，54岁，高渗性非酮症糖尿病昏迷，护士在为该患者实施口腔护理时错误的操作是
   A. 取下义齿，刷洗后置于冷开水中　　　B. 使用张口器时应从臼齿处放入
   C. 擦洗时每次只夹一个棉球　　　　　　D. 棉球不宜过湿
   E. 口腔护理完毕需漱口清洁口腔

13. 李老先生卧床多日，臀部红、肿、硬化，起小水疱及上皮剥落，有时有渗液，诉疼痛，判断患者此时处于
   A. 压力性损伤淤血红润期　　　　　　　B. 压力性损伤炎性浸润期
   C. 压力性损伤溃疡期　　　　　　　　　D. 局部皮肤感染
   E. 压力性损伤前期

14. 男，11岁，放羊时不慎从山上摔下，致左侧肱骨骨折，入院时发现有头虱，护士应立即为患者实施的清洁护理是
   A. 床上洗发　　　B. 淋浴　　　C. 床上擦浴
   D. 口腔护理　　　E. 百部酊灭虱

15. 女，75岁，下肢瘫痪卧床1年。护士为其进行晨间护理的最佳顺序为
   A. 用便器→皮肤护理→扫床→口腔护理
   B. 口腔护理→用便器→皮肤护理→整理床单位
   C. 扫床→用便器→皮肤→口腔护理
   D. 皮肤护理→扫床→口腔护理→用便器
   E. 用便器→口腔护理→皮肤护理→整理床单位

16. 王女士，19岁，患血小板减少性紫癜，检查口腔时发现口腔黏膜有散在淤血点，左侧下牙龈有瘀血斑，为此患者进行口腔护理时，应特别注意
   A. 所有用品均应无菌　　　　　　　　　B. 动作轻稳，勿损伤黏膜
   C. 蘸水不可过湿，以防呛咳　　　　　　D. 擦拭时勿触及咽部，以免引起恶心
   E. 仔细观察是否有义齿

A3/A4型题

（17～19题共用题干）

刘先生，62岁，因心力衰竭在家卧床已3周，近日诉骶尾部疼痛，家庭病床的护士仔细观察后认为是炎性浸润期压力性损伤。

17. 支持其判断的典型表现是
   A. 患者主诉骶尾部疼痛、麻木感
   B. 局部皮肤发红、水肿
   C. 骶尾部皮肤呈紫色，有皮下硬结，并出现水疱
   D. 创面湿润，有少量脓性分泌物
   E. 伤口周围有坏死组织

18. 针对患者的压力性损伤表现，护士拟订护理计划，以下措施不妥的是
   A. 定时协助翻身　　　　　　　　　　　B. 在无菌操作下抽出水疱内液体
   C. 将水疱表皮轻轻剪去　　　　　　　　D. 创面涂消毒液，用无菌纱布包扎

E. 平卧时可在身体空隙处垫海绵垫、软枕

19. 患者出现压力性损伤的主要原因是

    A. 局部受压过久　　　B. 营养缺乏　　　　C. 缺少活动

    D. 精神紧张　　　　　E. 心肌缺血

二、简答题

1. 为昏迷患者进行口腔护理时应注意什么？
2. 压力性损伤的预防措施有哪些？

三、案例分析

患者男，72岁，2周前因突发脑出血入院。入院后患者神志清楚，讲话口齿不清，体质瘦弱，近日发现其骶尾部呈紫红色，有水疱，皮下可触及硬结节，右侧足跟部皮肤红肿。

1. 该患者足跟、骶尾部发生了什么问题？
2. 应如何为该患者足跟、骶尾部进行护理？

（杨　娟）

第八章 生命体征的观察与护理

学习目标

1. 解释体温过高、稽留热、弛张热、间歇热、脉搏短绌、潮式呼吸、间断呼吸及呼吸困难。
2. 熟记体温、脉搏、呼吸、血压的正常值范围及生理性变化。
3. 复述异常脉搏、呼吸、血压患者的护理措施。
4. 运用所学知识，为高热患者制订护理措施。
5. 能够规范、准确地测量生命体征。
6. 在操作过程中锻炼良好的人际沟通能力和评判性思维能力，对待患者具有耐心、细致的良好品格。

第一节 体温的观察与护理

案例 8-1

患者男，36 岁，反复咳脓痰 5 年，1 周前受凉后患者自觉发冷、寒战，T 39.5℃，伴咳嗽、咳痰，咳大量黄色黏痰，自行服用感冒药后，症状未改善，故到医院就诊，门诊收入呼吸科。护士为患者测量生命体征，体温在 39.1～40.0℃，日差不超过 1℃，持续高热至今。脉搏 116 次/分，呼吸 28 次/分，疼痛评分为 1 分。

问题与思考：
1. 该患者发热的程度如何？属于何种热型？
2. 患者发热期间护士应采取哪些护理措施？

生命体征（vital signs）是机体内在活动的一种客观反映，是衡量机体身心状况的可靠指标，包括体温、脉搏、呼吸及血压。正常状态下，生命体征受大脑皮质的控制，在一定范围内维持相对稳定。生命体征能反映身心的微小变化，护理人员通过对生命体征认真、细致地观察，可以了解机体重要脏器的功能活动情况，了解疾病的发生、发展及转归，为预防、诊断、治疗及护理提供依据。因此，掌握生命体征的观察与护理是护理工作中非常重要的内容之一。

一、正常体温及其生理变化

体温（body temperature）分为体核温度和体表温度。体核温度（core temperature）是指身体内部（胸腔、腹腔及中枢神经）的温度。其特点是相对稳定且较皮肤温度高。皮肤温度也称体表温度（shell temperature），可随环境温度和衣着厚度的变化而变化，且低于体核温度。生理学上的体温是指平均体核温度。但由于体核温度不易测量，临床上通常用腋窝温度、口腔温度、直肠温度来代表体温。基础体温（basal body temperature，BBT）指人体在（持续）较长时间（6～8 h）的睡眠后醒来，尚未进行任何活动之前所测量到的体温。

（一）体温的形成

体温是由营养物质糖、脂肪、蛋白质氧化分解而产生的。三大营养物质通过氧化释放能量，50%以上转化为热能，以维持体温，并不断散发到体外，其余的能量贮存于腺苷三磷酸（ATP）内，供机体利用，最终仍转化为热能散发到体外。

（二）机体的产热与散热

1. **产热过程** 机体的产热过程是细胞新陈代谢的过程。人体以化学方式产热，主要的产热器官是肝和骨骼肌。进食、寒战、运动、强烈的情绪反应等都能使产热增加。

2. **散热过程** 人体以物理方式散热，散热方式有辐射、传导、对流和蒸发4种。人体主要的散热器官是皮肤。此外，呼吸、排泄也可以散发部分热量。

（1）辐射（radiation）：指热由一个物体表面通过电磁波的形式传至另一个与其不接触的物体表面的一种方式。辐射散热量同皮肤与外界环境的温差、机体有效辐射面积以及衣着情况等有关。当皮肤温度高于外界环境温度时，向外界环境散热；当皮肤温度低于外界环境温度时，反而会吸收环境中的热量。辐射面积越大，散热量越多。

（2）传导（conduction）：指机体热量传给与其接触的温度较低的物体的一种散热方式。传导散热量取决于物体的导热性能、接触面积、温差大小等。由于水的导热性能好，临床上常用冰袋、冰帽、冷湿敷等方式为高热患者进行物理降温。

（3）对流（convection）：指通过气体或液体的流动来交换热量的一种散热方式，是传导散热的一种特殊形式。对流散热受气体或液体的流动速度、温差、有效面积等的影响。

（4）蒸发（evaporation）：指水由液态变为气态，同时带走大量热量的一种散热方式。人体会持续从呼吸道、口腔黏膜以及皮肤通过蒸发散热。临床上为高热患者进行温水或乙醇拭浴，就是通过水分或乙醇的蒸发，起到降温作用。

机体以不同方式散热的比例，随环境的温度、湿度和身体状况而改变。当外界温度低于人体皮肤温度时，机体大部分热量可通过辐射、传导、对流和部分蒸发的方式散出；当外界温度等于或高于人体皮肤温度时，蒸发就成为人体唯一的散热方式。

（三）体温的调节

体温的调节分为生理性（自主性）调节和行为性调节两类。

1. **生理性体温调节** 是在下丘脑体温调节中枢的控制下，机体受内外环境温度的刺激，通过一系列生理反应，调节机体产热和散热，使体温保持相对恒定状态。如骨骼肌运动等。

2. **行为性体温调节** 是人类有意识的行为活动，通过机体在不同环境中的姿势和行为的改变而达到调节体温的目的。如增减衣服、增减机体活动量、开关门窗或使用冷暖空气调节器等。

行为性体温调节以生理性体温调节为基础，是对生理性体温调节的补充。通常意义上的体温调节是指生理性体温调节。

（四）正常体温及其生理变化

1. **正常体温** 由于体核温度不易测量，临床上常以口腔、直肠、腋窝处的温度来代替体温。直肠温度最接近体核温度，但日常工作中测量口腔、腋窝温度更为常见、方便。健康成人不同部位的温度平均值及正常范围如表8-1所列。

表8-1 健康成人不同部位的温度平均值及正常范围

部位	平均值	正常范围
直肠	37.5℃（99.5 ℉）	36.5～37.7℃（97.7～99.9 ℉）
口腔	37.0℃（98.6 ℉）	36.3～37.2℃（97.3～99.0 ℉）
腋窝	36.5℃（97.7 ℉）	36.0～37.0℃（96.8～98.6 ℉）

注：体温以℃（摄氏度）或℉（华氏度）表示，二者换算公式为：℃=（℉−32）×5/9，℉=℃×9/5+32

2. 生理变化 体温可受多种因素影响而发生变化，但波动范围很小，一般不超过 0.5～1.0℃。在测量体温时，应加以考虑。

（1）年龄：由于基础代谢水平的不同，各年龄段的体温也不同。儿童、青少年因代谢率较高而体温略高于成年人，而老年人的体温低于青、壮年。老年人由于受体温调节功能下降等因素的影响，对外界极端温度更为敏感。75 岁以上的老年人发生低体温的风险增高。新生儿尤其是早产儿，由于体温调节功能尚未发育完善，调节功能差，容易受环境温度的影响而变化，故对新生儿、早产儿应做好防寒保暖措施。

（2）性别：成年女性比男性体温平均高 0.3℃。女性的基础体温随月经周期而出现规律性变化，在排卵前体温较低，排卵日最低，排卵后体温升高，这与体内的孕激素水平周期性分泌有关，孕激素具有升高体温的作用。

（3）活动：运动可使骨骼肌紧张收缩，产热增加，导致体温升高。因此，临床上测量体温应在患者安静的状态下进行。

（4）昼夜：正常人体温在 24 h 内呈周期性波动，一般在清晨 2—6 时最低，下午 13—18 时最高，这种昼夜周期性波动称为昼夜节律。

（5）药物：麻醉药物可抑制体温调节中枢或影响传入路径的活动，并能扩张血管、增加散热，降低机体对寒冷环境的适应能力。因此，对于麻醉手术患者，在术中、术后应注意保暖。

此外，情绪激动、紧张、进食、环境温度的变化等都会对体温产生影响。

二、异常体温的观察与护理

（一）体温过高

1. 定义 体温过高（hyperthermia）又称发热，是指机体在致热原的作用下，下丘脑体温调节中枢的调定点上移而引起调节性体温升高，机体产热增加而散热减少，导致体温升高超过正常范围。

根据致热原的性质和来源不同，可将发热分为感染性发热和非感染性发热。感染性发热较多见，主要由病原体引起；非感染性发热包括无菌性坏死性物质的吸收引起的吸收热、变态反应性发热等。

2. 发热程度 以口腔温度为例，发热程度可分为：

低热：37.3～38℃（99.1～100.4 ℉）

中等热：38.1～39.0℃（100.6～102.2 ℉）

高热：39.1～41.0℃（102.4～105.8 ℉）

超高热：41℃（105.8 ℉）以上

3. 发热过程及临床表现

（1）体温上升期：特点是产热大于散热，体温升高。主要表现为皮肤苍白、干燥无汗、畏寒甚至寒战。体温上升有两种形式，一种是体温在数小时内突然上升至 39～40℃，称为骤升，临床上常见于肺炎球菌肺炎、疟疾等；另一种是体温逐渐上升，在数日内达高峰，称为渐升，临床上常见于伤寒等。

（2）高热持续期：特点是体温上升达高峰后保持一段时间，即产热和散热在较高水平上趋于平衡。主要表现为皮肤潮红、灼热、口唇干燥、头痛、头晕、全身不适、软弱无力、呼吸和脉搏加快，甚至出现谵妄、昏迷。

（3）体温下降期：特点是散热大于产热，体温逐渐恢复至正常。主要表现为大量出汗、皮肤潮湿。体温下降通常有两种方式：一种是体温在数小时内降至正常，称为骤降，如疟疾；另一种是体温在数天内降至正常,如伤寒、风湿热。体温骤降的患者由于大量出汗,丢失体液过多,容易出现脉搏细速、四肢厥冷、血压下降等虚脱或休克现象。

4. 热型　各种体温曲线的形态称为热型(fever type)。某些发热性疾病具有独特的热型,通过观察有助于疾病的诊断。临床上常见热型如图8-1所示。

(1)稽留热(continuous fever):体温持续在39~40℃,达数天或数周,24 h内波动范围不超过1℃。常见于肺炎球菌肺炎、伤寒等。

(2)弛张热(remittent fever):体温在39℃以上,24 h内波动超过1℃,但体温最低时仍高于正常水平。常见于败血症、风湿热、化脓性感染等。

(3)间歇热(intermittent fever):体温骤然升高至39℃以上,持续数小时或更长时间,然后又迅速下降至正常或正常以下,间隔数小时或数日不发热,经过一个间歇,体温又升高,并反复发作,即高热期和无热期交替、有规律地出现。常见于疟疾等。

(4)不规则热(irregular fever):是一种常见热型,体温变化无规律,且持续时间不定。常见于流行性感冒、肿瘤患者发热等。

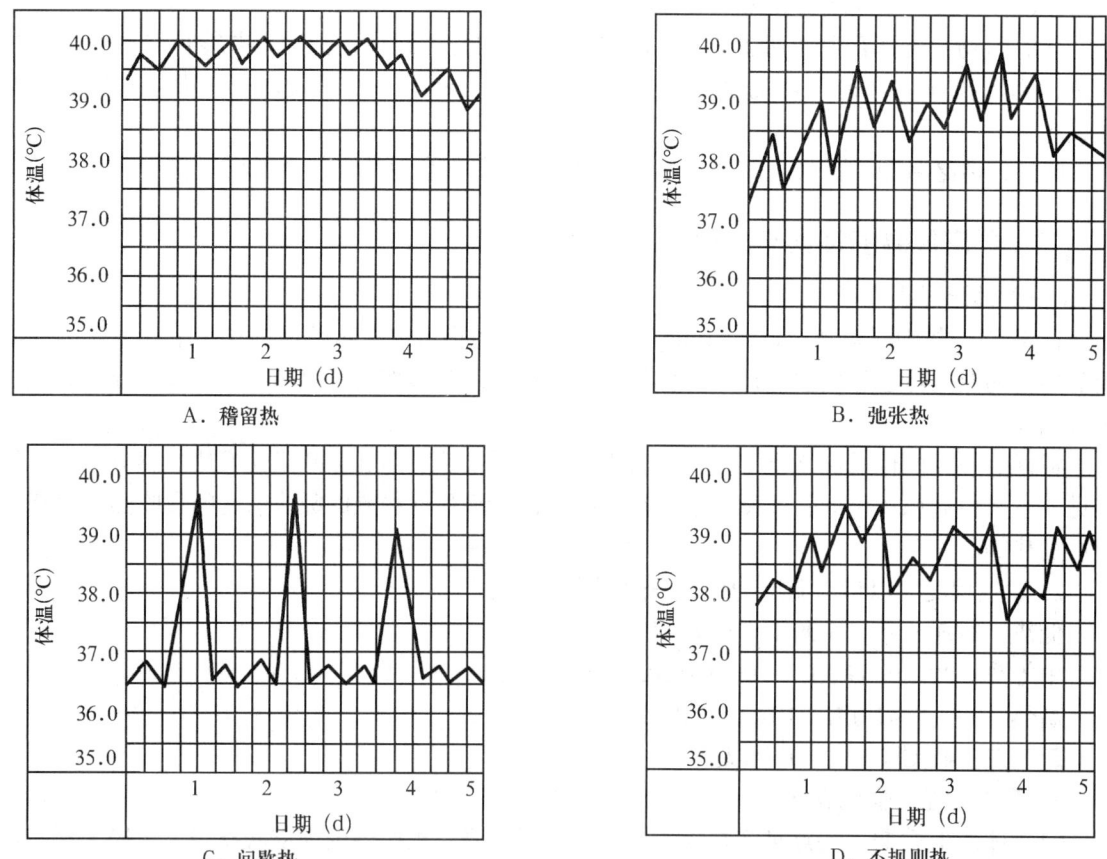

图8-1　发热常见类型

5. 体温过高患者的护理

(1)加强病情观察:观察生命体征,定时测量体温。一般每日测体温4次,高热时应每4 h测量一次,待体温恢复正常3天后,改为每日测量1~2次。注意发热类型、发热程度、临床表现,同时观察患者脉搏、血压、呼吸的变化,以及伴随症状等。观察病情的治疗效果及有无药物副作用,记录液体出入量。

> **知识链接**
>
> **亚低温治疗**
>
> 亚低温治疗作为一种有效的脑保护方法已经应用于重症颅脑损伤、心脏手术及心肺复苏后患者的治疗中。低温脑保护是通过人工物理的方法降低患者全身体温或者局部脑温,进而降低脑氧耗、促进脑功能恢复的一种治疗方法。目前国际上将低温划分为:轻度低温(33～35℃)、中度低温(28～32℃)、深低温(17～27℃)、超深低温(4～16℃)。其中轻度低温和中度低温归属亚低温,临床应用最为普遍。多数研究表明,33℃是亚低温治疗最合适的温度,对缺血损伤保护效果最佳。

(2)降温:对于高热或持续发热的患者,应在治疗原发病的同时,采取适当的降温措施。可选用物理降温或药物降温方法。物理降温有局部和全身冷疗两种方法:当体温超过39℃时,可采用冷湿敷、冰袋等局部冷疗方法;当体温超过39.5℃时,可采用温水拭浴、乙醇拭浴等全身冷疗方法达到降温目的。药物降温是通过降低体温调节中枢的兴奋性及血管扩张、出汗等方式促进散热而达到降温目的。使用药物降温时应注意药物的剂量,尤其对年老体弱及心血管疾病者应防止出现虚脱或休克现象。实施降温措施30 min后应测量体温,并做好记录和交班。

(3)补充营养和水分:给予高蛋白、高热量、高维生素、易消化的流质或半流质食物。注意食物的色、香、味,鼓励少量多餐,以补充高热的消耗,提高机体的抵抗力。鼓励患者多饮水,每日饮水2500～3000 ml,以补充高热消耗的大量水分。必要时应按医嘱静脉输液或鼻饲补充营养和水分。

(4)保持清洁与舒适:①做好口腔护理:发热时由于唾液分泌减少,口腔黏膜干燥,且抵抗力下降,易于病原体生长繁殖,出现口腔感染。因此,应在晨起、餐后、睡前协助患者漱口,保持口腔清洁。②加强皮肤护理:退热期患者大量出汗,应随时擦干汗液,及时更换衣服和床单,防止受凉,保持皮肤干燥、清洁。对于长期持续高热卧床者,应协助其翻身,防止压力性损伤的发生。③卧床休息:高热时,新陈代谢增快,进食量少,消耗增加,患者大多体质虚弱,因此应卧床休息,以减少能量的消耗,有利于机体的康复;低热者可酌情减少活动。

(5)注意安全:高热患者可出现躁动不安、谵妄,应注意防止坠床、舌咬伤,必要时加床档或用约束带。

(6)心理护理:发热的不同时期,患者会出现不同的临床症状。如患者产生紧张、不安、恐惧等心理反应,应加强巡视,耐心解答患者的问题,使患者对体温的变化和伴随症状有充分的了解,给予心理安慰,缓解其紧张情绪。教会患者及家属正确监测体温及物理降温的方法及注意事项,介绍休息、合理饮食的重要性。

(二)体温过低

1. 定义 各种原因导致机体散热过多、产热减少,导致体温低于35℃以下时称为体温过低(hypothermia)。

(1)散热过多:长期暴露于低温环境中或在寒冷环境中大量饮酒而致血管过度扩张,使机体散热过多、过快。

(2)产热减少:极度衰竭、重度营养不良,使机体产热减少。

(3)体温调节中枢功能不良:①颅脑外伤、脑出血、某些药物中毒(麻醉剂、镇静剂过量)使体温调节中枢受损;②新生儿尤其是早产儿因体温调节中枢发育尚未完善,对外界温度变化不能自行调节,加上体表面积相对较大而导致体温过低。

2. 临床分级

轻度：32.1～35.0℃（89.6～95.0 ℉）。

中度：30.0～32.0℃（86.0～89.6 ℉）。

重度：<30℃（<86.0 ℉），瞳孔散大，对光反射消失。

致死温度：23.0～25℃（73.4～77.0 ℉）。

3. 临床表现 发抖、皮肤苍白冰冷、血压下降、呼吸和心率减慢、脉搏细弱、尿量减少、嗜睡，重者可出现昏迷。

4. 体温过低患者的护理

（1）环境：提供合适的环境温度，维持室温在22～24℃。

（2）保暖：给予棉被、电热毯、热水袋，增添衣物等，防止体热散失，给予热饮料，提高机体温度。将新生儿置于恒温箱内。

（3）观察：加强生命体征的监测，至少每小时测量1次体温，直至体温恢复正常且稳定，同时注意病情变化。

（4）去除病因：去除引起体温过低的原因，使体温恢复正常。

（5）健康教育：教会患者避免引起体温过低的因素，如营养不良、衣着过少、保暖设施不足等。

三、体温的测量

（一）体温计的种类及构造

1. 水银体温计（mercury thermometer） 又称玻璃体温计，是一种真空毛细管外带有刻度的玻璃管，玻璃管一端是水银槽。在毛细管下端和水银槽之间有一狭窄部分，当体温计遇冷时，水银变冷收缩，在狭窄处断开而不能下降。

根据测量部位的不同，将水银体温计分为口表、肛表、腋表三种（图8-2）。口表和肛表的玻璃管呈三菱柱状，腋表玻璃管呈扁平状。口表和腋表的水银端较细长，有助于测温时扩大接触面；肛表的水银端较粗短，可防止插入肛门时折断或损伤黏膜。

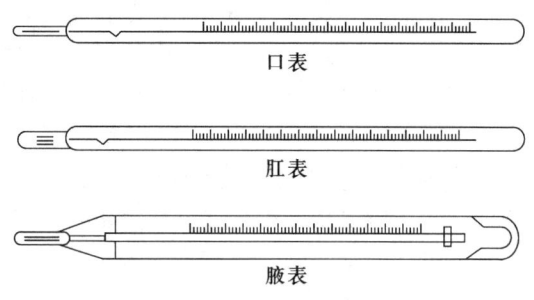

图 8-2 水银体温计

体温计有摄氏体温计和华氏体温计两种。摄氏体温计的刻度范围是35～42℃，每1℃之间分成10小格，每小格为0.1℃，在0.5℃和整数值的刻度处用较粗的线标记。在37℃刻度处则以红线表示。华氏体温计刻度范围是94～108 ℉，每2 ℉之间分成10格，每小格0.2 ℉。

2. 电子体温计（electronic thermometer） 采用电子感温探头测温，测温准确且灵敏度高，直接由数字显示测得的温度。电子体温计具有使用安全、读数简单、携带方便、测温时间短等优点，不足之处在于数值准确度受电子元件及电池供电状况等因素的影响（图8-3）。市场上的电子体温计有棒式、奶嘴式等多个类型。棒式电子体温计可测量口温、腋温及肛温。奶嘴式电子体温计适合婴幼儿使用。

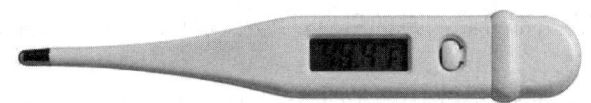

图 8-3 电子体温计

3. 可弃式体温计（disposable thermometer） 为一次性使用的体温计，是一含有对热敏感的化学指示点薄片。测温时点薄片随机体的温度而变色，当颜色点从白色变成蓝色时，最后的蓝点位置即为所测温度（图8-4），可用于测量口温、腋温。这种温度计体积较小，便于携带和储存，本身污染非常小，特别适用于医疗机构，可以一次性使用，避免交叉感染。

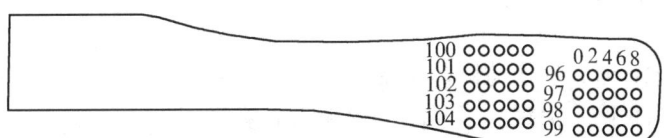

图 8-4 可弃式体温计

4. 感温胶片（temperature sensitive tape） 为对温度敏感的胶片，可贴在前额或腹部，根据胶片颜色改变，了解体温的变化，不能显示具体的温度数值，只能用于判断体温是否在正常范围，适用于新生儿和幼儿。

5. 红外线体温仪（infrared thermometer） 采用红外测温原理及微处理器技术，通过专门设计的红外光学系统及高灵敏度的红外探测器，检测人体某一部位表面的热辐射，通过光电转换，取得相应的电信号；由微处理器对相应的电信号进行分析处理，即可测得人体相应部位的表面温度。可分为接触式和非接触式两大类（图8-5）。红外线体温监测仪常用于测量额温及耳温。

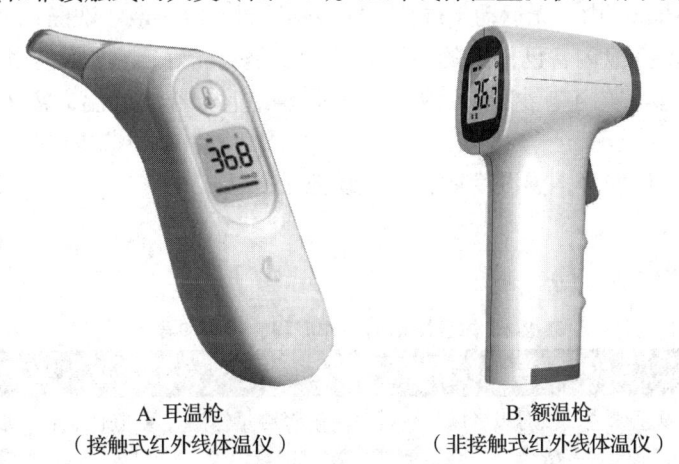

A. 耳温枪
（接触式红外线体温仪）

B. 额温枪
（非接触式红外线体温仪）

图 8-5 红外线体温仪

接触式红外线体温仪的特点是具有高精确性、快速性（一般不超过 1 s），适合于各种环境下的人体体温检测。

（二）体温计的消毒和检查法

1. **体温计消毒** 体温计应一人一用一消毒，防止交叉感染。

（1）水银体温计的消毒：将使用后的体温计放入消毒液中浸泡 30 min，用清水冲洗擦干后放入清洁干燥的容器中备用。注意口表、肛表、腋表应分别消毒和保存。可选用的消毒液有 70%～75% 乙醇溶液、1% 过氧乙酸溶液、含氯消毒液等。

（2）电子体温计及红外线体温仪的消毒：可参考相关产品的说明书，根据材质不同选择适当的消毒方法,其中感温头部分是消毒的重点,红外线耳温枪多配有探头保护套,探头保护套使用后按一次性用物处理。

2. 体温计的检查　新体温计在使用前应进行检查,已使用的体温计也应定期检查,以保证测量的准确性。

(1)水银体温计的检查:将消毒好的体温计水银全部甩至35℃以下,于同一时间放入已测好的36~40℃的水温中,3 min后取出检视,凡误差在0.2℃以上、玻璃管有裂痕、水银自行下降者皆不能使用。将合格的体温计用纱布擦干,放入清洁容器中备用。

(2)电子体温计及红外线体温仪的检查方法:参考相关产品说明书。

(三)测量体温的方法

【目的】

1. 判断体温有无异常,动态监测体温变化,判断热型。
2. 协助诊断,为预防、治疗、康复、护理提供依据。

【评估】

1. 患者基本情况,包括年龄、性别、病情等情况。
2. 患者认知反应、心理状态、意识状态、自理能力、合作程度,对治疗的态度。
3. 患者测量部位的皮肤、黏膜情况,有无紧张、焦虑等情绪等。

【计划】

1. 护士准备　着装整洁,洗手,戴口罩。
2. 患者准备

(1)了解体温测量的目的、方法、注意事项及配合要点。

(2)体位舒适,情绪稳定。

(3)测体温前30 min内,无运动、进食、饮冷热饮料、冷热敷、洗澡、坐浴、灌肠等活动。

3. 用物准备　治疗盘内备已消毒的体温计(检查是否完好、水银柱是否在35℃以下)、消毒液浸湿的纱布、弯盘(内垫纱布)、秒表、记录本、笔。若测肛温,需另备润滑油、棉签、卫生纸。

4. 环境准备　整洁安静,温湿度适宜,光线充足。

【实施】

实施方法见表8-2。

表8-2　体温测量的操作流程、步骤和要点

操作流程	操作步骤	要点说明
1. 核对解释	携用物至床边,核对患者床号、姓名,解释测量体温的目的及配合方法	● 确认患者,取得合作
2. 安置体位	根据患者情况选择适当的测温方法及体位	● 直肠测温采取侧卧位、俯卧位、屈膝仰卧位,暴露肛门
3. 测量体温	▲口温 将口表水银端斜放于患者一侧舌下热窝,嘱患者闭紧口唇、不说话,勿用牙咬体温计。测温3 min(图8-6A) ▲腋温 擦干腋窝处汗液,将腋表紧贴皮肤,水银端放于腋窝深处,嘱患者屈臂过胸夹紧体温计,测温10 min。适用于不能测口温者(图8-6B)	● 舌下热窝是口腔中温度最高的部位 ● 勿咬体温计,勿讲话 ● 擦干腋下汗液

操作流程	操作步骤	要点说明
	▲肛温 患者取侧卧位、俯卧位或仰卧屈膝位,露出臀部,润滑肛表水银端,将水银端插入肛门 3～4 cm,测温 3 min。为婴幼儿测温时,操作者应固定体温表,防止掉落或插入过深(图 8-6C)	• 为婴幼儿、意识不清患者测温时,应守护在旁
4. 取表读数	取出体温计,用纱布擦净,检视读数,若与病情不符,应重测	
5. 记录整理	将体温值记录在记录本上,协助患者穿衣或裤,取舒适体位,向患者解释结果	
6. 消毒备用	将体温计消毒后备用	• 防止交叉感染
7. 及时绘制	将体温值按要求绘制到体温单上	

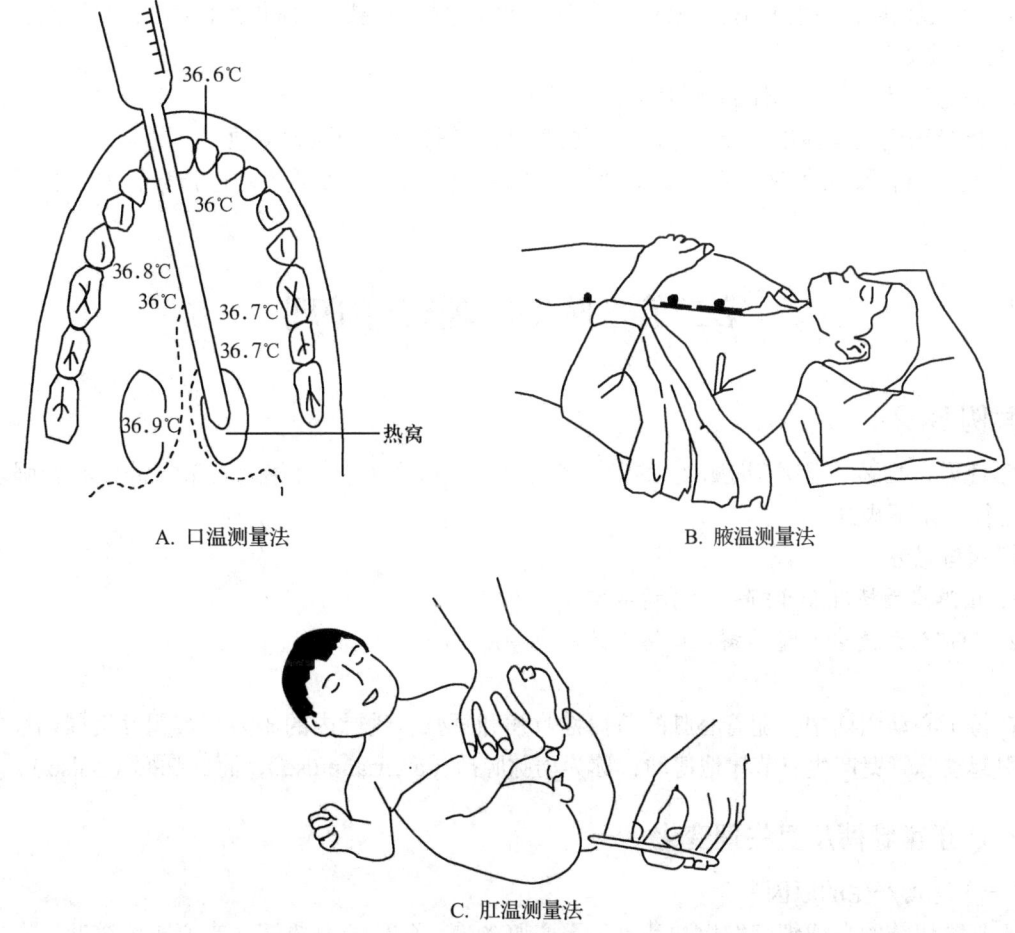

图 8-6 体温测量方法

【评价】

1. 患者理解测量体温的目的,愿意配合。
2. 患者了解体温的相关知识。
3. 测量结果准确。
4. 测量过程中患者安全、舒适。

【注意事项】

1. 测量体温前应清点体温计数量，并检查有无破损、水银柱是否在 35 ℃以下；甩动体温计时要用腕部力量，勿触及他物，以防撞碎；切忌将体温计放入热水中清洗或放在沸水中煮，以防爆裂。定期检查体温计的准确性。

2. 婴幼儿、精神异常、昏迷、口腔疾患、口鼻手术、张口呼吸者禁忌口温测量。腋下有创伤、手术、炎症，腋下出汗较多者，肩关节受伤或消瘦导致夹不紧体温计者禁忌测量腋温。直肠或肛门手术、腹泻者禁忌测量肛温；心肌梗死患者不宜测量肛温，以免刺激肛门引起迷走神经反射，导致心动过缓。

3. 运动、进食、冷热饮或面颊部冷热敷、坐浴或灌肠后，应间隔 30 min 再测量。

4. 婴幼儿、危重患者、躁动患者、精神异常患者，应设专人守护，防止意外。

5. 测口温时，嘱患者勿用牙咬体温计，若不慎咬破体温计，应立即清除玻璃碎屑，以免损伤唇、舌、口腔、食管、胃肠道黏膜。宜口服蛋清或牛奶，以延缓汞的吸收。若病情允许，可服粗纤维食物，以加速汞的排出。

6. 如发现体温与病情不符，要查找原因，予以复测。必要时可同时测口温和肛温进行对照。

【健康教育】

1. 向患者及家属解释体温测量的重要性。
2. 指导正确测量体温，介绍体温的正常值及测量过程中的注意事项。
3. 教会患者及家属对体温的动态观察，提供体温过高、过低的护理指导，增强自我护理能力。

第二节　脉搏的观察与护理

案例 8-2

患者男，41 岁，因心房颤动入院。查体：脉搏 98 次/分，心率 118 次/分，心音强弱不等，心律完全不规则。

问题与思考：

1. 该患者的情况属于哪一种脉搏异常？
2. 如何为该患者测量脉搏？如何记录测量结果？

在每个心动周期中，随着心脏的节律性收缩和舒张，动脉内的压力和容积发生周期性的变化，引起动脉管壁产生有节律地搏动，称为动脉脉搏（arterial pulse），简称脉搏（pulse）。

一、正常脉搏及其生理变化

（一）脉搏产生的原因

心脏窦房结的自律细胞发出冲动，传至心脏各部，致使心脏收缩。当心脏收缩时，左心室将血液射入主动脉，主动脉压力骤然升高，动脉管壁随之扩张；当心脏舒张时，动脉管壁弹性回缩。随着心脏的收缩与舒张，动脉管壁出现周期性的起伏搏动，形成动脉脉搏。

（二）脉搏的生理变化

1. 脉率（pulse rate）　指每分钟脉搏搏动的次数（频率）。正常成人在安静状态下脉率为 60～100 次/分。正常脉率和心率是一致的，脉率是心率的指示，脉率可受多种因素的影响，在一定范围内波动。

（1）年龄：一般新生儿、婴幼儿的脉率较快，随年龄增长而逐渐减慢，到年老时稍增快（表8-3）。

表8-3　各年龄段的平均脉率

年龄组	平均脉率（次/分）	
出生～1个月	120	
1～12个月	120	
1～3岁	100	
3～6岁	100	
6～12岁	90	
	男	女
12～14岁	85	90
14～16岁	80	85
16～18岁	75	80
18～65岁	72	
65岁以上	75	

（2）性别：同龄女性比男性脉率稍快，平均脉率相差5次/分。

（3）体型：体表面积越大，脉搏越慢。因此，身材高大者常比矮小者的脉率慢。

（4）活动和情绪：运动、兴奋、恐惧、愤怒、焦虑使脉率增快；休息、睡眠则使脉率减慢。

（5）饮食和药物：进食、饮浓茶、咖啡、应用兴奋药和肾上腺素能使脉率增快；禁食、应用镇静剂和洋地黄类药物等可使脉率减慢。

（6）体位：站位或坐位时的脉率比卧位时略快。

2. 脉律（pulse rhythm）　指脉搏的节律性，反映左心室的收缩情况。正常脉律均匀规则，间隔时间相等。部分正常小儿、青年和成年人中，可发生吸气时增快、呼气时减慢，称为窦性心律不齐，一般无临床意义。

3. 脉搏强弱（pulse force）　是指触诊时血液流经血管的一种感觉。正常脉搏每搏强弱相同。脉搏的强弱与动脉充盈度、周围血管阻力大小有关，即取决于心搏出量和脉压大小。

4. 动脉壁的情况（condition of arterial wall）　触诊时感觉到的动脉壁性质。正常动脉管壁柔软、光滑、富有弹性。

二、异常脉搏的观察与护理

（一）异常脉搏的观察

1. 脉率异常

（1）心动过速（tachycardia）：指成人安静状态下脉率超过100次/分，又称为速脉。常见于发热、甲状腺功能亢进、心力衰竭、血容量不足等。一般体温每升高1℃，成人脉率约增加10次/分，儿童则增加15次/分。

（2）心动过缓（bradycardia）：指成人安静状态下脉率少于60次/分，又称为缓脉。常见于颅内压增高、房室传导阻滞、甲状腺功能减退、阻塞性黄疸等患者。

2. 节律异常

（1）间歇脉（intermittent pulse）：指在一系列正常规则的脉搏中，出现一次提前而较弱的脉搏，其后有一较正常延长的间歇（代偿间歇）。间歇脉是心脏异位起搏点过早发生冲动而引起的期前收缩。如每隔一个正常搏动后出现一次期前收缩，称为二联律；两个正常搏动后出现一次期前收缩，称为三联律。常见于各种器质性心脏病或洋地黄中毒者。

（2）脉搏短绌（pulse deficit）：指在单位时间内脉率少于心率，是由于心肌收缩力强弱不等，有些心排血量少的搏动可发生心音，但不能引起周围血管的搏动，造成脉率低于心率。其特点是心律完全不规则，心率快慢不一，心音强弱不等。常见于心房颤动的患者。

3. 强弱异常

（1）洪脉（full pulse）：特点是脉搏强而大。当心输出量增加，周围动脉阻力较小，动脉充盈度和脉压较大时，则脉搏强大而有力。常见于高热、甲状腺功能亢进、主动脉瓣关闭不全等患者。

（2）细脉（small pulse）：当心输出量减少，周围动脉阻力较大，动脉充盈度降低时，脉搏细弱无力，扪之如细丝，称为细脉或丝脉。常见于心功能不全、大出血、休克、主动脉瓣狭窄等。

（3）交替脉（alternating pulse）：指节律正常而强弱交替出现的脉搏。主要由于心室收缩强弱交替而引起，为心肌受损的一种表现。常见于高血压心脏病、冠状动脉粥样硬化性心脏病等。

（4）水冲脉（water hammer pulse）：脉搏骤起骤降，急促有力。触诊时，如将患者手臂高举过头并紧握其手腕掌面，会感到急促有力的冲击。主要由于收缩压偏高，舒张压偏低，使脉压增大所致。常见于主动脉瓣关闭不全、甲状腺功能亢进等。

（5）奇脉（paradoxical pulse）：指吸气时脉搏明显减弱或消失。与吸气时心室舒张受限，引起左心室搏出量减少有关。常见于心包积液和缩窄性心包炎等，是心脏压塞的重要体征之一。

4. 动脉壁异常　常见于动脉硬化患者，动脉管壁变硬、失去弹性，呈条索状，严重时呈迂曲状，触诊有紧张条索感，如按在琴弦上。

（二）异常脉搏的护理

1. 病情观察　监测患者脉搏情况，观察患者的伴随症状及药物的治疗效果与不良反应。
2. 休息与活动　指导患者减少活动、增加卧床休息时间，以减少心肌耗氧量。
3. 氧疗　根据病情适当给予氧疗。
4. 做好抢救准备　备齐抗心律失常的药物以及相应的抢救仪器。
5. 健康教育　指导患者饮食清淡、易消化，戒烟酒，稳定情绪，学会自我监测脉搏。

三、脉搏的测量

（一）测量脉搏的部位

凡浅表、靠近骨骼的大动脉均可作为测量脉搏的部位。常见脉搏测量部位如图8-7所示。临床上最常用的诊脉部位是桡动脉。

（二）测量脉搏的方法

【目的】

1. 判断脉搏有无异常，动态监测脉搏变化，间接了解心脏功能状况。
2. 为诊断、治疗、预防、护理提供依据。

【评估】

1. 患者基本情况，包括年龄、性别、体重、病情、用药史、过敏史、肝肾功能等情况。
2. 患者认知反应，包括心理状态、意识状态、自理能力、合作程度，对治疗的态度。
3. 患者测量部位皮肤及所测肢体活动情况，有无紧张、焦虑、愤怒等情绪。

【计划】

1. 护士准备　着装整洁，洗手，戴口罩。

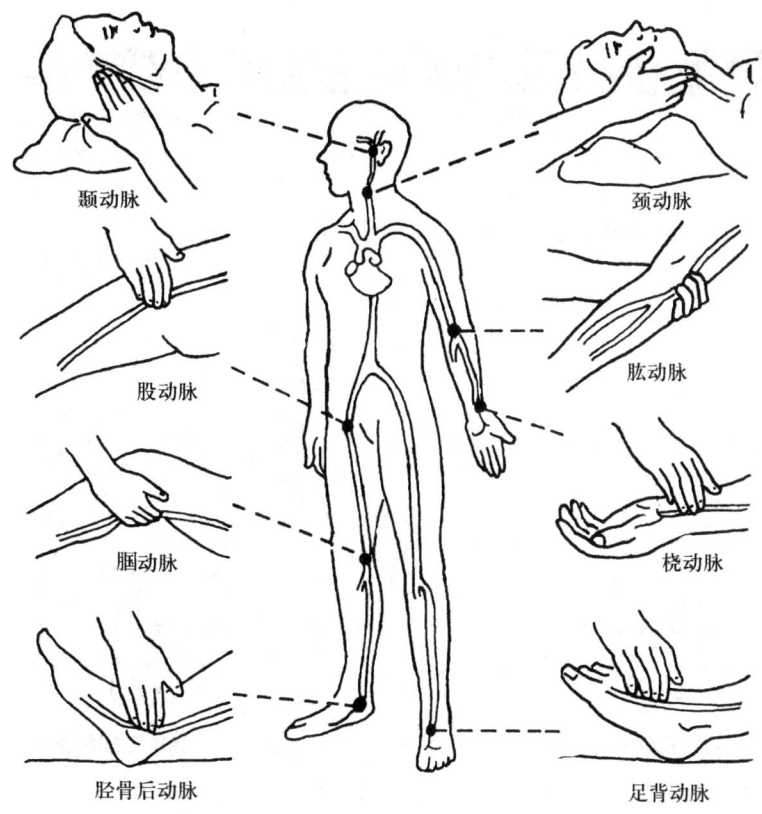

图 8-7 常见测量脉搏的部位

2. 患者准备
(1) 了解脉搏测量的目的、方法、注意事项及配合要点。
(2) 体位舒适，测脉搏前 30 min 内无紧张、恐惧、哭闹等情绪波动，无剧烈运动和进食等。
3. 用物准备　治疗盘内备秒表、记录本、笔，必要时备听诊器。
4. 环境准备　整洁安静，温湿度适宜，光线充足。

【实施】

实施方法见表 8-4。

表 8-4　脉搏测量法的操作流程、步骤和要点（以桡动脉为例）

操作流程	操作步骤	要点说明
1. 核对解释	备齐用物携至患者床边，核对患者床号、姓名，解释测量目的、方法、注意事项及配合要点	• 确认患者，取得合作
2. 选择体位	根据患者情况可选卧位或坐位，手臂放于舒适位置，手腕伸展	• 患者舒适，护士便于操作
3. 测量方法	护士以示指、中指和环指指端按在桡动脉上（图 8-8），按压力度以能清楚触及脉搏搏动为宜	• 力度适中，以清楚触及脉搏为度 • 同时注意脉律、脉搏强弱、动脉管壁弹性等情况
4. 测量计数	①正常脉搏测量 30 s，结果乘以 2 为每分钟脉搏数 ②脉搏异常时应测 1 min，同时观察脉搏的节律、强弱、动脉壁弹性 ③脉搏短绌测量（图 8-9），由 2 名护士同时测量，一人听心率，另一人测脉率，由听心率者发出"起""停"命令，计时 1 min	• 将听诊器放于心尖部听心率

续表

操作流程	操作步骤	要点说明
5. 正确记录		• 脉率记录为：次/分，脉搏短绌记录为：心率/脉率 次/分，如 100/70 次/分
6. 整理绘制	洗手，将测得数值绘制在体温单上	

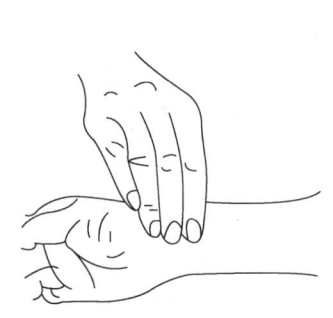

图 8-8　桡动脉测量法

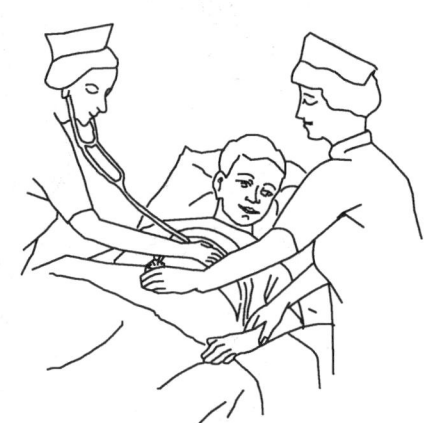

图 8-9　脉搏短绌测量法

【评价】
1. 患者理解测量脉搏的目的，愿意配合。
2. 患者了解脉率的正常值及测量过程中的注意事项。
3. 测量结果准确。

【注意事项】
1. 勿用拇指诊脉，因拇指小动脉的搏动较强，易与患者的脉搏相混淆。
2. 为偏瘫患者测脉搏时，应选择健侧肢体。
3. 脉搏异常时应测 1 min，脉搏细弱难以触到时，应测心尖搏动 1 min。

【健康教育】
1. 向患者及家属解释脉搏监测的重要性及正确测量方法。
2. 指导患者及家属正确进行脉搏测量，学会对异常脉搏的判断。增强患者自我护理的能力。

第三节　呼吸的观察与护理

案例 8-3

患者男，68 岁，高血压病史 10 余年，不规律服用降压药，2 h 前起身倒水时突然出现头痛，右侧肢体不能活动，继而呼之不应，意识丧失。查体：神志不清，呈浅昏迷状，呼吸由浅慢逐渐变为深快，然后由深快变为浅慢，双侧瞳孔不等大，左侧 4.0 mm，对光反射迟钝，右侧 2.0 mm，对光反射灵敏，BP 170/100 mmHg，P 64 次/分。头颅 CT 示：左侧基底节区高密度影。

问题与思考：
1. 该患者最可能出现哪种异常呼吸？
2. 如何正确测量该患者的呼吸？

呼吸（respiration）是指机体新陈代谢过程中，不断地从外界环境中摄取氧气，将自身产生的二氧化碳排出体外的过程，即机体与环境之间进行气体交换的过程，也是维持机体生命活动所必需的基本生理过程之一。

一、正常呼吸及其生理变化

（一）呼吸过程

呼吸过程由外呼吸、气体运输和内呼吸三个环节组成（图8-10）。

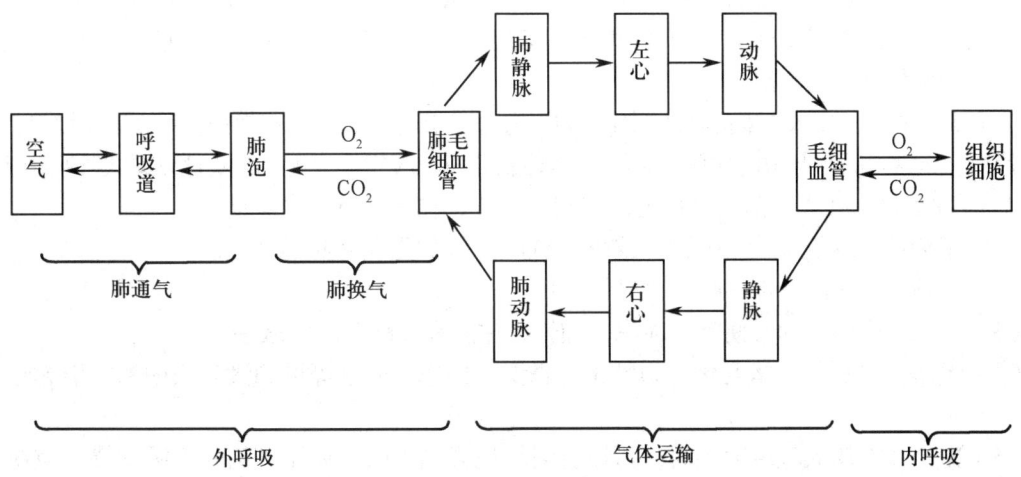

图 8-10　呼吸过程

1. **外呼吸**　指外界环境与血液之间在肺部进行的气体交换，包括肺通气和肺换气。肺通气是指肺与外界环境之间进行的气体交换，氧气进入肺泡，二氧化碳排出体外；肺换气是指肺泡与肺毛细血管之间的气体交换，肺泡内氧气通过扩散进入肺毛细血管，肺毛细血管血液内的二氧化碳通过扩散进入肺泡，经肺通气排出体外，使静脉血变成动脉血。

2. **气体运输**　通过血液循环将氧气由肺部运送到组织细胞，同时将二氧化碳由组织细胞运送至肺部的过程。

3. **内呼吸**　指血液与组织细胞之间进行的气体交换。体循环毛细血管的血液不断地从组织中获得二氧化碳，释放出氧气，使动脉血变成静脉血。

（二）呼吸运动的调节

呼吸运动是一种节律性的活动，由呼吸器官和辅助呼吸肌共同完成。呼吸运动具有随意性和自主性，受呼吸中枢和外周反射的调节。

1. **呼吸中枢**　是指中枢神经系统内产生呼吸节律和调节呼吸运动的神经细胞群，分布于脊髓、延髓、脑桥、间脑、大脑皮质等部位。延髓和脑桥是产生基本呼吸节律的部位，大脑皮质可随意控制呼吸运动。各级中枢发挥各自不同的作用，相互协调和制约。

2. **呼吸的反射性调节**

（1）肺牵张反射：由肺的扩张或缩小所引起的吸气抑制或兴奋的反射，又称黑-伯反射。当肺扩张时可引起吸气动作的抑制而产生呼气；当肺缩小时可引起呼气动作的终止而产生吸气。它是一种负反馈调节机制，使吸气不致过长、过深，促使吸气转为呼气。

（2）呼吸肌本体感受性反射：呼吸肌本体感受器传入冲动参与维持正常呼吸。尤其当呼吸道阻力增加时，可增强呼吸肌的收缩力量以克服气道阻力，维持肺通气。

（3）防御性呼吸反射：包括咳嗽反射、喷嚏反射和屏气反射，均对机体有保护作用。喉、气管和支气管黏膜上皮的感受器受到机械或化学刺激时，可引起咳嗽反射，将呼吸道分泌物或异物咳出；鼻黏膜受到刺激时，可引起喷嚏反射，能排出有害刺激物和异物；当理化刺激侵入呼吸器官时，如突然吸入冷空气或有害气体，常发生屏气反射而引起呼吸暂停，防止刺激物吸入呼吸道。

（4）呼吸的化学性调节：动脉血氧分压（PaO_2）、二氧化碳分压（$PaCO_2$）和氢离子浓度（$[H^+]$）的改变对呼吸运动的影响，称为化学性调节。$PaCO_2$对呼吸的调节是通过中枢和外周化学感受器实现的，是调节呼吸中最重要的生理性化学因素。$PaCO_2$降低，出现呼吸运动减弱或暂停；$PaCO_2$升高，使呼吸加深、加快；$PaCO_2$过高则抑制中枢神经系统，出现呼吸困难、头痛、头晕，甚至昏迷，即二氧化碳麻醉。$[H^+]$对呼吸的影响与二氧化碳类似，但作用没有二氧化碳明显。PaO_2通过外周化学感受器对呼吸运动进行调节，PaO_2降低时，引起呼吸加深、加快。

（三）呼吸的生理变化

1. 正常呼吸　正常成人安静状态下呼吸频率为16～20次/分，节律规则，呼吸运动均匀、无声且不费力。正常呼吸与脉搏的比例为1:4。男性及儿童以腹式呼吸为主，女性以胸式呼吸为主。

2. 生理变化　呼吸运动受多种生理因素的影响，在一定范围内波动。

（1）年龄：年龄越小，呼吸频率越快。如新生儿呼吸约为44次/分。

（2）性别：同年龄女性的呼吸比男性稍快。

（3）活动：剧烈运动可使呼吸加深、加快，休息和睡眠时呼吸减慢。

（4）情绪：强烈的情绪变化，如紧张、恐惧、愤怒、悲伤等可刺激呼吸中枢，引起呼吸加快或屏气。

（5）血压：血压大幅度变动时，可以反射性地影响呼吸，血压升高时呼吸减慢、减弱；血压降低时呼吸加快、加深。

（6）其他：如环境温度升高或海拔增加，均会使呼吸加深、加快。

二、异常呼吸的观察与护理

（一）异常呼吸的观察

1. 频率异常

（1）呼吸过速（tachypnea）：呼吸频率超过24次/分，称为呼吸过速，也称气促（图8-11），见于发热、疼痛、甲状腺功能亢进等。一般体温每升高1℃，呼吸频率增加3～4次/分。

（2）呼吸过缓（bradypnea）：呼吸频率低于12次/分，称为呼吸过缓（图8-11）。见于颅内压增高、麻醉药过量和巴比妥类药物中毒等。

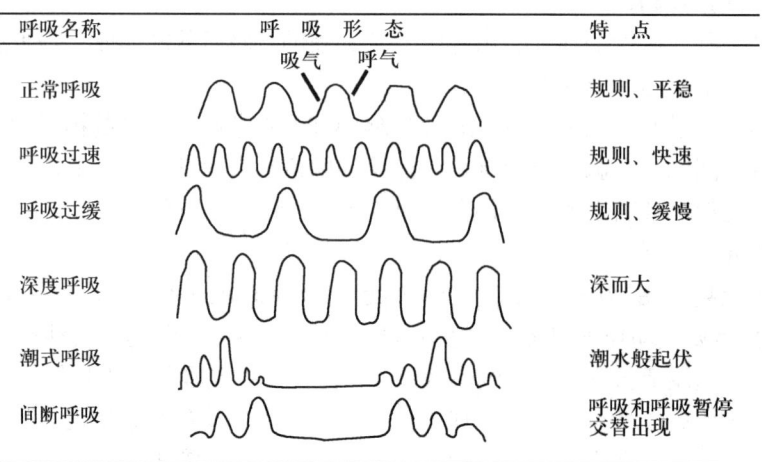

图8-11　正常和异常呼吸

2. 深度异常

（1）深度呼吸：又称库斯莫尔呼吸（Kussmaul's respiration），是一种深长而规则的大呼吸（图 8-11）。常见于糖尿病酮症酸中毒和尿毒症酸中毒等患者。

（2）浅快呼吸：是一种浅表而不规则的呼吸，有时呈叹息样。可见于呼吸肌麻痹、某些肺与胸膜疾病，也可见于濒死患者。

3. 节律异常

（1）潮式呼吸：又称陈-施呼吸（Cheyne-Stokes respiration），是一种呼吸由浅慢逐渐变为深快，然后再由深快转为浅慢，随之出现一段呼吸暂停（5～30 s），又开始重复以上过程的周期性变化，其形态如潮水涨退（图 8-11）。潮式呼吸的周期为 0.5～2 min，多见于中枢神经系统疾病，如脑炎、颅内压增高及巴比妥类药物中毒等。其产生机制是呼吸中枢的兴奋性降低，只有当缺氧严重、二氧化碳积聚到一定程度时，才能刺激呼吸中枢，使呼吸恢复或加强，当积聚的二氧化碳呼出后，呼吸中枢又失去有效的兴奋，呼吸又再次减弱，继而暂停，如此周而复始，形成周期性变化。

（2）间断呼吸：又称比奥呼吸（Biot's respiration）。表现为有规律地呼吸几次后，突然停止呼吸，间隔短时间后又开始呼吸，如此反复交替（图 8-11）。即呼吸和呼吸暂停交替出现。其发生机制同潮式呼吸，但比潮式呼吸更为严重，预后更为不良，常在临终前发生。

4. 声音异常

（1）蝉鸣样呼吸（strident respiration）：即吸气时产生一种极高的似蝉鸣样音响，是由声带附近阻塞，使空气吸入发生困难所致。常见于喉头水肿、喉头异物等。

（2）鼾声呼吸（stertorous respiration）：呼吸时发出一种粗大的鼾声。是由于气管或支气管内有较多的分泌物积聚所致。多见于昏迷患者。

5. 形态异常

（1）胸式呼吸减弱，腹式呼吸增强：正常女性以胸式呼吸为主。由于肺、胸膜或胸壁的疾病，如肺炎、肋骨骨折、肋间神经痛等产生剧烈的疼痛，使胸式呼吸减弱，腹式呼吸增强。

（2）腹式呼吸减弱，胸式呼吸增强：正常男性及儿童以腹式呼吸为主。如腹膜炎、大量腹水、肝脾极度肿大、腹腔内巨大肿瘤等，使膈肌下降受限，引起腹式呼吸减弱，胸式呼吸增强。

6. 呼吸困难　呼吸困难（dyspnea）是临床常见症状及体征。患者主观上感到空气不足，客观上表现为呼吸费力，可出现发绀、鼻翼煽动、端坐呼吸、辅助呼吸肌参与呼吸活动，造成呼吸频率、节律、深度的异常。临床上可分为以下几种。

（1）吸气性呼吸困难：其特点是患者表现为吸气显著困难，吸气时间延长，有明显的三凹征（即吸气时胸骨上窝、锁骨上窝、肋间隙出现凹陷）。由于上呼吸道部分梗阻，使气流不能顺利进入肺部，吸气时呼吸肌收缩加强，肺内负压增高所致。常见于气管异物、喉头水肿等气管阻塞患者。

（2）呼气性呼吸困难：其特点是患者表现为呼气费力，呼气时间延长。由下呼吸道部分梗阻，气流呼出不畅所致。常见于支气管哮喘、阻塞性肺气肿等患者。

（3）混合性呼吸困难：其特点是患者表现为吸气、呼气均感费力，呼吸频率增加。因广泛性肺部疾病使呼吸面积减少，影响换气功能所致。常见于重症肺炎、广泛性肺纤维化、大面积肺不张、大量胸腔积液等。

（二）异常呼吸的护理

（1）加强观察：观察呼吸的频率、深度、节律、声音、形态有无异常；有无咳嗽、咳痰、咯血、发绀、呼吸困难及胸痛等表现。

（2）保持呼吸道通畅：根据病情取坐位或半卧位，改善通气，以患者自觉舒适为原则。指导患者进行有效咳嗽，必要时湿化气道、吸痰，及时清除呼吸道分泌物。

（3）吸入氧气：根据病情需要给予不同浓度的氧气吸入或机械通气。

（4）环境舒适：环境整洁、安静、舒适，温湿度适宜，空气清新。

（5）补充营养和水分：选择营养丰富、易于咀嚼和吞咽的食物，注意水分的供给，避免过饱及食用产气食物，以免膈肌上移影响呼吸。

（6）遵医嘱用药：观察药物疗效和副作用。

（7）心理护理：安慰患者，使其消除紧张、恐惧心理，主动配合治疗及护理。

（8）健康教育：指导患者养成良好的生活方式，教会患者呼吸训练方法，如缩唇呼吸、腹式呼吸等。

三、呼吸的测量

【目的】

1. 判断呼吸有无异常，动态监测呼吸变化，了解患者呼吸功能情况。
2. 为诊断、治疗、康复、护理提供依据。

【评估】

1. 患者基本情况，包括年龄、病情、治疗情况、用药史等。
2. 患者认知反应，心理状态、意识状态、自理能力、合作程度，对治疗的态度、对用药的认知程度。
3. 患者呼吸道是否通畅，有无支气管痉挛等情况，有无紧张、焦虑等情绪。

【计划】

1. 护士准备　着装整洁，洗手，戴口罩。
2. 患者准备

（1）了解呼吸测量的目的、方法、注意事项及配合要点。

（2）体位舒适，情绪稳定，保持自然呼吸状态。

（3）测呼吸前 30 min 内无吸烟、运动、情绪变化等。

3. 用物准备　治疗盘内备秒表、记录本、笔，必要时备少许棉花。
4. 环境准备　整洁、安静、安全、舒适。

【实施】

实施方法见表 8-5。

表 8-5　呼吸测量法的操作流程、步骤和要点

操作流程	操作步骤	要点说明
1. 核对解释	核对患者床号、姓名	● 确认患者
2. 取好体位	患者取舒适体位，精神放松，保持自然呼吸状态	● 注意节律、深度、声音、形态，以及有无呼吸困难
3. 观察计数	护士将手放在患者桡动脉处似测脉状，观察患者胸或腹部的起伏，一起一伏为 1 次呼吸 ①正常呼吸计数 30 s，乘以 2 得每分钟呼吸次数 ②呼吸异常者或婴儿应测量 1 min，同时观察呼吸的深浅度、节律和声音	● 计数单位为次/分
4. 及时记录	将呼吸数值记录在体温单上	

【评价】
1. 患者及家属理解测量呼吸的目的，愿意配合。
2. 患者知晓呼吸的正常值及测量过程中的注意事项。
3. 测量结果准确。

【注意事项】
1. 患者测呼吸前如有剧烈运动、情绪激动等，应休息 30 min 后再测量。
2. 由于呼吸可受意识控制，因此，测量呼吸时应不使患者察觉。
3. 呼吸异常者及婴儿应测量 1 min，危重患者呼吸微弱，可用少许棉花置于患者鼻孔前，观察棉花被吹动的次数（图 8-12），计数 1 min。有条件的医院可通过心电监护仪观察患者呼吸的变化。

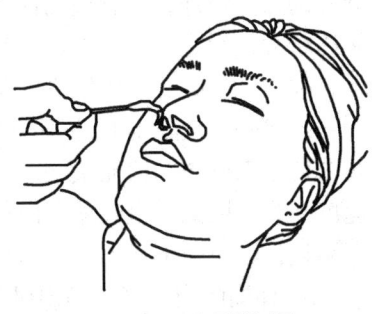

图 8-12　呼吸的测量

【健康教育】
1. 向患者及家属解释呼吸监测的重要性，教会患者家属正确测量呼吸的方法。
2. 指导患者精神放松，并使患者及家属学会识别异常呼吸及自我护理的有关知识。

第四节　血压的观察与护理

案例 8-4

患者女，48 岁，连续工作数日后，出现头痛、头晕、失眠等症状，来院就诊。查体：体温 36.6℃，脉搏 75 次 / 分，呼吸 20 次 / 分，血压 170/100 mmHg。疼痛评分为 4 分。有高血压家族史。

问题与思考：
1. 该患者的血压是否正常？血压属于几级？
2. 护士为患者测量血压时的注意事项有哪些？

血压（blood pressure，BP）是指血管内流动着的血液对单位面积血管壁的侧压力。根据血管种类的不同，分为动脉血压、静脉血压和毛细血管血压，一般所说的血压指动脉血压。

在一个心动周期中，动脉血压随着心室的收缩和舒张而发生规律性的变化。心室收缩时，血液射入主动脉，血压上升达到的最高值称为收缩压（systolic pressure）；心室舒张末期，动脉弹性回缩，动脉血压下降达到的最低值称为舒张压（diastolic pressure）；收缩压与舒张压的差值称为脉压（pulse pressure）。在一个心动周期中，动脉血压的平均值称为平均动脉压（mean arterial pressure），约等于舒张压加 1/3 脉压或 1/3 收缩压加 2/3 舒张压。

一、正常血压及其生理变化

（一）血压的形成

在血液循环系统中，足够的血液充盈是形成血压的前提条件，心脏收缩射血与外周阻力则是形成血压的两个基本因素。此外，大动脉弹性对血压的形成也有重要作用。

在心动周期中，心室收缩所释放的能量分为动能和势能两部分：动能用于推动血液在血管中流动，势能形成对血管壁的侧压，并使血管壁扩张。在外周阻力的作用下，左心室射出的血量 1/3 流向外周，其余 2/3 暂时贮存于主动脉和大动脉内，形成较高的收缩压；心室舒张时，主动脉和大动脉管壁弹性回缩,将贮存的势能转化为动能,推动血液继续流动,维持一定的舒张压高度。大动脉弹性对动脉血压的变化有缓冲作用。

(二)影响血压的因素

1. 心脏每搏输出量 心率和外周阻力不变时,当每搏输出量增加时,心室收缩期射入主动脉的血量增加,对管壁的侧压力增大,收缩压则明显增高,而舒张压升高的程度较小,因此脉压增大;反之,当每搏输出量减少时,则主要使收缩压降低,脉压减小。因此,在一般情况下,收缩压的高低主要反映每搏输出量的多少。

2. 心率 当其他因素不变时,心率增快,心室舒张期缩短,流向外周的血量减少,心室舒张末期主动脉内存留血量增多,使舒张压明显升高。在心室收缩期,由于动脉压升高,使血流速度加快,因此心室收缩期内仍有较多的血液从主动脉流向外周,但收缩压升高不如舒张压升高明显,因而脉压减小。心率主要影响舒张压。

3. 外周阻力 当心输出量不变而外周阻力增大时,心室舒张期血液向外流动的速度减慢,心室舒张末期存留在主动脉中的血量增多,舒张压升高明显。在心室收缩期,由于动脉血压升高不如舒张压明显,脉压减小。舒张压的高低主要反映外周阻力的大小。

外周阻力的大小受阻力血管(小动脉和微动脉)口径和血液黏稠度的影响,当阻力血管口径变小、血液黏稠度增加时,外周阻力则增大。

4. 主动脉和大动脉管壁的弹性 大动脉管壁的弹性对血压起缓冲作用。随着年龄的增长,血管的胶原纤维增生,血管壁的弹性降低,使血管的可扩张性减小,收缩压升高,脉压增大。

5. 循环血量与血管容积 正常循环血量和血管容积相适应,以保持一定水平的体循环充盈度。如果循环血量减少或血管容积扩大,则血压下降。

(三)血压的生理变化

1. 正常血压 一般以肱动脉测得的血压为标准,正常成人安静状态下的血压范围为:收缩压 90~139 mmHg,舒张压 60~89 mmHg,脉压 30~40 mmHg。

血压的单位通常用毫米汞柱(mmHg)表示。毫米汞柱(mmHg)和千帕(kPa)的换算公式为:1 mmHg=0.133 kPa,1 kPa=7.5 mmHg。

2. 生理变化 正常人的血压在小范围内波动,但保持相对恒定,可因各种因素的影响而变化,以收缩压改变为主。

(1)年龄:血压会随着年龄的增长而增高,其中收缩压的升高比舒张压的升高更为显著(表8-6)。

表8-6 各年龄阶段的血压平均值

年龄阶段	血压(mmHg)	年龄阶段	血压(mmHg)
1个月	84/54	14~17岁	120/70
1岁	95/65	成年人	120/80
6岁	105/65	老年人	140~160/80~90
10~13岁	110/65		

(2)性别:女性在更年期前,血压比男性略低,更年期后,性别差异减小。

(3)昼夜和睡眠:一般清晨血压最低,然后逐渐升高,傍晚血压最高。睡眠不佳或过度疲劳时血压可稍升高。

(4)环境:寒冷环境下,由于末梢血管收缩,血压可略有升高;高温环境下皮肤血管扩张,血压可略有下降。

(5)体型:高大、肥胖者血压较高。

（6）体位：立位血压高于坐位，坐位血压高于卧位，这与重力引起的代偿机制有关。对于长期卧床或使用某些降压药物的患者，若由卧位改为立位时，可出现头晕、心慌、站立不稳甚至晕厥等直立性低血压的表现。

（7）身体不同部位：一般右上肢高于左上肢5～10 mmHg，其原因是右侧肱动脉来自主动脉弓的第一大分支无名动脉，而左侧肱动脉来自主动脉的第三大分支左锁骨下动脉，出现能量耗损；下肢血压高于上肢20～40 mmHg（上肢袖带测量），与股动脉的管径较肱动脉粗，且血流量大有关。

此外，情绪激动、紧张、恐惧、剧烈运动等也可使血压升高。饮酒、吸烟、摄盐过多、药物等对血压也有影响。

二、异常血压的观察与护理

（一）异常血压的观察

1. 高血压（hypertension） 是指在未使用降压药物的情况下，成人收缩压≥140 mmHg和（或）舒张压≥90 mmHg。高血压可分为原发性高血压和继发性高血压两大类。高血压绝大多数是原发性高血压，约5%继发于其他疾病，是其他疾病的一种临床表现，称为继发性高血压。高血压是动脉粥样硬化和冠心病的重要危险因素，也是心力衰竭的重要原因。

目前采用的中国高血压分类标准（2018年修订版）见表8-7。

表8-7 中国高血压分类标准（2018版）

分级	收缩压（mmHg）		舒张压（mmHg）
正常血压	<120	和	<80
正常高值	120～139	和（或）	80～89
高血压	≥140	和（或）	≥90
Ⅰ级高血压（轻度）	140～159	和（或）	90～99
Ⅱ级高血压（中度）	160～179	和（或）	100～109
Ⅲ级高血压（重度）	≥180	和（或）	≥110
单纯收缩期高血压	≥140	和	<90

若患者收缩压和舒张压属于不同级别，应按两者中较高的级别分类；既往有高血压史的患者，目前正服用抗高血压药，血压虽已控制正常，但仍诊断为高血压。

2. 低血压（hypotension） 血压低于90/60 mmHg时称为低血压。当血压低于正常范围时，有明显的血容量不足的表现，如脉搏细速、心悸、头晕等。常见于大量失血、休克、心力衰竭等患者。

3. 脉压异常

（1）脉压增大：常见于主动脉硬化、主动脉瓣关闭不全、动静脉瘘、甲状腺功能亢进患者。

（2）脉压减小：常见于末梢循环衰竭、心包积液、缩窄性心包炎患者。

（二）异常血压的护理

（1）加强观察：密切监测血压变化，观察药物的疗效及不良反应，注意有无并发症发生。

（2）环境适宜：保持环境安静、舒适，温湿度适宜，通风良好。

（3）合理膳食：选择易消化、低脂、低胆固醇、高维生素、富含纤维素的食物，根据血压的高低适当限制盐的摄入，避免进食辛辣等刺激性食物。

（4）休息与活动：注意休息，适当运动，保证充足的睡眠时间。对于血压过低者，应迅速安置患者于平卧位，做好应急处理。

（5）健康教育：嘱咐患者养成良好的生活习惯，戒烟、戒酒，保持排便通畅，保持情绪稳定，教会患者和家属测量血压的方法，掌握判断异常血压的标准。

三、血压的测量

血压测量可分为直接测量和间接测量两种方法。直接测量法是将装有抗凝药的导管经皮插入动脉内（常为肱动脉），导管与压力传感器连接，监测动脉血压的动态变化，数值精确、可靠，但为一种创伤性检查，临床仅限于危急重、特大手术及严重休克患者的血压监测。间接测量法是在动脉外用血压计测量血压。血压计是根据血液通过狭窄的血管形成涡流时发出响声而设计的，用动脉血管压和大气压作比较，用高于大气压的数值来表示血压的高度，是目前临床常用的方法。

（一）血压计的种类与构造

1. 血压计的种类　主要有水银血压计（立式和台式）、无液血压计、电子血压计三种（图8-13）。

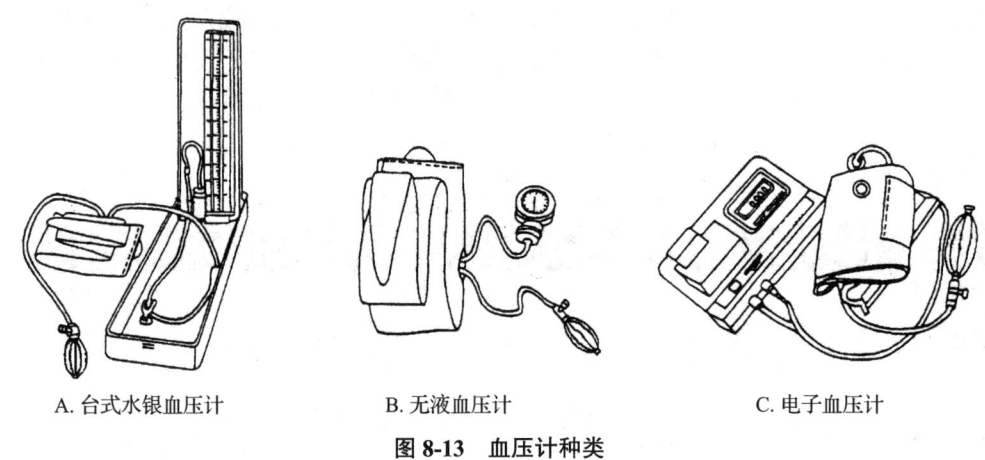

A. 台式水银血压计　　　B. 无液血压计　　　C. 电子血压计

图 8-13　血压计种类

2. 血压计的构造　由以下三部分组成。

（1）加压气球和压力阀门：加压气球可向袖带气囊内充气，压力阀门可调节压力大小。

（2）袖带：袖带由内层长方形扁平的橡胶气囊和外层布套组成。气囊至少应包裹80%被测肢体，通常袖带橡胶气囊长24 cm、宽12 cm，布套长48 cm，下肢袖带长约42 cm，比上肢袖带宽2 cm，小儿应使用小规格气囊袖带。袖带上接有两根橡胶管，一根与加压气球相连，另一根与血压计相通。

3. 血压计

（1）水银血压计（mercury manometer）：又称汞柱血压计。由玻璃管、标尺、水银槽三部分组成。在血压计盒盖内面固定一根玻璃管，管面上标有0～300 mmHg和0～40 kPa两种刻度，每小格为2 mmHg或0.5 kPa。玻璃管上端与大气相通，下端与水银槽相连。水银血压计的优点是测得的数值准确、可靠，但较笨重且玻璃管易破裂。

（2）无液血压计（aneroid manometer）：又称弹簧式血压计、压力表式血压计。外形呈圆盘状，正面盘上标有刻度，盘中央有一指针提示血压数值。其优点是便于携带，但准确性较差。

（3）电子血压计（electronic manometer）：袖带内有一换能器，由自动采样、电脑控制数字运算、自动放气程序组成。数秒钟内可显示收缩压、舒张压、脉搏数值。其优点是操作方便，不需用听诊器，可省略放气系统，排除听觉不灵敏、噪声干扰等造成的误差，但准确性较差。

> **知识链接**
>
> **电子血压计的种类**
>
> 电子血压计是利用现代电子技术与血压间接测量原理进行血压测量的医疗设备。其分类有：腕式血压计、臂式血压计、手表式血压计。
>
> （1）腕式血压计所测的压力值为桡动脉血压，对于大多数中、老年人，特别是血液黏稠度高者、微循环不佳者、血管硬化症患者等较特殊的人群，用腕式血压计与臂式血压计多次测量的平均值之间会有较大差别——相差 1.3 kPa（10 mmHg）。
>
> （2）臂式血压计测量方法与传统水银血压计相近，测的是肱动脉，因其臂带放至上臂，其测量稳定性优于腕式血压计，更适合年纪较大、心律不齐、糖尿病引起末梢血管老化等患者使用，缺点是没有腕式电子血压计方便。
>
> （3）手表式血压计即血压手表，大小与普通手表相同，而且穿戴方式也与普通手表一样，表体通常位于手臂一侧，可以 24 小时监测血压，适合需要长期监测血压的患者。

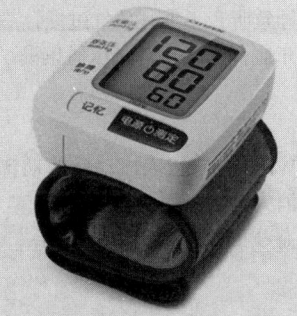 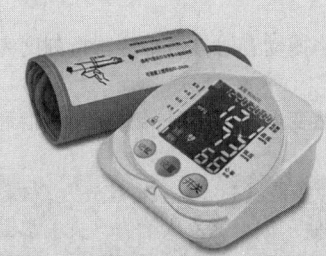 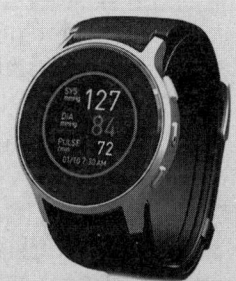

腕式血压计　　　　　　臂式血压计　　　　　　手表式血压计

（二）血压测量的方法

【目的】

1. 判断血压有无异常，动态监测血压变化，间接了解循环系统的功能状况。
2. 为诊断、治疗、康复、护理提供依据。

【评估】

1. 患者基本情况，包括年龄、病情、治疗情况等。
2. 患者认知反应、心理状态、意识状态、自理能力、合作程度，对治疗的态度。
3. 患者待测量肢体活动情况及测量部位的皮肤情况，有无紧张、焦虑等情绪。

【计划】

1. 护士准备　着装整洁，洗手，戴口罩。
2. 患者准备

（1）了解血压测量的目的、方法、注意事项及配合要点。

（2）体位舒适，测血压前 30 min 内无进食、吸烟、运动、情绪波动等。

3. 用物准备　治疗盘内备血压计、听诊器、记录本（体温单）、笔。
4. 环境准备　整洁、安静，温湿度适宜，光线充足。

【实施】

实施方法见表 8-8。

表 8-8　血压测量法的操作流程、步骤和要点

操作流程	操作步骤	要点说明
1. 核对解释	备齐用物，核对患者床号、姓名，解释目的	• 确认患者，取得合作
2. 选择体位	测量动脉、心脏和血压计"0"点应在同一水平 ①上肢：坐位时心脏平第 4 肋；卧位时心脏平腋中线 ②下肢：可取平卧位、仰卧位或俯卧位	• 手臂位置不正确，会影响测得的血压值
3. 缠绕袖带	①上肢：卷袖露臂，袖口勿过紧，手掌向上，伸直肘部，放平血压计，驱尽袖带内空气，平整缠于上臂中部，下缘距肘窝 2～3 cm，松紧以插入一指为宜，听诊器置于动脉搏动最明显处	• 袖带过紧，血管在未充气前已受压，使测得血压偏低；袖带过松，使充气后的橡胶袋呈球状，致有效加压面积变小，导致测得血压值偏高
	②下肢：袖带缠于大腿下部，下缘距腘窝 3～5 cm，听诊器放于腘动脉搏动最明显处（图 8-14）	• 不可将胸件塞于袖带内
4. 平稳充气	打开水银槽开关，关上加压气球阀门，一手固定听诊器，另一手打气至肱动脉搏动消失后再升高 20～30 mmHg	• 充气不可过快、过猛，以免水银溢出和患者不适
5. 缓慢放气	①控制放气速度，以每秒下降 4 mmHg 为宜 ②放气同时，注意听音和观察水银柱刻度，视线应与刻度同一水平 ③收缩压：当听到第一声搏动音时，水银柱所指刻度为收缩压 ④舒张压：当搏动音突然变弱或消失时，水银柱所指刻度为舒张压	• 放气过快，水银柱下降过快，会导致听音不准；放气过慢，静脉充血，则测得舒张压值偏高 • WHO 规定成人以动脉搏动音的消失为舒张压
6. 收血压计	取下袖带，排尽余气，关闭气门，卷好袖带放入盒内。将血压计盒盖右倾 45°，使水银全部流入槽内，关上水银槽开关，关好盒盖	• 避免玻璃管破裂，水银溢出
7. 安置患者	协助患者穿衣或裤，取舒适体位。酌情向患者解释测量结果	
8. 正确记录	记录：收缩压 / 舒张压 mmHg（如 120/80 mmHg）。当变音和消失音之间有明显差异时，其读数均应记录：收缩压 / 变音 / 消失音 mmHg（如 100/80/66 mmHg）	

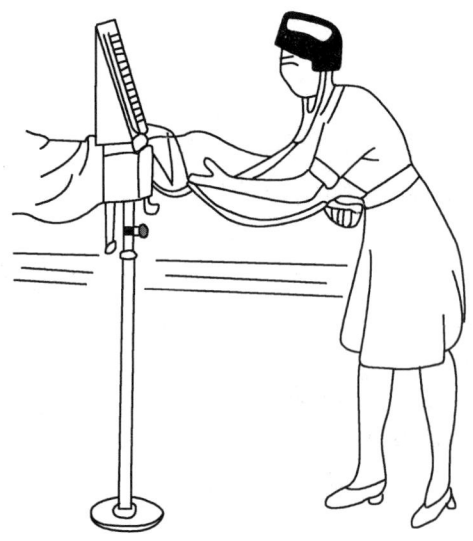

图 8-14　下肢血压测量法

【评价】

1. 患者理解测量血压的目的，愿意配合。患者能正确判断血压的正常和异常。
2. 测量过程中患者无不适，有安全感。
3. 操作正确，测量结果准确。

【注意事项】

1. 定期检测和校正血压计　测量前应检查血压计，水银是否充足，玻璃管有无裂缝，玻璃管上端是否堵塞，橡胶管和加压气球有无老化、漏气，听诊器是否完好等。

2. 密切监测　测血压时应做到四定：即定时间、定部位、定血压计、定体位。

3. 正确选择测量肢体　有偏瘫者应选健侧肢体，一侧肢体正在输液或施行过手术，应选择对侧测量。

4. 血压听不清或有异常时应重新测量　使水银柱降至"0"点，排空袖带内气体，休息片刻后再测量。

5. 排除引起血压误差的因素　①袖带的宽窄：若袖带过窄，需加大压力才能阻断动脉血流，导致测得数值偏高；若袖带过宽，大段血管受阻，会导致测得数值偏低；水银不足、橡胶管过长等也可使测得数值偏低；②袖带的松紧：袖带过紧，血管在未充气前已受压，使测得血压偏低；袖带过松，使充气后的橡胶袋呈球状，致有效加压面积变小，导致测得血压值偏高；放气过慢，使静脉充血，舒张压值偏高；放气过快，未注意听诊间隔，则读数不准；③肱动脉的位置：肱动脉高于心脏水平，测得血压值偏低；肱动脉低于心脏水平，测得血压值偏高；④视线位置：测试者视线高于汞柱，血压读数偏低；测试者视线低于汞柱，血压读数偏高；⑤其他因素：当患者吸烟、进食、运动及膀胱充盈时立即测量，导致测得数值偏高。

【健康教育】

1. 教会患者及家属正确使用血压计测量血压，以便动态监测血压变化。
2. 指导患者及家属正确判断血压测量结果。
3. 指导患者采用良好的生活方式，提高自我保健能力。

知识链接

有创动脉压

有创动脉压（invasive artery blood pressure）监测是一种将动脉导管置入动脉内直接测量血压的方法。使用这种方法，可以实现对动脉血压的连续监测，以便及时、准确地了解血压变化，并提供一个可供反复取样的路径。此外，血压波形的大小和幅度等参数在一定程度上反映了心排血量、外周血管阻力和血管容量等状况。常用桡动脉、股动脉、腋动脉、肱动脉、足背动脉作为穿刺和导管置入的位置，其中首选桡动脉，其次为股动脉。

本 章 小 结

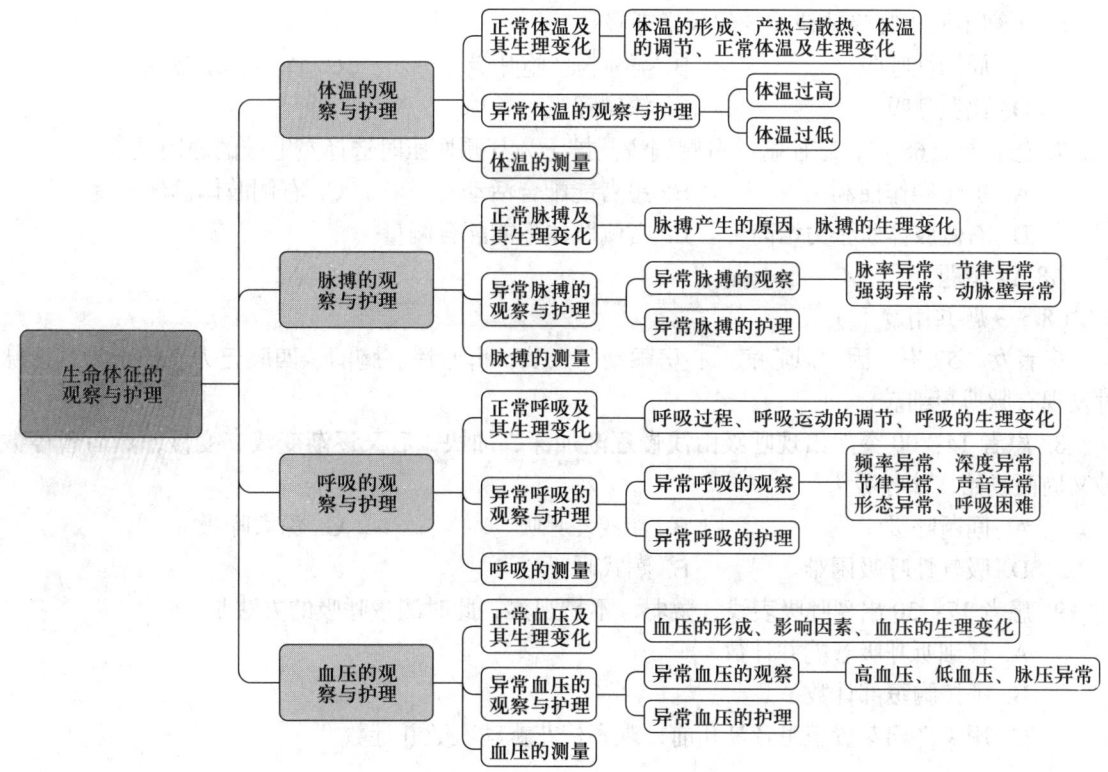

自 测 题

一、选择题

A1/A2 型题

1. 有关体温生理性变化的错误描述是
   A. 一昼夜中以清晨 2～6 时最低　　　　B. 下午 2～8 时体温最高
   C. 昼夜体温变动范围不超过 1℃　　　　D. 耗力活动会导致体温升高
   E. 天气炎热使体温升高

2. 成人腋温的正常范围是
   A. 35.6～36.6℃　　B. 36.5～37.7℃　　C. 36.5～37.2℃
   D. 36.5～37.5℃　　E. 36.0～37.0℃

3. 不属于高热持续期的临床表现是
   A. 颜面潮红　　　　B. 大量出汗　　　　C. 呼吸脉搏加快
   D. 尿量减少　　　　E. 口唇干燥

4. 患儿，女，7 岁。诊断"喉头异物"入院。查体：面色青紫，呼吸费力，伴明显的三凹征。其呼吸类型属于
   A. 深度呼吸　　　　B. 吸气性呼吸困难　　C. 潮式呼吸
   D. 呼气性呼吸困难　　E. 混合型呼吸困难

5. 奇脉的表现特征为
   A. 脉搏一强一弱交替出现　　　　B. 脉搏强大有力
   C. 吸气时脉搏明显减弱，甚至消失　　D. 脉搏骤起骤落，急促有力
   E. 脉搏细弱无力

6. 下列不属于呼吸节律改变的异常呼吸是
   A. 周期性呼吸　　　B. 异常陈-施呼吸　　C. 库斯莫尔呼吸
   D. 比奥呼吸　　　　E. 深度呼吸

7. 患者男，68 岁，脑栓塞，右侧偏瘫。护士为其测血压时选择左上肢的原因是
   A. 护士操作便利　　B. 患者能配合活动　　C. 右侧肢体循环不良
   D. 右侧肢体肌张力增高　　E. 右侧肢体不能配合测量

A3/A4 型题

(8～9 题共用题干)

患者女，57 岁。因"风心病、心房颤动"入院，诉心悸、胸闷、四肢乏力。护士为其诊脉时发现有脉搏短绌。

8. 患者 14：00 突然出现呼吸由浅慢逐渐加深、加快，后又逐渐变浅、变慢，然后暂停数秒又周而复始，该呼吸为
   A. 间断呼吸　　　　B. 浮浅性呼吸　　　C. 深大呼吸
   D. 吸气性呼吸困难　　E. 潮式呼吸

9. 患者 17：30 出现呼吸表浅、微弱，不易观察。此时测量呼吸的方法是
   A. 仔细听呼吸音响并计数
   B. 手按胸腹部计数
   C. 用少许棉花置于患者鼻孔前，观察棉花飘动次数并计数

D. 测脉搏后推测呼吸次数

E. 将手置于患者鼻孔前感觉气流通过并计数

二、简答题

1. 给患者进行口腔舌下测温，患者不慎咬破体温计，护士应如何紧急处理？
2. 袖带过紧、过松，肢体位置过高、过低对所测血压有何影响？

三、案例分析

患者男，62岁，因头痛、头晕、失眠、注意力不集中1个月余，工作劳累或精神紧张后加重来就诊。查体：患者体温36.8℃，脉搏80次/分，呼吸20次/分，血压150/95 mmHg，患者有高血压家族史。请判断患者的血压为何种类型，在测量中应注意什么？

（杨先芬）

第九章数字资源

第九章 营养与护理

学习目标

1. 说出医院饮食的种类及应用目的。
2. 归纳基本饮食、治疗饮食的适用范围、原则及用法。
3. 列出试验饮食的种类、适用范围、应用方法及注意事项。
4. 陈述鼻饲法操作的目的、适应证、禁忌证及操作要点和注意事项。
5. 能够熟练、规范地完成鼻饲法。
6. 具有严谨的工作态度，操作中能与患者有效沟通，实施人性化护理。

饮食是人的基本需求之一，平衡膳食、合理营养能够保证机体正常的生长发育、组织更新和维持机体的各种生理活动，以提高机体抵抗力和免疫力。合理调配饮食还有助于防治疾病，促进康复，而不良饮食习惯与错误的营养摄入可引起人体各种营养物质失衡，甚至导致各种疾病的发生。因此，护士应具备一定的饮食与营养学知识，才能在工作实践中为服务对象进行营养评价和营养教育，并正确处理遇到的各种营养问题，满足服务对象的饮食营养需要。

第一节 概 述

案例9-1

患者女，21岁，体态纤细，轻度咳嗽1周，痰中带血，活动后气喘明显，到医院就诊。诊断：左肺结核，左侧支气管结核。

问题与思考：
1. 该患者饮食上应注意什么？
2. 如何评价该患者的营养状况？

营养是维持健康的基础，人体必须每天摄取一定量的食物，从中获取各种营养素，以保证新陈代谢、生长发育和活动所需。近年来，膳食纤维的生理作用也广受医学界和营养学界的关注，越来越多的研究证实膳食纤维在预防人体的某些疾病方面起着重要的作用。

一、人体对营养素的需求

营养素（nutrient）是人类赖以生存和发展的物质基础，按结构和功能主要归为七大类，即糖类（碳水化合物）、蛋白质、脂类、矿物质、维生素、水和膳食纤维。

（一）热能

热能是所有生物维持生命和生长发育及从事各种活动所必需的能量。主要的热能来源是糖类（碳水化合物），其次是蛋白质和脂类，这三种物质统称为热能营养素。

根据中国营养学会的推荐标准,我国成年男性所需热能为 10.0～17.5 MJ/d,成年女性所需热能为 9.2～14.2 MJ/d。人体对热能的需要还因年龄、性别、身高、劳动强度、环境等因素的不同而有所差异。

(二) 营养素

1. 糖类　糖类(carbohydrate)的主要生理功能包括提供能量、构成机体组织成分、调节脂肪代谢、节约蛋白质、改善食物感官品质、增加饱腹感、解毒、增强肠道功能等。WHO 建议一般居民膳食中糖类供能应占总能量的 55%～65% 为宜(2 岁以下的婴幼儿除外),但其摄入量不应超过膳食总能量的 10%。

2. 蛋白质　正常成人体内蛋白质(protein)占 16%～19%,其主要生理功能是构成机体组织和重要的生理活性物质,为机体提供氮源和必需氨基酸,提供能量,维持胶体渗透压,因而蛋白质是维持生命的重要基础物质。组成人体蛋白质的氨基酸有 20 种,其中有 8 种机体不能合成或合成量不能满足机体需要,必须从食物中获取,称为必需氨基酸(essential amino acid),包括缬氨酸、苏氨酸、色氨酸、亮氨酸、异亮氨酸、赖氨酸、苯丙氨酸、蛋氨酸。我国居民蛋白质摄入的主要来源为肉类、乳类、蛋类和豆类等,推荐占膳食总能量的 10%～14%。

3. 脂类　脂类(lipids)是构成机体组织的重要物质,其主要的生理功能是贮存和提供能量,供给必需脂肪酸,促进脂溶性维生素的吸收和利用,改善食物的感官性状,促进食欲及饱腹感,帮助机体更有效地利用糖类和节约蛋白质,维持人体体温,对内部器官起支撑、衬垫作用,保护内部脏器免受外力伤害,分泌瘦素等众多因子,参与机体代谢、免疫、生长发育等生理过程等。脂肪供能占总热能的 20%～25% 为宜。脂肪摄入的主要来源为食用油、动物脂肪、肥肉、动物内脏、芝麻、花生和坚果类食物等。

4. 矿物质　矿物质(minerals)又称无机盐,是人体的重要组成部分,其主要生理功能是维持水、电解质及酸碱平衡,构成人体组织的重要成分,调节细胞膜的通透性和细胞内外液的渗透压,维持神经肌肉的正常兴奋性;构成酶的辅基、激素、维生素、蛋白质和核酸的成分,或参与酶系的激活等(表 9-1)。分为常量元素(又称宏量元素)和微量元素。常量元素有钠、

表 9-1　主要矿物质的生理功能、缺乏症、来源和成人推荐摄入量

名称	生理功能	缺乏症	来源	每日推荐摄入量
钙	构成骨骼和牙齿,维持神经与肌肉活动,参与多种酶活性的调节,维持细胞膜的完整性和通透性,参与凝血、激素分泌、降低毛细血管和细胞膜通透性	佝偻病、骨软化症、骨质疏松症等	乳类、豆类、虾皮、海产品、骨粉、蛋壳粉	800 mg 孕妇、乳母 1000～1200 mg
磷	构成骨骼、牙齿、软组织、细胞膜、核酸的重要成分,参与物质代谢产能反应,参与多种酶、辅酶的合成,调节酸碱平衡	缺乏症较少见	广泛存在于动植物性食物中	700 mg
铁	构成血红蛋白、肌红蛋白、含铁酶和细胞色素酶等的重要成分,与红细胞的形成和成熟有关,参与生物氧化过程和免疫功能	缺铁性贫血	肉类、动物肝、动物血、蛋黄、豆类、绿色蔬菜等	男性:15 mg 女性:20 mg
碘	参与甲状腺素合成	地方性甲状腺肿、克汀病(呆小病)	海产品如海带、紫菜、淡菜、海参等	150 μg
锌	酶的组成成分或酶的激活剂,促进生长发育和组织再生,促进食欲、促进维生素 A 代谢,参与免疫功能	生长发育迟缓、性成熟延迟、食欲减退、异食癖、易感染	红色肉类、牡蛎等贝壳类、蛋类、豆类等	男性:15 mg 女性:11.5 mg

钾、钙、镁、磷、硫、氯等。微量元素有铁、碘、铜、锌、锰、钴、钼、硒、铬、镍、锡、硅、氟、矾等。矿物质广泛存在于食物中，一般都能满足机体需要。我国居民饮食中容易缺乏的矿物质有钙、铁、锌、碘、硒等。

5. 维生素　维生素（vitamin）是维持机体正常生理功能及细胞内特异代谢反应所必需的一类低分子化合物。大部分维生素在体内不能合成或合成量不足，必须从食物中摄取。虽然机体对维生素的需要量很小，但维生素对于维持机体的基本功能，如生长、代谢和维持细胞完整性等必不可少（表9-2）。根据其溶解性，维生素可分为脂溶性维生素（如维生素A、维生素D、维生素E、维生素K）和水溶性维生素（如维生素C、B族维生素、叶酸）等。

表9-2　维生素的生理功能、缺乏症、来源和成人推荐摄入量

名称	生理功能	缺乏症	来源	每日推荐摄入量
维生素A	参与正常视觉活动和上皮生长与分化，促进骨骼发育，维持生殖功能，增强免疫和抗癌作用；过量摄入可中毒	夜盲症、皮肤干燥、毛囊角化、生长发育受阻	动物性食物如动物肝、鱼肝油、蛋、乳制品；植物性食物如绿叶蔬菜、黄色蔬菜和水果，如西兰花、菠菜、胡萝卜、韭菜	男性：800 μgRE 女性：700 μgRE （视黄醇当量）
维生素D	调节钙、磷代谢，促进钙、磷吸收；过量摄入可中毒	佝偻病、骨软化症、骨质疏松症	鱼肝油、海鱼、动物肝、蛋黄等；经日光照射体内转化而来	5 μg
维生素E	抗氧化作用，保持红细胞完整性，改善微循环，防止动脉硬化等心血管疾病；参与DNA、血红蛋白的合成；参与精子生成，与繁殖能力有关	生育受损等，缺乏症较少见	植物油、坚果类、豆类、海产品等	14 mg α-TE （α-生育酚当量）
维生素K	参与凝血因子的合成，促进凝血	出血、凝血障碍性疾病	菠菜、白菜等，肠道菌群可合成	20～100 μg
维生素B_1	构成辅酶TPP，参与体内物质能量代谢，调节神经生理活动，维持心脏、神经及肌肉的正常功能	脚气病	动物内脏、肉类、豆类及未精加工的谷类等	男性：1.4 mg 女性：1.3 mg
维生素B_2	参与体内生物氧化和能量生成，具有较强的抗氧化活性，参与铁的利用和烟酸的形成	口角炎、唇炎、舌炎、脂溢性皮炎、缺铁性贫血	动物内脏、乳类、蛋类、豆类、蔬菜等	男性：1.4 mg 女性：1.2 mg
维生素B_6	参与糖原、氨基酸、脂肪酸、一碳单位的代谢，参与神经递质合成和细胞免疫功能	脂溢性皮炎、口腔炎症等	白色肉（鸡肉、鱼肉等）、肝、蛋黄、豆类和坚果，水果、蔬菜中含量也较高	1.2 mg
维生素B_{12}和叶酸	参与细胞核酸、核蛋白合成代谢，促进红细胞的发育和成熟，促进DNA、RNA、蛋白质合成	巨幼细胞贫血、舌炎、腹泻；胎儿神经管畸形	富含维生素B_{12}的食物有动物内脏、肉类、海产类等；富含叶酸的食物有豆类、坚果、绿叶蔬菜、水果、胚芽等	维生素B_{12}：2.4 μg 叶酸：400 μgDFE （膳食叶酸当量）
烟酸	参与糖、脂类和氨基酸代谢	癞皮病	广泛存在于动植物性食物中，含量较丰富的有畜禽、内脏、鱼类、豆类、花生、全谷类、乳类和绿叶蔬菜	男性：14 mgNE 女性：13 mgNE （烟酸当量）
维生素C	促进胶原、神经递质和抗体合成，参与胆固醇、肾上腺皮质激素代谢，促进铁的吸收和伤口愈合，阻止体内的氧化损伤过程	坏血病	新鲜蔬菜和水果，如菠菜、辣椒、西红柿、西瓜、红枣、山楂、草莓、柑橘、柚子、猕猴桃等	100 mg

6. 水 水（water）是维持生命活动所必需的物质，占体重的50%～70%，主要生理功能是构成人体组织，直接参与体内一切代谢活动，维持消化、吸收功能，参与调节体温，作为机体的润滑剂。成人每日的需水量约为2500 ml，机体水的来源有饮用水及饮料、固体食物中的水和蛋白质、脂肪、糖类分解代谢产生的代谢水，其中饮用水和各种饮料是机体内水的最主要来源。

7. 膳食纤维 膳食纤维（dietary fiber）是不能被人体消化道分泌的消化酶所消化，且不能被人体吸收利用的多糖和木质素。食物中含量较多的膳食纤维有纤维素、半纤维素、果胶、树胶、木质素、抗性淀粉等，根据其水溶性分为可溶性膳食纤维和不可溶性膳食纤维。膳食纤维有增加饱腹感、降低对其他营养素或食物成分的吸收、改变肠道菌群、促进排便以及胀气、致泻等生理功能。因此，对于胃肠道疾病、癌症、肥胖、糖尿病、心血管疾病和胆石症等有一定的防治作用。我国成人推荐摄入量为25～35 g/d，主要来源于粗粮、豆类、玉米、蔬菜、水果、食用菌等。

> **知识链接**
>
> **维多利亚宣言**
>
> WHO于1992年在加拿大维多利亚召开的国际心脏健康会议上，发表了庄严的《维多利亚宣言》——健康四大基石，分别是：合理膳食、适量运动、戒烟限酒、心理平衡。其中合理膳食是第一大基石。合理膳食概括为"一、二、三、四、五"：即每天喝一袋鲜牛奶或酸奶；每日摄入250～400 g糖类；每日进食3份优质高蛋白食物；牢记四句话——有粗有细、不甜不咸、三四五顿、七八分饱；每日500 g蔬菜和水果；红、黄、白、绿、黑，即每日50 ml红葡萄酒，黄色蔬菜瓜果，燕麦粉或燕麦片，绿茶和绿色蔬菜，黑木耳。

二、饮食、营养与健康关系

当人类的营养结构合理、平衡时，可满足机体对各种营养素和热能的需要，提高机体的免疫力、机体状态及预防和治疗某些疾病。当膳食结构不合理，某些营养素过多、过少或营养不当时都可能损害健康，并影响某些疾病的发生与发展。当体内的营养储备严重不足时，则出现相应的病理性改变，继而发生临床上可见的营养缺乏症。反之，过量营养摄入则可导致肥胖、心血管疾病、肿瘤等的发生，或因某些营养素过量而发生中毒，有碍健康。因此，平衡膳食、合理营养是维持人体健康与生存的重要条件（图9-1）。

三、饮食营养与疾病痊愈的关系

机体在患病时常伴有不同的代谢变化，需要调整饮食及营养来辅助治疗疾病，从而促进康复。

（一）补充损失及消耗的营养素

疾病和创伤可引起代谢的改变，若能及时、合理地调整营养素的摄入，补充足够的营养，则可使机体内糖原分解，蛋白质消耗减少，从而提高患者的免疫力，促进创伤组织的修复及疾病的痊愈。

（二）辅助诊断和治疗疾病

根据疾病的病理生理特点，采用相应的饮食治疗方案和特殊的饮食配方可以增强机体抵抗力，促进组织修复和恢复代谢功能。特殊的饮食能够辅助诊断和治疗疾病，促进患者的康复。

特殊饮食可作为辅助诊断方法，如隐血试验饮食，可辅助诊断怀疑有消化道出血的疾病。对于某些疾病，饮食治疗已经成为重要的治疗手段之一，减少某种营养素的摄入，可以减轻特定脏器的负荷，如肾衰竭时，控制钠盐的摄入，可减轻肾的负担。控制某些营养成分的摄入，可控制疾病的发展，如Ⅰ型糖尿病、高血压等。并且，机体在特殊情况下需要特殊饮食的营养支持，如胃肠内营养、胃肠外营养。

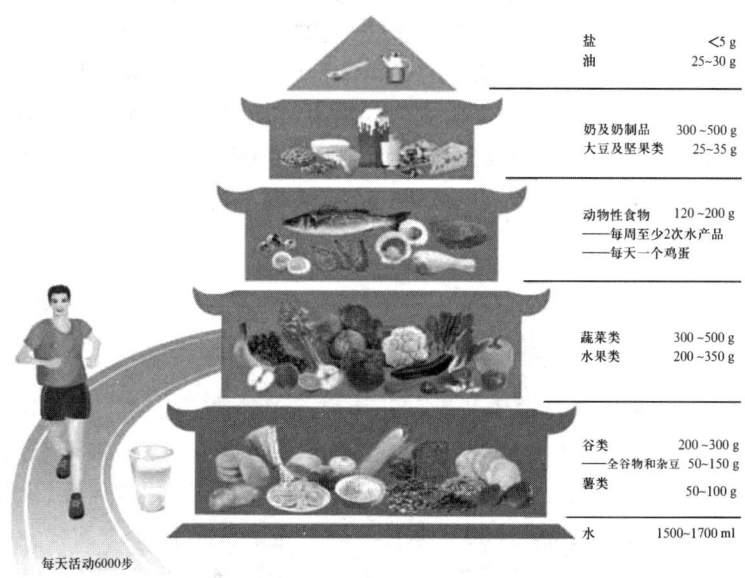

图9-1　中国居民平衡膳食宝塔（2022）

四、营养的评估

营养评估是指了解患者的营养指标，判定其营养状况，以确定是否存在或潜在营养问题。营养评估主要包括饮食情况、体格评估和临床生化检测。

（一）饮食情况评估

主要包括以下几个方面：
1. 年龄、性别、身高、体重及活动等。
2. 有无影响饮食的文化差异与宗教信仰。
3. 饮食习惯，如日常摄入的食物种类和量、餐次和分配比例、有无偏食等。
4. 有无进食困难，如咀嚼或吞咽功能减弱或其他影响因素。
5. 有无饮食变化或食欲减退、恶心、呕吐、腹泻等胃肠道症状。

（二）体格评估

1. 身高、体重　身高和体重是综合反映生长发育及营养状况的最重要的指标。身高、体重除受营养因素的影响外，还受遗传、种族等多方面因素的影响，因此在评价营养状况时需要测量身高、体重，并用测得的数值与人体正常值进行比较，并计算实测体重占标准体重的百分数。

2. 腰围　腰围是衡量腹部肥胖的重要指标。测量方法为：受试者直立，两脚分开30～40 cm，用一根没有弹性、最小刻度为1 mm的软尺，放在右腋中线髂嵴与第12肋下缘连线的中点（通常是腰部的天然最窄部位），沿水平方向环绕腹部一周，紧贴而不压迫皮肤，在正常呼吸末测量腰围长度，读数精确至1 mm。我国男性腰围80～85 cm、女性腰围75～80 cm为超重，男性腰围≥85 cm、女性腰围≥80 cm 为腹部肥胖。

3. 皮褶厚度　皮褶厚度即皮下脂肪厚度，反映身体脂肪含量，作为评价能量摄入是否合适的指标。WHO 推荐的测量部位有肱三头肌、肩胛下部和腹部。最常测量的部位为肱三头肌，其标准值为男性 12.5 mm，女性 16.5 mm。

4. 身体征象　评估毛发、皮肤、指甲、舌、面、齿、唇等情况。如毛发浓密、有光泽，皮肤富有弹性、有光泽，指甲粉色、坚实，表示营养良好；反之，则表示营养不良。

> **知识链接**
>
> **标准体重的计算及营养状况的评估**
>
> 我国常用的标准体重的计算公式为 Broca 公式的改良公式：
> 男性：标准体重（kg）= 身高（cm）-105
> 女性：标准体重（kg）= 身高（cm）-105-2.5
> 实测体重占标准体重的百分数计算公式：
>
> $$\frac{实测体重 - 标准体重}{标准体重} \times 100\%$$
>
> 百分数在 ±10% 之内为正常范围，增加 10%~20% 为超重，超过 20% 为肥胖，减少 10%~20% 为消瘦，低于 20% 为严重消瘦。
>
> 体重指数（body mass index，BMI）的计算公式为：体重（kg）/[身高（m）]^2，这是目前国际上常用的衡量人体胖瘦程度以及是否健康的一个通用标准。
>
> WHO 规定：BMI＜18.5 为过轻，18.5~24.9 为正常范围，25~29.9 为超重，BMI≥30 为肥胖。中国标准规定：BMI＜18.5 为过轻，18.5~23.9 为正常范围，24~27.9 为超重，28~32 为肥胖，BMI＞32 为非常肥胖。
>
> 由于 BMI 是按体重与身高的关系计算，骨骼粗大、肌肉发达者不宜参考这一标准进行诊断。

（三）临床生化检测

生化检测如血、尿中营养素或其代谢产物的含量是营养评价的客观指标。临床常检测体内血清蛋白、血清转铁蛋白、总蛋白、血脂、钙、铁等的含量，或进行营养素耐量试验、负荷试验推测营养素水平。

第二节　医院饮食

案例 9-2

患者女，55 岁，因胃溃疡出血而入院。经过医护人员的积极救治，出血已控制，患者生命体征平稳。作为该患者的主管护士小张，需为患者制订一份饮食护理计划。

问题与思考：

1. 该患者应该采用哪些饮食？
2. 治疗饮食分哪几类？

医院饮食（hospital diets）分别适应不同患者病情的需要，可分为三大类：基本饮食、治疗饮食和试验饮食。

一、基本饮食

基本饮食适用于医院的一般患者，对营养素的种类、摄入量没有严格限定，是其他饮食的基础。基本饮食包括：普通饮食、软质饮食、半流质饮食和流质饮食4种形式（表9-3）。

表9-3　基本饮食

饮食种类	适用范围	饮食原则	用法
普通饮食	病情较轻或处于疾病恢复期、无饮食限制、消化吸收功能正常、体温正常者	合理营养、平衡膳食，与一般人群饮食基本相同	每日3餐，总热能9.2～10.88 MJ（2200～2600 kcal），蛋白质70～90 g
软质饮食	咀嚼困难、消化吸收功能不良、老人和幼儿、低热、口腔疾患和术后恢复期患者	营养均衡；选择易于咀嚼、吞咽、消化的食物，如软饭、面条、切碎煮烂的菜、肉等；少进食油炸、油腻、膳食纤维丰富、刺激性强的食物	每日3～4餐，总热能9.20～10.04 MJ（2200～2400 kcal），蛋白质60～80 g
半流质饮食	发热、咀嚼和吞咽不便、消化道和口腔疾患及术后患者	少食多餐，易于吞咽、消化的营养丰富的半流质食物。如蒸鸡蛋、豆腐、肉末、菜末、面条、馄饨等	每日5～6餐，总热能6.28～8.37 MJ（1500～2000 kcal），蛋白质50～70 g
流质饮食	高热、吞咽困难、急性消化道疾患、口腔疾患、大手术后、重症患者	易于吞咽、消化的液体状食物，如牛奶、豆浆、米汤、菜汁、肉汁、果汁、稀藕粉等。但因其所含营养与热量不足，故只能短期使用	每日6～7餐，总热能3.5～5.0 MJ（836～1195 kcal，蛋白质40～50 g

> **考点提示**
>
> 基本饮食的种类、适用范围、饮食原则及用法。

二、治疗饮食

治疗饮食（therapeutic diet）又称为成分调整饮食，是在基本饮食的基础上适当调整热能或营养素摄入，从而达到辅助治疗、促进患者健康的一类饮食（表9-4）。

表9-4　治疗饮食

饮食种类	适用范围	饮食原则及用法
高热能饮食	适用于分解代谢增强或合成代谢不足的患者，如甲状腺功能亢进症、结核、恶性肿瘤、严重创伤、大面积烧伤、产妇以及消瘦、营养不良的患者	在正餐基础上可加餐2～3次，可适当增加鸡蛋、牛奶、豆浆、蛋糕、巧克力、水果等的摄入。每日供给热量约12.55 MJ（3000 kcal）
低热能饮食	适用于需要减轻体重、减轻机体代谢负荷者，如肥胖症、糖尿病、高脂血症、冠心病、高血压等患者	限制能量摄入，但不宜低于1000 kcal/d，蛋白质供给不少于1 g/（kg·d）；限制脂肪摄入，尤其是动物性脂肪和胆固醇；增加富含膳食纤维的蔬菜、水果，如芹菜、竹笋、玉米、苹果等；适当减少食盐摄入

续表

饮食种类	适用范围	饮食原则及用法
高蛋白质饮食	适用于高代谢性或慢性消耗性疾病，如结核、恶性肿瘤、烧伤；蛋白质不足的患者如营养不良、贫血、低蛋白血症、肾病综合征等	蛋白质摄入可增至 1.5～2 g/（kg·d），但一般不超过 120 g/d，总热能为 10.46～12.55 MJ（2500～3000 kcal/d）。可在基本饮食的基础上添加富含蛋白质的食物，如肉类、鱼类、乳类、蛋类、豆类等
低蛋白质饮食	适用于需限制蛋白质摄入者，如急性肾炎、急/慢性肾功能不全、尿毒症、肝性脑病等患者	成人蛋白质摄入应<40 g/d，视病情可减少至 20～30 g/d；肾病患者尽量选用动物蛋白质，忌用豆制品；肝性脑病患者以植物蛋白为主
低脂肪饮食	适用于肝、胆、胰疾患和高脂血症、动脉粥样硬化、高血压、冠心病、肥胖症及腹泻等患者	限制食用油、肥肉、奶油、蛋黄、动物脑、煎炸食物的摄入；一般成人脂肪摄入<50 g/d，肝、胆、胰疾病患者可低于 40 g/d
低胆固醇饮食	适用于高脂血症、动脉粥样硬化、高血压、冠心病、肥胖症等患者	胆固醇摄入量<300 mg/d；禁用或少用含胆固醇高的食物，如动物内脏和脑、肥肉、动物油、鱼籽、蛋黄等
低盐饮食	适用于心功能不全、急/慢性肾炎、肝硬化腹水、高血压、先兆子痫及各种原因所致水肿较轻者	食盐限制在<2 g/d（或酱油 10 ml/d）；禁食咸菜、咸蛋、咸肉、火腿、腊肠等腌制食品
无盐低钠饮食	同低盐饮食适用范围，如水肿病情较重患者	烹调时不加食盐或酱油，控制摄入食物中的自然含钠量在 0.5 g/d 以下，忌用腌制食品及含钠高的食物和药物，如含碱油条和挂面、汽水、苏打、碳酸饮料和碳酸氢钠药物等；烹调时可加糖、醋等调味
高膳食纤维饮食	适用于便秘、肥胖症、高脂血症、糖尿病等患者	成人摄入膳食纤维>40 g/d；宜选择富含膳食纤维的食物，如魔芋、韭菜、芹菜、玉米、粗粮、豆类、笋、苹果、香蕉等食物
少渣或无渣饮食	适用于伤寒、肠炎、腹泻、食管或胃底静脉曲张及消化道狭窄或手术的患者	食物应细软、少渣；不宜选用富含膳食纤维的食物；不宜选用含结缔组织多的动物跟腱及老的肌肉；不宜选用刺激性强的调味品及坚硬带碎骨、鱼刺的食物，瓜类应去皮；可食用豆腐、蒸蛋和嫩的瘦肉、蔬菜等食物

 考点提示

治疗饮食的种类、适用范围、饮食原则及用法。

三、试验饮食

试验饮食又称为诊断饮食，是指在特定时间内，通过饮食内容调整，提高试验检查结果正确性以协助疾病诊断的一类饮食（表 9-5）。

表 9-5　试验饮食

饮食种类	适用范围	饮食原则及用法
隐血试验饮食	协助诊断有无消化道出血	试验前 3 日内禁食肉类、动物血、肝、绿色蔬菜等含铁丰富的食物；宜食用牛奶、豆制品、土豆、白菜、米饭、面条、馒头、梨、苹果等含铁低的食物，第 4 天留取粪便做隐血试验

续表

饮食种类	适用范围	饮食原则及用法
葡萄糖耐量试验饮食	协助诊断糖尿病	试验前3日正常饮食（进食糖类250~300 g/d）。试验前禁食10~12 h。空腹采血后嘱患者食用100 g的馒头1个，或取葡萄糖100 g（或1.75 g/kg）溶于300~400 ml水中口服，分别于服后0.5 h、1 h、2 h和3 h取血标本测定血糖
胆囊造影试验饮食	检查胆囊、胆管形态和功能	造影前1日中午进食高脂肪餐，刺激胆囊收缩排空；晚餐进食无脂肪、低蛋白质、高糖饮食；晚8时口服造影剂至次日第一次摄片时禁食、禁水、禁烟，如第一次摄片胆囊显影良好，可进食高脂肪餐，30 min后再摄片检查
肌酐试验饮食	评估肾小球滤过功能，测定肌酐系数	试验期3日内进食低蛋白质饮食，蛋白质摄入量<40 g/d，禁食肉类、鱼类、禽类等；主食不超过300 g/d，忌饮茶和咖啡。可用马铃薯、藕粉、甜点等含蛋白质低的食物充饥，蔬菜、水果不限
甲状腺^{131}I试验饮食	协助检查甲状腺功能	检查前2周，禁食海带、海蜇、紫菜、海鱼、虾等富含碘的食物及影响甲状腺功能的药物；禁用碘酊、聚维酮碘（碘伏）消毒皮肤
尿浓缩功能试验饮食	协助检查肾小管浓缩功能	试验期1日内控制食物中的水分总量在500~600 ml，蛋白质供给量约为1 g/（kg·d）；禁饮水及含水量高的食物；忌食过甜、过咸的食物。可进食含水少的食物，如米饭、馒头、炒鸡蛋、土豆等

考点提示

试验饮食的种类、适用范围、饮食原则及用法。

第三节 住院患者一般饮食护理

根据对患者营养状况的评估和患者的疾病特点，护士与医师、营养师共同协商，制订合理有效的营养计划，并根据计划对患者进行相应的饮食护理，帮助患者摄入足量的营养素，从而促进康复。

一、病区饮食管理

当患者入院后，病区主管医生根据患者病情来确定饮食种类，并开出饮食医嘱，护士根据医嘱填写饮食通知单，送交营养室，同时在患者床尾卡上做相应标记，作为分发食物的依据。因病情需要更改饮食，如术前需禁食，或检查、试验前的特殊饮食，在医生开出医嘱后由护士填写饮食更改通知单送营养室，同时在床尾卡上做出相应的更改，并告知患者和家属。

二、患者饮食护理

（一）患者进食前的护理

1. **做好饮食指导** 护士应根据由患者病情所决定的饮食种类，对患者进行健康教育，说明此类饮食的意义、可选用的食物以及不宜选用的食物、每天进餐的量和次数及时间，使患者理解并遵循其饮食计划。

2. 进餐环境准备　患者进餐气氛轻松愉快，进餐环境应以尽可能清洁、整齐、美观，空气清新为原则。

（1）鼓励同室患者同时进餐，促进食欲。

（2）有病危或呻吟的患者可用屏风遮挡。

（3）进餐前医护人员暂停非紧急的治疗护理工作。

（4）整理病室和床单位，去除不良气味及不良视觉印象。

3. 患者的准备　进食前患者感觉舒适会增进食欲，因而护士应协助患者做好进食准备。

（1）进餐前协助患者洗手、清洁口腔，重症患者做好口腔护理，从而促进食欲。

（2）协助患者采取舒适进餐体位，如病情许可，可协助患者下床进餐；不便下床者可取坐位或半坐卧位，在床上放跨床小桌。

（3）必要时将治疗巾或餐巾置于患者胸前，保持衣服、被单的整洁。

（4）减少或去除不适，如疼痛患者可给予镇痛剂，高热者予以降温。

（5）减少或去除不良心理状态，对焦虑、忧郁者进行心理疏导等。必要时要求家属陪伴进餐。

（二）患者进食中的护理

1. 及时分发饮食　护士洗净双手，衣帽整洁，根据饮食单将饭菜分发给患者。对禁食或特殊饮食者应告知原因和时间，并在床尾卡上做相应标记。

2. 观察患者进餐情况　进餐期间，护士应加强病房巡视，观察患者进食情况；对实施治疗饮食、试验饮食的患者应督促并检查落实情况；家属带来的食物须经护士检查，符合饮食要求方可食用；询问患者对医院饮食的意见和要求，及时向营养室、食堂反馈。

3. 协助患者进食

（1）帮助患者取合适体位，并将食物、餐具等放到易取处，鼓励患者自行进食。

（2）对不能自行进食者，护士应给予喂食，或指导家属喂食。喂食时应耐心，注意喂食速度和食物的温度及每次的量。另外，进食流质食物者，护士可指导患者使用吸管进食。

（3）对双目失明或双眼被遮盖的患者，在喂食前应告知其食物名称，以增加其进食兴趣和食欲。对要求自行进食者，可妥善放置食物和餐具，并告知食物的名称和方位，如图9-2按时钟平面图摆放食物（6点钟处放饭，12点钟处放汤，3点钟、9点钟处放菜）。

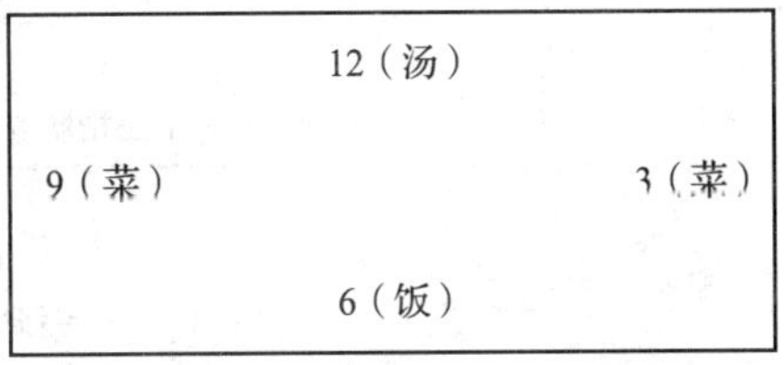

图9-2　失明患者食物放置平面图

（4）对不能经口进食的患者，需予以管饲饮食或胃肠外营养，以补充机体所需营养素。

4. 特殊情况　进食过程中应加强观察与巡视。如患者出现恶心、呕吐、溢食等情况，应嘱患者暂停进食，并深呼吸来缓解症状，并给予患者盛装呕吐物的容器，协助患者漱口或进行口腔护理，及时使患者取平卧位，头偏向一侧，尽快清理呕吐物。对暂时不能进食者，妥善保存食物，待需进食时再加热送予患者进食。

（三）患者进食后的护理

1. 应及时撤去餐具，清理餐桌，整理床单位；协助患者洗手、漱口，必要时做口腔护理，取舒适卧位。

2. 特殊患者需记录进食的时间、量、食物种类、进食后的反应，以评价患者的饮食是否满足营养需要；对需禁食、延时、特殊饮食的患者做好交接班工作。

第四节 特殊饮食护理

案例 9-3

患者男，63 岁，因慢性支气管炎而入院。入院后，因使用抗生素导致口腔多发性溃疡，现患者难以进食。为保证患者机体的营养需求，医嘱给予鼻饲。

问题与思考：
1. 鼻饲插胃管前，应将患者置于何种体位？
2. 如何为患者测量插入长度？
3. 灌注食物时，如何调制鼻饲液的温度？
4. 在管饲饮食中应注意哪些问题？

对于病情危重、消化功能障碍、不能正常进食的患者，为保证营养素的供给，临床上采用不同的特殊饮食护理，特殊饮食包括胃肠内营养和胃肠外营养（图 9-3）。

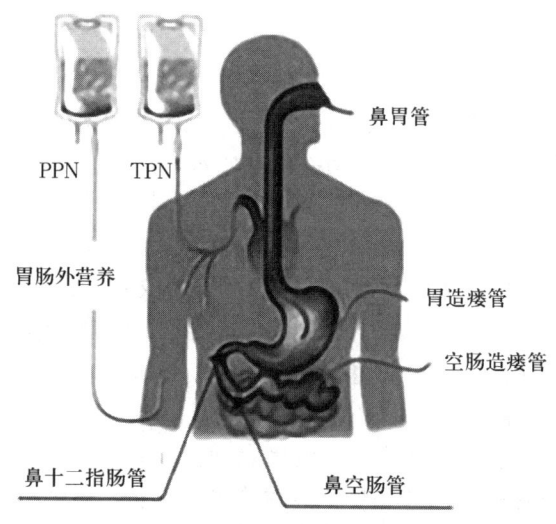

图 9-3 胃肠内营养和胃肠外营养
PPN：部分胃肠外营养　TPN：完全胃肠外营养

一、胃肠内营养支持

胃肠内营养（enteral nutrition，EN）是采用口服或管饲等方式经胃肠道提供能量及营养素的支持方式。根据氮的来源不同，可分为要素饮食、管饲饮食等。

（一）要素饮食

要素饮食（elemental diet）含人体所需的氨基酸、单糖、脂肪酸、维生素和矿物质等营养素，是一种由人工配制的无渣小分子物质组成的齐全营养素、易于消化吸收的水溶性营养合成制剂。其主要特点是无需经过消化过程即可直接被肠道吸收和利用，为人体提供热能及营养。主要用于临床营养治疗，适用于超高代谢如严重烧伤及创伤等、消化道瘘、手术前后需营养支持、严重消化吸收不良、营养不良等患者，以提高危重症患者的能量及促进各种营养素的摄入，改善患者营养状况，达到促进治疗和康复的目的。要素饮食可通过口服、鼻饲、胃或空肠造瘘等方式摄入。

1. 适应证　主要适用于危重、超高代谢状态、严重营养不良和消化吸收不良的患者，如严重感染、严重创伤、严重烧伤、消化道瘘、大手术后胃肠功能紊乱、急性胰腺炎、低蛋白血症、短肠综合征、癌症、免疫功能低下等患者。

2. 禁忌证　肠梗阻、消化道出血、腹膜炎、顽固性呕吐、3个月内的婴儿等患者，糖尿病和胃切除术后患者慎用。

3. 使用方法　护士应根据患者的病情需要，提供适宜浓度和剂量的要素饮食。常见的要素饮食使用方法有口服、分次注入、间歇滴注、连续滴注共4种。

（1）口服法：口服剂量为每次50 ml，渐增至100 ml，依病情6～8次/日。因要素饮食口味欠佳，患者不易耐受，故较少使用，如需应用时可添加果汁、菜汁、肉汤等调味。

（2）分次注入：将配制好的要素饮食用注射器通过鼻胃管注入，4～6次/日，每次250～400 ml。此方法操作方便，费用低廉，但易引起恶心、呕吐、腹胀、腹泻等消化道症状。

（3）间歇滴注：将配制好的要素饮食放入输液瓶内，经输液管缓慢注入鼻胃管或造瘘管，4～6次/日，每次400～500 ml，每次输注持续时间为30～60 min。此方法多数患者能接受。

（4）连续滴注：装置与间歇滴注相同，在12～24 h内持续滴入或用输液泵恒定滴速，速度可逐渐递增至稳定在120～150 ml/h。多用于经空肠造瘘管喂食的患者。

4. 注意事项

（1）要素饮食的配制、保存：配制要素饮食时应严格无菌操作。配制好的溶液防止放置时间过长而被细菌污染变质，应放在4 ℃冰箱中保存，并在24 h内用完。

（2）注入量、速度和次数的调节：一般滴注原则为低浓度、小剂量，慢速开始，逐渐增加，待患者耐受后，再稳定配餐标准、用量和速度。停用要素饮食时，应逐渐减量，因骤停会引起低血糖反应。

（3）要素饮食的温度：鼻饲及经造瘘口注入的温度宜为41～42 ℃，口服温度为38 ℃左右，温度过低易引起腹泻。

（4）管道的维护：滴注前后用温开水或生理盐水冲净管腔，防止食物堵塞管腔并滞留、腐败变质。巡视中检查导管有无折叠、阻塞或漏液等，并及时处理。

5. 并发症及其预防和护理

（1）并发症：在应用过程中，可因营养制剂选择不当、配制不合理、营养液污染或护理不当等因素引起各种并发症。

1）胃肠道并发症：患者可发生恶心、呕吐、腹胀、腹痛、便秘、腹泻等并发症。

2）感染性并发症：肠道造瘘患者的喂饲管滑入腹腔可导致急性腹膜炎，营养液误吸还可导致吸入性肺炎。

3）机械性并发症：主要有鼻咽部和食管黏膜损伤、管道阻塞，与喂饲管的硬度、插入位置等有关。

4）代谢性并发症：患者可出现高血糖或水、电解质代谢紊乱。

（2）预防和护理：定期检查血糖、电解质、血尿素氮、肝功能等指标，观察并记录尿量、体重，做好营养评估。护士应根据患者病情配制合适浓度、剂量的要素饮食；滴注过程中加强巡视，观察患者有无胃肠道反应、低血糖反应等异常症状，及时调整速度和温度，反应严重时可暂停滴入；停用要素饮食须逐渐减量，防止骤停引起低血糖。

（二）管饲饮食

管饲饮食（tube feeding）是胃肠内营养支持的重要方式，即指对于不能耐受正常饮食的患者，通过管道如鼻胃管或胃造瘘管等将流质食物、营养液或水直接注入胃肠道以提供营养素的方法。根据导管插入的途径可分为：鼻胃管，导管经鼻腔插入胃内；口胃管，导管经口腔插入胃内；鼻肠管，导管由鼻腔插入小肠；胃造瘘管，导管经胃造瘘口插入胃内；空肠造瘘管，导管经空肠造瘘口插至空肠内。该方法相对副作用小、更接近正常生理状态，是一种安全、经济的营养支持方法。本节重点介绍临床常用的经鼻胃管饮食，即鼻饲法。

鼻饲法（nasogastric gavage）是指将胃管经鼻腔插入胃内，从胃管内输注流质食物、营养液、水和药物，以达到维持患者营养和治疗目的的方法。

【目的】

不能自行经口进食的患者，经胃管输注食物、药物，以维持患者的营养和治疗。

【适应证与禁忌证】

1. 适应证

（1）昏迷患者。

（2）不能张口的患者：如破伤风患者。

（3）不能经口进食者：如口腔疾患、消化道肿瘤、食管狭窄、口腔术后的患者。

（4）其他患者：如早产儿、病情危重、拒绝进食的患者。

2. 禁忌证 食管、胃底静脉曲张患者，食管癌和食管梗阻患者。

考点提示

鼻饲法的目的、适应证和禁忌证。

【评估】

1. 核对医嘱 操作前认真核对医嘱，患者床号、姓名、饮食种类、量。

2. 患者评估

（1）全身状况：食欲和进食方式，有无咀嚼、吞咽困难；意识状态，活动能力，营养状态，鼻饲的原因及有无鼻饲经历，是否了解插胃管的目的及注意事项。

（2）局部状况：鼻腔黏膜有无肿胀、炎症、鼻息肉、出血，鼻中隔有无偏曲、活动义齿及有无食管疾患等。

（3）心理状态：对鼻饲的认识与合作程度，有无焦虑、悲伤或忧郁等反应。

（4）健康知识：患者对自身疾病、营养知识的认知情况。

3. 环境评估 环境清洁，无异味，符合患者进食要求。

4. 用物评估 用物齐全，符合要求。

【计划】

1. 护士准备 着装整洁，洗手，戴口罩。熟悉鼻饲法及相关知识。

2. 患者准备 了解操作目的、配合方法及注意事项。

3. 用物准备

（1）插管用物：①治疗盘：治疗碗、普通橡胶胃管（图9-4）或一次性硅胶胃管（图9-5）（末端有塞子）、止血钳或镊子1把、纱布块或棉球、治疗巾、一次性20ml注射器、压舌板、一次性手套、听诊器；②石蜡油、棉签、水杯、手电筒、胶布、安全别针、橡皮圈或夹子、弯盘、笔、记录单、置管标签纸；③治疗车、速干手消毒液、锐器盒、医疗垃圾桶、生活垃圾桶。

（2）灌注用物：一次性50ml注射器、鼻饲流质饮食（38～40℃）、温开水、餐巾纸。

（3）拔管用物：①拔管盘：松节油、乙醇、棉签、一次性手套、纱布3块、弯盘、治疗巾或患者毛巾、水杯（内盛温开水）、手电筒、笔、记录单；②治疗车、速干手消毒液、医疗垃圾桶、生活垃圾桶。

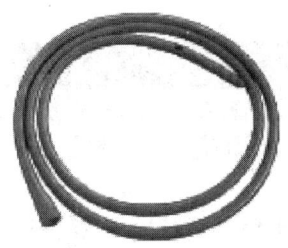

图 9-4 橡胶胃管

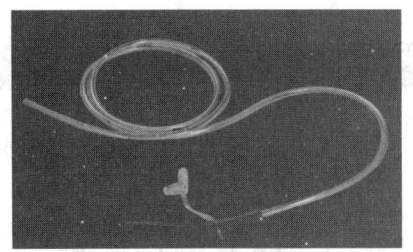

图 9-5 硅胶胃管

4. 环境准备　整洁、安静、宽敞、明亮。

【实施】

实施方法见表 9-6。

表 9-6　鼻饲法的操作流程、步骤和要点

操作流程	操作步骤	要点说明
1. 核对解释	携用物至床旁，核对患者床号、姓名，向患者或家属解释操作目的及配合方法	• 严格查对，耐心解释，取得合作
2. 安置体位	协助患者取坐位或半坐卧位，不能坐起者取平卧或右侧卧位。如戴有眼镜或活动义齿，应取下并妥善放置	• 防止义齿脱落、误吸
3. 铺巾置盘	铺治疗巾于颌下，放置弯盘	
4. 鼻腔准备	检查鼻腔，选择通畅一侧，用棉签清洁鼻腔	
5. 测量润滑	戴手套，测量胃管插入的长度，并做标记，润滑胃管前段 15～20 cm	• 测量方法：成人前额发际至剑突的距离或鼻尖经耳垂至剑突的距离，长度 45～55 cm；小儿眉间到剑突与脐中点的距离
6. 规范插管	▼清醒患者 左手持纱布托住胃管，右手持镊子或止血钳夹住胃管前端，沿一侧鼻腔插入，插入 14～16 cm（咽喉部）时嘱患者做吞咽动作，顺势将胃管送入	• 动作轻稳，及时指导，对于无法做吞咽动作者，可饮少量温开水以助胃管进入
	▼昏迷患者 插管前去枕，头向后仰（图 9-6），插入约 15 cm（会厌部）时，将头部托起，使下颌靠近胸骨柄以增大咽喉部通道的弧度，便于胃管沿后壁滑行插入至预定长度	• 头向后仰可避免胃管误入气管
	插管过程中遇到的情况处理：①若出现恶心、呕吐，暂停片刻，嘱其深呼吸或做吞咽动作，随后迅速将胃管插入，减轻不适；②若出现呛咳、呼吸困难、发绀等，应立即拔管，休息缓解后重插；③若插入不畅，应检查胃管是否盘在口中，将胃管抽回一小段，再缓缓插入	• 深呼吸可缓解紧张
7. 确认入胃	①用注射器能抽出胃液证明胃管在胃内；②置听诊器于患者胃部，同时用注射器快速向胃内注入 10 ml 空气，听到气过水声证明胃管在胃内；③将胃管末端置于水中，无气泡逸出证明胃管在胃内，如有大量气体逸出，表示误入气管	• 仔细判断，确保无误
8. 固定胃管	用胶布固定胃管于鼻翼及面颊部	• 松紧适度，防止胃管滑出

续表

操作流程	操作步骤	要点说明
9. 灌注食物	①将注射器连接于胃管末端，每次喂食前先确认胃管在胃内，再注入少量温开水；②缓慢灌注鼻饲液或药物；③注毕，再灌入少量温开水清洁管腔	• 密切观察，询问患者感受
10. 末端处理	将胃管末端反折并用纱布包好，用橡皮圈或夹子夹紧；或盖紧一次性胃管末端胶塞。将胃管用别针固定于患者衣服肩膀处或枕旁，标注并贴好置管标签纸	• 告知注意事项
11. 清洁整理	协助患者取舒适卧位，尽量保持原位 20～30 min，整理床单位，清理用物	• 保持床单位整洁
12. 洗手记录	鼻饲液的时间、种类、量以及患者的反应	
13. 拔除胃管		
（1）核对解释	携用物至床旁，核对床号、姓名，告知拔管原因	• 严格查对，耐心解释
（2）铺巾置盘	铺治疗巾、置弯盘于颌下，最后一次喂食毕，夹紧胃管末端置于弯盘内，揭去固定的胶布	• 动作轻稳，关心体贴
（3）呼气拔管	戴手套，用纱布包裹近鼻孔处的胃管，嘱患者深呼吸，在其呼气时拔管，边拔边用纱布擦胃管，至咽喉处快速拔出	• 避免管内残留液体滴入气管
（4）清洁整理	置胃管于弯盘中，移出患者视线外。清洁口、鼻、面部，必要时用松节油擦去胶布痕迹，再用乙醇擦去松节油，协助漱口，取舒适卧位。整理床单位和用物	• 保持床单位整洁
（5）洗手记录	洗手，记录拔管的时间和患者的反应	• 规范、及时、准确

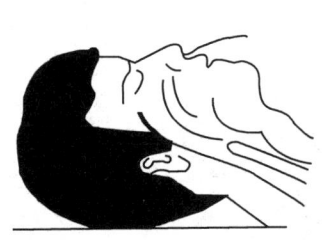 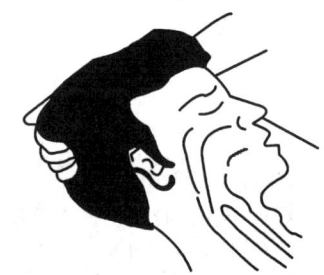

A. 插管前头向后仰　　　　B. 抬高头部以增大咽喉部通道的弧度

图 9-6　昏迷患者插管

【评价】
1. 患者理解插管意义并能主动配合。
2. 护士操作方法正确，动作轻、稳，无黏膜损伤出血及其他并发症。
3. 管饲饮食清洁，灌注的量、速度和温度适宜，能保证患者的营养和治疗需要。
4. 拔管后患者无不适反应。

【注意事项】
1. 插管前与患者沟通，取得配合。插管时动作轻柔，注意插管的方向以及解剖位置，以免损伤鼻腔和食管黏膜。
2. 操作前了解患者的病情、意识状态、活动能力及鼻腔的局部情况，如有无黏膜肿胀、炎症、鼻息肉、鼻甲肥大、鼻中隔偏曲。如有鼻腔疾患，应选择健侧。
3. 每次鼻饲液量不超过 200 ml，间隔时间不少于 2 h；每次灌食前应确定胃管在胃内，并回抽了解胃管是否通畅及有无胃潴留；药物应先研碎溶解后再注入；避免注入速度过快，避免鼻饲液过冷或过热，避免注入过多空气；新鲜果汁应与乳液分别注入，防止产生凝块。

4. 已配制好的流质食物应放置在 4 ℃以下的冰箱内保存，并在 24 h 内用完。

5. 置管期间，给予口腔护理 2 次 / 日，鼻饲用物每日更换消毒。

6. 更换胃管时应于当晚最后一次喂食后拔管，次晨再从另一侧鼻腔插入。预计需置管 4 周以上者，宜选择胃造瘘或空肠造瘘。

7. 橡胶胃管一般每周更换 1 次，硅胶胃管每月更换 1 次，聚氨酯胃管放置时间可长达 2 个月。

【健康教育】

1. 每次灌食前后应注入少量温开水冲净管腔，防止食物、营养液或药物等存积在管腔中干结变质，引起胃肠炎或管腔堵塞。

2. 患者取坐位或半坐卧位可减少胃管通过鼻咽部时的呕吐反射，使胃管易于插入，如果患者出现呕吐，也可防止窒息；右侧卧位可借体位使胃管易于进入胃内。

 考点提示

鼻饲法的操作方法和注意要点。

二、胃肠外营养支持

胃肠外营养（parenteral nutrition）是根据患者需要，通过周围静脉或中心静脉途径输注全部能量和营养素，以维持机体新陈代谢、促进康复的一种营养治疗方法。胃肠外营养不受患者食欲和消化功能的影响，在患者不能进食、没有消化酶参与的情况下，仍能获得所需的全部营养，并使消化道处于休息状态。完全胃肠外营养现已广泛应用于临床，成为危重患者营养支持、疾病治疗的重要措施。

胃肠外营养根据补充营养的量可分为部分胃肠外营养（partial parenteral nutrition，PPN）和完全胃肠外营养（total parenteral nutrition，TPN）。根据途径不同又可分为中心静脉营养和周围静脉营养。

（一）适应证

1. 消化系统疾病　不能或不宜经消化道进食的患者、消化道需要休息或消化吸收功能不良的患者。如消化道瘘、炎性肠道疾病、短肠综合征、急性重症胰腺炎、胃肠道梗阻（贲门癌、幽门梗阻、高位肠梗阻、新生儿胃肠道闭锁等），以及长期顽固性的恶心、呕吐、严重腹泻、食管贲门失弛缓症等。

2. 非消化系统疾病　处于应激状态、代谢旺盛、需补充营养治疗或危重症的患者。如大面积烧伤、严重复合伤、破伤风、严重感染、围手术期、急性肾衰竭、妊娠剧吐、神经性厌食、神志不清、腹膜炎、肿瘤化疗或放疗引起的胃肠道反应等均可采用胃肠外营养支持。

（二）禁忌证

胃肠道功能正常者；估计应用时间小于 5 天者；严重呼吸、循环衰竭患者与严重水、电解质代谢和酸碱平衡失常患者；临终患者及不可逆昏迷患者等不宜应用胃肠外营养。

（三）使用方法

1. 营养液输入途径　可采用经周围静脉或中心静脉插管输入营养液的方式。

（1）周围静脉营养：适用于短期、部分营养支持，中心静脉置管困难，疗程在 15 天以内的患者。

（2）中心静脉营养：长期、全量营养支持，输入高渗营养液，宜选用中心静脉，以免高渗液体刺激静脉内膜导致静脉炎和血栓形成。目前临床上常采用PICC或经颈内静脉、锁骨下静脉、颈外静脉等将导管送入上腔静脉的方法。

2. 输入原则

（1）浓度：营养液浓度从低浓度开始逐渐增加。

（2）速度：要求开始速度缓慢，逐渐加快滴速，且输注速度均匀，一般成人第1日为60 ml/h，第2日80 ml/h，第3日100 ml/h。

（3）用量：输注量从少—多—少，停用前2~3日逐渐减少用量，骤停易引起低血糖反应。

3. 营养液配制　营养制剂应在洁净的环境中配制，并注意严格无菌操作，配制后应立即使用，若不能立即使用，需储存于4 ℃冰箱内，并于24 h内用完。胃肠外营养制剂的成分包括蛋白质（氨基酸）、脂肪、碳水化合物、维生素、微量元素和水等，均系中小分子营养素。一般不能在胃肠外营养液中加入其他药物。

（四）注意事项

1. 加强病情监测　监测生命体征，特别是体温，观察有无感染症状等。

2. 定期评估营养状况　使用前及使用过程中观察血常规、肝功能、电解质、血糖、尿糖、酮体及尿生化等情况，定期对患者进行实验室检测；记录24 h液体出入量，观察体重变化。根据患者体内代谢的动态变化及时调整营养液配方。观察患者肝肾功能、血气分析、氮平衡和血浆白蛋白等营养评价指标。

3. 导管护理　严格无菌操作，密切观察皮肤情况；导管口保持清洁、干燥，每日消毒更换敷料，每周做1次细菌培养；输液导管及输液袋每12~24 h更换1次；导管进入静脉处的敷料每24 h更换1次。静脉导管与输液器接头应牢固连接，并用无菌敷料包裹，以防导管脱落、污染；加强巡视，观察液体滴入情况，防止管道扭曲、导管堵塞；防止输液瓶内气体进入输液管；输液瓶进气管的前端应装有无菌过滤装置，使进入输液瓶内的空气经过过滤；留置导管期间，为防止导管内残余血液凝固堵塞管腔，每次输液结束时应在静脉导管内推注肝素液封管；禁止经中心静脉营养导管输血、抽血、监测中心静脉压等；拔管时应严格无菌操作，并剪下导管尖端做细菌培养。

（五）并发症的预防及护理

1. 并发症

（1）代谢性并发症：常见的有代谢紊乱（如低血糖、高血糖、高渗性非酮症昏迷等）、液体超负荷、肝损害、电解质紊乱、酸碱平衡失常、代谢性骨病等。

（2）感染性并发症：营养期间容易发生感染，导管性败血症是胃肠外营养常见的严重并发症。如患者突然出现寒战、高热，排除其他病因后应立即更换输液器和营养液，同时分别抽血和取营养液做细菌培养，若仍无缓解，应拔除导管并剪一小段做细菌培养和真菌培养，同时更换穿刺部位。

（3）置管并发症：常见有血肿、气胸、血胸，损伤胸导管、动脉、神经、空气栓塞、导管脱落、折断等。

2. 预防及护理　护士应熟练掌握操作技术，滴注过程中加强巡视；置管过程严格无菌操作；在超净工作台配制营养液；采用全封闭式输液系统；定期消毒穿刺点皮肤并更换敷料；加强病情动态监测、及时调整治疗方案；如病情允许，可少量多次给患者进食，刺激胃肠道功能尽早恢复，逐步由胃肠外营养转向胃肠内营养。

第九章 营养与护理

> **思政园地**
>
> ### 白衣天使 护爱生命
>
> 在全国抗击新冠疫情期间，一名59岁的新型冠状病毒感染患者因病情危重，无法脱离无创呼吸机支持下的辅助通气治疗，需24 h佩戴呼吸机。因此，患者无法正常经口进食，导致其营养缺乏、感染加重。护士必须尽快为该患者插鼻胃管进行胃肠内营养支持治疗。但患者对于缺氧十分恐惧，担心插管时摘掉呼吸机会造成自己缺氧，所以一直不同意这个方案。
>
> 负责危重症患者护理的护士丁敏耐心地对其进行解释，告知自己已从事医护工作29年，有信心完成这项操作。时间就是生命！最后，凭借精湛的技术，丁敏仅用了8秒钟就成功地为该患者插入鼻胃管，整个插管过程中患者甚至都没有反应过来。事后，患者紧紧地握住丁敏的手以示感谢。丁敏表示，作为ICU护士，要有匠心和爱心，将工作做到极致，把患者当作亲人。

本 章 小 结

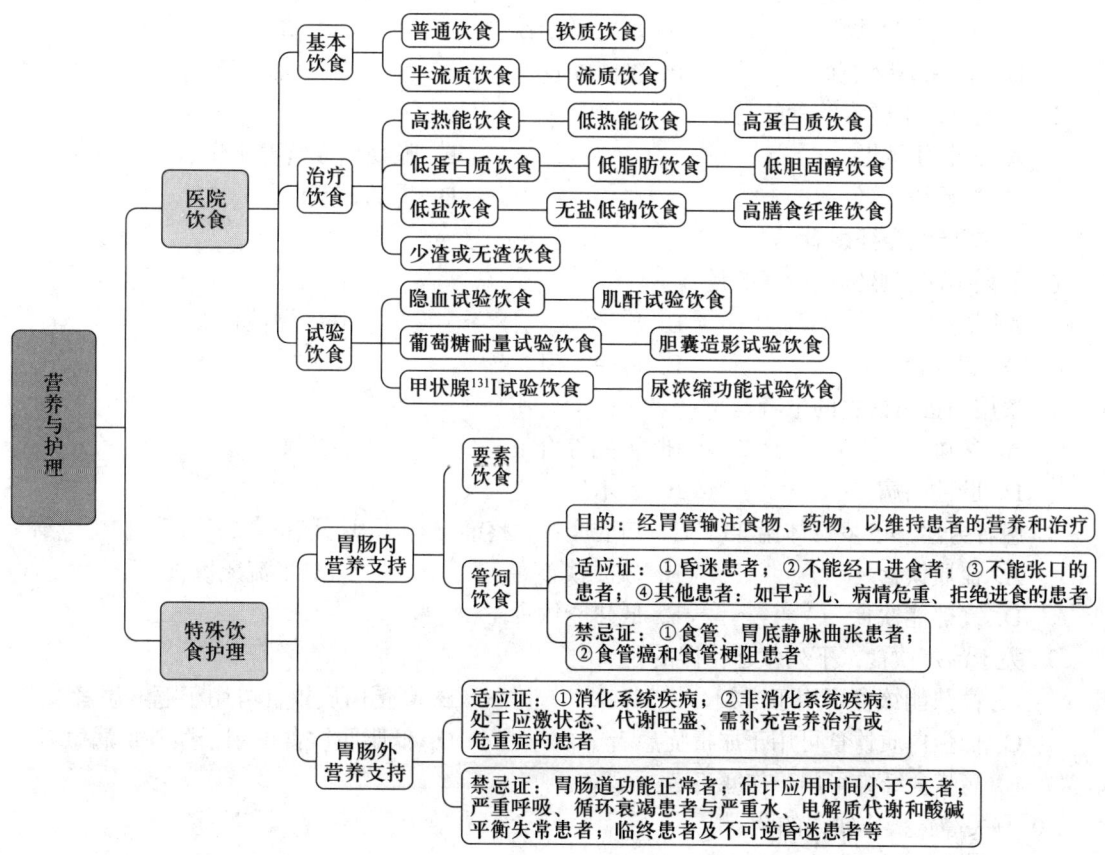

自 测 题

一、选择题

A1/A2 型题

1. 食用低盐饮食的患者，每日食用盐不应超过
   A. 0.8 g   B. 2 g   C. 3 g
   D. 4 g   E. 6 g

2. 急性胰腺炎患者禁食脂肪的目的是
   A. 防止呕吐   B. 减轻腹痛   C. 减少腹胀
   D. 减少胃液的分泌   E. 减少胰液的分泌

3. 鼻饲插管时患者出现呛咳、发绀，应立即采取的措施是
   A. 嘱患者深呼吸   B. 嘱患者做吞咽动作
   C. 托起患者头部插管   D. 用注射器抽吸胃液
   E. 拔出胃管，休息片刻后重插

4. 下列属于试验饮食的是
   A. 低胆固醇饮食   B. 低盐低钠饮食   C. 高蛋白质饮食
   D. 胆囊造影饮食   E. 少渣饮食

5. 下列不适于要素饮食的是
   A. 2 个月婴儿   B. 晚期癌症营养不良者
   C. 严重烧伤者   D. 胃肠道瘘者
   E. 短肠综合征患者

6. 下列不属于鼻饲适应证的是
   A. 早产儿   B. 昏迷   C. 慢性胃炎
   D. 病危者   E. 口腔疾患

7. 禁用高蛋白饮食的患者是
   A. 贫血   B. 肾病综合征   C. 肺结核
   D. 肝性脑病   E. 手术后

8. 患者男性，45 岁，体温 38.5 ℃，口腔糜烂，疼痛难忍。根据该患者的病情，护士应给予
   A. 流质饮食   B. 软质饮食   E. 半流质饮食
   D. 高热能饮食   E. 低热能饮食

9. 关于治疗饮食，下列叙述错误的是
   A. 高热能饮食可用于产妇   B. 高蛋白质饮食可用于癌症患者
   C. 低蛋白质饮食可用于尿毒症患者   D. 低脂肪饮食可用于胰腺疾病患者
   E. 高膳食纤维可用于伤寒患者

10. 有关鼻饲操作错误的是
    A. 每次鼻饲量不超过 200 ml
    B. 每次喂食前均应检查胃管是否在胃内
    C. 注入少量温开水证实胃管是否在胃内
    D. 药片应研碎再灌入
    E. 拔管时应夹紧胃管末端快速拔出

A3/A4 型题

（11～12 题共用题干）

患者女性，37 岁，因"怕热、多汗、消瘦半年"入院。入院后诊断为甲状腺功能亢进。

11. 护士应指导患者进食下列哪种饮食
    A. 高脂肪饮食　　　　B. 高热量饮食　　　　C. 低蛋白质饮食
    D. 高纤维素饮食　　　E. 低盐饮食

12. 患者需做 ^{131}I 试验，护士应嘱咐患者禁食
    A. 动物血　　　　　　B. 肉类　　　　　　　C. 绿色蔬菜
    D. 海带　　　　　　　E. 动物肝

（13～14 题共用题干）

患者男性，78 岁，因脑卒中昏迷入院，护士给予鼻饲来补充营养和水分。

13. 护士鼻饲时，当胃管插至会厌部时应
    A. 使患者右侧卧位　　　　　　　　B. 使患者左侧卧位
    C. 快速插入鼻饲管　　　　　　　　D. 使患者头部尽量后仰
    E. 托起患者头部使其下颌靠近胸部

14. 护理患者过程中以下方法错误的是
    A. 鼻饲液温度在 38～40 ℃之间　　B. 每次鼻饲量不超过 200 ml
    C. 鼻饲前后都需注入少量温开水　　D. 鼻饲后协助患者取平卧位
    E. 药片应研碎溶解后注入

二、简答题

1. 请描述鼻饲法的适用对象。
2. 请简述 3 种确认胃管在胃内的方法。

三、案例分析

患者女性，46 岁，因车祸导致颅脑损伤而入院。现患者神志不清，意识处于昏迷状态，为保证患者机体的营养需求，医嘱给予鼻饲。

请问：1. 在插管过程中如遇到特殊情况如何进行处理？
　　　2. 在鼻饲时应注意哪些问题？

（曾旭婧）

第十章数字资源

第十章 排泄护理

学习目标

1. 归纳异常排便、排尿患者的护理；腹泻、便失禁、尿潴留、尿失禁的护理；灌肠术、导尿术及留置导尿术的注意事项。
2. 叙述排便、排尿活动内容的评估；灌肠术、导尿术以及留置导尿术的目的；常用灌肠溶液的种类和应用。
3. 描述影响排便、排尿的因素；口服高渗溶液清洁肠道、简易通便法。
4. 能正确实施灌肠术、导尿术及留置导尿术。
5. 具有严谨求实的工作态度，关心体贴患者，保护患者隐私，保证患者的安全。

第一节 排便护理

案例 10-1

患者男，50岁，在高温环境下工作5h后，感到全身软弱、乏力，头晕，头痛，出汗减少。检查：体温41℃，面色潮红，脉搏110次/分，呼吸24次/分。诊断：轻度中暑。医嘱：大量不保留灌肠。

问题与思考：
1. 灌肠的目的是什么？
2. 可选用何种溶液灌肠？灌肠液的温度和液量为多少？
3. 灌肠时需注意哪些问题？

一、与排便有关的解剖与生理

（一）**大肠的解剖**

人体参与排便活动的主要器官是大肠。大肠全长1.5～1.8 m，分为盲肠、结肠、直肠和肛管四部分，其中结肠又分为升结肠、横结肠、降结肠和乙状结肠四个部分，从右髂窝至左髂窝呈"M"型排列。直肠全长10～14 cm，从矢状面上看，有两个弯曲，分别是骶曲和会阴曲。会阴曲是直肠绕过尾骨尖形成凸向前方的弯曲，骶曲是直肠在骶尾骨前面下降形成凸向后方的弯曲。肛管下止于肛门，长约4 cm，为肛门内外括约肌所包绕，肛门内括约肌为平滑肌，有协助排便作用，对控制排便作用不大，肛门外括约肌为横纹肌，是控制排便的重要肌束。

（二）**排便的生理**

当食物由口进入胃和小肠进行消化吸收后将其残渣贮存于大肠内，其中除一部分水分被大肠吸收外，其余均经细菌发酵和腐败作用后形成粪便。粪便中还包括脱落的大量肠上皮细胞、细菌以及机体代谢后的废物，如胆色素衍生物和钙、镁、汞等盐类。粪便在大肠内停留时间越长，水分被吸收越多。

正常人的直肠内通常并无粪便。当肠蠕动将粪便推入直肠时，刺激直肠壁内的感受器发出冲动，经盆神经和腹下神经传至脊髓腰骶段的初级排便中枢，同时上传到大脑皮质，引起便意和排便反射，通过盆神经传出冲动，使降结肠、乙状结肠和直肠收缩，肛门内括约肌扩张；同时，阴部神经冲动减少，肛门外括约肌舒张。此外，由于支配腹肌和膈肌的神经兴奋，腹肌、膈肌收缩，腹内压增加，使粪便排出体外。排便活动受大脑皮质的控制，如果个体经常有意识地抑制便意，就会使直肠渐渐失去对粪便压力刺激的敏感性，加之粪便在大肠内停留过久，水分吸收过多而干结，就会造成排便困难，这是产生便秘的最常见原因。

二、排便活动的评估

（一）影响排便的因素

1. 年龄　人的成长过程可影响肠道的排泄功能。2、3岁以下的婴幼儿由于神经肌肉系统发育不全，常不能控制排便。老年人随着年龄增加，腹壁肌肉张力下降，胃肠蠕动减慢，盆底肌和肛门括约肌松弛，导致肠道排泄控制力减弱而出现排便功能异常。

2. 饮食　每日均衡的饮食和足量的水分是维持正常排便的重要因素。富含纤维的食物可保证必要的粪便容积，刺激肠蠕动，加速食糜通过肠道，减少水分在大肠的再吸收，使粪便柔软而易排出。如果摄食量过少，食物中缺乏纤维或摄入液体量不足等，均会引起排便困难或便秘。

3. 活动　活动能维持肌肉的张力，刺激肠蠕动，有助于维持正常的排便活动。各种原因所致长期卧床、缺乏活动的人，可因腹部或盆底肌肉张力减退而导致排便困难。

4. 心理因素　心理因素是影响排便的重要因素。精神抑郁可导致身体活动减少，自主神经系统冲动减慢，肠蠕动减少，从而引起便秘。情绪焦虑、恐惧和愤怒，可导致迷走神经兴奋，肠蠕动增加，消化吸收不良而致腹泻。

5. 个人习惯　生活中，许多人都有自己习惯的排便姿势、固定的排便时间、使用某种固定的便具、排便时从事某种活动如阅读等。当这些习惯由于环境的改变而无法维持时，正常排便就会受到影响。

6. 社会文化因素　社会文化因素影响个体的排便观念。大多数的社会文化都接受排便是个人隐私的观念。当个体因健康问题需要他人协助解决排便问题而导致丧失隐私时，就可能压抑排便的需要而造成便秘等问题。

7. 疾病因素　消化系统本身的疾病如胰腺癌、肠癌、结肠炎等以及其他系统的疾病如脊髓损伤、脑卒中等都会影响正常排便。

8. 药物　有些药物可直接影响肠活动，如缓泻剂和导泻剂可软化粪便，刺激肠蠕动，促使排便。但过量使用泻药可使肠道水分吸收减少，肠蠕动加剧，引起严重的腹泻。长期使用缓泻剂可降低肠道感受器的敏感性，导致慢性便秘。长时间服用抗生素，可干扰肠道正常菌群而导致腹泻。镇静剂可减慢肠蠕动，减弱肠活动而导致便秘。

9. 治疗和检查　某些治疗和检查可影响个体的排便活动。例如腹部、肛门部手术，会因肠肌的暂时麻痹或伤口疼痛而造成排便困难。胃肠道的诊断性检查常需灌肠或服用钡剂，也可影响正常排便。

（二）排便活动的评估

正常情况下，人的排便活动受意识控制，自然，无痛苦，无障碍。一般成人每天排便1～2次，排便量为100～300 g，腹部无胀气。但许多因素会影响肠的活动，进而导致排便、排气活动异常。

1. 便秘　便秘是指正常的排便次数减少，排出过于干硬的粪便，且排便不畅、困难。便秘在某些情况下可能给患者带来危险，如心脏病患者用力排便时可能诱发心绞痛和心肌梗死。

（1）原因：常见的便秘原因包括：①排便习惯不良，常抑制便意；②低纤维、高动物脂肪饮食；③饮水量不足；④长期卧床或缺乏规律性锻炼；⑤滥用缓泻剂、栓剂、灌肠导致正常排泄反射消失；⑥某些药物的不合理使用；⑦某些器质性和功能性疾病，如甲状腺功能减退、低血钙和低血钾等；神经系统功能障碍导致神经冲动传导受阻；⑧各类直肠、肛门手术；情绪消沉。

（2）症状和体征：腹痛、腹胀、消化不良、乏力、食欲不佳、舌苔变厚、粪便干硬，触诊腹部较硬实且紧张，有时可触及包块。

2. 腹泻　腹泻是指频繁排出稀薄、不成形的粪便甚至水样便，是消化道消化、吸收和分泌功能紊乱的表现。任何原因引起的肠蠕动增加，肠内容物迅速通过肠道，水分和营养物质不能及时在肠道内被吸收，同时由于肠道激惹，肠液分泌增加，均可使粪便变得稀薄。暂时性的腹泻是一种保护性反应，有助于机体排出肠道内刺激性和有害物质。但持续严重的腹泻，可造成体内大量水分和消化液丧失，导致水、电解质和酸碱平衡紊乱。严重腹泻还可使机体无法吸收营养物质，导致营养不良。

（1）原因：①肠道感染或疾患；②饮食不当或食物过敏；③泻剂使用过量；④消化系统发育不成熟；⑤某些内分泌疾病如甲状腺功能亢进等；⑥情绪紧张、焦虑。

（2）症状和体征：腹痛、肠痉挛、疲乏、恶心、呕吐、肠鸣音活跃、亢进，有急于排便的需要和难以控制的感觉，粪便不成形或呈水样便。

3. 排便失禁　排便失禁是指肛门括约肌不受意识的控制而不自主地排便。

（1）原因：生理方面原因多见于神经肌肉系统的病变或损伤，如瘫痪、消化道疾患；心理方面原因多见于情绪失调、精神障碍等。

（2）症状和体征：患者不自主地排出粪便。

4. 粪便嵌塞　粪便嵌塞是指粪便持久地滞留、堆积在直肠内，坚硬不能排出，常见于难以缓解的慢性便秘者。

（1）原因：便秘未能及时解除，粪便滞留在直肠内，水分被持续吸收，粪便变得坚硬，而从乙状结肠排下来的粪便又不断加入，最终导致粪块变得又大、又硬而不能排出。

（2）症状和体征：典型体征是少量粪水从肛门渗出，尽管患者反复有排便冲动，但却不能排出粪便。常伴有食欲差、腹部胀痛、直肠肛门疼痛等症状，十分痛苦。直肠指检可触及粪块。

5. 肠胀气　肠胀气是指肠道内有过量气体积聚，不能排出，肠壁牵张膨胀。正常情况下，胃肠道内的气体约有 150 ml，胃内的气体可通过口腔嗳出，肠道内的气体部分在小肠被吸收，其余通过肛门排出。

（1）原因：食入过多的产气性食物，吞入大量空气，肠蠕动减少，肠道梗阻及肠道手术等。

（2）症状和体征：腹部胀满、膨隆、痉挛性疼痛、嗝逆。叩诊呈鼓音。当肠胀气压迫膈肌和胸腔时，可导致呼吸困难。

（三）粪便的评估

1. 正常排便的评估

（1）次数和量：每日排便量与膳食种类、数量、摄入液体量及消化器官的功能有关。成人一般每日排便 1～3 次，每次平均排出量为 100～300 g。进食高蛋白质、膳食纤维少等精细食物，则粪便量少；进食大量蔬菜、水果、粗粮后，则粪便量多。

（2）形状和颜色：正常成人粪便柔软成形，呈黄褐色或棕黄色，婴儿的粪便呈黄色或金黄色。粪便的颜色受某些食物和药物的影响，如食用大量绿色蔬菜，则粪便呈暗绿色；摄入动物血和含铁制剂，则粪便呈暗黑色。

（3）气味和混合物：粪便的气味由食物中的蛋白质被细菌分解发酵而产生，且因膳食种类而异。粪便中含有少量黏液，有时可伴有未消化的食物残渣。

2. 异常排便的评估

（1）次数：成人每日排便超过3次或每周少于3次且形状改变，应视为排便异常，如腹泻、便秘。

（2）形状：消化不良或急性肠炎时，排便次数增多，粪便呈糊状或水样；便秘时，粪便干结坚硬，有时会呈栗子样；肠道部分梗阻或直肠、肛门狭窄时，粪便呈扁条状或带状。

（3）颜色：异常粪便的颜色及常见疾病见表10-1所列。

表10-1　异常粪便的颜色及常见疾病

颜色	常见疾病
柏油样便	上消化道出血
暗红色便	下消化道出血
果酱样便	阿米巴痢疾、肠套叠
陶土色便	胆道完全阻塞
白色"米泔水"样便	霍乱、副霍乱
粪便表面有鲜血或排便后有鲜血滴出	肛裂或痔疮

（4）气味：上消化道出血患者粪便呈腥臭味；直肠溃疡、肠癌患者粪便呈腐臭味；消化不良患者、乳儿粪便呈酸臭味；严重腹泻患者粪便呈恶臭味。

（5）混合物：痢疾、直肠癌患者粪便中伴有脓血；肠炎患者粪便中混有大量黏液；肠道寄生虫感染患者粪便中可见蛔虫、蛲虫等。

考点提示

异常粪便颜色、气味的观察。

三、排便异常患者的护理

（一）便秘患者的护理

首先应确定患者的便秘是非器质性的，在此基础上可采取以下护理措施。

1. **心理护理**　给患者以耐心的解释和合理的指导，消除其顾虑。

2. **健康教育**　使患者和家属认识到维持正常排便习惯的意义和有关知识，并遵循预防为主的原则。

（1）合理饮食、用药：多进食富含膳食纤维和维生素的食物；多饮水，每天不少于2000 ml，适当进食油脂类的食物；尽量不用易引起便秘的药物，如可待因、钙剂、铝剂、铁剂等。

（2）定时排便：向患者讲解有关排便的知识，养成每天定时排便的习惯。

（3）适当活动：安排适量活动，如散步、做操、打太极拳等；卧床患者可在床上进行活动。

（4）使用通便剂：指导患者或家属学会正确使用简易通便剂，如开塞露、甘油栓等，但不可长期使用。

3. **环境**　提供隐蔽的环境及充裕的排便时间，如关闭门窗或用屏风遮挡患者、适当调整治疗和护理的时间，使患者安心排便。

4. **体位和姿势**　如病情允许，可让患者取坐位排便，床上使用便器的患者可酌情抬高上身，以利排便。对于手术患者，在手术前有计划地训练其在床上使用便器。

5. 腹部按摩　将两手重叠，按结肠解剖位置（升结肠→横结肠→降结肠）环形按摩腹部，可刺激肠蠕动并增加腹内压，帮助排便。指端轻压肛门后端也可促进排便。

6. 遵医嘱给予缓泻剂　如番泻叶、蓖麻油、芦荟胶囊、果导片等。但应教育患者不能完全依赖缓泻剂排便。

7. 灌肠　当上述方法无效时，可按医嘱行灌肠术。

（二）腹泻患者的护理

1. 心理护理　给予患者心理安慰，并做好清洁护理，维护其自信心。
2. 卧床休息　以减少肠蠕动、减少患者体力消耗为主，注意保暖。
3. 去除病因　如遵医嘱给予抗生素治疗肠道感染。
4. 饮食护理　鼓励患者多饮水，酌情给予清淡的半流质或流质食物。腹泻严重者应暂时禁食。
5. 防治水、电解质紊乱　遵医嘱给予止泻剂、口服补盐液或静脉输液。
6. 皮肤护理　便后用软纸轻擦肛门，用温水清洗，并在肛门周围涂油以保护皮肤。
7. 观察病情　观察并记录排便的次数、量和性质，需要时留标本送检。如疑为传染病时，按隔离原则进行护理。
8. 健康教育　向患者宣教有关腹泻的预防和护理知识，指导患者养成良好的饮食和卫生习惯。

（三）排便失禁患者的护理

1. 心理护理　排便失禁患者常表现为紧张、自卑、忧郁，希望得到理解和帮助。护士应尊重、理解患者，给予其心理安慰与支持，使其树立信心，积极配合治疗和护理。
2. 皮肤护理　注意肛门周围和臀部皮肤的护理，如每次排便后用温水洗净、擦干，保持局部清洁干燥，必要时涂油膏保护。床上铺橡胶单及中单（或一次性尿垫），注意观察骶尾部皮肤情况并定时翻身按摩，防止压力性损伤的产生。
3. 环境清洁　定时开门窗通风换气，保持室内空气清新。保持床褥、衣服清洁，使患者舒适。
4. 重建控制排便的能力　了解患者排便的时间、规律，定时给予便器以试行排便，帮助患者重建控制排便的能力。
5. 健康教育　病情许可时保证患者每天摄入足够的液体；指导患者进行肛门括约肌及盆底肌肉收缩锻炼，逐步恢复肛门括约肌的控制能力。

（四）粪便嵌塞患者的护理

1. 早期可使用栓剂、口服缓泻剂来润肠通便。
2. 必要时先行油类保留灌肠，2～3h后再做清洁灌肠。
3. 灌肠无效者可行人工取便，由于人工取便易刺激迷走神经，心脏病、脊椎受损者应慎用，若患者出现心悸、头晕，应立刻停止操作。

（五）肠胀气患者的护理

1. 饮食护理　给予易消化的食物，勿食豆类、糖类、油炸类等易产气的食物及碳酸类饮料，进食速度不宜过快。
2. 心理护理　向患者解释肠胀气的原因及治疗和护理方法，以解除患者的紧张情绪。
3. 促进排气　①鼓励并协助患者适当活动，卧床患者应经常更换卧位，如病情许可，应协助患者下床活动；②腹部热敷或按摩、针灸治疗；③必要时遵医嘱给予药物治疗或行肛管排气。
4. 健康教育　指导患者养成良好的饮食习惯，如细嚼慢咽。

四、协助排便的护理技术

灌肠术是将一定量的灌肠液由肛门经直肠灌入结肠，以清除肠腔内粪便和积气或由肠道供给药物，从而达到辅助诊断和治疗目的的技术。

根据灌肠的目的可分为不保留灌肠术和保留灌肠术。不保留灌肠术又根据灌入的液体量不同分为大量不保留灌肠术和小量不保留灌肠术；而为了达到清洁肠道的目的，反复进行大量不保留灌肠，则为清洁灌肠术。

（一）大量不保留灌肠术

【目的】

1. 解除便秘、肠胀气。
2. 清洁肠道，为手术、检查或分娩做准备。
3. 灌入低温溶液，为高热及中暑患者降温。
4. 稀释并清除肠道内的毒物，以减轻中毒。

【评估】

1. 患者的年龄、病情、意识状态、排便情况。
2. 患者的心理反应，自理能力及合作程度。
3. 患者肛门部位的皮肤、黏膜状况。

【计划】

1. 护士准备　护士着装整洁，洗手，戴口罩。
2. 患者准备　患者和家属了解灌肠的目的、意义、过程和注意事项。指导或协助患者清洗会阴。
3. 用物准备

（1）治疗盘内备：灌肠筒1套（橡胶管及玻璃接管的全长是120 cm）或一次性肠道冲洗袋（图10-1）、肛管（24~26号）、润滑剂、血管钳（或液体调节器）、棉签、弯盘、水温计、卫生纸、手套1双、橡胶单及治疗巾（或一次性治疗巾）。

（2）灌肠溶液：常用0.1%~0.2%的肥皂液、生理盐水。溶液温度通常为39~41℃，降温时用28~32℃，中暑用4℃生理盐水。成人每次用量为500~1000 ml，小儿为200~500 ml。

（3）其他：便盆、便盆巾、输液架、生活垃圾桶及医用垃圾桶。

4. 环境准备　调节适宜的室温，关闭门窗，屏风遮挡。

考点提示

大量不保留灌肠的溶液类型、量及温度。

【实施】见表10-2。

表10-2　大量不保留灌肠术的操作流程、步骤和要点

操作流程	操作步骤	要点说明
1. 核对、解释	备齐用物携至床旁，核对患者床号、姓名，无误后，向其解释操作目的和过程，以取得合作	• 确认患者，避免差错 • 消除紧张、恐惧心理，取得合作
2. 安置体位	①嘱患者排尿，关闭门窗，屏风遮挡 ②协助患者取左侧卧位，双膝屈曲，将臀部移近床沿，脱裤至膝部，盖好被子，只露出患者的臀部，垫橡胶单及治疗巾于臀下，弯盘置于臀边，对不能自我控制排便者可取仰卧位，臀下置便盆 ③挂灌肠筒于输液架上，筒内液面距离肛门40~60 cm（图10-2）	• 保护患者隐私 • 该体位可使乙状结肠、降结肠处于下方，利用重力作用使灌肠液顺利流入乙状结肠和降结肠 • 若压力过大，液体流入速度过快，不易保留，而且易造成肠道损伤

续表

操作流程	操作步骤	要点说明
3. 接管排气	戴手套,润滑肛管前端,连接肛管,排尽管内气体,夹管	• 排气后插管,防止气体进入直肠
4. 插管灌液	①一手分开臀部,显露肛门,嘱患者做深呼吸,另一手持肛管轻轻插入直肠 7～10 cm(小儿 4～7 cm) ②观察筒内液面下降和患者的反应,若液体流入受阻,可前后旋转移动肛管或挤捏肛管;如患者感到腹胀或便意,嘱患者张口深慢呼吸,放松腹肌并降低灌肠筒的高度,减慢流速,或夹管,暂停灌肠 30 s,再缓慢进行灌肠 ③固定肛管,松血管钳或打开液体调节器,使溶液缓缓流入,待液体即将流完时,夹紧血管钳或关调节器	• 使肛门括约肌松弛,以利插管 • 如插入受阻,可退出少许,旋转后再插 • 使阻塞肛管孔的粪块脱落 • 使患者放松,减轻腹压 • 如患者出现面色苍白、出冷汗、剧烈腹痛、心慌气急、脉速,应立即停止灌肠并报告医生
5. 拔管嘱咐	用卫生纸包住肛管,轻轻拔出肛管并置于弯盘内,擦净肛门,脱手套,协助患者取舒适卧位,嘱其尽可能保留 5～10 min 后再排便	• 以利粪便充分软化,容易排出 • 降温灌肠应保留 30 min,排便 30 min 后,测量体温并记录
6. 协助排便	提供便盆,协助排便;撤去橡胶单和治疗巾	
7. 整理与记录	①整理床单位,清理用物,开窗通风换气 ②观察粪便性质、颜色、量,必要时留取标本送检 ③将呼叫器置于患者易取处,向其交代注意事项,如有异常情况及时呼叫 ④洗手,取下口罩 ⑤记录结果	• 保持病房的整齐,去除异味 • 如灌肠后排便一次,记为 1/E;灌肠后无排便记为 0/E;自行排便 1 次,灌肠后又排便 1 次记为 1^1/E

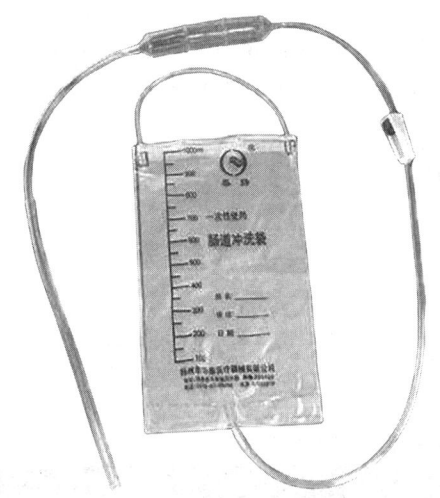

图 10-1 一次性肠道冲洗袋

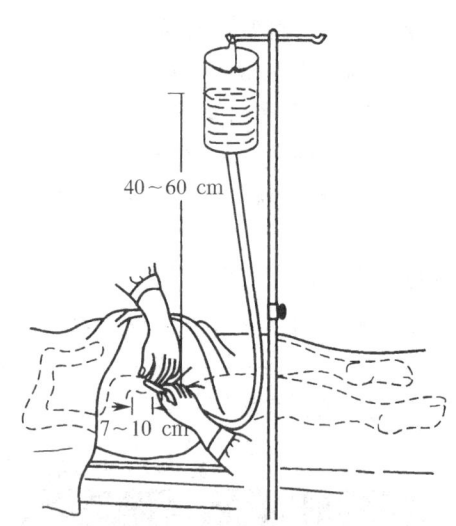

图 10-2 大量不保留灌肠术

【评价】
1. 患者排出肠道积气、粪便,发热患者体温较前有所下降,自述感觉舒适。
2. 护士操作方法正确、熟练,关心、体贴患者。
3. 护患沟通有效,患者积极配合,操作顺利,达到了灌肠的目的。

【注意事项】
1. 严重心血管疾病、妊娠、急腹症、消化道出血等患者禁忌灌肠。
2. 操作中注意维护患者自尊,尽量少暴露患者,并防止受凉。

3. 操作中注意观察灌肠筒内液面下降情况，如溶液流入受阻，可能是粪块堵塞肛管口，可稍转动肛管或挤捏肛管；严密观察患者反应并倾听患者主诉，如患者感觉腹胀或有便意，可降低灌肠筒高度以减慢流速，或暂停片刻并嘱患者张口呼吸以放松腹肌，降低腹压；如患者出现面色苍白、出冷汗、剧烈腹痛、心慌气急，应立即停止灌肠，并与医生联系及时处理。

4. 遵医嘱准备灌肠溶液，注意溶液的量、温度、浓度。肝昏迷患者禁用肥皂液灌肠，以减少氨的产生与吸收；充血性心力衰竭和水钠潴留的患者禁用生理盐水灌肠；为伤寒患者灌肠时，溶液量不得超过 500 ml，且筒内液面与肛门的距离不应超过 30 cm。

5. 降温灌肠后嘱患者保留 30 min 后再排便，排便后 30 min 测量体温，并记录在体温单上。

【健康教育】

1. 向患者及家属讲解维持正常排便习惯的重要性。
2. 指导患者及家属保持健康的生活习惯以维持正常排便。
3. 指导患者掌握灌肠时的配合方法。

考点提示

大量不保留灌肠液面高度、插入深度及注意事项。

（二）小量不保留灌肠术

【目的】

为年老体弱的患者、小儿、保胎孕妇及腹部或盆腔手术后的患者软化粪便，解除便秘，排出肠道积气，减轻腹胀。

【评估】

小量不保留灌肠术的评估内容同大量不保留灌肠术。

【计划】

1. 护士准备　护士着装整洁，洗手，戴口罩。
2. 患者准备　患者和家属了解灌肠的目的、意义、过程和注意事项。
3. 用物准备

（1）治疗盘内备：注洗器或小容量灌肠筒、肛管（20～22号）、温开水 5～10 ml，其余同大量不保留灌肠术。

（2）灌肠溶液："1、2、3"溶液（50%硫酸镁 30 ml、甘油 60 ml、温开水 90 ml）；甘油或液状石蜡 50 ml 加等量的温开水。溶液温度为 38℃。临床上现使用一次性甘油灌肠剂灌肠，用于解除患者的便秘或某些术前清洁灌肠。甘油灌肠剂的主要成分是甘油，剂量 110 ml，其结构和使用方法类似于开塞露。

（3）其他：便盆、便盆巾、输液架、生活垃圾桶及医用垃圾桶。

4. 环境准备　调节室温，关闭门窗，屏风遮挡。

【实施】

实施方法见表 10-3。

表 10-3　小量不保留灌肠术的操作流程、步骤和要点

操作流程	操作步骤	要点说明
1. 准备	按医嘱配制好灌肠液	
2. 核对解释	①备齐用物携至床旁，核对患者床号、姓名，无误后，向其解释操作目的和过程，以取得合作，嘱患者排尿 ②关闭门窗，屏风遮挡	• 同大量不保留灌肠

续表

操作流程	操作步骤	要点说明
3. 安置卧位	协助患者取左侧卧位,双膝屈曲,将臀部移近床沿,脱裤至膝部,盖好被子,只露出患者的臀部,垫橡胶单及治疗巾于臀下,弯盘置于臀边	● 该体位可借重力作用使液体容易流入乙状结肠和降结肠
4. 接管排气	戴手套,用注洗器抽取溶液连接肛管,润滑肛管前端,排气后夹管	● 或将小容量灌肠筒挂于输液架上
5. 插管灌液	同大量不保留灌肠术,将肛管插入直肠 7~10 cm 后松夹,缓缓注入灌肠液,注毕夹管,取下注洗器,再抽吸溶液,松夹后灌注,如此反复进行,直至溶液注完(图 10-3)	
6. 注温开水	注入温开水 5~10 ml,抬高肛管末端,使管内液体全部流入	
7. 拔管嘱咐	用血管钳夹住肛管末端或反折肛管,用卫生纸包住肛管并轻轻拔出,置于弯盘内,擦净肛门,脱手套,嘱患者平卧,尽量保留溶液 10~20 min 再行排便	● 灌肠液需要足够的作用时间,以软化粪便
8. 协助排便	同大量不保留灌肠术	
9. 整理记录	同大量不保留灌肠术	

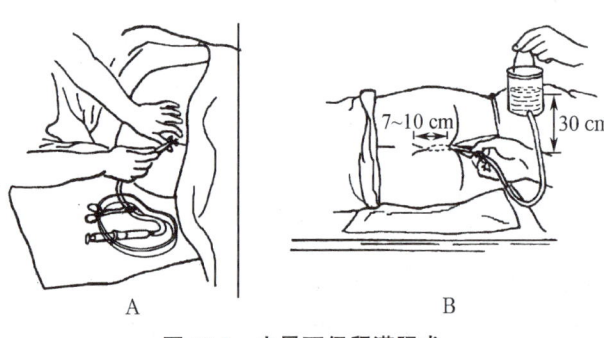

图 10-3 小量不保留灌肠术

【评价】
1. 患者排出肠道积气、粪便,自述感觉舒适,未出现其他不适症状。
2. 护士操作方法正确、熟练,关心、体贴患者。
3. 护患沟通有效,患者积极配合,操作顺利,达到了灌肠的目的。

【注意事项】
1. 灌肠液注入的速度不宜过快,否则易引起排便反射。
2. 每次抽吸灌肠液时应夹住肛管,防止空气进入肠道,引起腹胀。
3. 如用小容量灌肠筒,则筒内液面距肛门的距离不超过 30 cm。

【健康教育】
1. 向患者及家属讲解维持正常排便习惯的重要性。
2. 向患者及家属解释灌肠的意义。
3. 指导患者及家属保持健康的生活习惯,以维持正常排便。

(三)保留灌肠术

【目的】
1. 用于镇静、催眠。
2. 治疗肠道内感染。

【评估】
1. 患者的病情、意识状态、肠道病变的性质及部位、排便状况。
2. 患者的心理反应及合作程度。
3. 患者肛周的皮肤、黏膜状况。

【计划】
1. 护士准备　护士着装整洁，洗手，戴口罩。
2. 患者准备　患者和家属了解保留灌肠的目的、过程及注意事项，协助患者排便、排尿。
3. 用物准备
（1）同小量不保留灌肠术（肛管备 20 号以下）。
（2）常用溶液：镇静催眠常用 10% 水合氯醛；肠道感染用 2% 小檗碱或 0.5%～1% 新霉素或其他抗生素。灌肠液量不超过 200 ml，温度 38℃。
4. 环境准备　同小量不保留灌肠术。

【实施】
实施方法见表 10-4。

表 10-4　保留灌肠术的操作流程、步骤和要点

操作流程	操作步骤	要点说明
1. 准备	按医嘱备药	
2. 核对解释	携用物至床旁，核对患者床号、姓名，无误后，解释操作目的和过程	
3. 安置卧位	①根据病情安置卧位。慢性细菌性痢疾患者取左侧卧位，阿米巴痢疾患者取右侧卧位 ②患者臀部移近床沿，脱裤至膝部，用软枕抬高臀部 10 cm，臀下垫橡胶单和治疗巾，弯盘置于臀旁	● 因其病变部位在直肠或乙状结肠 ● 因其病变部位多在回盲部 ● 防止药液溢出
4. 接管排气	戴手套，用注洗器抽取药液，连接肛管，润滑肛管前端，排净管内空气，夹管	
5. 插管灌液	左手分开臀部，显露肛门，右手持管轻轻插入直肠 10～15 cm，固定肛管，松夹，缓缓注入药液，最后注入 5～10 ml 温开水，并抬高肛管末端，夹管	
6. 拔管嘱咐	用卫生纸包住肛管，轻轻拔出并置于弯盘内，擦净肛门，轻轻按揉肛门处，脱手套，助患者取舒适体位，嘱患者尽量忍耐，使药液保留 1 h 以上	● 使药液被充分吸收，达到最好的治疗效果
7. 整理记录	洗手，摘口罩，做好记录	

【评价】
1. 患者及家属知晓保留灌肠的意义，能配合操作，达到灌肠的目的。
2. 护士操作熟练，灌肠筒的高度、肛管插入的深度、注入药液的速度合适。
3. 护患沟通有效，患者及家属均满意，掌握护士介绍的相关知识，疾病症状减轻。

【注意事项】
1. 评估患者，了解灌肠的目的和病变部位，以便灌肠时选择合适的卧位。
2. 灌肠前先嘱患者排尿、排便，灌肠时肛管要细，插管要深，液量要少，压力要低（液面距肛门不超过 30 cm），以利于药物在肠腔内保留更长时间从而被肠黏膜更好吸收。

3. 肠道感染的患者，晚上睡前灌肠更有利于药物的保留吸收，因此时患者的活动量小。

4. 肛门、直肠、结肠术后及排便失禁的患者均不宜行保留灌肠。

【健康教育】

向患者及家属讲解有关疾病的知识和保留灌肠的方法，正确配合治疗。

 考点提示

保留灌肠的目的。

（四）清洁灌肠术

【目的】

彻底清除滞留在结肠中的粪便，为直肠、结肠检查和手术前做好肠道准备。

【评估】

同大量不保留灌肠术。

【计划】

同大量不保留灌肠术。

【实施】

同大量不保留灌肠术，第一次用0.1%～0.2%的肥皂液，以后用生理盐水，直至排出的液体清洁、无粪质为止。注意灌肠时压力要低，液面距肛门高度不超过40 cm，每次灌肠后嘱患者稍休息片刻。临床上现在常用一次性无菌灌肠器代替灌肠筒进行各种灌肠。

【评价】

1. 患者肠道清洁，未述其他不适感觉。

2. 护士操作方法正确、熟练，关心、体贴患者。

3. 护患沟通有效，患者积极配合，操作顺利，达到了灌肠的目的。

【注意事项】

注意事项同大量不保留灌肠术。

【健康教育】

指导患者掌握灌肠时的配合方法。

（五）口服高渗溶液清洁肠道

利用高渗溶液在肠道内造成的高渗环境，使肠腔内水分大量增加，从而软化粪便，刺激肠蠕动，加速排便，以达到清洁肠道的目的。适用于直肠、结肠检查和手术前肠道准备。

常用方法：

1. 甘露醇法　口服甘露醇溶液1500 ml（20%甘露醇500 ml和5%葡萄糖1000 ml混匀），一般服后15～20 min即反复自行排便。

2. 硫酸镁法　口服25%硫酸镁200 ml（50%硫酸镁100 ml加5%葡萄糖盐水100 ml），然后再口服温开水1000 ml，一般服后15～30 min即反复自行排便。

（六）简易通便术

简易通便术是一种采用通便剂协助患者排便的简单、经济的技术。

【目的】

通过简便、经济、有效的措施，帮助老年、体弱和久病卧床的患者解除便秘。

【评估】

1. 患者的病情、意识状态及排便状态。

2. 患者的心理反应及自理能力。

【计划】
1. 护士准备　护士着装整洁，洗手，戴口罩。
2. 患者准备　患者和家属了解简易通便术的目的、过程及注意事项。
3. 用物准备　开塞露（用 50% 甘油或山梨醇制成，成人用量为 20 ml，小儿用量为 10 ml）或甘油栓（用甘油和明胶制成的栓剂），手套（或纱布），卫生纸，生活垃圾桶及医用垃圾桶。
4. 环境准备　注意隐蔽性及保暖。

【实施】
实施方法见表 10-5。

表 10-5　简易通便术的操作流程、步骤和要点

操作流程	操作步骤	要点说明
1. 核对解释	携用物至床旁，核对患者床号、姓名，无误后，解释操作目的和过程	
2. 安置体位	助患者取左侧卧位，暴露肛门	
3. 使用通便剂	▲开塞露 ①拧开开塞露外盖，挤出少许液体润滑开口处 ②嘱患者做排便动作以放松肛门括约肌，将开塞露的前端轻轻插入肛门，再将药液全部挤入直肠内（图 10-4） ▲甘油栓 戴手套或用纱布垫手，捏住甘油栓底部轻轻插入肛门至直肠，并抵住肛门处轻轻按揉（图 10-5），脱手套	• 剪开处应尽量光滑，无锐角 • 药液量：成人 20 ml，小儿 10 ml • 必须插在肛门内括约肌以上，并确定栓剂靠在直肠黏膜上；若插入粪块，则不起作用
4. 整理与嘱咐	①整理床单位，嘱患者尽量忍耐 5～10 min 后再排便 ②安置患者，将呼叫器置于易取处，交代注意事项，如有异常及时呼叫	
5. 洗手记录	洗手，摘口罩，记录	

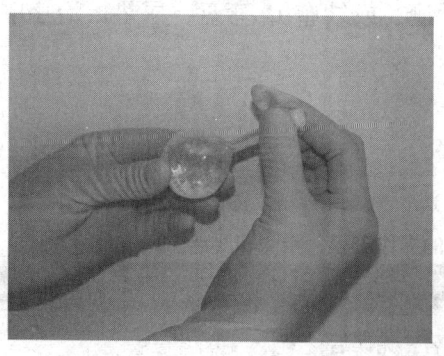 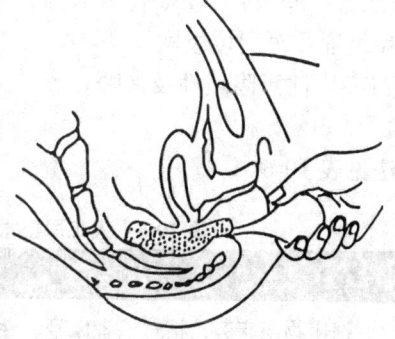

图 10-4　开塞露通便术

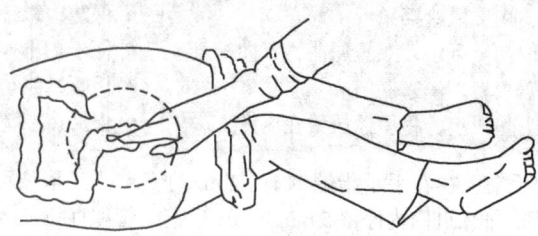

图 10-5　甘油栓通便术

【评价】
1. 患者了解操作目的，能够有效配合，便秘解除。
2. 护士操作正确，关心、体贴患者。
3. 护患沟通有效，患者及家属获得预防便秘的相关知识。

【注意事项】
插入通便剂时动作应轻柔，以免损伤直肠黏膜。

【健康教育】
1. 向患者及家属讲解维持正常排便习惯的重要性。
2. 向患者及家属解释简易通便法的意义。
3. 指导患者及家属保持健康的生活习惯，以维持正常排便。

（七）按摩通便术
1. 目的　通过按摩腹部，刺激肠蠕动，促进排便。
2. 方法　用右手示指、中指、环指稍用力按压腹部，自右下腹盲肠部开始，依结肠蠕动方向，经升结肠、横结肠、降结肠、乙状结肠作环形按摩，或在乙状结肠部由近心端向远心端作环形按摩，每次 5～10 min，每日 2 次。可由护士操作或指导患者自己进行。

（八）人工取便术

【目的】
人工取便术是将手指插入直肠，破碎并取出嵌顿粪便的方法。常用于粪便嵌塞的患者采用灌肠等通便术无效时，以解除患者痛苦。

【评估】
1. 患者的病情、意识状态及排便状态。
2. 患者的心理反应及自理能力。

【计划】
1. 护士准备　护士着装整洁，洗手，戴口罩。
2. 患者准备　患者和家属了解人工取便术的目的、过程及注意事项。
3. 用物准备　润滑剂，2% 利多卡因，手套（或纱布），弯盘，尿垫，治疗巾，便器，卫生纸，生活垃圾桶及医用垃圾桶。
4. 环境准备　注意隐蔽性及保暖。

【实施】
实施方法见表 10-6。

表 10-6　人工取便术的操作流程、步骤和要点

操作流程	操作步骤	要点说明
1. 核对解释	携用物至床旁，核对患者床号、姓名，无误后，解释操作目的和过程	
2. 安置卧位	①关闭门窗，用屏风遮挡患者 ②帮助患者取左侧卧位，双腿屈曲，背向护士 ③用毛毯遮盖患者，暴露肛门 ④在患者臀下垫尿垫，将便器放置在床旁	• 保暖，维护患者自尊，使之精神放松 • 便于护士操作 • 保暖，维护患者自尊 • 保持床单清洁
3. 局部麻醉	戴上清洁的手套，在右手示指端倒 1～2 ml 的 2% 利多卡因，插入肛门内停留 5 min	• 人工取便可引起疼痛，利多卡因对肛管和直肠有麻醉作用

续表

操作流程	操作步骤	要点说明
4. 人工取便	①在右手示指指套上涂以润滑油 ②嘱患者张口呼吸，轻轻插入肛门，沿着直肠壁进入直肠 ③用手指轻轻摩擦，碾松粪块，取出粪块，放入便器，反复进行 ④取便过程中注意观察患者的生命体征和反应，如发现面色苍白、出汗、疲惫等表现，应暂停，休息片刻	• 勿使用器械掏取粪便，以免损伤肠黏膜 • 避免直肠黏膜的损伤，使刺激降至最低 • 动作轻柔，避免损伤肠黏膜或引起肛周水肿 • 若患者心率明显下降或节律改变，应立即停止操作
5. 取便后	取便毕，清洗且擦干肛门和臀部，病情允许可行热水坐浴	• 促进局部血液循环，减轻疼痛
6. 整理记录	整理消毒用物，洗手，取下口罩，做好记录	• 防止病原微生物传播

（九）肛管排气法

将肛管自肛门插入直肠，以排除肠内积气的技术。

【目的】

帮助患者排出肠腔积气，以减轻腹胀。

【评估】

1. 患者的病情、意识状态及肠胀气情况。
2. 患者的心理反应及合作程度。

【计划】

1. 护士准备　护士着装整洁，洗手，戴口罩。
2. 患者准备　患者和家属了解肛管排气的目的、过程及注意事项。
3. 用物准备　治疗盘内备：肛管（26号）、玻璃接管、橡胶管、玻璃瓶（内盛水至3/4满）、瓶口系带、润滑剂、棉签、胶布（1 cm×15 cm）、别针、卫生纸、弯盘、手套，生活垃圾桶及医用垃圾桶。
4. 环境准备　关闭门窗，屏风遮挡患者，调节室温。

【实施】

实施方法见表10-7。

表10-7　肛管排气术的操作流程、步骤和要点

操作流程	操作步骤	要点说明
1. 准备	将玻璃瓶口系带（图10-6）	
2. 核对解释	备齐用物，携至床旁，核对患者床号、姓名，无误后，解释操作目的和过程	
3. 安置卧位	①根据病情帮助患者取侧卧位或仰卧位，注意遮盖患者，仅暴露肛门 ②将瓶系于床边	
4. 系瓶连管	戴手套，橡胶管一端与肛管相接，另一端插入玻璃瓶内液面以下	• 以免空气进入肠道，加重腹胀，同时便于观察气体排出情况
5. 插管固定	①润滑肛管前端，左手分开臀部，显露肛门，右手持管轻轻插入直肠15～18 cm，并用胶布固定（图10-7） ②用别针将橡胶管固定于床单上	• 注意留出足够翻身的长度

续表

操作流程	操作步骤	要点说明
6. 观察	①观察排气情况，如瓶中有气泡逸出，说明有气体排出；如瓶中无气泡逸出或气泡很少，说明排气不畅 ②保留肛管不超过 20 min	• 长时间留置肛管，会降低肛门括约肌的反应，甚至导致肛门括约肌永久性松弛
7. 拔管	拔出肛管，擦净肛门，脱手套	
8. 整理嘱咐	①整理床单位，清理用物 ②安置患者，将呼叫器置于易取处，交代注意事项，如有异常及时呼叫	
9. 洗手记录	洗手，摘口罩，记录排气时间及排气效果	

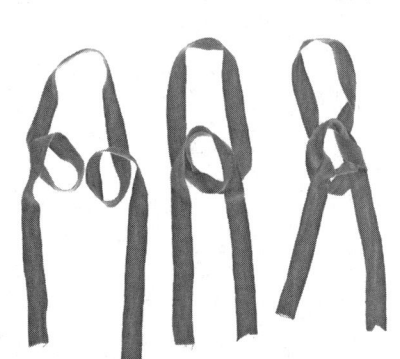

图 10-6　瓶口系带法

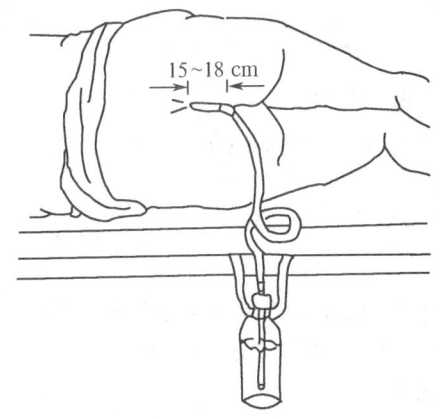

图 10-7　肛管排气术

【评价】

1. 患者了解操作目的，有效配合，腹胀减轻。
2. 护士操作正确，肛管按时拔出，在操作中贯穿健康教育。
3. 护患沟通有效，患者及家属满意，患者掌握了预防肠胀气的保健知识。

【注意事项】

1. 遇排气不畅时，可帮助患者更换卧位，按摩腹部，以促进排气，并及时记录。
2. 肛管保留时间一般不超过 20 min，因留置肛管时间过长，会降低肛门括约肌的反应，甚至导致肛门括约肌永久性松弛。如有必要，可间隔 2～3 h 后再插管排气。

【健康教育】

1. 向患者及家属讲解避免腹胀的方法，如增加活动、正确选择饮食种类等。
2. 向患者及家属解释肛管排气的意义。
3. 指导患者保持健康的生活习惯。

知识链接

"双向调节"的益生菌

益生菌可调节肠道菌群，改善粪便性状，益生菌对腹泻、便秘均有一定的辅助治疗作用。益生菌在人体肠道内，是对人体有益的微生物，包括益生真菌以及益生细菌。便秘患者首先应到医院就诊，在医生辅导下完善相应检查，除外器质性疾病导致的便秘。此外，可使用益生菌调节排便。腹泻患者应在医生指导下完善检查，明确腹泻类型，加以对症及对因治疗，同时可加用益生菌调节排便。益生菌对腹泻以及便秘均有一定的治疗作用，除外器质性疾病后方可作为辅助治疗应用。

建议出现腹泻或便秘情况时可进行饮食调节，并根据病因进行针对性处理。服用益生菌时要避免副作用，同时使用抗生素和微生态制剂是否影响活菌制剂的功效是值得注意的问题。

第二节 排尿护理

案例 10-2

患者女，28岁，在连续硬膜外麻醉下行剖宫产。术后8h，患者主诉下腹部胀痛，烦躁不安，情绪紧张，有尿意，但解不出，护理体检可见耻骨上膨隆，扪及囊样包块，叩击呈实音，有压痛。

问题与思考：
1. 该患者目前出现了什么护理问题？
2. 该问题是由什么原因引起的？
3. 作为护士应采取什么护理措施减轻患者的痛苦？

一、与排尿有关的解剖与生理

（一）与排尿有关的解剖

泌尿系统由肾、输尿管、膀胱及尿道组成。

1. **肾** 肾是成对的实质性器官，位于脊柱两侧，贴于腹后壁，右肾略低于左肾。肾的实质由170万~240万个肾单位组成，每个肾单位包括肾小球和肾小管两部分。血液通过肾小球的滤过作用生成原尿，再通过肾小管的重吸收和分泌作用生成终尿，经肾盂排向输尿管。

2. **输尿管** 输尿管为细长的肌性管道，左右各一，是连接肾与膀胱之间的尿液通道。成人输尿管全长25~30 cm，有3处狭窄，即起始部、跨骨盆入口缘和穿膀胱壁处，输尿管结石常嵌顿在这些部位。输尿管通过平滑肌的蠕动和尿液的重力作用，使尿液不断流入膀胱内，此时尿液是无菌的。

3. **膀胱** 膀胱位于小骨盆内、耻骨联合的后方。空虚时，其顶部不超过耻骨联合上缘。膀胱为储存尿液的囊状肌性器官，其形状、大小、位置均随尿液充盈的程度而变化。膀胱的肌层由3层纵横交错的平滑肌组成，称为膀胱逼尿肌。一般膀胱内储存的尿液在300~500 ml时，才会产生尿意。

4. **尿道** 尿道是尿液排出体外的通道，由膀胱的尿道内口开始，末端直接开口于体表。尿道内口周围有平滑肌环绕，形成膀胱括约肌（内括约肌）；尿道穿过尿生殖膈处有横纹肌环绕，形成尿道括约肌（外括约肌）。临床上将尿道穿过尿生殖膈的部分称为前尿道，未穿过的部分称为后尿道。男、女性尿道有很大不同。男性尿道长18~20 cm，有3个狭窄，即尿道内口、膜部和尿道外口；2个弯曲，即耻骨下弯和耻骨前弯。耻骨下弯恒定、无变化，而耻骨前弯则随阴茎位置不同而变化，如将阴茎向上提起，耻骨前弯即可消失。女性尿道长4~5 cm，较男性尿道短而直，富于扩张性，尿道外口位于阴蒂下方，呈矢状裂，与阴道口、肛门相邻，比男性更容易发生尿道感染。

（二）排尿的生理

肾生成尿液是一个连续不断的过程，而膀胱的排尿则是间歇进行的。只有当尿液在膀胱内储存并达到一定量时，才能引起反射性的排尿动作，使尿液经尿道排出体外。

膀胱受副交感神经紧张性冲动的影响而处于轻度收缩状态，其内压经常保持在 0.98 kPa。由于膀胱平滑肌具有较大的伸展性，故在尿量开始增加时，膀胱内压并无明显升高。当膀胱充盈时（成人尿量增加至 400～500 ml，儿童增至 50～200 ml 时），膀胱内压超过 0.98 kPa 而明显升高，并出现尿意。当尿量增加至 700 ml，膀胱内压随之升高至 3.43 kPa 时，膀胱逼尿肌便出现节律性收缩，但此时还可有意识地控制排尿。当膀胱内压达到 6.86 kPa 以上时，便出现明显的痛感，以致不得不排尿。

排尿活动是一种反射活动。当膀胱内尿量充盈超过 500 ml 时，膀胱壁的牵张感受器受到刺激而兴奋，冲动沿盆神经传入至骶髓的排尿反射初级中枢；同时，冲动也到达脑干和大脑皮质的排尿反射高级中枢，产生排尿欲。排尿反射进行时，冲动沿盆神经传出，引起逼尿肌收缩，内括约肌松弛，尿液进入后尿道。此时尿液刺激尿道感受器，使冲动再次沿盆神经传至骶髓排尿反射初级中枢，以加强排尿并反射性抑制阴部神经，使膀胱外括约肌开放，于是尿液被强大的膀胱内压驱出。在排尿时，腹肌、膈肌、尿道海绵体肌的收缩均有助于尿液的排出。

排尿受到大脑皮质的控制，如果环境不适宜，排尿反射将受到抑制。但小儿大脑发育不完善，对初级排尿中枢的抑制能力较弱。所以小儿排尿次数多，且易发生夜间遗尿现象。

二、排尿活动的评估

（一）影响排尿的因素

1. **心理因素** 当情绪过度焦虑和紧张时，可引起尿频、尿急或尿潴留。排尿还受暗示的影响，任何听觉、视觉或其他身体感觉的刺激均可诱发排尿，如听流水声可产生尿意。

2. **排尿习惯** 大多数人在潜意识里会建立一些排尿习惯，如多数人习惯起床或睡前排空膀胱，而儿童期的排尿训练对成年后的排尿形态也有影响。排尿的姿势、时间是否充裕和环境是否合适也会影响排尿的过程。

3. **年龄和性别** 婴儿因大脑发育不完善，排尿不受意识控制，3 岁以后才能自我控制。老年男性常因前列腺增生而引起滴尿和排尿困难。妇女在妊娠时，可因子宫增大、压迫膀胱，致使排尿次数增多；妇女在月经前有液体潴留、尿量减少的现象，行经开始，尿量增加。

4. **液体和饮食的摄入** 食物中含水量多、大量饮水、饮用咖啡、浓茶及酒类，均可使尿量增加；食用含盐量多的食物则可导致机体水钠潴留，使尿量减少。

5. **气候变化** 夏季炎热，身体出汗量大，体内水分减少，使得血浆晶体渗透压增高，尿量减少；冬季寒冷，身体外周血管收缩，循环血量增加，体内水分相对增加，尿量增加。

6. **治疗及检查** 外科手术及外伤丢失的体液、血液若补充不足，可导致尿量减少；手术中使用麻醉剂可干扰排尿反射，易导致尿潴留；某些诊断性检查前要求患者禁食、禁水，因而导致尿量减少；有些检查（如膀胱镜检查）可能造成尿道损伤、水肿与不适，导致排尿形态的改变；利尿剂能增加尿量；止痛剂、镇静剂因可影响神经传导而会干扰排尿。

7. **疾病** 当输尿管、膀胱、尿道肌肉损伤时，肾出现病理变化，或者泌尿系统的肿瘤、结石、狭窄以及神经系统的损伤和病变等疾病状态，都可引起排尿的异常。

（二）尿液的评估

1. **正常尿液** 正常情况下，排尿受意识支配，无痛，无障碍，可自主随意进行。

（1）次数和量：成人白天排尿 3～5 次，夜间 0～1 次；每次排尿量 200～400 ml，24 h 总尿量为 1000～2000 ml，平均约 1500 ml。

（2）颜色：正常新鲜尿液呈淡黄色，是由于尿液中尿色素和尿胆原所致。生理情况下尿的颜色与摄入的食物及药物等因素有关。

（3）透明度：正常新鲜尿液澄清、透明，静置一段时间后，因磷酸盐析出沉淀而呈混浊状。

（4）气味：新鲜尿液的气味来自尿中的挥发性酸，静置后因尿素分解产生氨，故有氨臭味。

（5）比重、酸碱度：正常情况下尿比重波动在 1.015～1.025 之间，一般尿比重与尿量成反比。尿液 pH 为 4.5～7.5，平均为 6，呈弱酸性。

2. 异常尿液

（1）尿量与次数：尿量是反映肾功能的重要指标之一。肾的病变使尿液生成障碍，从而出现少尿或无尿，泌尿系统的结石或肿瘤可导致排尿障碍，出现尿潴留，而膀胱炎症或机械性刺激可引起尿频。

（2）颜色：异常尿液颜色特征及常见疾病见表 10-8。

表 10-8　异常尿液颜色特征及常见疾病

类型	颜色特征	常见疾病
血尿	尿液中含有一定量的红细胞，呈淡红色或洗肉水色	急性肾小球肾炎、输尿管结石、泌尿系统肿瘤、结核及感染
血红蛋白尿	大量红细胞在血管内被破坏，呈浓红茶色或酱油样色	溶血、恶性疟疾和阵发性睡眠性血红蛋白尿
胆红素尿	尿呈深黄色或黄褐色	阻塞性黄疸和肝细胞性黄疸
乳糜尿	尿液中含有淋巴液，故尿呈乳白色	丝虫病患者
脓尿	因尿中含有大量脓细胞、细菌或炎性渗出物，故呈白色混浊	泌尿系感染患者

（3）比重：若尿比重经常在 1.010 左右，提示肾功能严重障碍；比重降低常见于尿崩症、肾功能不全患者；尿比重增高多见于急性肾小球肾炎、心功能不全等。

（4）气味：新鲜尿即有氨臭味，疑有泌尿道感染；有机磷农药中毒者尿液有大蒜臭味；糖尿病酮症酸中毒时，因尿中含有丙酮，故有烂苹果气味。

（5）透明度：尿中有脓细胞、红细胞以及大量上皮细胞、黏液、管型等，可见尿液呈混浊状。

（6）酸碱度：尿液呈酸性，见于酸中毒、应用氯化铵等酸性药物；尿液呈碱性，见于碱中毒或应用碳酸氢钠等碱性药物。

（三）排尿异常的评估

1. 多尿（polyuria）　24 h 尿量经常超过 2500 ml 者为多尿。常见原因：①正常情况下大量饮水；②妊娠；③疾病，如糖尿病患者，血糖浓度超过肾糖阈，大量葡萄糖经肾排出，引起渗透压升高而致多尿；又如尿崩症患者，由于脑垂体后叶抗利尿激素分泌不足，使肾小管重吸收发生障碍，也表现为多尿。

2. 少尿（oliguria）　24 h 尿量少于 400 ml 或每小时尿量少于 17 ml 者为少尿。常见原因：多见于发热、液体摄入过少以及心脏、肾、肝衰竭和休克患者。

3. 无尿（anuria）　24 h 尿量少于 100 ml 或 12 h 内无尿者为无尿或尿闭。常见原因：多见于严重休克、急性肾衰竭、药物中毒等患者。

4. **尿潴留** 尿液大量存留在膀胱内而不能自主排出,称为尿潴留。当尿潴留时,膀胱容积可增至 3000～4000 ml,膀胱高度膨胀,可至脐部。患者主诉下腹胀痛,排尿困难。体检可见耻骨上膨隆,扪及囊样包块,叩诊呈实音,有压痛。引起尿潴留的原因如下。

(1) 机械性梗阻:膀胱颈部或尿道有梗阻性病变,如前列腺肥大或肿瘤压迫尿道,造成排尿受阻。

(2) 动力性梗阻:由排尿功能障碍引起,而膀胱尿道并无器质性梗阻病变,如外伤、疾病或使用麻醉剂所致骶髓初级排尿中枢活动发生障碍或受到抑制,不能形成排尿反射。

(3) 其他:各种原因引起的不能用力排尿或不习惯卧床排尿,包括某些心理因素,如焦虑、窘迫使得排尿不能及时进行。由于尿液存留过多,膀胱过度充盈,致使膀胱收缩无力,造成尿潴留。

5. **尿失禁** 排尿失去意识控制或不受意识控制时称为尿失禁。尿失禁可分为以下几种。

(1) 真性尿失禁:真性尿失禁即膀胱稍有一些尿,便会不自主地排出,排尿后,膀胱处于空虚状态。其原因见于:①骶髓初级排尿中枢与大脑皮质之间的联系受损,如昏迷、截瘫,因排尿反射活动失去大脑皮质的控制,膀胱逼尿肌出现无抑制性收缩;②手术或分娩造成膀胱括约肌损伤或支配括约肌的神经损伤,病变所致膀胱括约肌功能障碍。

(2) 充溢性尿失禁(假性尿失禁):充溢性尿失禁是指膀胱内贮存部分尿液,当膀胱充盈达到一定压力时,即可不自主溢出少量尿液。当膀胱内压力降低时,溢尿即停止,但膀胱仍呈胀满状态而不能排空。常见原因有:骶髓初级排尿中枢排尿活动受抑制,膀胱内充满尿液,内压增高,迫使少量尿液流出。

(3) 压力性尿失禁:压力性尿失禁即当咳嗽、打喷嚏或运动时腹肌收缩,腹压升高,不自主地有少量尿液排出。其原因是由于膀胱括约肌张力减低、骨盆底部肌肉及韧带松弛或肥胖,多见于中老年女性,对其身心健康及社会人际交往有较大影响。

6. **膀胱刺激症状** 膀胱刺激症状的主要表现为尿频、尿急、尿痛。单位时间内排尿次数增多称为尿频,是由膀胱炎症或机械性刺激所致;患者突然有强烈尿意,不能控制,需立即排尿,称为尿急,起因为膀胱三角或后尿道的刺激,造成排尿反射活动特别强烈;排尿时膀胱区及尿道疼痛为尿痛,为病损区域受刺激所致。有膀胱刺激症状时常伴有血尿。

 考点提示

排尿异常时的尿量、气味,膀胱刺激征。

三、排尿活动异常的护理

(一)尿潴留患者的护理

1. **心理护理** 针对患者的心态给予解释和安慰,消除其焦虑和紧张情绪。

2. **提供排尿环境** 关闭门窗,用屏风遮挡患者,请无关人员回避。适当调整治疗和护理时间,使患者安心排尿。

3. **调整体位和姿势** 协助卧床患者取适当体位,如扶卧床患者略抬高上身或坐起,尽可能使患者以习惯姿势排尿。

4. **诱导排尿** 利用某些条件反射诱导排尿,如听流水声或用温水冲洗会阴等。

5. **热敷、按摩** 可放松肌肉,促进排尿。如果患者病情允许,可用手按压膀胱协助其排尿,切记不可强力按压,以防膀胱破裂。

6. **针灸、药物** 针灸治疗常取中极、三阴交等穴位刺激排尿,必要时根据医嘱肌内注射卡巴胆碱等。

7. 健康教育　教育患者养成定时排尿的习惯。对需绝对卧床休息或某些手术的患者，应事先有计划地训练其在床上排尿，以免因不适应排尿姿势的改变而导致尿潴留。

8. 行导尿术　经上述处理仍不能解除尿潴留时，遵医嘱行导尿术。

（二）尿失禁患者的护理

1. 心理护理　尿失禁患者的心理压力较大，可出现苦闷、忧郁、自卑等，期望得到他人的帮助和理解，同时尿失禁也会给患者的生活带来许多不便。护士应理解、尊重患者，给予安慰和鼓励，帮助患者树立恢复健康的信心。

2. 皮肤护理　保持局部皮肤的清洁干燥，防止压力性损伤的发生。可使用尿垫，在床上铺橡胶单和中单。经常用温水清洗会阴部皮肤，勤换衣裤、床单、尿垫等。根据皮肤情况，定时按摩受压部位。

3. 接尿或引流　患者试行排尿，可每隔 2～3 h 接尿 1 次。女患者可用女式尿壶紧贴外阴部接取尿液；男患者可用尿壶接尿，也可用阴茎套连接集尿袋，接取尿液，但此法只能短期使用。对长期尿失禁的患者，可留置导尿管术持续引流或定时放尿。

4. 室内空气流通　定时开门窗通风，保持室内空气清新，必要时可使用空气清新剂。

5. 健康教育

（1）鼓励患者多饮水：如病情允许，指导患者每日白天摄入液体 2000～3000 ml。因饮水可以增加对膀胱的刺激，促进排尿反射的恢复，还可预防泌尿系统的感染。入睡前限制饮水，减少夜间尿量，以免影响患者休息。

（2）膀胱功能训练：向患者和家属解释，取得其理解与合作。开始白天每隔 1～2 h 使用便器一次，夜间每 4 h 一次，之后可适当延长间隔时间。使用便器时，用手掌轻轻按压膀胱，并向尿道方向压迫，使尿液排出。

（3）肌力的锻炼：指导患者进行骨盆底部肌肉的锻炼，以增强控制排尿的能力。方法是患者取立、坐或卧位，试做排尿动作，先慢慢收紧盆底肌肉，再缓缓放松，每次 10 s 左右，连续 10 遍，每日进行数次，以不感觉疲乏为宜。

四、协助排尿的护理技术

（一）导尿术

导尿术是指在严格无菌操作下，将导尿管经尿道插入膀胱引流尿液的方法。

【目的】

1. 为尿潴留患者引流出尿液，以减轻患者痛苦。
2. 协助临床诊断。如留取未受污染的尿标本进行细菌培养、测量膀胱容量、压力及检查残余尿，进行尿道或膀胱造影等。
3. 为膀胱肿瘤患者进行膀胱化疗。

【评估】

1. 患者的病情、年龄、性别、意识状态。
2. 患者的心理状态、自理能力及对导尿术的认识。
3. 患者的膀胱充盈度及会阴部皮肤情况。

【计划】

1. 护士准备　护士着装整洁，洗手，戴口罩。
2. 患者准备　患者和家属了解导尿的目的、意义、过程和注意事项。指导或协助患者清洗会阴。

3. 用物准备

(1) 无菌导尿包：内有治疗碗或弯盘 2 个，血管钳 2 把，粗细不同的导尿管各 1 根，小药杯 1 个（内盛 4 个棉球），润滑油棉球瓶 1 个，标本瓶 1 个，洞巾 1 块，治疗巾 1 块。

(2) 外阴初次消毒用物：治疗碗 1 个（内盛消毒液棉球 10 余个、血管钳或镊子 1 把），弯盘 1 个，手套 1 只或指套 2 只。

(3) 一次性导尿包内物品：托盘 2 只、镊子 3 把、0.5% 活力碘棉球 2 袋、石蜡油棉球 1 袋、手套 2 双、气囊导尿管 1 根、洞巾 1 块、20 ml 一次性注射器（内盛生理盐水 10 ml）、纱布、集尿袋 1 只、无菌标本瓶 1 个、弯盘（图 10-10）。

(4) 其他：无菌持物钳和容器 1 套，无菌手套 1 双，消毒溶液，小橡胶单和治疗巾，便盆及便盆巾，大浴巾，屏风。男患者需另备无菌纱布罐 1 个。生活垃圾桶及医用垃圾桶。

4. 环境准备　酌情关闭门窗，屏风遮挡患者。

> **知识链接**
>
> **导尿管的种类**
>
> 导尿管的种类一般分为 3 种：单腔导尿管，用于一次性导尿；双腔导尿管，用于留置导尿；三腔导尿管，用于膀胱冲洗或向膀胱内滴药。

【实施】

实施方法见表 10-9。

表 10-9　导尿术的操作流程、步骤和要点

操作流程	操作步骤	要点说明
▲女性患者导尿术		
1. 核对解释	护士携用物至患者床旁，核对并解释操作的目的和配合要点	• 通过解释，减轻患者的紧张心理，取得配合
2. 环境准备	视季节关门窗或用屏风遮挡，协助患者清洗外阴（能自理的患者嘱其自行清洗）	• 保护患者隐私。在床上清洗时避免弄湿衣被
3. 安置卧位	护士站在患者一侧，将便盆放置在同侧床尾凳上。松开床尾盖被，帮助患者脱去对侧裤腿，盖于近侧腿上并盖上浴巾，对侧腿用盖被遮盖。协助患者取仰卧屈膝位，两腿略外展，暴露外阴，将小橡胶单和治疗巾垫于患者臀下	• 尽量减少患者的暴露，避免患者受凉
4. 初次消毒	将弯盘置于患者会阴处，治疗碗置于弯盘后，左手戴手套，右手持血管钳夹取棉球依次消毒阴阜、两侧大阴唇及两侧大小阴唇之间，再以戴手套的手分开大阴唇，消毒两侧小阴唇和尿道口，将污棉球置弯盘内（图 10-8），拭毕将治疗碗和弯盘一并移至床尾	• 每个棉球限用一次，消毒顺序为由外向内、自上而下、先对侧后近侧
5. 开包倒液	在患者两腿之间打开导尿包，倒消毒液于药杯内，戴无菌手套，铺洞巾，使洞巾和内层包布形成一无菌区，按操作顺序排列好用物，用润滑油棉球润滑导尿管前端	• 嘱患者保持安置的体位，避免污染无菌区域
6. 再次消毒	①以左手拇指、示指分开并固定小阴唇，右手持血管钳夹消毒棉球依次消毒尿道口、两侧小阴唇、再尿道口。将污棉球置于弯盘内，拭毕将小药杯及血管钳放于弯盘内并置于无菌区远端 ②左手继续固定小阴唇不松手	• 顺序为内—外—内，自上而下依次消毒，每个棉球限用 1 次 • 此时松手会导致消毒后的尿道口被污染

续表

操作流程	操作步骤	要点说明
7. 插管导尿	①嘱患者缓慢深呼吸，右手将弯盘移至近会阴处，用血管钳夹持导尿管，对准尿道口轻轻插入尿道4～6 cm，见尿流出后再插入1～2 cm（图10-9） ②松开左手，下移固定导尿管，将尿引流入弯盘内，待盛满尿液后及时夹住导尿管末端，倾倒尿液于便盆或容器内，如需行尿培养，用无菌标本瓶或试管接取中段尿液5 ml，盖好瓶盖，放置于合适处	• 插管动作轻柔，询问患者反应，对老年女性要特别注意辨认和观察尿道口
8. 拔导尿管	导尿毕，夹住导尿管末端，轻轻拔出导尿管置于弯盘内，撤下洞巾，擦净外阴，脱去手套置于弯盘内，撤除导尿包、治疗巾和小橡胶单，置于治疗车下层	
9. 整理记录	协助患者穿好裤子，整理床单位，清理用物，测量尿量，将尿标本贴标签后送检，洗手，记录	• 尿标本要及时送检，以防变质

▲男性患者导尿术

1. 核对解释	同女患者导尿	
2. 环境准备	同女患者导尿	
3. 安置卧位	协助患者仰卧，两腿平放略分开，暴露会阴部，垫上小橡胶单和治疗巾于会阴下方	
4. 初次消毒	左手戴手套，右手持血管钳夹消毒棉球依次消毒阴阜、阴茎、阴囊。再用无菌纱布裹住阴茎，将包皮向后推，暴露尿道口，自尿道口向外旋转擦拭消毒尿道口、龟头及冠状沟数次，将污棉球、手套置于弯盘内移至床尾	• 从阴茎根部向尿道口方向消毒，每个棉球消毒一次，注意仔细擦洗包皮和冠状沟，以防感染
5. 开包倒液	打开导尿包，倒消毒液，铺洞巾，润滑导尿管前端	
6. 再次消毒	左手用无菌纱布裹住阴茎将包皮后推，暴露尿道口。用消毒液棉球如前法消毒尿道口、龟头及冠状沟数次，将污棉球、小药杯置弯盘内移至无菌区远端	• 由内向外，消毒尿道口时稍停留一下，以便消毒液与尿道口黏膜充分接触达到消毒效果，每个棉球消毒1次
7. 插管导尿	左手将患者阴茎提起，使之与腹壁成60°（图10-10）。右手将弯盘置于会阴处，用另一血管钳夹持导尿管前端，对准尿道口轻轻插入20～22 cm，见尿流出后，再插入1～2 cm，松开左手，下移固定导尿管，将尿引流入弯盘内。如需行尿培养，用无菌标本瓶或试管接取中段尿液5 ml，盖好瓶盖，放置于合适处	• 消除耻骨前弯，使导尿管顺利插入。嘱患者深呼吸，以减轻尿道括约肌的紧张，插管动作轻柔，切勿用力过大或过快，以免损伤尿道黏膜
8. 拔导尿管	同女患者导尿	
9. 整理记录	同女患者导尿	

目前临床上普遍采用一次性导尿包（图10-11），使用方便，安全可靠，深受临床护理工作者的欢迎。

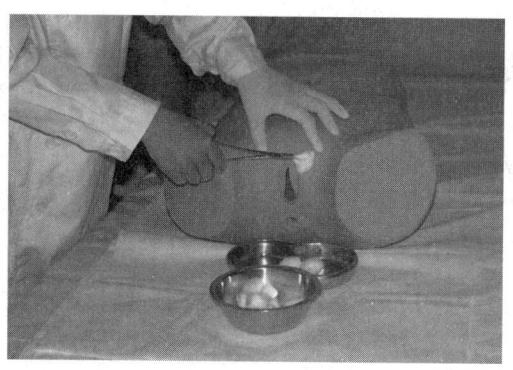

图 10-8　女性患者外阴初次消毒

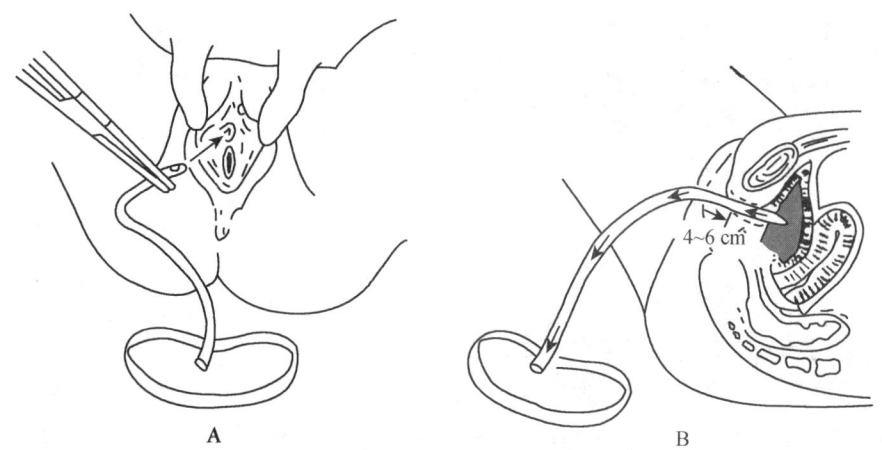

图 10-9　女性患者导尿术

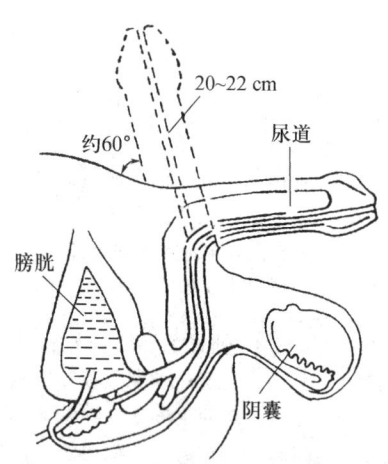

图 10-10　男性患者导尿术

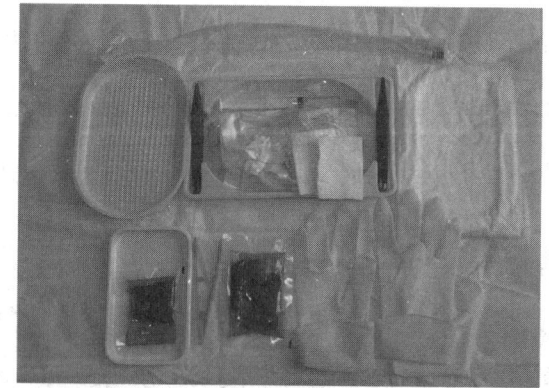

图 10-11　一次性导尿包

表 10-10　用一次性导尿包为女患者导尿的操作流程、步骤和要点

操作流程	操作步骤	要点说明
1. 核对解释	护士携用物至患者床旁，核对并解释操作的目的和配合要点	• 通过解释，减轻患者的紧张心理，以便良好的配合
2. 查导尿包	检查无菌导尿包是否在有效期内，有无漏气、破损，并置于治疗盘内	

续表

操作流程	操作步骤	要点说明
3. 环境准备	视季节关闭门窗或用屏风遮挡，协助患者清洗外阴（能自理的患者嘱其自行清洗）	• 保护患者隐私。床上清洗时避免弄湿衣被
4. 安置卧位	护士站在患者一侧，将便盆放置在同侧床尾凳上。松开床尾盖被，帮助患者脱去对侧裤腿，盖于近侧腿上并盖上浴巾，对侧腿用盖被遮盖。协助患者取仰卧屈膝位，两腿略外展，暴露外阴，铺一次性治疗巾于患者臀下	• 尽量减少患者的暴露，避免患者受凉
5. 初次消毒	打开无菌导尿包外层，放弯盘于会阴处，将第一个托盘放于两腿之间，将活力碘棉球倒入托盘内，戴手套。右手用镊子取棉球擦洗（擦洗方法同女患者导尿术），拭毕脱手套，将托盘和弯盘一并移至床尾	• 每个棉球限用一次，消毒顺序由外向内、自上而下、先对侧后近侧
6. 开包铺巾	将治疗盘放于两腿之间，打开无菌导尿包，将无菌包上半幅垫于臀下，倒消毒液于药杯内，戴无菌手套，铺洞巾，将第二个托盘放在会阴部	• 嘱患者保持安置的体位，避免污染无菌区
7. 再次消毒	检查导尿管气囊是否漏气，打开石蜡油棉球袋，润滑导尿管前端，打开活力碘棉球袋，依次消毒尿道口、小阴唇、尿道口	• 顺序为内—外—内，自上而下依次消毒
8. 插管导尿	嘱患者张口呼吸，可使尿道括约肌松弛，移近托盘，右手用镊子持导尿管对准尿道口轻轻插入尿道 4～6 cm，见尿液流出后再插入 1 cm	• 插管动作轻柔，询问患者反应
9. 引流尿液	如留尿培养标本，用无菌标本瓶接取中段尿液 5 ml 放于适当处，持续导尿者，将注射器接气囊管注入无菌生理盐水 10 ml，以固定导尿管，将集尿袋挂于床边，拭毕将小药杯及血管钳放于弯盘内并置于无菌区远端	• 持导尿管时不要高于膀胱
10. 整理记录	同女患者导尿	

 考点提示

为男、女患者行导尿术的区别要点。

【评价】
1. 患者痛苦减轻或消失，感觉舒适、安全。
2. 护士操作方法正确，符合无菌操作要求，达到导尿目的。
3. 护患沟通有效，患者积极配合护士，护士也维护了患者的自尊，满足了患者的生理需要。

【注意事项】
1. 所有用物必须灭菌，严格执行无菌操作，预防尿路感染。
2. 耐心解释，保护患者隐私，操作环境要注意遮挡。
3. 选择光滑、粗细适宜的导尿管，插、拔管动作轻柔，避免损伤尿道黏膜。
4. 为女患者（尤其老年女患者）导尿时，如导尿管误入阴道，应立即换管重新插入。
5. 为男患者插管时，如因膀胱颈部肌肉收缩而产生阻力，可稍停片刻，请患者深呼吸，再缓缓插入，切忌用力过猛、过快而损伤尿道黏膜，给患者带来痛苦。
6. 对膀胱高度充盈且又极度虚弱的患者，第一次放尿不应超过 1 000 ml。因为大量放尿可使腹腔内压力突然降低，大量血液滞留于腹腔血管内，会引起患者血压突然下降而产生虚脱。

又因膀胱突然减压，可致膀胱黏膜急剧充血，发生血尿。

【健康教育】

1. 向患者讲解导尿的目的和意义。
2. 教会患者如何配合操作，减少污染。
3. 介绍相关疾病的知识。

（二）留置导尿术

留置导尿术是指在导尿后，将导尿管保留在膀胱内引流尿液的技术。

【目的】

1. 抢救休克、危重患者时正确记录每小时尿量，测量尿比重，以密切观察患者的病情变化。
2. 盆腔手术前留置导尿管，使膀胱持续保持空虚，避免术中误伤。某些泌尿系统疾病手术后留置导尿管，便于引流和冲洗，并减轻手术切口的张力，利于切口的愈合。
3. 为尿失禁和会阴部有伤口者引流尿液，保持会阴部的清洁、干燥。
4. 为尿失禁患者进行膀胱功能训练。

【评估】

留置导尿术的评估内容同导尿术。

【计划】

1. 护士准备　护士着装整洁，洗手，戴口罩。
2. 患者准备　清洁外阴，对不能自理者，协助其清洗。
3. 用物准备　同导尿术用物，另备无菌集尿袋、安全别针、宽胶布。为防止导尿管脱落，以选择无菌气囊导尿管为宜（如为气囊导尿管，需另备 10 ml 无菌注射器、无菌生理盐水）。生活垃圾桶及医用垃圾桶。
4. 环境准备　关闭门窗，屏风遮挡。

【实施】

实施方法见表 10-11。

表 10-11　留置导尿术的操作流程、步骤和要点

操作流程	操作步骤	要点说明
1. 核对解释	护士携用物至床旁，解释留置导尿术的目的和注意事项，取得患者的合作	• 通过解释，减轻患者的紧张，使其配合操作 • 严格检查导尿包和导尿管的有效期
2. 消毒插管	按照导尿术的操作要求进行消毒、插导尿管。气囊导尿管插管前应检查气囊是否漏气（图 10-12）	• 同导尿术
3. 固定尿管	见尿后再插入 7~10 cm，根据导尿管上注明的气囊容积向气囊内注入等量 0.9% 氯化钠溶液，若轻拉导尿管有阻力感，即证实导尿管已固定于膀胱内（图 10-13）	• 注意：膨胀的气囊不宜卡在尿道内口，以防气囊压迫膀胱内壁，造成损伤
4. 接集尿袋	将导尿管末端与集尿袋的引流管接头连接，开放导尿管，用橡皮圈、安全别针将集尿袋的引流管固定在床单上	• 引流管要留出足够的长度，防止因翻身牵拉而使尿管滑出
5. 固定尿袋	将集尿袋妥善地固定在床沿（图 10-14）	• 注意应低于膀胱高度，以防尿液逆流导致泌尿系感染
6. 整理记录	协助患者穿好裤子，取舒适卧位，整理床单位，清理用物，洗手，记录	• 保护患者隐私，保持引流通畅 • 记录留管时间

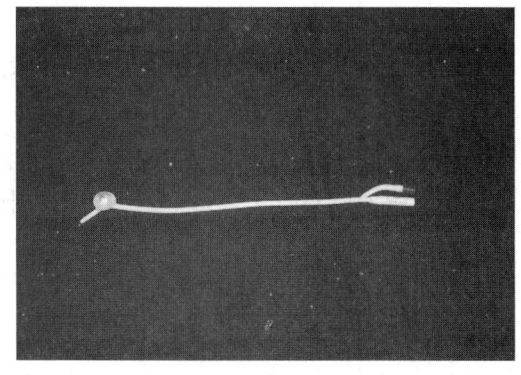

图 10-12 气囊导尿管

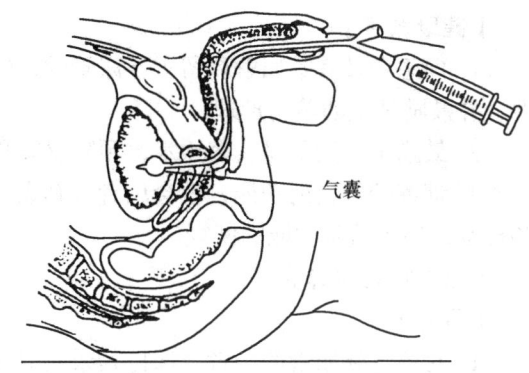

图 10-13 男性患者带气囊导尿管固定法

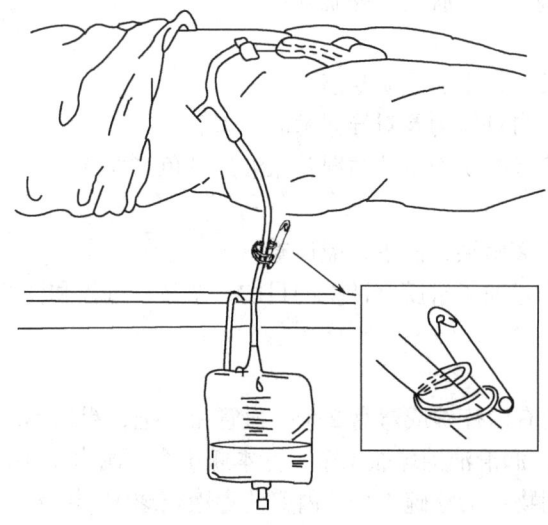

图 10-14 集尿袋固定法

【评价】

1. 患者留置导尿管期间，导尿管固定，尿液引流通畅，未发生泌尿系统感染。拔管后患者能自行排尿，无不适感。

2. 护士操作正确，符合无菌操作要求，达到留置导尿术的目的。

3. 护患沟通有效，患者及家属认识留置导尿管的意义，能配合操作。

【注意事项】

1. 保持引流通畅　引流管应放置妥当，避免扭曲、受压等造成引流不畅，以免造成病情判断失误。

2. 防止泌尿系统逆行感染　①保持尿道口清洁，用消毒液棉球擦拭外阴及尿道口，每日 1～2 次；②每日定时更换集尿袋，及时放出集尿袋内尿液，更换和倾倒时集尿袋及引流管不可抬高（应低于耻骨联合，防止尿液逆流）；③每周更换导尿管 1 次，硅胶导尿管可酌情延长更换周期。

3. 患者离床活动　导尿管和集尿袋应妥善安置，防止导管脱落。

4. 观察记录尿液　注意观察尿液的性质和量，做好记录，每周尿常规检查 1 次。发现尿液混浊、结晶或有沉淀时，应及时送检并进行膀胱冲洗。

考点提示

防止泌尿系统逆行感染的护理措施。

【健康教育】

1. 向患者及其家属解释留置导尿管的目的和护理方法，使其认识到预防泌尿道感染的重要性，并鼓励其主动参与护理。

2. 鼓励患者勤翻身，多饮水，预防感染和结石的形成。

3. 训练膀胱反射功能，教会患者及其家属在拔管前采用间歇性引流方式，使膀胱定时充盈和排空，促进膀胱功能的恢复。

（三）膀胱冲洗术

【目的】

1. 对留置导尿管的患者，保持其尿液引流通畅。

2. 清除膀胱内的血凝块、黏液、细菌等异物，预防感染。

3. 治疗某些膀胱疾病，如膀胱炎、膀胱肿瘤。

【评估】

1. 患者的病情、年龄、性别、意识状态。

2. 患者的心理状态、自理能力及对导尿术的认识。

3. 患者的膀胱充盈度及会阴部皮肤情况及尿液的颜色、性状等。

【计划】

1. 护士准备　护士着装整洁，洗手，戴口罩。

2. 患者准备　患者和家属了解膀胱冲洗的目的、意义、过程和注意事项。指导或协助患者清洗会阴。

3. 用物准备

（1）无菌导尿包：内有治疗碗或弯盘2个，血管钳2把，粗细不同的导尿管各1根，小药杯1个（内盛4个棉球），润滑油棉球瓶1个，标本瓶1个，洞巾1块，治疗巾1块。

（2）外阴初次消毒用物：治疗碗1个（内盛消毒液棉球10余个、血管钳或镊子1把），弯盘1个，手套1只或指套2只。

（3）其他用物：无菌膀胱冲洗装置，输液架，无菌持物钳和容器1套，无菌手套1双，消毒溶液，小橡胶单和治疗巾，便盆及便盆巾，大浴巾，屏风。男患者需另备无菌纱布罐1个。生活垃圾桶及医用垃圾桶。

（4）冲洗液：生理盐水，0.02%呋喃西林液，3%硼酸溶液，氯己定（洗必泰）溶液，0.1%新霉素溶液。

4. 环境准备　酌情关闭门窗，屏风遮挡患者。

【实施】

实施方法见表10-12。

表10-12　膀胱冲洗术的操作流程、步骤和要点

操作流程	操作步骤	要点说明
1. 核对解释	洗手，戴口罩，准备物品和冲洗溶液，仔细检查冲洗液有无混浊、沉淀或絮状物；备齐用物，携至床旁	• 遵医嘱准备冲洗液 • 冬季，冲洗液应加温至38～40℃，以防低温刺激膀胱
2. 环境准备	视季节关闭门窗或用屏风遮挡，协助患者清洗外阴（能自理患者嘱其自行清洗）	• 保护患者隐私。在床上清洗时避免弄湿衣被
3. 插导尿管	按导尿术为患者插入导尿管，按导管留置术固定导尿管；选择冲洗方式，冲洗膀胱	• 严格执行无菌操作技术

续表

操作流程	操作步骤	要点说明
4. 膀胱冲洗	▲开放式膀胱冲洗术 ①分开导尿管与集尿袋引流管接头连接处，消毒导尿管口和引流管接头，并分别用无菌纱布包裹	• 冲洗中若患者感到剧痛或流出血性液体等情况，应立即停止冲洗，并与医生联系，以防导尿管和引流管接头被污染
	②取膀胱冲洗器吸取冲洗液，接导尿管，缓缓注入膀胱	
	③注入200～300 ml后，取下冲洗器，使冲洗液自行流出或轻轻抽吸；如此反复冲洗，直至流出液澄清为止	• 避免压力过大，造成患者不适 • 冲洗抽吸时不宜用力过猛，吸出的液体不得再注入膀胱
	▲密闭式膀胱冲洗术 ①用启瓶器启开冲洗液瓶铝盖中心部分，常规消毒瓶塞，打开膀胱冲洗装置，将冲洗导管针头插入瓶塞，将冲洗液瓶倒挂于输液架上，排气后用血管钳夹闭导管 ②打开引流管夹子，排空膀胱	• 保持冲洗静压
	③分开导尿管与集尿袋引流管接头连接处，消毒导尿管口和引流管接头，将导尿管和引流管与"Y"形管的两个分管相连接，将引流管的玻璃接头用无菌纱布包裹	• 应用三腔管导尿时可免用"Y"形管
	④夹闭引流管，开放冲洗管，使溶液滴入膀胱，调节滴速；待患者有尿意或滴入溶液200～300 ml后，夹闭冲洗管，放开引流管，将冲洗液全部引流出来后，再夹闭引流管 ⑤按需要量，如此反复冲洗，冲洗过程中，经常询问患者感受，观察患者反应及引流液性状	• 滴速一般为60～80滴/分，不宜过快，以防患者尿液强烈，膀胱收缩，以至导尿管滑出尿道外
	⑥冲洗完毕，取下冲洗管，消毒导尿管口与引流管接头连接 ⑦清洁外阴部，固定好导尿管	• 若患者出现不适或出血情况，应立即停止冲洗，并联系医生
5. 冲洗后	协助患者取舒适卧位，整理床单位，清理物品	
6. 固定尿管	按留置导尿术安置并固定导尿管	
7. 整理记录	洗手，记录冲洗液名称、冲洗量、引流量、引流液性质，冲洗过程中观察患者的反应	

【评价】
1. 患者症状减轻或消失，无异常情况发生。
2. 护士操作正确、熟练，引流通畅，冲洗过程中密切观察患者病情变化，期间患者隐私得到保护。
3. 护患沟通有效，患者及家属能够认识膀胱冲洗的重要性并积极配合，在护士指导下，能正确观察引流情况并及时反馈不适感觉。

【注意事项】
1. 严格执行无菌技术操作。
2. 避免用力回抽造成黏膜损伤。若引流的液体少于灌入的液体量，应考虑是否有血块或脓液阻塞，可增加冲洗次数或更换导尿管。

3. 冲洗时嘱患者深呼吸，尽量放松，以减少疼痛。若患者出现腹痛、腹胀、膀胱剧烈收缩等情形，应暂停冲洗。

4. 冲洗后如出血较多或血压下降，应立即报告医生给予处理，并注意准确记录冲洗液量及性状。

【健康教育】

1. 向患者及家属解释膀胱冲洗的目的和护理方法，并鼓励其主动配合。

2. 向患者说明摄取足够水分的重要性，每天饮水量应维持在 2000 ml 左右，以产生足够的尿量冲洗尿路，达到预防感染的目的。

知识链接

根据尿液 pH 值确定硅胶导尿管的更换时间

长期留置导尿管患者频繁更换尿管，不仅会给患者造成不必要的痛苦，同时还会浪费卫生资源，也增加了护士的工作强度。现在循证护理针对留置导尿管应何时更换，有了一个通过科学的循证过程得出的结论：每周更换一次尿管，不仅给患者造成了痛苦，还增加了感染的概率，因此提出只在尿管发生堵塞时更换。而尿管发生堵塞的时间有较大的个体差异，其中尿液 pH 值是直接影响病原微生物繁殖和尿液沉淀的重要因素，尿液 pH>6.8 时引起尿管堵塞的概率比 pH<6.7 时高 10 倍。尿液 pH>6.8 时，可 2 周更换一次；pH<6.7 时，可 4 周更换一次或更长时间再更换。因此，应做好对留置导尿管患者尿液 pH 值的监测，根据监测结果即 pH 值确定更换导尿管的时间。

思政园地

孙思邈葱管治尿闭

作为我国古代著名医学家，孙思邈经常强调医生要时刻为患者着想。

一次，一位患者找到孙思邈，他被诊断有尿闭症，这位患者痛苦地对孙思邈说："医生救救我吧，我的肚子实在胀得难受，尿脬都快要胀破了。"

孙思邈仔细打量这名患者，只见他的腹部像一面鼓一样高高隆起，他双手捂着肚子，呻吟不止。

孙思邈见状，非常同情患者，并仔细分析：尿流不出来，大概是排尿的口子不灵。尿脬盛不下那么多尿，吃药恐怕来不及了。如果想办法从尿道插进一根管子，尿也许就能

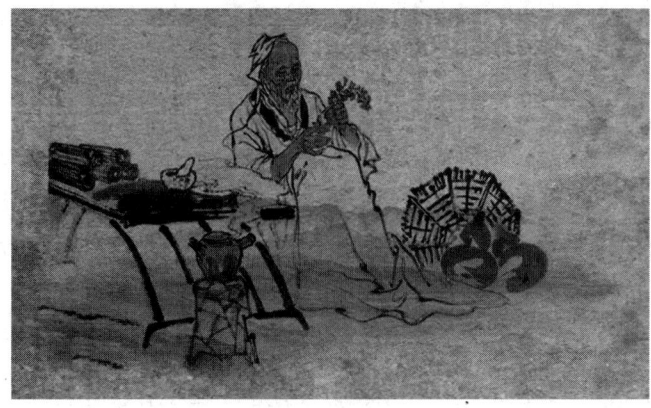

图　药王——孙思邈

排出来。可是，尿道很窄，到哪儿去找这种又细又软、能插进尿道的管子呢？

正为难时，他忽然瞥见邻居家的孩子正拿着一根葱管吹着玩。孙思邈眼前一亮，自言自语道："有了！葱管细软而中空，不妨用它来试试。"

于是，孙思邈找来一根细葱管，切下尖端后，将其小心翼翼地插入患者的尿道中，并像那个小孩一样，鼓足两腮，用劲一吹，果然，患者的尿液就从葱管里缓缓流了出来。待尿液放得差不多后，他将葱管拔了出来。此时患者也好多了，他直起身来，连连向孙思邈道谢。

这个案例启示我们，中医经过几千年的经验积累，以唯物辩证法为理论基础，治病追求"对症下药、药到病除"的医疗效果。古代中国名医辈出，他们善于将医治理论应用到实际中，甚至因此开创了前所未有的治病新方法，留下了一段段有趣的杏林佳话。

本 章 小 结

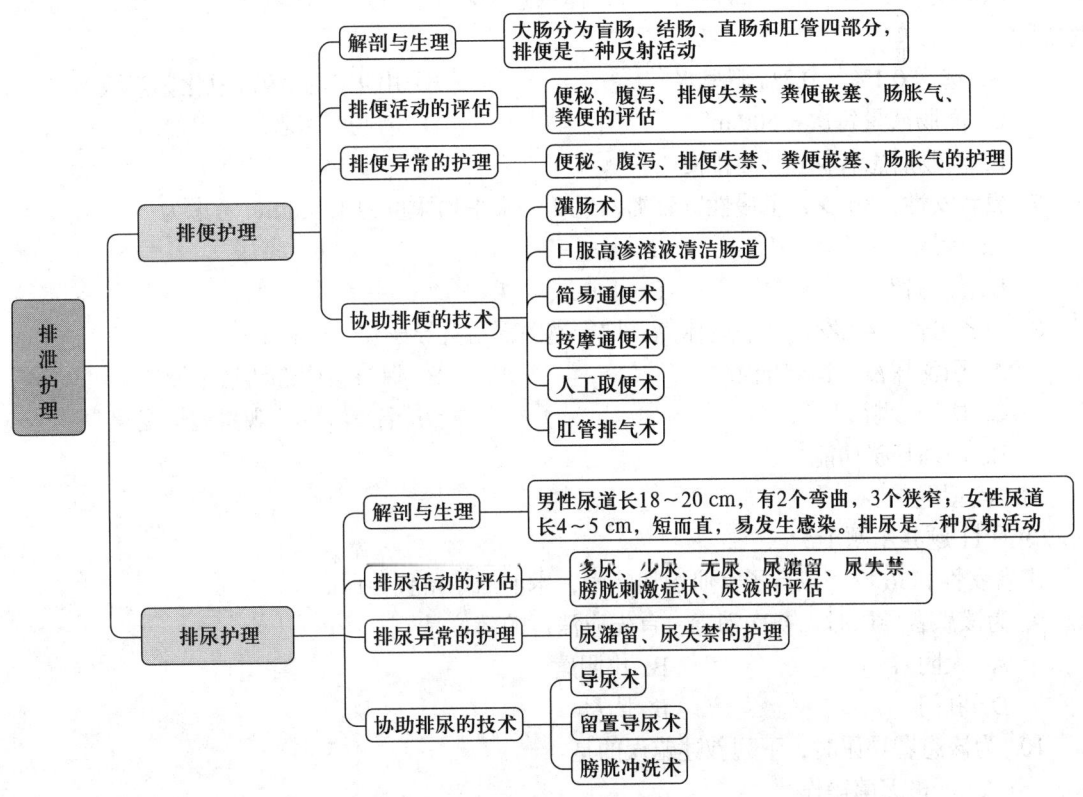

自 测 题

一、选择题

A1/A2 型题

1. 正常尿比重为

   A. 1.001～1.002　　　　　B. 1.022～1.030　　　　　C. 1.015～1.025

D. 1.030～1.035　　　　　E. 1.040～1.060

2. 尿潴留患者一般第一次导尿不超过
   A. 500 ml　　　　　B. 1000 ml　　　　　C. 1500 ml
   D. 2000 ml　　　　E. 3000 ml

3. 下列插管长度错误的是
   A. 大量不保留灌肠 7～10 cm　　　　B. 小量不保留灌肠 9～10 cm
   C. 保留灌肠 15～20 cm　　　　　　D. 清洁灌肠 7～10 cm
   E. 肛管排气 15～18 cm

4. 保留灌肠的溶液量不宜超过
   A. 50 ml　　　　　B. 100 ml　　　　　C. 150 ml
   D. 200 ml　　　　E. 500 ml

5. 患者女性，62岁，肝昏迷。为患者灌肠时不宜选用肥皂水，其原因是
   A. 防止发生腹胀　　B. 防止发生酸中毒　　C. 防止对肠黏膜的刺激
   D. 减少氨的产生与吸收　　E. 避免引起腹泻

6. 患者男性，26岁。因高热后中暑，体温达 40.7℃。护士遵医嘱为其灌肠降温，正确的做法是
   A. 选用 0.1%～0.2% 肥皂水　　　　B. 用 4℃ 的 0.9% 氯化钠溶液
   C. 灌肠液量每次<500 ml　　　　　D. 灌肠时患者取右侧卧位
   E. 灌肠后患者保留 1 h 排便

7. 患者女性，30岁，患慢性肾衰竭，近2天来平均尿量为 12 ml/h，考虑为
   A. 少尿　　　　　B. 无尿　　　　　C. 多尿
   D. 尿潴留　　　　E. 正常尿量

8. 患者男性，48岁，车祸后休克，护士遵医嘱留置导尿管，其目的是
   A. 引流尿液，减轻痛苦　　　　　B. 保持会阴部清洁干燥
   C. 协助诊断　　　　　　　　　　D. 记录尿量，观察病情变化
   E. 训练膀胱功能

A3/A4 型题

（9～11题共用题干）

患者女性，36岁，拟行子宫肌瘤切除术，术前给予留置导尿。

9. 为该患者导尿时，初次消毒，首先应消毒的部位是
   A. 大阴唇　　　　　B. 小阴唇　　　　　C. 尿道口
   D. 肛门　　　　　　E. 阴阜

10. 为该患者导尿时，下列叙述错误的是
    A. 严格无菌操作
    B. 患者取屈膝仰卧位
    C. 插管动作宜轻慢
    D. 插入尿道 9～12 cm
    E. 如误插入阴道，应立即拔出，换管重插

11. 术后，拔导尿管前，帮助患者锻炼膀胱反射功能，其护理措施是
    A. 鼓励患者多饮水　　　　　B. 每周更换导尿管
    C. 间歇引流夹管　　　　　　D. 温水冲洗外阴每日1次
    E. 定时给患者翻身

二、简答题

1. 大量不保留灌肠术的目的有哪些？
2. 留置导尿术的目的有哪些？

三、案例分析

某电焊工，50岁，高温环境下连续工作3h后感觉全身乏力，头晕，头痛。体检：体温40℃，脉搏115次/分，呼吸24次/分。遵医嘱给予大量不保留灌肠。

请问：1. 应如何为患者选择灌肠液？其目的是什么？
   2. 灌肠时需注意什么？

（黄　睿）

第十一章数字资源

第十一章 冷、热疗法

学习目标

1. 说出冷、热疗法的概念。
2. 列举各种冷、热疗法的目的和方法。
3. 解释冷、热疗法的禁忌及影响冷、热疗法效果的因素。
4. 能正确运用所学知识进行冷、热疗法的操作。
5. 在实施冷、热疗法操作中,能密切观察患者反应,关心患者,具有尊重患者、保护隐私的态度或行为。

第一节 冷 疗 法

案例 11-1

患者男,66 岁,以"排便次数多,粪便变形、变细 2 个月"入院。3 日前全麻下行"经腹腔直肠癌切除术"。今日王某突感发冷、寒战,之后又出现面色潮红,皮肤灼热。查体:体温 39.8℃,脉搏 116 次/分,呼吸 22 次/分,血压 140/90 mmHg。

问题与思考:
1. 该患者可实施的降温措施有哪些?
2. 影响患者物理降温效果的因素有哪些?
3. 在实施降温措施时应注意什么?如何达到最佳效果?

冷疗法(cold therapy)是指用低于人体温度的物质,作用于机体的局部或全身,通过神经传导引起皮肤和内脏器官血管收缩,改变机体各系统体液循环和新陈代谢,以达到止血、止痛、消炎和降温的物理治疗方法。

一、冷疗的目的

(一)控制炎症扩散

冷疗可使局部毛细血管收缩,血流速度减慢,局部血流量减少,细菌的活力和细胞的新陈代谢降低,用于炎症早期抑制化脓和扩散。

(二)减轻局部组织充血和出血

冷疗可使毛细血管收缩,局部血流减少,从而减轻局部组织充血;冷疗还可使血流速度减慢,血液黏稠度增加,以促进血液凝固而控制出血。常用于鼻出血、扁桃体摘除术和局部软组织损伤的初期。

(三)减轻疼痛

冷疗可抑制细胞的活力,使神经末梢的敏感性降低而减轻疼痛;同时,冷疗可使血管收缩，血管壁的通透性降低，渗出减少，从而可减轻由于局部组织充血、肿胀、压迫神经末梢而引起的疼痛。如牙痛、烫伤、扭伤（48 h 内，如踝关节扭伤）。

（四）降温

冷直接和皮肤接触，通过传导与蒸发的物理作用，降低体温。常用于高热、中暑患者的降温；还可用于脑外伤、脑缺氧的患者，通过局部或全身降温，减少脑细胞需氧量，从而减少脑细胞功能的损害。

考点提示

冷疗法的目的及适用对象。

二、影响冷疗的因素

（一）方式

应用冷疗的方式不同，效果也不同。因水比空气传导性能强，渗透力大，所以湿冷疗法比干冷疗法的效果好。在临床应用湿冷疗法时，温度应比干冷疗法高，以防止冻伤。

（二）部位

人体皮肤的厚薄分布不均，较薄的部位或经常不暴露的部位对冷的敏感性强于皮肤较厚的区域，冷疗效果也较好。同时，血液循环良好的部位可增强冷疗应用的效果。所以，临床上通常将冰袋、冰囊放置在高热患者的颈部、腋下、腹股沟等体表大血管流经处，以达到物理降温的作用。此外，冷感受器比热感受器浅表且数量多，故浅层皮肤对冷较敏感。

（三）面积

冷疗的效果与体表面积大小成正比。应用面积大，则机体反应较强，患者的耐受性就会下降，易引起全身反应；反之，则较弱。

（四）时间

冷疗效果在一定时间内随着时间的延长而增强，以至达到最佳的治疗效果。但时间过长，收缩的小动脉会扩张，出现继发效应而抵消治疗效应，甚至还会导致不良反应，如皮肤苍白、冻伤、机体对冷的敏感性降低。

（五）温度

温度与体表的温度相差越大，机体反应越强；反之，则越小。同时，冷疗效果也受环境温度影响，如在冷环境中用冷，效果会增强；反之，则效果减弱。

（六）个体差异

冷疗效应受到年龄、性别、身体状况等个体差异的影响。婴幼儿体温调节中枢发育未完全，对冷刺激适应能力有限；老年人体温调节功能减退，对冷刺激反应的敏感性降低。女性对冷刺激较男性敏感。昏迷、瘫痪、血液循环障碍、血管硬化、感觉迟钝等患者，对冷的敏感性降低，用冷时要慎重，以防冻伤。

三、冷疗的禁忌

（一）血液循环障碍

冷疗可加重微循环障碍，导致局部组织缺血、缺氧而变性坏死。大面积受损、休克、微循环障碍、水肿、动脉硬化、糖尿病、神经病变等患者不宜用冷。

（二）组织损伤、破裂

冷疗可使局部毛细血管收缩，血流循环不良，增加组织损伤，影响伤口愈合。尤其是大范围组织损伤应禁止用冷。

（三）慢性炎症或深部化脓病灶

冷疗可使局部血管收缩，血流速度减慢，血流量减少，影响炎症吸收。

（四）对冷过敏者

对冷过敏者用冷后可出现皮疹、关节疼痛、肌肉痉挛等现象。

（五）慎用冷疗法的情况

昏迷、关节疼痛、心脏病、婴幼儿、老年人等慎用冷疗法。

（六）禁用冷疗的部位

1. 枕后、耳郭、阴囊处　用冷易引起冻伤。
2. 心前区　用冷可引起反射性心率减慢或心房颤动、心室颤动、房室传导阻滞。
3. 腹部　用冷可引起腹痛、腹泻。
4. 足底　用冷可引起反射性末梢血管收缩而影响散热，或导致一过性冠状动脉收缩。

四、冷疗技术

（一）冰袋（冰囊）的使用

【目的】

降温、消炎、止血、缓解局部疼痛。

【评估】

1. 患者的年龄、病情、意识、体温及治疗情况。
2. 患者冷疗部位组织状况，如颜色、温度，有无硬结、淤血、感觉障碍等。
3. 患者对冷疗的心理反应及合作程度。

【计划】

1. 护士准备　衣帽整洁，修剪指甲，洗手，戴口罩。
2. 患者准备　了解冷疗的意义、方法、注意事项及配合要点。
3. 用物准备　冰袋、冰囊（图11-1）及布套，帆布袋（或木箱），冰，木槌，盆及冷水，毛巾，勺，手消毒液。
4. 环境准备　调节室温，关闭门窗，必要时可用屏风或床帘遮挡。

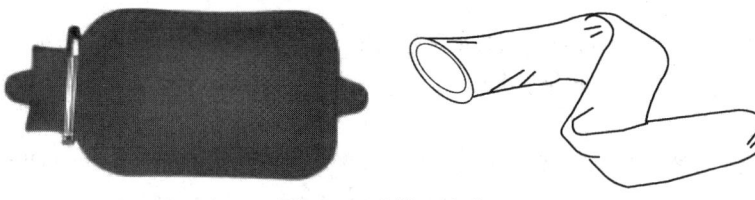

图 11-1　冰袋、冰囊

【实施】

实施方法见表 11-1。

表 11-1　冰袋使用的操作流程、步骤和要点

操作流程	操作步骤	要点说明
1. 准备冰袋	将冰装入帆布袋，用木槌敲碎成小块，放入盆内用水冲去棱角，再将小冰块装入冰袋内至 1/2～2/3 满，排尽空气，夹紧袋口，擦干倒提检查无漏水，然后套上布套	• 冰块的棱角会引起患者不适及损害冰袋 • 空气会加速冰块融化，套上布套可避免冰袋与患者皮肤直接接触，也可以吸收冷凝水

续表

操作流程	操作步骤	要点说明
2. 核对解释	携用物至床边,核对并向患者介绍冷疗方法,解释冷疗机制、影响因素和治疗作用,取得患者合作	• 确认患者
3. 放置冰袋	将冰袋置于冷敷部位	• 高热时可将冰袋置于前额、颈部两侧、腋窝、腹股沟等大血管经过处
4. 置冰时间	不超过 30 min;用于降温时,30 min 后复测体温	• 防止出现继发效应
5. 整理记录	协助患者躺卧舒适,将冰水倒净,倒挂晾干后,吹气夹紧袋口存放于阴凉处,将布套放污衣袋内送洗。记录用冷部位的皮肤情况、时间、效果、患者的反应等	• 吹入少量空气可防止冰袋内面相互粘连

【评价】
1. 患者舒适,无冻伤,无不良反应,达到冷疗目的。
2. 护士操作熟练,与患者和家属沟通有效。

【注意事项】
1. 随时观察冰袋有无漏水、冰块是否融化,以及时更换。
2. 观察用冷部位血液循环状况,如出现皮肤苍白、青紫等,应立即停止用冷。
3. 高热降温时将冰袋置于前额、头顶部,或体表大血管处,如颈部、腋下、腹股沟等处,使用 30 min 后应测体温,并做好记录。当体温降至 39℃ 以下时,可取下冰袋,做好记录。

【健康教育】
1. 患者及家属了解冰袋(冰囊)的使用目的、方法。
2. 患者及家属熟悉冰袋(冰囊)使用的注意事项及应达到的治疗效果。

(二)冰帽(冰槽)的使用

【目的】
常用于头部降温,预防脑水肿,降低脑细胞的损害。

【评估】
1. 患者的年龄、病情、治疗情况、意识状态及头部状况。
2. 患者冷疗部位的组织状况,如颜色、温度,有无硬结、淤血、感觉障碍等。
3. 患者对冷疗的心理反应及合作程度。

【计划】
1. 护士准备　衣帽整洁、修剪指甲、洗手、戴口罩。
2. 患者准备　了解冰帽(冰槽)的使用方法,接受并配合冷疗。
3. 用物准备　冰帽(图 11-2)、帆布袋、冰、木槌、盆、勺、水桶、肛表、海绵垫、未脱脂棉球、凡士林纱布条、手消毒液。
4. 环境准备　温度适宜,根据患者情况关闭门窗。

【实施】
实施方法见表 11-2。

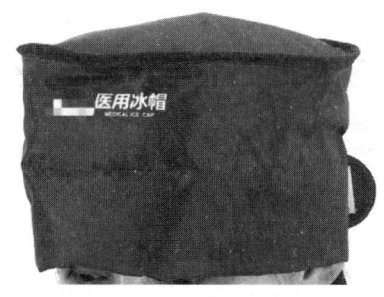
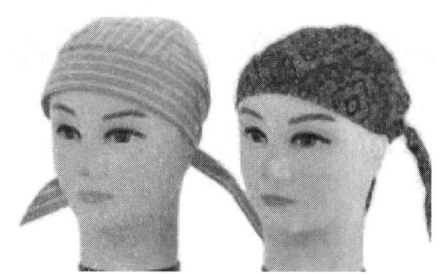

图 11-2　冰帽

表 11-2　冰帽使用的操作流程、步骤和要点

操作流程	操作步骤	要点说明
1. 准备冰帽	将冰装入帆布袋内，用木槌敲碎成小块，放入盆内，用水冲去棱角，再将小冰块装入冰帽内，擦干冰帽外水迹	• 冰块棱角会引起患者不适及损害冰帽
2. 核对解释	携用物至床边，核对并向患者介绍用冷方法及治疗作用，说明头部禁忌冷疗的部位	• 确认患者
3. 放置冰帽	将患者头部置于冰帽中，后颈部、双耳外面垫海绵垫；将小枕垫于肩下；将排水管置于水桶中	• 海绵垫可防止冻伤耳郭和枕部；小枕利于保持患者呼吸通畅
4. 复测体温	每 30 min 复测一次体温，应保持肛温在 33℃ 左右，不低于 30℃	• 以防心室颤动
5. 整理记录	整理用物方法同冰袋，记录使用时间、效果及反应	

【评价】

1. 患者头部血液循环良好、无冻伤，无不良反应，达到治疗效果。
2. 护士操作熟练，与患者和家属沟通有效。

【注意事项】

1. 观察头部皮肤颜色变化，防止患者耳郭出现青紫、麻木及冻伤等现象。
2. 观察患者体温、心率变化，每半小时测量生命体征一次，肛温不宜低于 30℃。

【健康教育】

1. 向患者介绍使用冰帽的目的和使用方法。
2. 解释头部冷疗的作用和注意事项。

（三）冷湿敷法

【目的】

降温、止血、消肿、消炎、止痛。

【评估】

1. 患者的年龄、病情、治疗情况、意识状态。
2. 患者冷疗部位的组织状况，如颜色、温度，有无硬结、淤血、感觉障碍等。
3. 患者对冷疗的心理反应及合作程度。

【计划】

1. 护士准备　衣帽整洁，修剪指甲，洗手，戴口罩。
2. 患者准备　了解冷湿敷的目的、方法、配合要点及注意事项，同意使用并愿意配合。
3. 用物准备　治疗盘内备弯盘、纱布、敷布 2 块、长钳 2 把、橡胶单、治疗巾、毛巾、凡士林、棉签，酌情备屏风。
4. 环境准备　酌情关闭门窗，避免对流风，必要时屏风遮挡。

【实施】

实施方法见表 11-3。

表 11-3 冷湿敷的操作流程、步骤和要点

操作流程	操作步骤	要点说明
1. 准备用物	按医嘱备齐用物	
2. 核对解释	将用物携至患者床旁，核对并解释冷湿敷的治疗作用	• 确认患者
3. 冷敷	指导协助患者取适当卧位，在湿敷部位下垫橡胶单、治疗巾，在湿敷部位涂凡士林后盖一层纱布。将敷布浸泡在冰水盆中，双手各持一把长钳，将浸在冰水中的敷布拧至半干，抖开敷于患处	• 防止床单受潮 • 凡士林面积应大于受敷面积
4. 时间	每 3~5 min 更换一次敷布，一般冷湿敷时间为 15~20 min	• 确保冷敷效果，防止继发效应
5. 整理记录	用冷结束后，撤掉敷布、纱布，擦去凡士林，协助患者躺卧舒适，整理床单位，清理用物并记录	

【评价】

1. 患者感到舒适，高热或疼痛等症状得到改善，无继发效应。
2. 护患沟通有效，患者及家属了解冷湿敷的目的、方法，配合操作。
3. 护士能严格执行操作规程，用冷时间正确，无并发症发生。

【注意事项】

1. 敷布须浸透，拧至不滴水为宜。
2. 注意观察局部皮肤变化及患者的全身反应。
3. 用冷过程中，检查湿敷效果，及时更换敷布。
4. 如冷敷部位为开放性伤口，应按无菌技术处理伤口。

【健康教育】

1. 患者及家属了解冷湿敷的目的、作用及操作方法。
2. 冷湿敷的注意事项及应达到的治疗效果。

（四）温水擦浴

【目的】

为高热患者降温。

【评估】

1. 患者的年龄、病情、意识、体温、皮肤情况、自理能力及治疗情况。
2. 患者对温水擦浴的心理反应及合作程度。
3. 向患者解释使用温水擦浴的目的、方法、注意事项及配合要点。

【计划】

1. 护士准备　衣帽整洁，洗手，戴口罩。
2. 患者准备　了解温水擦浴的目的、方法、配合要点及注意事项，体位舒适并愿意配合。
3. 用物准备　盆内盛 32~34℃ 温水至 2/3 满、大毛巾、小毛巾 2 块、热水袋及套、冰袋及套、清洁衣裤、便器及屏风、手消毒液、生活垃圾桶、医疗垃圾桶，必要时备坐便器。
4. 环境准备　环境整洁、舒适，室温适宜，关闭门窗，屏风遮挡。

【实施】

实施方法见表 11-4。

表 11-4 温水擦浴的操作流程、步骤和要点

操作流程	操作步骤	要点说明
1. 核对解释	备齐用物携至患者床旁，核对并解释温水擦浴的目的和方法	• 确认患者，取得合作
2. 患者准备	松开床尾盖被，协助患者脱去上衣，松解裤带；将冰袋置于患者头部，热水袋置于患者足底	• 擦浴时全身用冷需注意保护患者隐私；头部放冰袋有助于降温，足底放热水袋可促进足底血管扩张，利于散热
3. 擦浴方法	①暴露一侧上肢，下垫大毛巾，将小毛巾浸入温水中，拧至半干，缠于手上擦拭。肢体擦拭顺序为：①颈外侧→上臂外侧→手臂；②侧胸→腋窝→上臂内侧→手掌。最后用浴巾擦干。同法擦拭另一侧上肢	• 离心方向擦拭；腋窝、肘窝等大血管处需多擦拭片刻
	②腰背部擦拭顺序：侧卧，同法擦拭腰背部 3 min，为患者穿衣 ③双下肢擦浴顺序：脱裤暴露一侧下肢，下垫大毛巾，同上法擦拭：髂骨→大腿外侧→足背；腹股沟→大腿内侧→内踝；股下→腘窝→足跟。3 min 后将大毛巾擦干。同法擦拭另一侧下肢。为患者穿裤	• 整个擦浴过程应控制在 20 min 内
4. 观察	患者有无寒战、面色苍白、脉搏、呼吸异常等情况	• 禁擦拭胸前区、腹部、足底
5. 整理记录	擦浴完毕，协助患者穿好衣裤，并使患者躺卧舒适，整理床单位。清洁、消毒、整理用物。记录擦浴的部位、时间、效果及反应	• 擦浴 30 min 后的体温要记录在体温单上

【评价】
1. 操作方法正确，擦浴过程不超过 20 min，患者未发生不良反应。
2. 半小时后测量体温，患者体温有所下降，感觉舒适、安全。
3. 能进行有效的护患沟通，满足患者身心需要，得到患者的理解与配合。

【注意事项】
1. 擦至腋窝、肘窝、手心、腹股沟、腘窝处时需稍用力并延长擦拭时间，以促进散热。
2. 擦浴过程中注意观察患者反应，如出现面色苍白、寒战、呼吸异常，应立即停止擦拭并通知医生。
3. 禁忌擦拭胸前区、腹部、后颈部、足心部位，以免引起不良反应。
4. 整个擦浴过程不宜超过 20 min，以防发生继发效应。

【健康教育】
1. 全身降温的目的、作用及方法。
2. 全身降温的治疗作用及注意事项。

（五）乙醇擦浴

乙醇是一种挥发性液体，用乙醇擦浴可通过刺激皮肤血管扩张达到较强的散热效果。但新生儿、血液病患者及对乙醇过敏者禁用此法。

用于擦浴的乙醇浓度为 25%～35%，温度为 30℃，其余用物同温水擦浴，操作步骤及注意事项同温水擦浴。

 考点提示

冷疗法的操作要点及注意事项。

> **知识链接**
>
> **化学制冰袋**
>
> 可代替冰袋，作用维持2 h，方便、实用。具体有2种：一种是一次性的，内装化学制剂聚乙烯，使用时需要注意观察有无破损；另一种是超级冰袋，可以反复使用，内装凝胶，遇冷变为固体，遇热变为凝胶状。2种化学冰袋使用时需要注意观察患者有无异常，如有特殊情况，需立即更换。

第二节 热疗法

案例 11-2

患者女，70岁，手术后麻醉未清醒，手脚厥冷，身体寒战。护士欲用热水袋为其取暖。

问题与思考：

1. 热水袋的温度应控制在多少？为什么？
2. 使用热水袋时应注意什么？

热疗法（thermotherapy）是利用高于人体温度的物质作用于机体的局部或者全身，以达到促进血液循环、消炎、解痉和舒适的治疗方法。

一、热疗的目的

（一）减轻深部组织的充血

热作用可使局部血管扩张，全身循环血量重新分布，从而减轻该处深部组织的充血。

（二）促进浅表炎症的消散和局限

热可使局部血管扩张，血流速度加快，有利于组织中毒素的排出；同时，还可以改善血液循环，加快新陈代谢和增强白细胞的吞噬功能。因而在炎症早期用热，可促进炎性渗出物的吸收和消散；炎症后期用热，可促进白细胞释放蛋白溶解酶，溶解坏死组织，使炎症局限。常用于麦粒肿、乳腺炎患者。

（三）减轻疼痛

热可降低痛觉神经的兴奋性，改善血液循环，加速致痛物质和炎性物质的排出，减轻炎性水肿，解除局部神经末梢的压力，使肌肉、肌腱和韧带等组织松弛，从而缓解疼痛。常用于胃肠痉挛、腰肌劳损的患者。

（四）保暖与舒适

温热可促进血液循环，使患者感到温暖、舒适。常用于危重、早产儿、老年及末梢循环不良患者的保暖。

> **考点提示**
>
> 热疗法的目的及适用对象。

二、影响热疗的因素

(一) 方式

热疗应用的方式不同,效果也不同。有干热和湿热两种。因空气比水导热性能弱,渗透力低,所以湿热效果优于干热。

(二) 部位

皮肤薄的区域或经常不暴露的部位,如前臂内侧、颈部对热更为敏感。血液循环良好的部位可增强热疗的效果。

(三) 面积

热疗面积的大小和反应的强弱成正相关。面积大,则机体反应较强;反之,则机体反应较弱。但应注意热疗面积越大,患者的耐受性越差,易引起全身反应。

(四) 时间

在一定治疗时间内,热疗效应是随着时间增加而效果增强的。但治疗时间过长,则会产生继发效应而抵消治疗效应,甚至导致不良反应的发生。如疼痛、麻木、烫伤等。

(五) 温度

热疗的温度与体表的温度相差越大,机体对热刺激的反应越强;反之,则越弱。同时,环境温度也直接影响热疗效果。如室温过低,则散热加快,热疗效果将降低。

(六) 个体差异

热疗效果也受到年龄、性别、身体状况等个体差异的影响。老年人体温调节功能减弱,对热刺激的敏感性降低;婴幼儿体温调节功能发育不完全,对热刺激的感觉比较迟钝;女性对热刺激较男性敏感;长期居住在热带环境的居民对热的耐受性明显增高;虚弱、意识不清、昏迷、感觉迟钝、麻痹或血液循环受阻者对热的敏感性降低。故用热时要特别小心,以防发生烫伤。

三、热疗的禁忌

(一) 未明确诊断的急腹症

热疗虽能缓解疼痛,但容易掩盖病情真相,导致诊断和治疗的贻误。有引发腹膜炎的危险。

(二) 急性炎症

如牙龈炎、中耳炎、结膜炎等急性反应期,用热可使局部温度升高,循环血量增加,有利于细菌的生长、繁殖,从而使病情加重。

(三) 面部危险三角区感染

面部危险三角区血管丰富且无静脉瓣与颅内海绵窦相通,热疗可使该处血管扩张,血流量增多,导致细菌及毒素进入血液循环,促进炎症扩散,造成颅内感染和败血症。

(四) 各种脏器内出血、出血性疾病

热疗可扩张局部血管,有增加脏器血流量和血管通透性的作用,从而加重出血。因此对于血液凝固障碍的患者,用热会增加出血的倾向。

(五) 软组织损伤或扭伤早期

凡扭伤、挫伤后 48 h 内禁忌用热疗,如局部用热可促进血液循环,加重皮下出血、肿胀及疼痛。

(六) 恶性肿瘤

用热可使血管扩张,血流量增加,有助于细胞的生长及新陈代谢,恶性肿瘤部位使用热

疗，可加速肿瘤细胞的生长、转移和扩散，从而加重病情。

（七）金属移植物

因为金属是热的良好导体，用热易造成烫伤。

（八）其他

心肝肾功能不全、皮肤湿疹、感觉功能损伤，意识不清、婴幼儿、老年人慎用热疗，防止烫伤；男性睾丸用热会抑制精子发育，破坏精子。

四、热疗技术

热疗技术包括干热疗法和湿热疗法。干热疗法有热水袋、烤灯等。湿热疗法有热湿敷、热水坐浴、温水浸泡等。

（一）热水袋的使用

【目的】

舒适、保暖、解痉、镇痛。

【评估】

1. 患者的年龄、病情、治疗情况。
2. 患者热疗部位皮肤状况，如颜色、温度，有无硬结、淤血、感觉障碍、开放性伤口等。
3. 患者的意识状况、心理反应及合作程度。

【计划】

1. 护士准备　衣帽整洁，修剪指甲，洗手，戴口罩。
2. 患者准备　了解热疗的意义及正确的使用方法，并能积极配合。
3. 用物准备　热水袋及布套、水温计、量杯、热水、毛巾。
4. 环境准备　环境整洁、舒适，室温适宜，无对流风。

【实施】

实施方法见表 11-5。

表 11-5　热水袋的操作流程、步骤和要点

操作流程	操作步骤	要点说明
1. 查袋准备	检查热水袋（图 11-3）有无破损，塞子是否配套	• 以防漏水
2. 调温灌水	调节水温至 60~70℃。昏迷、高龄、婴幼儿、感觉迟钝、循环不良等患者，水温应低于50℃，热水袋套外应再包一块大毛巾，避免与患者皮肤直接接触	• 防止烫伤
3. 排气拧盖	一手拎袋口边缘，边灌热水边缓慢提高袋口，以免水溅出，将热水灌入热水袋容积的 1/2~2/3 满，再缓缓放平以排尽袋内空气，拧紧塞子	• 灌的过满会使热水袋膨胀变硬，降低其对身体的顺应度，从而影响患者使用的舒适度。空气过多会影响传热
4. 擦干装套	擦干后倒提并轻轻挤压检查是否漏水，确认无漏水后放入布套内，系好带子	• 避免热水袋与患者皮肤直接接触
5. 核对解释	携用物至床边，核对患者，解释目的，取得合作	• 确认患者
6. 置袋计时	放置于所需部位，使用时间不超过 30 min	• 以防继发性效应影响治疗效果
7. 整理记录	①撤掉热水袋，安置患者。将热水袋倒空、倒挂、晾干，吹气后旋紧盖子归位；将布套清洁后晾干备用 ②记录用热部位、时间、效果、反应	• 防止热水袋两层橡胶粘连

【评价】
1. 患者症状得到改善，舒适度增高，无不良反应发生。
2. 护士能严格执行操作规程，用热时间正确，患者局部皮肤无烫伤发生。
3. 护患沟通有效，患者及家属了解热水袋使用的目的、方法、配合要点及注意事项，能够积极配合。

【注意事项】
1. 使用热水袋过程中要经常巡视患者，观察局部皮肤情况，如有潮红、疼痛等立即停止使用，并在局部涂凡士林，以保护皮肤。
2. 若使用目的为保暖，护士要严格交接班，并及时更换热水。
3. 昏迷、小儿、老年人、麻醉未清醒、末梢循环不良等患者使用热水袋时，应在布套外再包一块大毛巾，避免患者因感觉功能不良而发生烫伤。

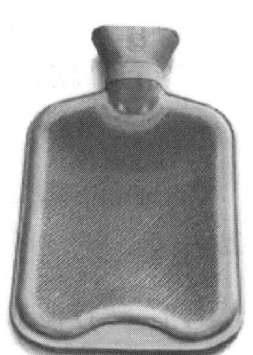

图 11-3　热水袋

【健康教育】
1. 患者及家属了解热水袋使用的目的及方法。
2. 说明使用热水袋应达到的治疗效果和注意事项。

知识链接

电暖宝

电暖宝又称充电热水袋，外形新颖、储热量大、保温时间长，结构特点合理，使用方便。主要采用电极式的加热方法，采用灵敏的温控元件，控制水袋内液体温度，一般达到65℃就会断开电路，停止加热。这样可保证热水袋不会烫手，刚好暖和。为了保证温控电路出问题后的安全性，一般都加上了热熔断丝，当过热时，熔断丝就会断开，从而保证使用者的安全。

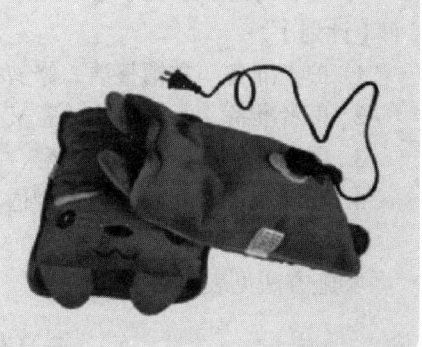

（二）烤灯的使用

【目的】
解痉、镇痛、消炎，促进创面干燥结痂和肉芽组织生长。

【评估】
1. 评估患者的身体状况，如年龄、病情、有无感觉及意识障碍、局部皮肤情况、活动能力、合作程度、心理状态等。
2. 评估烤灯的性能，解释使用烤灯的目的、方法、配合要点及注意事项。

【计划】
1. 护士准备　衣帽整洁、修剪指甲、洗手、戴口罩。
2. 患者准备　了解烤灯使用的目的、方法、配合要点及注意事项，同意使用并愿意配合。
3. 用物准备　红外线灯或鹅颈灯1盏，必要时备有色眼镜、屏风。
4. 环境准备　环境整洁、舒适，温度适宜，无对流风。必要时用屏风遮挡。

【实施】
实施方法见表11-6。

表 11-6　烤灯使用的操作流程、步骤和要点

操作流程	操作步骤	要点
1. 评估准备	环境准备，根据需要选用不同功率的灯泡，检查烤灯，确认能正常使用	• 胸、腹、腰、背部选用 500～1000 W；手、足部选用 250 W（鹅颈灯选用 40～60 W）
2. 核对解释	备齐用物携至床旁，向患者说明治疗目的及有关注意事项，	• 确认患者取得合作
3. 暴露部位	协助患者取舒适体位，暴露治疗部位，必要时用屏风遮挡患者	• 覆盖患者身体其他部位以保暖
4. 烤灯试温	将灯头移至治疗部位的斜上方或侧方，如有保护罩的灯头可垂直照射，灯距一般为 30～50 cm，以患者感觉温热为度；每次照射时间为 20～30 min	• 照射面部及前胸部，用湿纱布遮盖患者眼部或嘱患者戴有色眼镜。若出现过热、心慌、头晕，应调整灯距或停止照射。若皮肤出现紫红色，要立即停止照射，并涂凡士林保护皮肤
5. 结束整理	关闭电源，移开烤灯。协助患者穿好衣物，取舒适位	• 放回原处
6. 洗手记录	洗手，记录照射部位、时间、距离、效果与皮肤状况的改变等	

【评价】
1. 照射患者颈部、面部、胸前等部位时，患者眼睛未受伤害。
2. 患者舒适、安全，无过热导致的心慌、头晕等不适。

【注意事项】
1. 照射面颈部及前胸部时，应保护患者眼睛，可用湿纱布遮盖眼部或戴有色眼镜。
2. 照射过程中应使患者保持舒适、稳定的体位，询问有无过热、心慌、头晕等不适。
3. 照射过程中随时观察局部皮肤反应，以皮肤出现桃红色的均匀红斑为合适剂量。如出现紫红色，应立即停止照射，局部涂凡士林保护皮肤。
4. 手足等小部位以 250 W 灯泡为宜；胸、腹、腰、背等部位可用 500～1000 W 灯泡。
5. 照射过程和照射之后要注意保暖，防止受凉，照射结束后嘱患者休息 15 min 后再离开治疗室，以防感冒。

【健康教育】
1. 向患者及家属详细介绍烤灯使用的目的、方法及注意事项。
2. 说明使用烤灯热疗对机体产生的治疗效果。

（三）热湿敷法

【目的】
消肿、解痉、镇痛、消炎。

【评估】
1. 患者的年龄、病情、治疗情况。
2. 患者热疗部位皮肤状况，如颜色、温度，有无硬结、淤血、感觉障碍、开放性伤口等。
3. 患者的意识状况、心理反应及合作程度。

【计划】
1. 护士准备　衣帽整洁，修剪指甲，洗手，戴口罩。

2. 患者准备 了解湿热敷的作用，注意事项，体位舒适，愿意配合操作。

3. 用物准备 热水（50～60℃）、小盆、纱布、敷布2块、长钳2把，橡胶单、治疗巾、棉垫或大毛巾、水温计、凡士林、棉签，酌情备屏风。

4. 环境准备 温度适宜，酌情关闭门窗。

【实施】

实施方法见表11-7。

表11-7 湿热敷的操作流程、步骤和要点

操作流程	操作步骤	要点说明
1. 核对解释	备齐用物携至患者床旁，核对并解释热湿敷的治疗作用，取得患者合作。必要时用屏风遮挡	• 若患处是开放性伤口，敷布、敷钳、热水、凡士林等应均为无菌
2. 暴露部位	①必要时使用屏风或拉帘遮挡，协助患者排便、洗手 ②指导、协助患者取适当卧位，暴露受敷部位，在其下垫橡胶单、治疗巾，在受敷部位涂凡士林后盖一层纱布	• 是否需要屏风，根据患者需要敷的部位而定 • 防止床单受潮 • 涂抹凡士林的面积应大于受敷面积
3. 调节水温	将敷布放入热水盆中，水温一般50～60℃。双手各持一把长钳将浸在热水中的敷布拧至半干（不滴水为适度），抖开敷布，折叠后敷于患处，依次盖上塑料纸和棉垫	• 维持温度，热敷效果好
4. 更换敷布	敷布每3～5 min更换一次，热敷时间一般为15～20 min	• 防止烫伤
5. 结束整理	结束后揭开纱布，擦去凡士林，整理床单位，清理用物	• 伤口热敷后，按照换药法处理伤口
6. 洗手记录	洗手，并记录热敷部位、时间、效果、反应	• 用物清洁消毒后备用

【评价】

1. 患者无不适感觉，无烫伤发生，温暖、舒适。
2. 若有开放性伤口，护士无菌观念强，损伤熟练。
3. 患者无感染发生，达到热湿敷目的。
4. 护患沟通有效。

【注意事项】

1. 热敷部位如为开放性伤口，应按无菌操作进行，热敷后，按换药法处理伤口。
2. 注意观察局部皮肤变化及患者反应，防止烫伤。
3. 面部热湿敷后15 min方能外出，以免受凉。
4. 操作时随时与患者交流，了解患者感受及需要，并给予及时处理。如感觉过热，可揭起敷布一角，局部散热。

【健康教育】

1. 向患者介绍热湿敷的目的、操作方法及注意事项。
2. 说明影响热湿敷效果的因素及热湿敷对机体可产生的治疗作用。

（四）坐浴法

【目的】

消肿、止痛、消炎，常用于会阴、肛门疾病和手术后，使局部清洁、舒适。

【评估】
1. 患者的年龄、病情、治疗情况。
2. 患者的意识状况、活动能力及合作程度等。
3. 患者局部皮肤状况，有无感觉障碍等。

【计划】
1. 护士准备　衣帽整洁，修剪指甲，洗手，戴口罩。
2. 患者准备　了解热水坐浴的治疗作用及坐浴方法，并积极配合。排尿、排便。
3. 用物准备　坐浴椅（图11-4）、消毒坐浴盆、坐浴溶液遵医嘱（常用1∶5 000高锰酸钾溶液）、水温计、浴巾、无菌纱布、毛巾、屏风等，必要时备换药用物。
4. 环境准备　安静，温湿度适宜，关闭门窗，必要时屏风或拉帘遮挡。

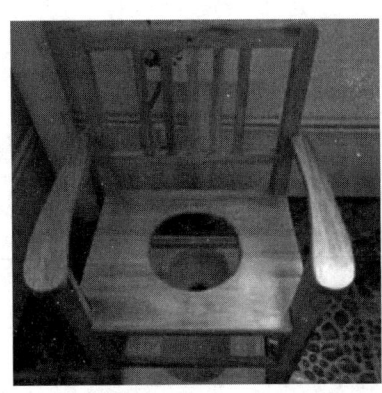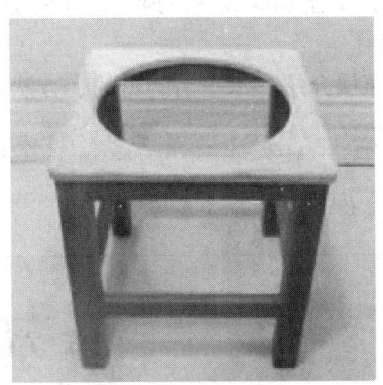

图 11-4　坐浴椅、坐浴凳

【实施】
实施方法见表11-8。

表 11-8　坐浴法的操作流程、步骤和要点

操作流程	操作步骤	要点说明
1. 核对解释	备齐用物携至患者床旁，核对并解释坐浴的目的、方法，取得患者合作	• 确认患者，若有伤口，坐浴盆和药液均应为无菌
2. 协助排泄	屏风遮挡，协助患者排尿、排便，洗净双手	• 热水可刺激肛门、会阴部，易引起排尿、排便反射
3. 备水试温	将坐浴溶液倒入盆内至1/2满，水温调至40～45℃	• 防止烫伤
4. 协助坐浴	协助患者脱裤至膝部，先用纱布蘸拭，使臀部皮肤适应水温后再坐入盆中，腿部用大毛巾遮盖，随时调节水温。添加热水时嘱患者偏离浴盆，防止烫伤，坐浴时间一般为15～20 min	• 臀部应完全浸入水中
5. 观察整理	坐浴过程中要观察患者面色、脉搏、呼吸，坐浴结束后用毛巾擦干臀部，卧床休息。物品按规定消毒处理后备用	• 若出现面色苍白，脉搏加快，眩晕、乏力、心慌等，立即停止坐浴
6. 洗手记录	洗手，并记录坐浴时间、药液、效果及患者反应	• 有伤口者坐浴完毕按照换药法处理

【评价】
1. 温度适宜，患者无不适感觉，无烫伤，局部炎症和疼痛减轻，效果好。
2. 护士操作熟练。
3. 护患沟通有效，患者能配合和理解。

【注意事项】
1. 阴道出血、盆腔急性炎症、女性患者月经期、妊娠后期、产后2周内均不宜坐浴，以免引起感染。
2. 坐浴过程中注意患者安全，随时观察患者面色、呼吸和脉搏，如诉乏力、头晕等，应立即停止坐浴。
3. 若会阴、肛门部位有伤口，应备无菌浴盆和溶液，坐浴后按换药法处理伤口。
4. 冬天注意室温和保暖，以避免患者受凉。

【健康教育】
向患者及家属介绍热水坐浴的目的、方法及注意事项。

 考点提示

热疗法的操作要点及注意事项。

本 章 小 结

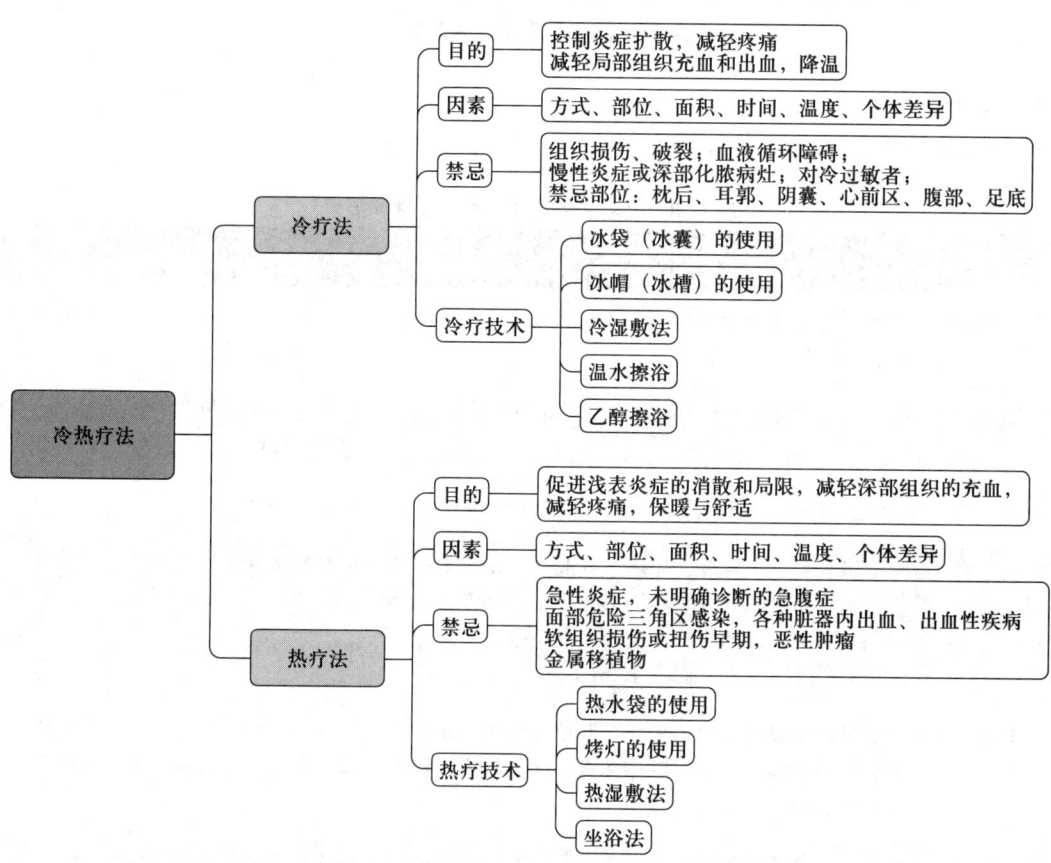

自 测 题

一、选择题

A1/A2 型题

1. 下列影响冷疗的因素中错误的是
   A. 冷疗的方法不同，效果也不同
   B. 冷疗效果与面积成正比
   C. 冷疗时间与效果成正比
   D. 不同个体对冷的反应不同
   E. 环境温度影响冷效应

2. 小王因走路不慎导致脚踝扭伤，护士为其应用化学制冷袋冷敷局部，可维持冷疗的时间为
   A. 1 h   B. 2 h   C. 3 h   D. 4 h   E. 5 h

3. 张某，女，66 岁。因经常便后出血，经检查患有痔疮，行痔疮手术。术后医嘱热水坐浴。以下热水坐浴措施中，错误的是
   A. 浴盆和溶液须无菌
   B. 操作前需排空膀胱
   C. 水温控制在 50℃左右
   D. 坐浴后更换敷料
   E. 坐浴时间 15～20 min

4. 患者，女，38 岁，扁桃体摘除术后。护士为其使用冰囊行颈部冷敷，以下操作方法错误的是
   A. 用水冲去冰块棱角
   B. 将冰块装满冰袋后，排气并拧紧盖子
   C. 使用中如冰块融化，需重新更换
   D. 冰袋放入套中后才能使用
   E. 冷敷时间不超 30 min

5. 患者，男，23 岁，鼻唇沟处有一感染化脓灶。以下护理措施中错误的是
   A. 肌内注射抗生素
   B. 口服抗生素
   C. 局部换药处理
   D. 局部热湿敷
   E. 局部涂抗生素药膏

6. 徐先生，34 岁，左侧踝关节扭伤。为防止皮下出血与肿胀，早期应
   A. 冷热交替敷
   B. 局部按摩
   C. 冷湿敷
   D. 热湿敷
   E. 松节油涂擦

7. 患者，男性，16 岁。外伤致体温中枢受损，体温 41℃并居高不下。现采用冰帽降温，以下做法正确的是
   A. 每 10 min 测量体温一次
   B. 体温最好维持在 35℃
   C. 体温不可低于 33℃
   D. 注意观察患者的心率
   E. 注意观察患者的呼吸

8. 患儿男，2 岁。因白血病、肺部感染入院。上午 10 时测量体温 39.8℃。给予该患儿的降温方式应是
   A. 冰槽
   B. 冰帽
   C. 冰袋
   D. 乙醇擦浴
   E. 温水擦浴

A3/A4 型题

（9～10 题共用题干）

患者，男，52 岁，咳嗽、头痛、发热待查入院。查 T 39.8℃，P 120 次/分，R 24 次/分，BP 136/88 mmHg。护士遵医嘱为其行乙醇擦浴。

9. 乙醇擦浴前，先置冰袋于头部，其目的是

A. 防止反射性心率减慢　　　　　　B. 防止头部充血
C. 增加局部血流　　　　　　　　　D. 防止脑水肿
E. 防止颅内压升高

10. 为观察降温效果,应在乙醇擦浴后多久测体温
   A. 10 min　　　　B. 20 min　　　　C. 30 min
   D. 40 min　　　　E. 50 min

二、简答题

1. 冷、热疗法的作用有哪些?
2. 比较冷、热疗法对缓解疼痛的作用机制。

三、案例分析

患者,女性,17岁,高中学生。上体育课跑步时不慎将踝关节扭伤,疼痛难忍,其同学在1 h内将其送至医院。如果你是当班护士,应指导患者采取哪些处理措施?

(刘书莲)

第十二章 药物疗法

学习目标

1. 说出药物的保管原则、给药原则、注射原则。
2. 复述安全给药指导,给药次数和间隔时间。
3. 归纳各种注射法的目的、部位和注意事项。
4. 举例说明静脉注射失败的原因及处理方法。
5. 列出常用的局部给药法。
6. 能正确实施口服给药、雾化吸入疗法和各种注射技术。
7. 具有严谨的工作态度和高度的责任感。给药过程中体现爱伤观念,尊重、关心体贴患者。

第一节 给药的基本知识

案例 12-1

一患儿因感冒发烧被送入某院治疗后,病情突然加重,经抢救无效身亡。事后,亲属发现在医院抢救用药中,有 3 种注射液已经超过有效期,因此认为医院存在严重过失。公安、卫生等部门工作人员对抢救室内的用药、病历进行封存。

问题与思考:
1. 本案例中涉及什么问题?
2. 药品应该怎么保管和存放?

一、药物的种类、领取、保管

(一) **药物的种类**

1. 内服药 有溶液、合剂、酊剂、散剂、片剂、胶囊、丸剂等。
2. 注射药 有水剂、油剂、混悬液、结晶和粉剂等。
3. 外用药 有软膏、溶液、酊剂、粉剂、搽剂、洗剂、滴剂、栓剂、涂膜剂等。
4. 新型药剂 靶向制剂、缓控迟释制剂、经皮给药制剂等。

(二) **药物的领取**

关于药物的领取各医院规定不同,一般情况应遵循由护士凭医生处方领取的原则。

1. 病区药物管理 病区内设有药柜,存放一定基数的常用药物,由专人负责,根据消耗量填写领取药单,定期到药房领取、补充,便于病区内正常使用。其他日常药物,口服药由中心药房专人负责配药、核对,病区护士负责核对领回后,再次进行核对和分发;注射类药物、抢救药物、临时医嘱的口服药等,均由病区护士专人负责,填写领药本,经护士长签字后到药房领取。

2. 麻醉、剧毒等特殊药物管理　应按特殊药品的规定管理，病区内配备一定基数，使用后，由医师开专用处方，凭处方和空安瓿向药房领取补充。

3. 患者使用的贵重药物或特殊药物，凭医生的处方领取。

（三）药物的保管

1. 药柜保管　药柜应放在通风、干燥、光线明亮处，不宜阳光直射，保持整洁，由专人负责。

2. 分类保管　药物应按内服、外用、注射、剧毒等分类保管。麻醉药、剧毒药及贵重药应有明显标记，加锁专人保管，使用后应登记，并列入交接内容。药瓶上应有明确的标签，标签上注明药名（中、英文对照）、浓度、剂量、有效期。一般内服药用蓝边标签、外用药用红边标签、剧毒药用黑边标签。

3. 定期检查药物　药物如有沉淀、变色、混浊、潮解、异味、过期或标签脱落、难以辨认等现象，应停止使用。根据药物有效期按先后顺序摆放，先领先用，以防失效。

4. 根据药物的不同性质妥善保管　药物的性质决定药物的保存方法，分类保存各类药物，避免药物变质影响疗效，甚至增加毒副作用。

（1）易被热破坏的药物：如生物制品、干扰素、疫苗、抗病毒血清、胎盘球蛋白、胰岛素等，根据其性质和贮存条件的要求，应置于2～10℃低温处保存。

（2）易氧化和光解（遇光变质）的药物：如维生素C、氨茶碱、盐酸肾上腺素等，应装入有色密闭瓶内或放在有黑色避光纸的药盒内，置于阴凉处保存。

（3）易燃、易爆的药物：如乙醚、乙醇、环氧乙烷等应单独存放，密闭保存于低温处，远离明火。

（4）易挥发、潮解和风化的药物，如乙醇、过氧乙酸、甘草片、糖衣片、酵母片等应装瓶，盖紧。

（5）中药制剂应放于阴凉干燥处，芳香性药品应加盖密闭保存。

（6）个人专用的特殊药物，应单独存放，并注明床号、姓名。

> **考点提示**
>
> 药物的领取和保管。

二、给药的原则

（一）根据医嘱给药

护士必须严格遵医嘱给药，不得擅自更改，对有疑问的医嘱，应确认无误方可给药，不可盲目执行医嘱。一旦发现给药错误，应立即报告护士长、医生，协助医生做紧急处理，密切观察患者病情变化，以减少或消除由于差错造成的不良后果，并向患者及家属解释，填写意外事件报告。

（二）严格执行查对制度

1. 严格执行"三查七对"

（1）"三查"：操作前、操作中、操作后查（查"七对"内容）。

（2）"七对"：对床号、姓名、药名、浓度、剂量、用法、时间。

2. 严格检查药物质量，确保药物不变质，并在有效期内。

（三）正确、安全、合理给药

1. 做到"五准确"，即准确的药名、准确的剂量、准确的给药方法、准确的给药时间及准确的患者。

2. 备好的药物应及时使用，避免久置引起药液污染或药效降低。

3. 按需要进行药物过敏试验，对易发生过敏反应的药物，用药前应了解患者的用药史、过敏史，并按要求做药物过敏试验，结果阴性方可使用，在使用中加强观察。

4. 两种或两种以上药物配伍使用时，要注意配伍禁忌，避免发生药源性疾病。

（四）观察用药反应

护士在用药过程中和用药后，应监测患者的病情变化，密切观察药物的疗效和不良反应。

（五）做好用药指导

给药前护士应向患者解释，以取得其合作，护士应以轻柔的动作、亲和的态度、熟练的技术，增强患者的治疗信心，消除其恐惧、疑惑及痛苦心理。同时，指导患者用药的基本知识，提高患者正确用药的能力。

 考点提示

给药原则。

三、给药的途径

给药途径应根据药物的性质、剂型、病变部位、组织对药物的吸收、患者的病情变化等情况而定。常用的给药途径有口服、舌下含化、注射（皮内、皮下、肌内、静脉、动脉）、吸入、黏膜给药（直肠、阴道、尿道、咽喉、眼结膜、鼻黏膜等）、外敷等。除经动、静脉注射的药物直接进入血液循环外，经其他给药途径的药物均有一个吸收过程。吸收速度由快至慢依次为：静脉给药＞吸入＞舌下含化＞直肠＞肌内注射＞皮下注射＞口服＞皮肤。

四、给药的次数与时间

给药次数和时间间隔取决于药物的半衰期，以维持药物在血液中的有效浓度，发挥最大药效而又不至于引起毒性反应为最佳选择，同时要兼顾药物的特性和人体的生理节律。临床工作中常用外文缩写来描述给药次数、给药时间、给药部位等。医院常用外文缩写及中文译意见表12-1，医院常用给药时间与安排见表12-2所列。

表12-1 医院常用外文缩写及中文译意

外文缩写	中文译意	外文缩写	中文译意
qh	每1小时一次	st	立即
q2h	每2小时一次	Rp, R	处方/请取
q4h	每4小时一次	DC	停止
q6h	每6小时一次	PO	口服
qd	每日一次	ID	皮内注射
bid	每日两次	H	皮下注射
tid	每日三次	IM 或 im	肌内注射
qid	每日四次	IV 或 iv	静脉注射
qod	隔日一次	ivgtt	静脉滴注
biw	每周两次	OD	右眼

续表

外文缩写	中文译意	外文缩写	中文译意
qn	每晚一次	OS	左眼
qm	每晨一次	OU	双眼
am	上午	AD	右耳
pm	下午	AS	左耳
12n	中午12点	AU	双耳
12mn	午夜12点	aa	各
ac	饭前	gtt	滴
pc	饭后	prn	需要时（长期）
hs	睡前	sos	必要时（限用一次，12小时内有效）

表 12-2 医院常用给药时间与安排

给药时间	给药安排
qm	6：00
qd	8：00
bid	8：00，16：00
tid	8：00，12：00，16：00
qid	8：00，12：00，16：00，20：00
q2h	6：00，8：00，10：00，12：00…
q4h	8：00，12：00，16：00，20：00…
q6h	8：00，14：00，20：00，2：00
qn	20：00

 考点提示

医院常用外文缩写与中文译意。

五、影响药物疗效的因素

药物应用后在体内产生的作用常受到多种因素的影响，如：药物的剂量、剂型、给药途径、患者的生理、病理状态等，这些因素不但影响药物作用的强度，还可改变药物作用的性质。作为护理人员，有必要了解影响药物作用的一些因素，以便更好地掌握药物使用的规律，充分发挥药物的治疗作用，避免不良反应的发生。

（一）药物因素

1. 药物剂量　药物剂量不同，机体产生的反应也不同。临床上规定的药物治疗量或有效量，是指能对机体产生明显效应而不引起不良反应的剂量，若药物超过有效量，则会引起中毒反应。例如小剂量的催眠药可产生镇静作用，继续增大剂量可有抗惊厥作用，但当剂量超过一定限度时，则会产生中毒反应。

2. 药物剂型　不同剂型的药物由于吸收量与速度不同，药物的起效时间、作用强度和维持时间也不同。例如：一般情况下，在注射剂中，水溶性注射剂比混悬液、油剂吸收快；在口服制剂中,溶液比片剂、胶囊容易吸收,因而作用发生较快,但维持时间较短。

(二)给药方法

1. 给药途径　给药途径不同,药物吸收的程度和速度就会不同,药物在体内的过程也不同,因而影响药物作用的发挥。例如,硫酸镁口服吸收甚少,只起导泻和利胆作用;外用热敷可消炎去肿;肌内注射或静脉滴注给药有降压及抗惊厥作用。

2. 给药时间　人体的生理变化具有生物周期性,在生物钟控制下,人体的基础代谢、体温变化、血糖含量和激素分泌等功能都具有其节律性和峰谷值。机体的昼夜节律改变了药物在体内的药动学和药效学,致使药物的生物利用度、血药浓度、代谢和排泄等方面也有昼夜节律性变化。例如:贫血患者补充铁剂时,在晚上7时服用疗效最好;补充钙剂时,临睡前服用可使钙得到充分的吸收和利用;降血压药物不宜在睡前服用;抗心绞痛药应在上午服用,因心绞痛发作高峰为上午6~12时,所以心绞痛患者如果早晨醒来服用抗心绞痛药物,可明显扩张冠状动脉,改善心肌缺血。

3. 给药次数　给药间隔时间应根据病情需要,以药物半衰期作为参考依据。尤其是抗生素类药物更应注意维持其在血液中的有效浓度。对长期用药或肝肾功能不全的患者,为防止蓄积中毒,可减少用药量或延长给药间隔时间。另外,反复用药可使药物产生耐药性,如硝酸酯类药物的扩血管作用在连续用药数天后开始产生耐受性,2~3周耐受性达高峰,停药10天以上,又可恢复作用。因此,应根据药物的特性正确实施给药。

4. 联合用药　两种或两种以上药物同时或先后应用,有时会产生相互作用,出现药效加强(协同作用)或减弱(拮抗作用)。如阿托品和解磷定联合用药,有助于有机磷农药中毒的急救;氨基糖苷类抗生素和强利尿剂合用,可致耳聋性增强。临床上联合用药的目的是发挥药物的协同作用,增强治疗效果,避免和减轻药物不良反应。

(三)机体因素

1. 生理因素

(1)年龄:在机体生长发育以及衰老过程的不同阶段,其生理功能和对药物的处理能力都可能有所不同,从而影响药物的作用。通常所称的药物"常用量"是针对14~60岁的人而言,不包括14岁以下的儿童和60岁以上的老年人,因此儿童和老年人的用药剂量应以成人剂量为参考,酌情减量。

(2)性别:男性和女性对药物的反应一般无明显的差别(性激素除外)。但女性在月经期、妊娠期、分娩期和哺乳期时用药要特别注意。在月经期,子宫对泻药或刺激性较强的药比较敏感,如用药不慎,易引起月经过多;在妊娠期,应特别注意某些药物可以通过胎盘进入胎儿体内引起中毒或造成胎儿畸形;在分娩期,使用镇静药物时需要注意时机和剂量,如吗啡等镇静药物会对新生儿的呼吸产生抑制作用;在哺乳期,需要注意某些药物可能会通过乳汁排泄到婴儿体内,影响婴儿的发育或引起中毒。

(3)营养状况:营养不良者体重轻,脂肪组织少,血浆蛋白含量低,会影响药物的分布和血浆蛋白的结合量。因此,为营养不良的患者用药时,除应考虑剂量适当外,还应注意补充营养,改善全身状况,以提高疗效。

(4)个体差异:对高敏性的个体在应用小剂量药物时有可能产生毒性反应;对于有耐受性的个体可耐受较大剂量而不产生中毒症状。因此,可根据个体差异在用药中酌情减量或增量,并注意观察用药后的反应。

2. 病理状态　疾病时机体调节功能状态与正常人有一定差异,可影响药物的作用。例如:正常人服用利尿药后血压并不明显下降,而高血压患者服后则血压明显降低;解热药能使发热患者体温下降,而对正常体温者影响甚小。另外,疾病也可成为增强药物不良反应的因素。例如，结核病患者使用糖皮质激素时，有结核感染扩散的危险；肾功能受损时，主要经肾排出的药物其半衰期延长，可致药物蓄积而中毒。

3. 心理因素　心理因素在一定程度上可影响药物的应用效果，主要表现在患者的情绪、治疗态度、药物依赖程度、对药物的认识和对医护人员的信任等方面。如：有些患者过分相信药物的作用或者把精力过分集中在自己的身上，不服药就觉得身体不适；"安慰剂"能起到镇静、镇痛作用，提示药物的疗效并非单靠其化学性质。因此，护士应充分了解患者的心理状态，对患者给予关心、帮助和支持，可增强患者对药物治疗的信心。

（四）饮食因素

食物与药物之间的相互作用十分复杂，几乎所有的药物均受食物的影响。饮食不当可造成药物疗效的增强或减弱，关系到患者的健康，甚至会危及生命。

1. 减少药物的吸收，使疗效降低　某些甜饮料、蜂蜜、果酱、糖不宜用于送服药物，这些甜味物质可增加胃酸分泌，使消化液偏酸，从而严重抑制某些药物的吸收。铁剂不宜与茶水同时服用，因为茶叶中的鞣酸会与铁形成铁盐而妨碍吸收；在补钙时不宜食用菠菜，因菠菜中含大量草酸，草酸与钙结合成草酸钙会影响吸收，从而使疗效降低。

2. 促进药物的吸收，使疗效增强　酸性食物可增加铁剂的溶解度，促进铁的吸收；高脂饮食可促进脂溶性维生素 A、维生素 D、维生素 E 和某些亲脂性药物（头孢呋辛、利福平、美托洛尔）的吸收，因而这类药物宜饭后服用，以增加其疗效。

3. 改变尿液的 pH 值，影响疗效　鱼、肉、蛋等食物在体内代谢可产生酸性物质；牛奶、蔬菜、豆制品等食物在体内代谢可形成碱性物质，这些物质在排出时会影响尿液的 pH 值，而使药效发生变化。如氨苄西林、呋喃妥因在酸性尿液中杀菌力强，因此在治疗泌尿系统感染时宜多食荤食，使尿液变酸，增强抗菌作用；而应用氨基糖苷类、头孢菌素、磺胺类药物时，则宜多食素食，以碱化尿液，增强抗菌效力。

知识链接

配伍禁忌

配伍禁忌（incompatibility）：指两种或两种以上药物在体外相互混合时发生物理或化学的相互作用，从而导致治疗效果下降或出现严重的不良反应。因此配伍禁忌是药物安全性的重要考虑因素，当同时使用多种药物时，护士要认真核对药物的配伍禁忌表，以确保患者的用药安全和疗效。尤其是在使用新药时必须慎重，必要时应该按照规定做交叉配伍试验。

第二节　口服给药法

案例 12-2

刘护士在为 6 床李明发药时，患者刚好在如厕，刘护士便对该患者说："李明，您的药放在桌上了，还有碘剂待您出来后再发给您"。回办公室后刘护士因急送血气分析，将发药的事给忘了，下午才想起来。而该患者为一甲状腺功能亢进症术前患者。

问题与思考：

1. 你认为刘护士主要的错误是什么？
2. 应如何杜绝此类事情的发生？

口服给药法（oral administration）是指药物口服后经胃肠道黏膜吸收进入血液循环，从而发挥局部或全身的治疗作用，以达到防治和诊断疾病目的的一种给药方法。口服给药是临床上最常用的给药方法，其特点是方便、经济、安全。由于口服给药吸收较慢，产生药物疗效的时间较长，一般不适用于急救、意识不清、呕吐频繁及禁食等患者。

一、安全给药指导

1. 需要吞服的药物用温开水送服，不宜用茶水、饮料等其他液体代替。服药前后应禁忌饮酒、饮茶及食用刺激性强的食物。

2. 缓释片、肠溶片、胶囊吞服时不可嚼碎。

3. 舌下含片应该放在舌下或两颊黏膜与牙齿之间待其溶化。

4. 抗生素及磺胺类药物应按时服用，以保证有效的血药浓度。服用磺胺类药物后宜多饮水，以免因尿少而析出结晶，导致肾小管堵塞。

5. 健胃药及促进食欲的药物，宜饭前服；助消化药、对胃肠有刺激性的药物，宜饭后服。

6. 服用强心苷类药物前应先测脉搏（心率）及节律，脉搏＜60次/分或节律不齐时，则不可服用，并报告医生。

7. 止咳糖浆对呼吸道黏膜有安抚作用，服后不宜立即饮水；若同时服用多种药物，应最后服用止咳糖浆。

8. 对牙齿有腐蚀作用或使牙齿染色的药物，如酸剂或铁剂，应用饮水管吸服，避免与牙齿直接接触，服药后要及时漱口。

考点提示

一般给药指导和特殊药物给药指导。

二、口服给药技术

【目的】
减轻症状，协助诊断，预防和治疗疾病。

【评估】
1. 患者基本情况　包括年龄、性别、体重、病情、用药史、过敏史、肝肾功能等情况。
2. 患者认识反应　心理状态、意识状态、自理能力、合作程度，对治疗的态度、有无药物依赖、对所用药物的认知程度。
3. 患者吞咽能力，有无消化道疾患，有无胃管，有无恶心、呕吐等。

【计划】
1. 护士准备　着装整洁，洗手，戴口罩。
2. 患者准备　了解所用药物的性状、作用及副作用，能配合口服用药。
3. 用物准备　①发药车上层：药盘、药杯、量杯、药匙、滴管、研钵、包药纸、纱布、治疗巾、小药卡、服药本、吸水管、注射器（必要时服药用）、水壶（内盛温开水）、洗手消毒液；②发药车下层：生活垃圾桶、医用垃圾桶、消毒浸泡桶。
4. 环境准备　整洁，安静，舒适，安全。

【实施】
实施方法见表12-3。

表 12-3　口服给药的操作流程、步骤和要点

操作流程	操作步骤	要点说明
1. 核对检查	核对医嘱，根据医嘱及服药本准备药物，仔细核对药物的名称、剂量、浓度、有效期，检查药品质量、包装等	• 严格执行"三查七对"
2. 配药	填写小药卡，按顺序插入药盘内，依据药物的剂型采取不同的取药方法 ▲固体药 一手握药瓶、瓶签朝向自己，核对，另一手用药匙取出所需药量，放入药杯时再核对，将药瓶放回药柜时第三次核对。同一患者同一时间内服用的多种药片放入同一药杯内 ▲液体药 ①核对药液，将药液摇匀，打开瓶盖，将瓶盖内面朝上放置 ②一手持量杯，将拇指置于所需刻度，举起量杯，使所需刻度和视线保持水平；另一手将药瓶标签朝上，缓缓倒药液至量杯所需刻度处（图12-1），再将药液倒入药杯 ③用无菌湿纱布擦净瓶口，盖紧瓶盖，标记开启日期及时间 ④将不同药液分别倒入不同药杯内，不可混合，已取（倒）出的药物不能再放回药瓶内 ⑤药液不足 1 ml 时，需用滴管吸取（每 1 ml 以 15 滴计算）（图12-2）；油剂药液或不足 1 ml 的药液，先在药杯内倒入少许温开水，然后加药	• 配好一位患者的药后，再配另一位患者的药，避免混淆 • 先备固体药，再备水剂或油剂 • 需研磨的药物，可放在研钵内碾碎，用纸包好；粉剂、含化片用纸包好，放入药杯 • 避免药液内溶质沉淀而影响给药浓度 • 瓶签向上，以免药液腐蚀瓶签 • 将药液放回药柜原处 • 倒取不同药液时需清洗量杯 • 防止药液附着杯壁，影响服用剂量
3. 再次核对	摆药者根据服药本、小药卡重新核对一遍，再与另一名护士核对一遍，无误后用治疗巾盖好药盘，准备发药	• 确保用药安全
4. 洗手发药	洗手，携带服药本、温开水，推车至患者床前	• 如果发药时患者不在或因故暂时不能服药，应将药物带回保管，告知医生，适时再发或交班
5. 核对解释	核对床号、姓名（由患者说出自己的姓名）、药名、剂量、浓度、方法、时间	
6. 按序发药	①按病床号顺序将药物发给患者 ②解释用药的目的和注意事项	• 不同患者的药物不可同时取出，以免发生差错
7. 协助服药	①协助患者坐起及服药 ②视患者服药后方可离开	• 为危重患者及不能自行服药的患者喂服 • 婴幼儿、鼻饲、上消化道出血或口服固体药困难的患者，应将药物研碎，用水充分溶解后再给药 • 鼻饲者从胃管注入药物后，再以少量温开水冲洗胃管
8. 服药后再次核对	再次核对患者及药物	
9. 整理记录	发药完毕，推车至治疗室，整理药盘，清洗、消毒药杯后备用	• 防止交叉感染

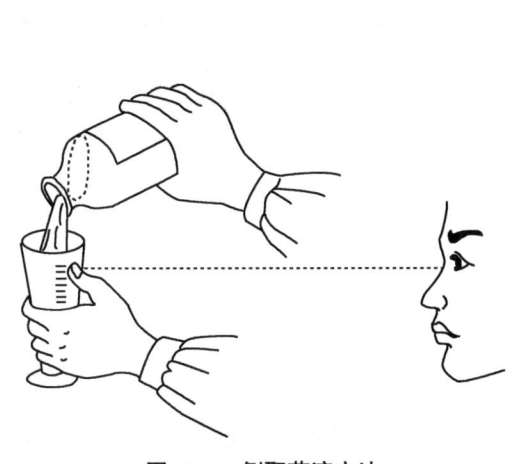

图 12-1　倒取药液方法

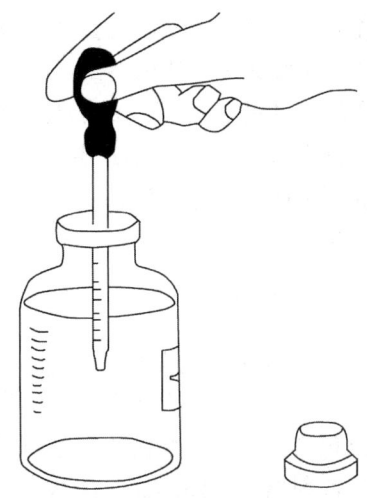

图 12-2　滴管取药液方法

【评价】
1. 严格执行查对制度，给药准确，无差错。
2. 患者获得有关用药方面的知识并积极配合，达到预期的疗效。

【注意事项】
1. 严格执行查对制度　备药、发药时严格执行查对制度，防止差错事故的发生，确保患者用药安全。
2. 发药前评估患者　发药前应收集患者有关资料，凡因特殊检查或手术需禁食者，暂不发药，并做好交班；如患者出现呕吐，应查明原因再进行相应处理，并暂停口服给药。
3. 发药时注意倾听患者的意见　发药时如患者提出疑问，应虚心听取，重新核对，确认无误后再给患者服药。

 考点提示

口服给药的注意事项。

【健康教育】
1. 告知患者所服药物的名称、目的、作用、不良反应，注意饮食对药物作用的影响。
2. 病情允许时嘱患者服药后保持半卧位或坐位 30 min。

第三节　注射给药法

案例 12-3

患者男性，74 岁，因心肌梗死入院，行冠心病介入治疗，治疗后病情得到控制。目前患者意识清醒，但术后需皮下注射低分子肝素 3 天，每隔 12 h 注射 1 次，每次注射剂量为 5000 U。

问题与思考：
1. 注射给药时应遵循的原则是什么？
2. 如何选择注射部位？
3. 护士为患者注射时应注意哪些问题？

注射法是将一定量的无菌药液或生物制品用无菌注射器注入体内,达到预防、诊断、治疗的目的,是临床上常用的给药途径,也是护士必须熟练掌握的基本操作。注射法给药具有吸收快、血药浓度迅速升高、给药剂量准确的特点,因此适用于需要药物迅速发挥疗效或各种原因不能经口服药的患者;但注射法会造成一定程度的组织损伤,引起疼痛及并发症,不良反应出现得也较迅速,故需严格遵守注射原则。注射法可分为:皮内注射、皮下注射、肌内注射、静脉注射及动脉注射。

一、注射原则

(一)严格遵守无菌操作原则

1. 操作环境　符合无菌技术操作要求。
2. 操作者　操作前洗手,戴口罩,着装整齐,必要时戴手套。
3. 注射器　针筒内面、活塞、乳头、针梗与针尖均应保持无菌,避免污染。
4. 注射部位皮肤常规消毒,并保持无菌　常规消毒法:用棉签蘸2%碘酊,以注射点为中心螺旋向外涂擦1次,直径应在5 cm以上,不留空隙,不返回涂擦,待干(约20 s)后用75%乙醇以同法脱碘1次,待乙醇干后,方可注射。若用0.5%聚维酮碘(碘伏)或安尔碘消毒,用同样方法涂擦消毒2遍,待干后即可注射,无需脱碘。

(二)严格执行查对制度

1. 认真执行"三查七对"。
2. 仔细检查药品质量　严格检查药液有无变质、沉淀或混浊,安瓿或密封瓶有无裂痕等现象。

(三)严格执行消毒隔离制度

1. 注射用物应做到一人一物,包括注射器、针头、垫枕、止血带等。
2. 所有物品按消毒隔离制度处理,一次性物品按规定进行分类处理,不可随意丢弃。
3. 注射前后护士须严格消毒双手,避免交叉感染。

(四)选择合适的注射部位

注射部位的皮肤不能有炎症、瘢痕、硬结、皮肤疾患。皮内注射、皮下注射、肌内注射时应选择避开神经和血管的部位;静脉注射及动脉注射时选择合适的血管进针。需长期注射的患者应经常更换注射部位。

(五)选择合适的注射器和针头

根据药液量、药物的黏稠度、刺激性强弱、给药途径、注射部位、患者的年龄和体形,选择合适的注射器和针头。选择一次性注射器应在有效期内,型号合适,包装密封好。注射器应完整无裂痕,不漏气;针头应锐利、无钩、无弯曲、无锈;注射器和针头必须衔接紧密。

(六)现配现用注射药液

注射药液应在规定时间内临时抽取,避免污染与药物效价降低。

(七)注射前排尽空气

进针前应排尽注射器内的空气,以防空气进入血管形成空气栓塞;排气时应注意防止浪费药液。

(八)掌握合适的进针角度和深度

不同的注射方法有不同的进针角度、深度要求(图12-3),进针时不可将针梗全部刺入注射部位,以防断针。

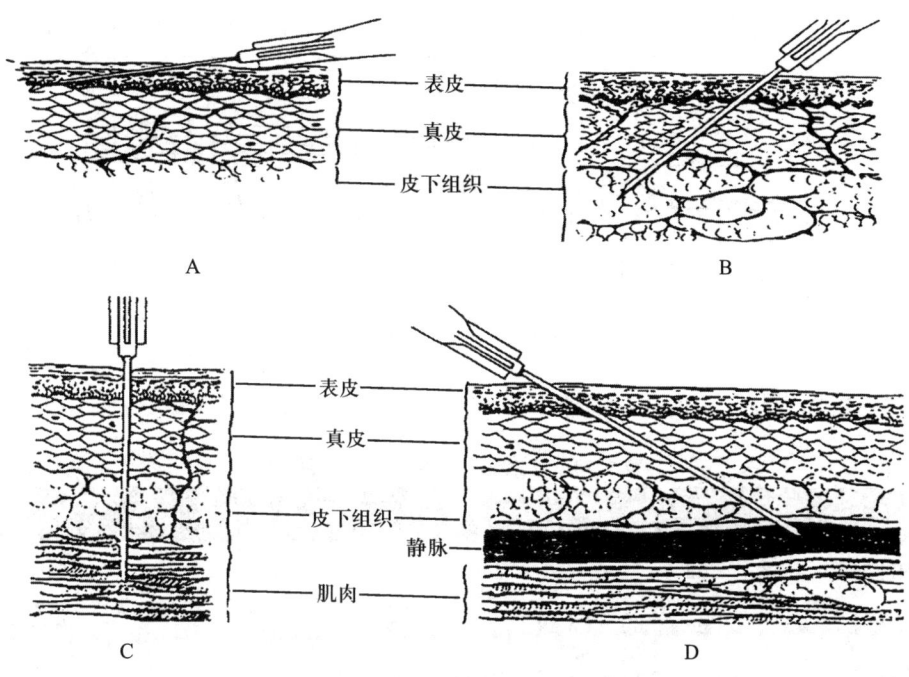

图 12-3 各种注射方法的进针角度及深度

(九)注药前检查有无回血

进针后注入药物前,应抽动活塞,检查有无回血。皮下注射、肌内注射如有回血,应拔出针头,更换部位后重新进针,不可将药液直接注入血管内;静脉注射必须见回血后方可注入药液。

(十)应用无痛技术减轻患者痛苦

1. 做好解释工作,使患者知情同意。消除患者顾虑,分散其注意力。
2. 根据注射部位的不同,协助患者取合适体位,使注射部位充分放松,减轻注射疼痛。
3. 注射时做到"两快一慢一均匀",即进针快、拔针快、推药慢且应均匀。
4. 注射刺激性强的药液时,应选择较长的针头,且进针要深。同时注射数种药物时,应先注射刺激性较弱的,再注射刺激性强的药物,以减轻疼痛。

 考点提示

注射给药的注射原则。

二、注射前的准备

(一)注射本或注射卡

准备注射本或注射卡,便于"三查七对",做到安全给药。

(二)药物

遵医嘱准备药液,常用的有水剂、油剂、混悬剂、粉剂、结晶等。

(三)注射器及针头

1. 注射器 常见有一次性塑料注射器和玻璃注射器。注射器的构造有乳头、空筒、活塞三部分。空筒上面标有容量刻度,活塞分为活塞体、活塞轴、活塞柄(图12-4)。

注射器规格有 1 ml、2 ml、5 ml、10 ml、20 ml、50 ml、100 ml 等多种。

2. 针头 针头由针尖、针梗、针栓三部分组成(图12-4)。

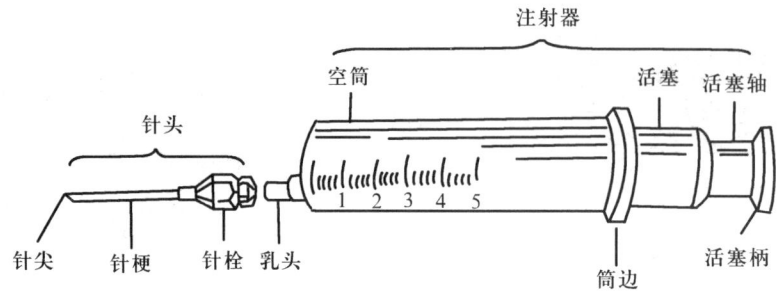

图 12-4 注射器及针头构造

常用注射器规格及针头型号有多种（表 12-4）。应将注射器和针头放于注射盘内。

表 12-4 注射器、针头的型号及用途

注射技术	注射器规格	针头型号
皮内注射	1 ml	4-5 号
皮下注射	1 ml、2 ml、2.5 ml	5-6 号
肌内注射	2 ml、2.5 ml、5 ml、10 ml	6-7 号
静脉注射	5 ml、10 ml、20 ml、30 ml、50 ml、100 ml	4-9 号
静脉采血	2 ml、5 ml 等视采血量而定	6-12 号

（四）基础注射盘

1. 无菌持物镊　浸泡于消毒液内或盛放于灭菌后的干燥容器内。
2. 皮肤消毒液　2% 碘酊，75% 乙醇；0.5% 碘伏或安尔碘；用于药物过敏试验时选择 75% 的乙醇。
3. 其他　无菌棉签、无菌纱布、砂轮、无菌弯盘、启瓶器，静脉注射时加止血带、小垫枕、胶布等。

（五）治疗车

放置洗手消毒液、锐器盒、医疗垃圾桶、生活垃圾桶等。

（六）抽吸药液法

抽吸药液是进行注射类操作的前提和基础，抽吸药液应严格遵守无菌操作原则和查对制度。药液抽吸包括自安瓿内抽吸药液和自密封瓶内抽吸药液。

【目的】

遵医嘱准确进行药液抽吸，为各种注射做准备。

【评估】

给药目的、药物性质及给药方法。

【计划】

1. 护士准备　衣帽整洁，清洁双手，戴口罩。
2. 用物准备　基础注射盘、注射本或注射卡、按医嘱备药、注射器及针头。
3. 环境准备　环境安静，整洁，明亮，符合无菌技术要求。

【实施】

实施方法见表 12-5。

表 12-5 抽吸药液的操作流程、步骤和要点

操作流程	操作步骤	要点说明
1. 核对检查	核对医嘱、注射卡、药液（药名、浓度、剂量）；检查药液质量及时间	
2. 抽吸药液		• 严格执行查对制度及无菌操作原则
	▲自安瓿内抽吸药液 ①将安瓿尖端药液弹至体部，用砂轮在安瓿颈部划一锯痕，然后用乙醇棉签环形消毒安瓿颈部及拭去玻璃碎屑 ②按住安瓿颈部折断安瓿 ③检查注射器及针头质量，调整针尖斜面向下，注射器容量刻度向上 ④右手持注射器，针尖斜面插入安瓿内的液面下，右手抽动活塞进行吸药（图 12-5）。药物抽吸完毕，右手持注射器，针头平稳出安瓿	• 颈部若有标记，不需划痕，消毒后直接折断安瓿 • 抽药时，针头不可触及安瓿外口，针栓不可进入安瓿内；不得用手握住活塞体，只能持活塞柄
	▲自密封瓶内抽吸药液 ①用启瓶器去除铝盖中心部分，用 2% 碘酊、75% 乙醇或安尔碘消毒瓶塞及周围，待干 ②检查注射器质量，调整针头斜面向下，注射器容量刻度向上，抽吸与所需药液量等同的空气 ③插入针头后向密封瓶内注入全部空气，以增加瓶内压力；倒转药瓶及注射器，使针尖斜面在液面以下，抽动活塞吸取所需药量；再以示指固定针栓，拔出针头（图 12-6）	• 使密封瓶内压力增加，利于吸药 • 吸取结晶和粉剂药物时，先用生理盐水或专用溶媒，充分溶解药物后再吸取 • 混悬液摇匀后立即吸取 • 油剂可稍加温或两手对搓（药物易被热破坏者除外）后，用粗针头吸取
3. 排尽空气	将针头垂直向上，轻拉活塞使针头中的药液流入注射器内，并使气泡聚集在乳头口，然后轻推活塞，驱出气体，注意不要浪费药液	• 如注射器乳头偏向一侧，应将注射器乳头向上倾斜，使气泡集中于乳头根部，再按同法驱出气泡 • 在注射器底部的气体，可通过振动注射器使气体向上漂移至乳头根部并排出
4. 保持无菌	排气完毕，给针头套上安瓿（密封瓶）或针头帽。再次核对，置于无菌弯盘内备用	• 保持无菌状态，避免污染
5. 处理用物	处理用物，洗手	• 抽尽药液的安瓿及密封瓶保留，以便查对

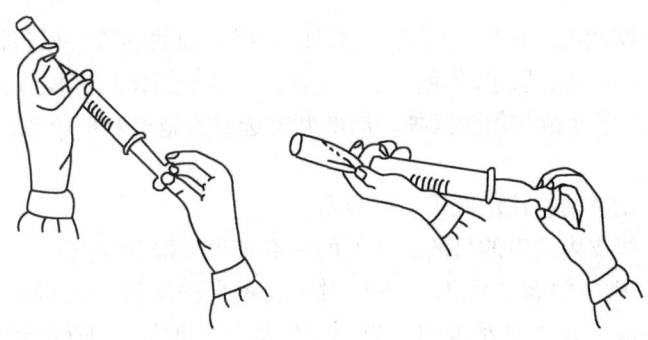

图 12-5 自大、小安瓿内抽吸药液

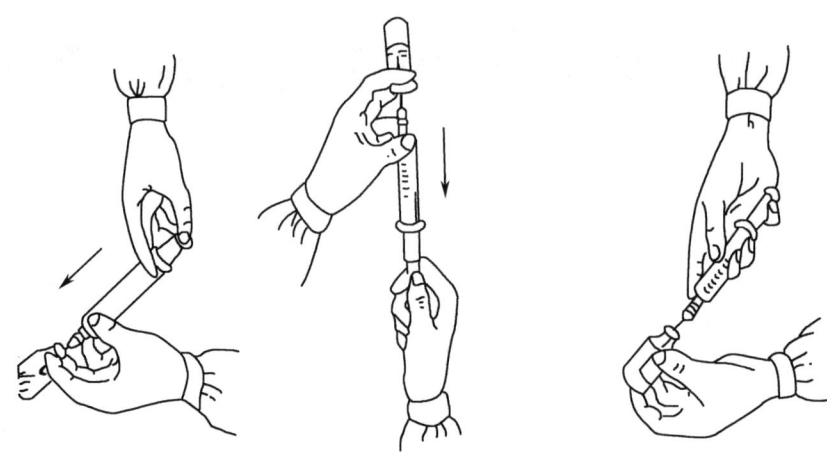

图 12-6　自密封瓶内抽吸药液

【评价】

严格执行无菌操作原则及查对制度，正确抽吸药液，做到不浪费、不污染。

【注意事项】

1. 严格执行无菌操作原则、查对制度、消毒隔离制度，避免污染药液。
2. 排气时示指固定针栓，以免针头脱落，不可触及针梗及针尖。先将活塞往后拉，使针头处药液流入注射器再排气，以排出 1～2 滴液体为宜，不可浪费药液。
3. 抽尽药液的安瓿及密封瓶不要立即丢掉，应放置在一边保留，以便查对。

三、常用注射法

（一）皮内注射

皮内注射法（intradermal injection，ID）是将少量无菌药液注入表皮层与真皮层之间的方法。

【目的】

1. 用于各种药物过敏试验，以观察有无过敏反应。
2. 预防接种。
3. 局部麻醉的先驱步骤。

【评估】

1. 患者基本情况　包括年龄、病情、治疗情况，用药史、家族史、过敏史等。
2. 患者认知反应　心理状态、意识状态、自理能力、合作程度，对治疗的态度、对用药的认知程度。
3. 注射部位的皮肤状况　根据皮内注射的目的选择不同的部位。如药物过敏试验选取前臂掌侧下段，因该处皮肤较薄、肤色较淡，易于注射，且易于辨认局部反应；预防接种常选用上臂三角肌下缘，常见于卡介苗的预防接种；局部麻醉选取实施局麻部位。

【计划】

1. 护士准备　衣帽整洁，清洁双手，戴口罩。
2. 患者准备　了解皮内注射的目的，注射的一般知识及配合要点。
3. 用物准备　基础注射盘、注射本或注射卡、根据医嘱准备的药物、1 ml 或 2 ml 注射器及针头、洗手消毒液、锐器盒及医用垃圾桶、生活垃圾桶等。进行药物过敏试验时，另备 0.1% 盐酸肾上腺素、注射器和针头。

4. 环境准备　环境安静、整洁、明亮，符合无菌技术要求。

【实施】

实施方法见表12-6。

表12-6　皮内注射的操作流程、步骤和要点

操作流程	操作步骤	要点说明
1. 核对解释	备齐用物携至床旁，核对患者床号、姓名，告知操作目的、操作方法、配合方法、取得患者合作	• 严格执行"三查七对"
2. 询问"三史"	询问患者的用药史、过敏史及家族史	• 药物过敏试验，确保患者无过敏史后方可进行
3. 选择部位	根据注射目的不同选择合适的注射部位。药物过敏试验选取前臂掌侧下段；预防接种选取上臂三角肌下缘；局部麻醉选取实施局麻的部位	• 注意观察注射部位的皮肤情况，无炎症、瘢痕、硬结、皮肤疾患
4. 消毒皮肤	进行皮肤常规消毒。药物过敏试验时，用75%乙醇消毒皮肤	• 特别注意的是，如果进行药物过敏试验，忌用碘剂消毒，以免影响对过敏反应结果的判断
5. 核对排气	• 操作中核对药物、患者，排除注射器内气体	• 再次核对
6. 进行注射	①一手绷紧注射部位皮肤，另一手持注射器，针尖斜面向上，用示指固定针栓，针头与皮肤呈5°刺入皮内（图12-7），待针头斜面完全进入皮内后，放平注射器 ②用绷紧皮肤手的拇指固定针栓，另一手推注药液0.1 ml，使局部隆起形成一皮丘 ③注药完毕，迅速拔出针头，勿按压针眼	• 确保药液进入表皮和真皮之间 • 注入准确的药物剂量 • 皮丘呈半球状，皮肤变白并显露毛孔，勿按压、碰揉针眼，以防皮丘消失，影响观察结果
7. 核对交代	操作后核对患者、药物，嘱患者勿离开病房，如有不适，及时呼叫	• 操作后核对
8. 安置患者	整理患者衣物、床单位，安置患者于舒适卧位	
9. 整理记录	整理物品，分类处理；护士洗手、记录	• 药物过敏试验需在20 min后观察结果，正确判断阴性或阳性，记录试验结果

【评价】

1. 严格执行无菌操作原则、查对制度及消毒隔离制度。

2. 举止端庄，操作规范，熟练有序，动作轻柔，注射中患者无不良反应。

3. 沟通有效，操作中体现对患者的人文关怀，患者满意、积极配合，操作顺利。

【注意事项】

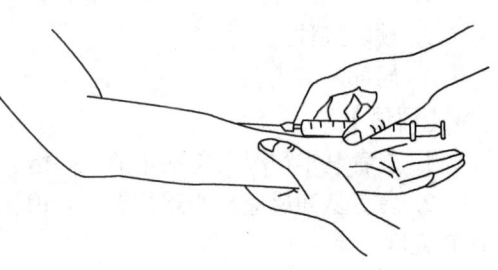

图12-7　皮内注射法

1. 严格执行无菌操作原则、查对制度、消毒隔离制度。

2. 用药前询问过敏史、用药史及家族史，为患者做药物过敏试验前，要备好急救药品，以防发生意外。如对所用药物有过敏史，不能做过敏试验，及时报告医生。

3. 药物过敏试验忌用碘类消毒剂，以免影响局部反应的观察。

4. 注意进针的角度和深度，针头斜面全部刺入皮内即可，注意不要将药液注入皮下或漏出。

【健康教育】

1. 药物过敏试验后，嘱患者不可用手拭去药液，不可按压皮丘；20 min 内不可离开病房（或注射室）；不可剧烈活动；如有不适及时联系。

2. 过敏试验结果如为阳性反应，告知患者及其家属，不能再用或慎用该种药物。对已有青霉素过敏史者应禁止做过敏试验；对青霉素过敏试验阳性者，则应告知患者及其家属日后禁忌使用青霉素，并按要求做好相应记录。

> **考点提示**
> 皮内注射的实施要点及注意事项。

（二）皮下注射

皮下注射法（hypodermic injection，H）是将少量无菌药液注入皮下组织的方法。常用的注射部位有：上臂三角肌下缘、腹部、后背、大腿前侧及外侧（图12-8）。

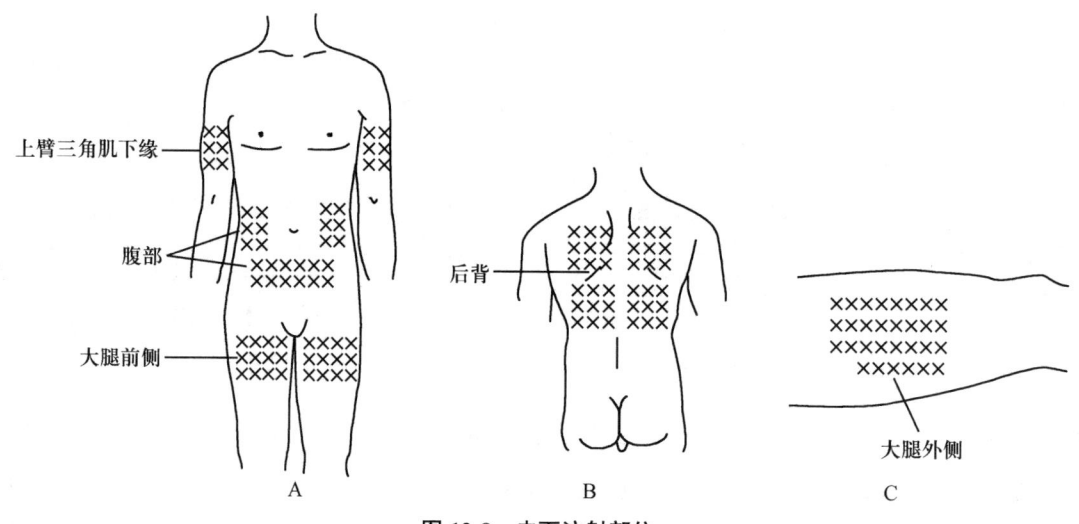

图 12-8 皮下注射部位

【目的】

1. 不宜或不能经口服给药，需要在一定时间内达到药效时采用。
2. 预防接种。
3. 局部麻醉用药。

【评估】

1. 患者基本情况　包括年龄、病情、治疗情况、用药史等。
2. 患者认知反应　心理状态、意识状态、自理能力、合作程度，对治疗的态度、对用药的认知程度。
3. 患者注射部位的皮肤及皮下组织情况。

【计划】

1. 护士准备　衣帽整洁，清洁双手，戴口罩。
2. 患者准备　了解皮下注射的目的，注射的一般知识及配合要点。
3. 用物准备　基础注射盘、注射本或注射卡、根据医嘱准备的药物、1～2 ml 注射器及针头、洗手消毒液、锐器盒及医用垃圾桶、生活垃圾桶等。

4. 环境准备　环境安静、整洁、明亮，符合无菌技术要求。

【实施】

实施方法见表12-7。

表12-7　皮下注射的操作流程、步骤和要点

操作流程	操作步骤	要点说明
1. 核对解释	备齐用物携至床旁，核对患者床号、姓名，告知操作目的、操作方法、配合方法，取得患者合作	• 严格执行"三查七对"
2. 选择部位	根据注射目的选择注射部位，安置注射体位	• 注意观察注射部位的皮肤情况，无炎症、瘢痕、硬结、皮肤疾患
3. 消毒皮肤	进行皮肤常规消毒，待干	
4. 核对排气	操作中核对药物、患者，排除注射器内气体	• 再次核对
5. 进行注射	①取无菌干棉签，夹于左手手指间 ②左手绷紧局部皮肤，右手持注射器，示指固定针栓，针尖斜面向上，针头与皮肤呈30°~40°刺入皮下，深度为针梗的1/2~2/3（图12-9） ③右手固定注射器，松开左手回抽活塞，抽吸无回血，缓慢匀速推药，观察患者反应 ④注射毕，用无菌干棉签轻压进针点，快速拔针后按压片刻	• 示指固定针栓，以免针头脱落 • 做到进针快且力度准确，勿全部刺入，防止针梗折断 • 抽吸无回血方可进针
6. 核对交代	操作后核对患者、药物，交代注意事项	• 操作后核对
7. 安置患者	整理患者衣物、床单位，安置患者于舒适卧位	
8. 整理记录	整理物品，分类处理；护士洗手、记录	• 记录注射方法、时间、患者反应

【评价】

1. 严格执行无菌操作原则、查对制度及消毒隔离制度。

2. 举止端庄，操作规范，熟练有序，动作轻柔，注射中患者无不良反应。

3. 沟通有效，操作中体现对患者的人文关怀，患者满意、积极配合，操作顺利。

【注意事项】

1. 严格执行无菌操作原则、查对制度、消毒隔离制度。

2. 皮下注射不宜注射刺激性强的药物。

3. 长期皮下注射者，应按照轮流交替注射计划，更换注射部位，防止形成皮下硬结。

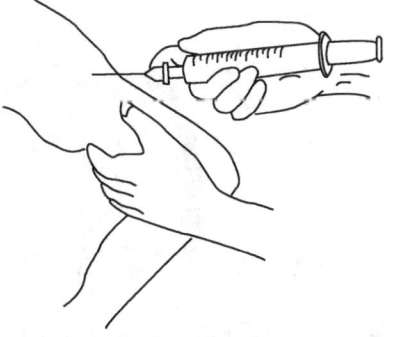

图12-9　皮下注射法

4. 进针角度不宜超过45°，以防刺入肌层。对于消瘦的患者，可捏起局部组织，穿刺角度适当减小。在三角肌下缘注射时，进针方向稍向外侧，以免药液注入肌层。

5. 注射不足1ml的药液时，应用1ml注射器抽吸药液，以保证药物剂量的准确性。

【健康教育】

1. 告知患者皮下注射的目的、方法、用药反应、注意事项及配合要点。

2. 对长期注射的患者，应经常更换注射部位，建立轮流使用注射部位的计划，以防止形成皮下硬结。

考点提示

皮下注射的实施要点及注意事项。

（三）肌内注射

肌内注射法（intramuscular injection，IM）是将一定量的无菌药液注入肌肉组织的方法。人体肌肉组织有丰富的毛细血管网，毛细血管壁是多孔的类脂质膜，其透过药物的速度较其他生物膜快，故药物吸收较完全且生效迅速。

【目的】

1. 不宜或不能通过口服、皮下注射、静脉注射给药，且要求迅速发生疗效时。
2. 用于注射刺激性较强或剂量相对较大的药物。

【评估】

1. 患者基本情况　包括年龄、病情、治疗情况、用药史等。
2. 患者认知反应　心理状态、意识状态、自理能力、合作程度，对治疗的态度、对用药的认知程度。
3. 患者注射部位的皮肤状况　选择肌肉丰富，且离大神经、大血管较远的部位。其中最常用的是臀大肌，其次是臀中肌和臀小肌、股外侧肌、上臂三角肌。

（1）臀大肌注射定位法：十字法和连线法。

1）十字法：从臀裂顶点向左侧或右侧划一水平线，然后从髂嵴最高点向下作一垂线，将臀部分为4个象限，取外上象限并避开内角（髂后上棘至股骨大转子连线）为注射部位（图12-10）。

2）连线法：取髂前上棘和尾骨连线的外上1/3处为注射部位（图12-11）。

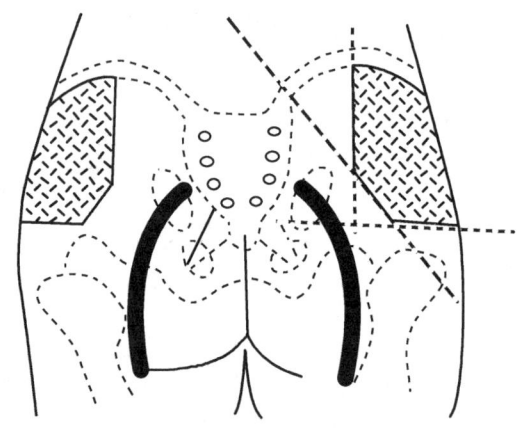
图 12-10　臀大肌注射定位十字法

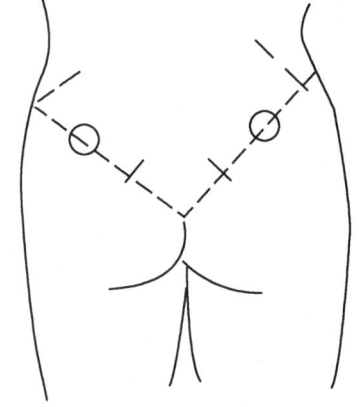
图 12-11　臀大肌注射定位连线法

考点提示

臀大肌的定位方法。

（2）臀中肌、臀小肌注射定位法：构角法和三指法。

1）构角法：将示指尖与中指尖分别置于髂前上棘与髂嵴下缘处，髂嵴、示指、中指之间构成的三角形区域为注射部位（图12-12）。

2）三横指法：以患者的手指宽度为准，髂前上棘外侧三横指处为注射部位（图12-13）。

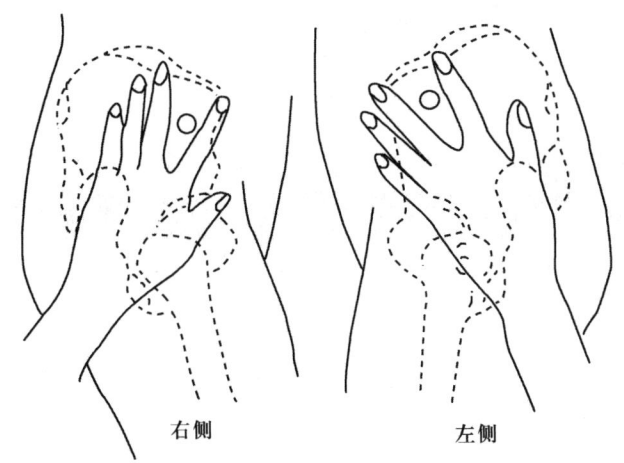

右侧　　　　　左侧

图 12-12　臀中肌、臀小肌注射定位构角法

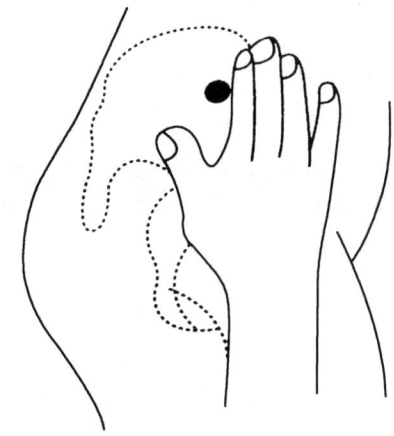

图 12-13　臀中肌、臀小肌注射定位三横指法

（3）股外侧肌注射定位：位于大腿中段外侧，膝关节上 10 cm，髋关节下 10 cm，宽约 7.5 cm 处（图 12-14）。此区大血管、神经干很少通过，范围较广，适用于多次注射或 2 岁以下幼儿注射。

（4）上臂三角肌注射定位：上臂外侧，肩峰下 2～3 指（图 12-15）。此处肌肉分布较臀部肌肉薄，只能作小剂量注射。

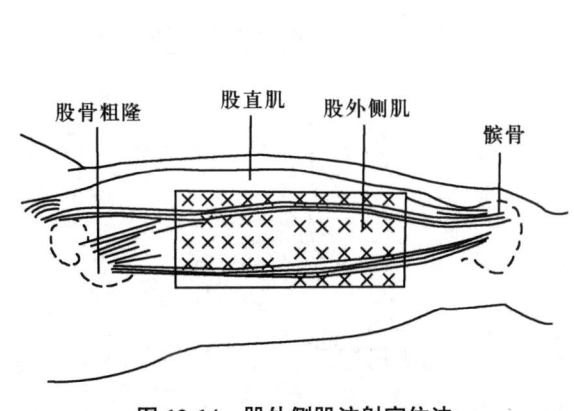

图 12-14　股外侧肌注射定位法

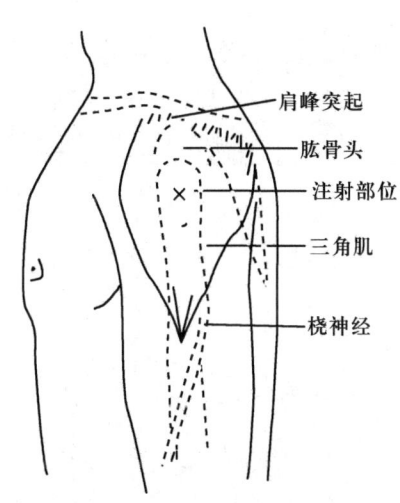

图 12-15　上臂三角肌注射定位法

【计划】

1. 护士准备　衣帽整洁，清洁双手，戴口罩。
2. 患者准备

（1）了解肌内注射的目的，注射的一般知识及配合要点。

（2）常用注射体位准备：患者愿意合作并选择恰当体位使肌肉松弛。①臀部注射：侧卧位时下腿弯曲、上腿伸直，肌肉放松；俯卧位时两足尖相对；仰卧位用于危重及不能翻身的患者，限于臀中肌、臀小肌注射；②上臂三角肌注射：单手叉腰使三角肌显露。③股外侧肌注射：以自然坐位为宜。

3. 用物准备　基础注射盘；注射本或注射卡；根据医嘱准备的药物；合适型号的注射器及针头；洗手消毒液；锐器盒及医用垃圾桶、生活垃圾桶等。

4. 环境准备　环境安静、整洁、明亮，符合无菌技术要求。

【实施】

实施方法见表12-8。

表 12-8　肌内注射的操作流程、步骤和要点

操作流程	操作步骤	要点说明
1. 核对解释	备齐用物携至床旁，核对患者床号、姓名，告知操作目的、操作方法、配合方法，取得患者合作	• 严格执行"三查七对"
2. 选择部位	根据注射目的选择注射部位，安置注射体位	• 松弛注射部位 • 避开神经及血管
3. 消毒皮肤	进行皮肤常规消毒，待干	
4. 核对排气	操作中核对药物、患者，排除注射器内气体	• 再次核对
5. 进行注射	①取无菌干棉签，夹于左手手指间 ②右手握笔式持注射器，中指固定针栓，左手绷紧局部皮肤（图12-16） ③针头与皮肤呈90°，迅速刺入针梗的2/3 ④右手固定注射器，松开左手回抽活塞，抽吸无回血，缓慢匀速推药，观察患者反应 ⑤注射毕，用无菌干棉签轻压进针点，快速拔针后按压片刻	• 中指固定针栓，以免针头脱落 • 做到进针快且力度准确，勿将针头全部刺入，防止针梗折断 • 抽吸无回血方可推药
6. 核对交代	操作后核对患者、药物，交代注意事项	• 操作后核对
7. 安置患者	整理患者衣物、床单位，安置患者于舒适卧位	
8. 整理记录	整理物品，分类处理；护士洗手、记录	• 记录注射方法、时间、患者反应

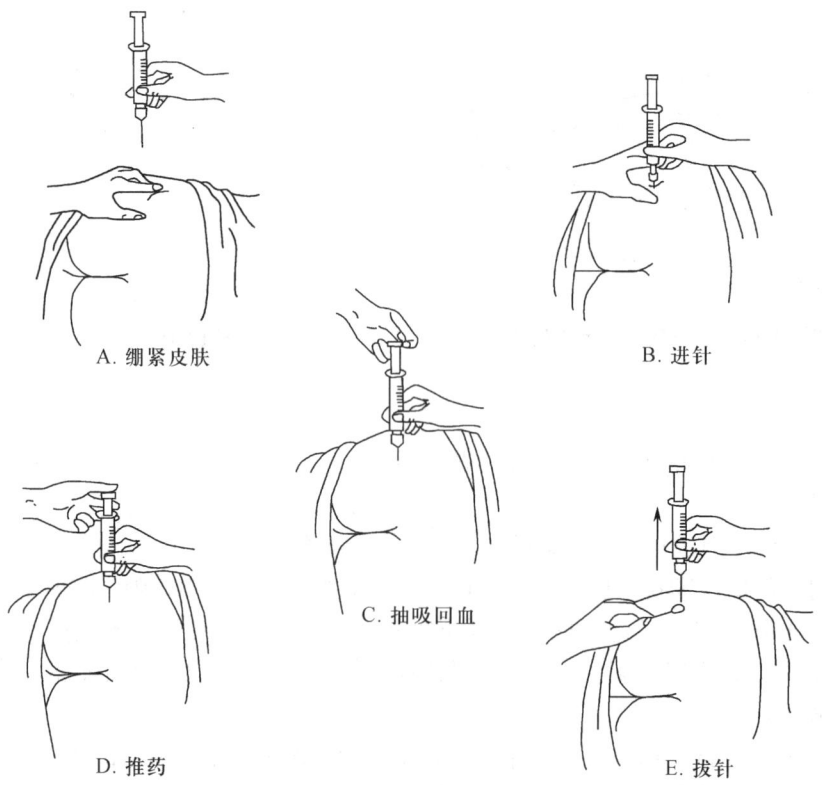

A. 绷紧皮肤　　B. 进针　　C. 抽吸回血　　D. 推药　　E. 拔针

图 12-16　肌内注射法

【评价】
1. 严格执行无菌操作原则、查对制度及消毒隔离制度。
2. 举止端庄，操作规范，熟练有序，动作轻柔，注射中患者无不良反应。
3. 沟通有效，操作中体现对患者的人文关怀，患者满意、积极配合，操作顺利。

【注意事项】
1. 严格执行无菌操作原则、查对制度、消毒隔离制度。
2. 同时注射两种以上药液时，要注意配伍禁忌。
3. 两岁以下婴幼儿不宜选用臀大肌注射，因幼儿在未能独自行走前，其臀大肌尚未发育完善，注射时有损伤坐骨神经的危险，可选用臀中肌、臀小肌、股外侧肌进行注射。
4. 切勿将针梗全部刺入，防止不合作患者躁动时，针梗从根部折断。若注射过程中针头折断，应保持镇静，嘱咐患者保持原位不动，一手固定局部，下压肌肉，以防断针移位，另一手用止血钳夹住断端，迅速拔出；如断端全部埋入肌肉，立即请外科医生处理。

考点提示

肌内注射的实施要点及注意事项。

【健康教育】
1. 告知患者所用注射药物的作用与不良反应，有不适表现时，请及时呼叫。
2. 经常注射者应告知其每次更换注射部位，如果局部出现硬结，可采用热敷处理。

（四）静脉注射

静脉注射法（intravenous injection，IV）是自静脉注入无菌药液的方法。

【目的】
1. 药物不宜口服、皮下或肌内注射，需迅速发挥药效时，可采用静脉注射法。
2. 由静脉注入药物，做诊断性检查，如肝、肾、胆囊等X线摄片。
3. 药物因浓度高、刺激性强、量多而不宜采取其他注射方法。

【评估】
1. 患者基本情况　包括年龄、病情、治疗情况、用药史等。
2. 患者认知反应　心理状态、意识状态、自理能力、合作程度，对治疗的态度、对用药的认知程度。
3. 患者注射部位的皮肤、血管状况　常用的注射部位有：①四肢浅静脉（图12-17）：上肢浅静脉（腕部及手背浅静脉网、贵要静脉、正中静脉、头静脉）；下肢静脉（足背部浅静脉网、大隐静脉、小隐静脉）；②小儿头皮静脉（图12-18）：小儿头皮静脉较为丰富，分支甚多，互相沟通交错成网，且静脉表浅易见，易于固定，又方便小儿肢体活动。常用的头皮静脉有额静脉、颞浅静脉、耳后静脉、枕静脉；③股静脉（图12-19）：在股三角区内，髂前上棘和耻骨结节之间划一连线，其中点为股动脉，股动脉内侧0.5 cm为股静脉。常用于急救时加压输液或输血、采集血标本等。

【计划】
1. 护士准备　衣帽整洁，清洁双手，戴口罩。
2. 患者准备　了解静脉注射的目的，注射的一般知识及配合要点。
3. 用物准备　基础注射盘：盘内另备胶布、止血带、小垫枕；注射本或注射卡；根据医嘱准备的药物；注射器（规格视药量而定）及针头（或头皮针）；股静脉注射另备：无菌手套、无菌纱布、沙袋；洗手消毒液；锐器盒及医用垃圾桶、生活垃圾桶等。

4. 环境准备　环境安静、整洁，明亮，符合无菌技术要求。

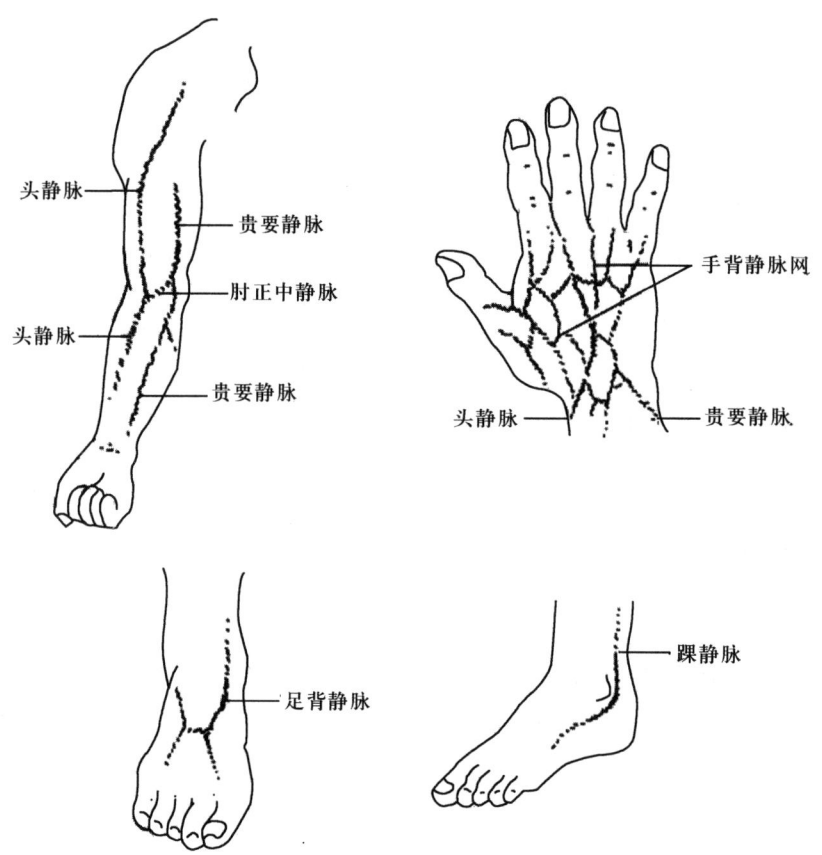

图 12-17　四肢浅静脉

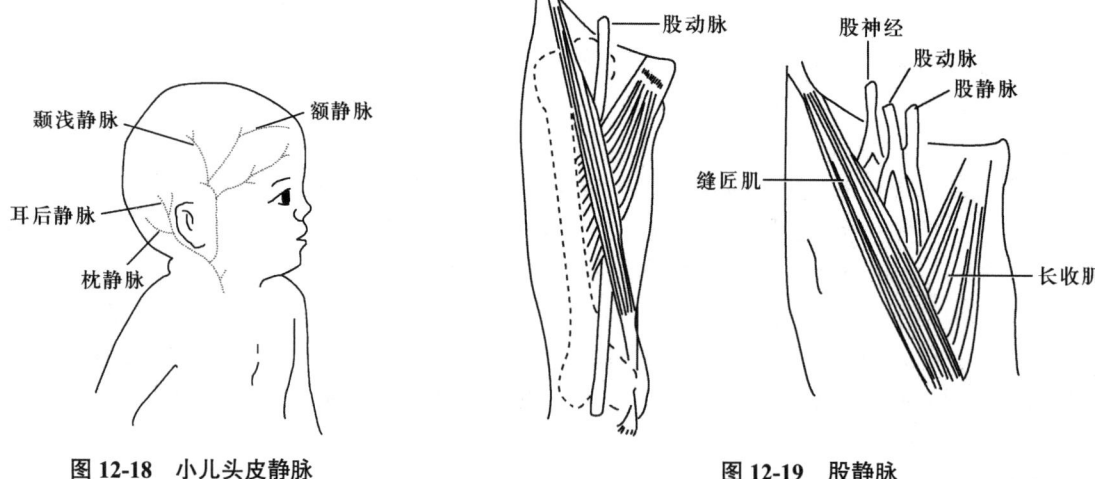

图 12-18　小儿头皮静脉　　　　图 12-19　股静脉

【实施】

实施方法见表 12-9。

表 12-9　静脉注射的操作流程、步骤和要点

操作流程	操作步骤	要点说明
1. 核对解释	备齐用物携至床旁，核对患者床号、姓名，告知操作目的、操作方法、配合方法，取得患者合作	• 严格执行"三查七对"
2. 操作方法	▲四肢浅静脉注射	
（1）选择静脉	根据注射目的选择静脉，安置合适的体位	• 选择粗、直、弹性好、易于固定的静脉，避开静脉瓣
（2）扎止血带	放小垫枕于穿刺部位下方，在穿刺点上方 6 cm 处扎止血带，嘱患者握拳	
（3）核对消毒	①核对药物、患者 ②常规消毒注射部位皮肤，待干 ③排尽注射器及针头内气体	• 操作中核对
（4）持针绷皮	左手夹取无菌干棉签（头皮针注射需准备固定胶布），拇指绷紧静脉下端皮肤，右手持注射器、示指固定针栓、针头斜面向上	• 绷紧皮肤以提高穿刺成功率
（5）穿刺进针	针头与皮肤呈 15°～30°，自静脉上方或侧方进针刺入皮下，再沿静脉方向潜行刺入静脉，抽吸回血，见回血后，顺静脉方向再进针少许（图 12-20）	• 穿刺时，一旦出现局部血肿，应立即拔出，按压局部，更换部位，重新注射
（6）固定推药	穿刺成功后，嘱患者松拳，松止血带，固定针头，缓慢推注药液（图 12-21）	• 推注药液速度要慢，并随时听取患者的感受，观察局部及病情变化
（7）拔针按压	注射完毕，用无菌干棉签轻压穿刺点上方，快速拔针后按压至不出血为止	
	▲股静脉注射	
（1）安置体位	协助患者取仰卧位，下肢伸直略外展外旋，必要时在穿刺侧腹股沟下垫小垫枕	• 充分显露注射部位
（2）核对消毒	①核对药物、患者 ②常规消毒注射部位皮肤；消毒操作者左手示指、中指（或戴无菌手套），待干 ③排尽注射器及针头内气体	• 操作中核对 • 严格执行消毒制度
（3）穿刺进针	用消毒手指扪及股动脉搏动最明显处并固定，右手持注射器，针头和皮肤呈 90°或 45°，在股动脉内侧 0.5 cm 处刺入，见抽出暗红色血液提示针头已达股静脉	• 如抽出鲜红色血液，提示针头进入股动脉，应立即拔出针头，用无菌纱布加压按压 5～10 min
（4）固定推药	右手固定注射器，左手缓慢推注药液	• 推注药液速度要慢，并随时听取患者的感受，观察局部及病情变化
（5）拔针按压	注射完毕，快速拔针，用无菌纱布加压止血 3～5 min，以免引起出血或血肿	• 避免引起出血或形成血肿
	▲头皮静脉注射	
（1）选择血管并备皮	患儿取仰卧或侧卧位，选择静脉，注射部位备皮	• 固定患儿头部，避免躁动造成伤害
（2）核对消毒	①核对药物、患者 ②常规消毒注射部位皮肤，待干 ③将注射器针头换成头皮针头，排尽空气	• 操作中核对

续表

操作流程	操作步骤	要点说明
（3）穿刺进针	由助手固定患儿头部，护士一手拇指、示指固定静脉两端皮肤，另一手持头皮针针翼，以静脉最清晰点后约 0.1 cm 处为进针点，向心方向与头皮平行刺入静脉，抽回血	• 穿刺时，一旦出现局部血肿，应立即拔出，按压局部，更换部位，重新注射
（4）固定推药	见回血后推注少量药液，如无异常，用胶布固定头皮针，缓慢推注药液	• 推注药液速度要慢，并随时观察患儿的反应和注射局部变化
（5）拔针按压	注射完毕，用无菌干棉签轻压于穿刺点上方，快速拔针并按压至不出血为止	
3. 核对观察	操作后核对患者、药物，观察用药反应	• 操作后核对
4. 安置患者	整理患者衣物、床单位，安置患者于舒适卧位	
5. 整理记录	整理物品，分类处理；护士洗手、记录	• 记录注射方法、时间、患者反应

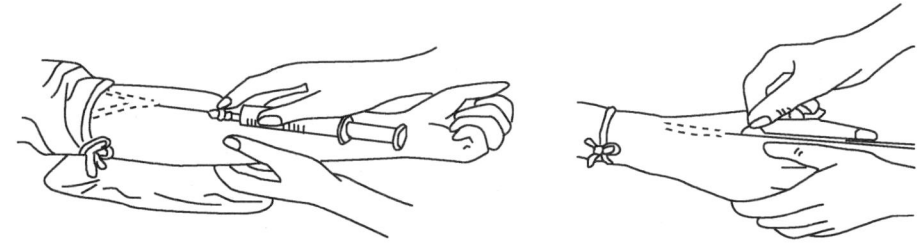

图 12-20　静脉注射进针法

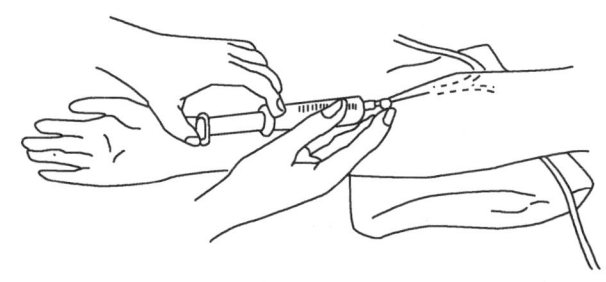

图 12-21　静脉注射推药法

【评价】

1. 严格执行无菌操作原则、查对制度及消毒隔离制度。
2. 举止端庄，操作规范，熟练有序，动作轻柔，注射中患者无不良反应，注射部位无渗出、肿胀，未发生感染。
3. 沟通有效，操作中体现对患者的人文关怀，患者满意、积极配合，操作顺利。
4. 能分析静脉注射失败的原因，根据患者情况提高穿刺成功率。

【注意事项】

1. 注射前应选择粗直、弹性好、不易滑动的静脉。对需长期静脉给药者，应由远心端到近心端进行注射。
2. 根据患者年龄、病情、药物性质掌握推药速度，并随时听取患者的主诉，观察局部情况、病情变化及患者反应。
3. 钙剂等刺激性较强的药物禁止从头皮静脉注射，防止因药液外渗引起头皮坏死。对组织有强烈刺激的药物，应另备抽吸有 0.9% 氯化钠溶液的注射器和头皮针，先行静脉穿刺，当注入液体顺畅，证实针头在血管内后，再更换抽有药液的注射器推注药物，以防药液外溢于组织外而发生坏死。在推药过程中，定期试抽回血，检查针头是否在静脉内。

4. 有出血倾向者不宜采用股静脉注射。

5. 静脉注射失败的常见原因

（1）针头刺入过浅（图12-22A）：针头未刺入静脉或因松解止血带致针头滑出静脉，抽吸未见回血，注药时溢出至皮下，皮肤隆起，患者局部疼痛。

（2）针头刺入较浅（图12-22B）：针头斜面一半在血管内，一半在血管外，抽吸可见回血，但注药时溢出至皮下，皮肤隆起，患者局部疼痛。

（3）针头刺入较深（图12-22C）：针头斜面一半穿破对侧血管壁，抽吸有回血，但推药不畅，部分药液溢出至深层组织，患者有痛感，推入少量药液局部可无隆起。

（4）针头刺入过深（图12-22D）：针头穿透对侧血管壁，抽吸无回血，药物注入深部组织，有痛感，如只推注少量药液，局部不一定隆起。

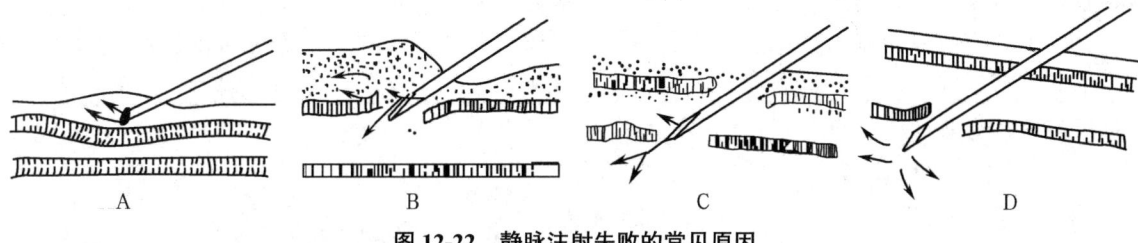

图 12-22　静脉注射失败的常见原因

6. 特殊患者提高静脉穿刺成功率的方法

（1）肥胖患者：肥胖患者皮下脂肪较厚，静脉位置比较深，在皮肤表面较难辨认。可先扎上止血带，找到合适的静脉，摸清其走向后放松止血带，常规消毒皮肤后扎上止血带，再常规消毒操作者左手示指指头，用该指摸准静脉位置，右手持注射器与针头，加大进针角度，呈30°～40°在静脉上方顺静脉走向刺入。

（2）水肿患者：水肿患者皮下组织积液，静脉较难辨认。注射前先沿静脉走行，用手指按压局部，将皮下组织积液暂时推开，使血管形态显露，然后尽快消毒皮肤，扎止血带后进针。

（3）休克患者：休克患者静脉充盈不良致使穿刺困难。可在扎止血带后，从穿刺部位远心端向近心端方向反复推揉，使血管充盈、便于进针。

（4）老年患者：老年人皮下脂肪较少，血管容易滑动，且脆性较大，易被穿破。注射时用一手示指和拇指分别置于穿刺段静脉的上、下两端，固定静脉，再沿静脉走行穿刺，注意穿刺时不可用力过猛，以防血管破裂。

（5）天气寒冷时浅表静脉收缩，可先用热毛巾或热水袋热敷局部，使血管充盈、便于进针。

 考点提示

静脉注射的实施要点及注意事项。

【健康教育】

1. 告知患者所用静脉注射药物的作用与不良反应，有不适表现时，请及时呼叫。

2. 静脉注射时，尽量使患者放松、镇静，不随意运动，以防止针头滑出血管外。

3. 对长期注射的患者，应经常更换注射部位，建立轮流使用注射部位的计划，以促进药物的充分吸收。

4. 教会患者保护注射部位的血管与皮肤。拔针后，告知患者进针处应按压（勿按揉）片刻，防止针眼处出血或渗血而造成皮肤青紫、肿胀。

> **知识链接**
>
> ### 微量注射泵
>
> 　　微量注射泵是指将小剂量药液持续、均匀、定量注入人体静脉的注射装置。临床常用于 ICU 或 CCU 连续低流量注射液体药剂；连续注射镇痛剂、抗癌剂或抗凝剂，如杜冷丁、毛花苷 C、硫酸镁、氨茶碱等药物；静脉注射早产儿或新生儿营养剂的连续注射；低流量注射、输血；各种激素的连续注射等。其操作简便，在抢救危重患者时能减轻工作量，提高工作效率，准确、安全、有效配合医生抢救。现以 JMS-SP-500 型注射泵（图 12-23）为例，介绍其使用方法。
>
> 　　操作要点：插好电源，将抽吸好药液的注射器妥当地固定在注射泵上。打开开关，根据医嘱设定注射速度和时间。将注射器与静脉穿刺针连接。按常规消毒皮肤，穿刺进针，用胶布将穿刺针固定好后按"开始"键，注射开始，注意观察患者反应和药液注入情况。药液注射完毕，机器自动停止。拔针按压，整理床单位。取出注射器，关闭微量注射泵，切断电源。
>
>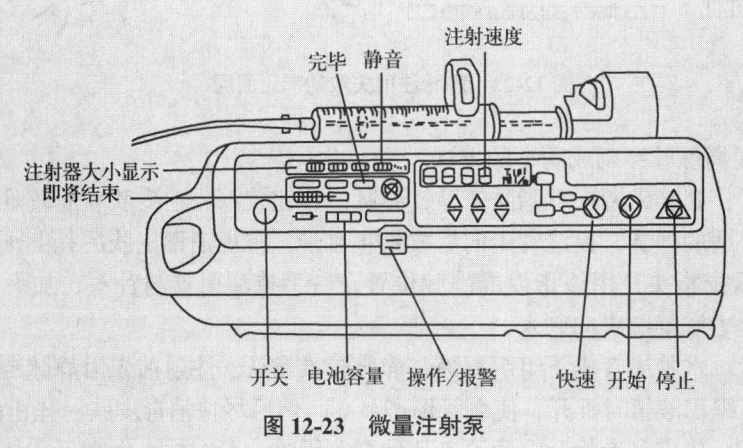
>
> 图 12-23　微量注射泵

（五）动脉注射

动脉注射法（arterial injection）是经动脉注入无菌药液的方法。

【目的】

1. 抢救重度休克，经动脉加压输液、输血，以迅速增加有效血容量。
2. 注入造影剂进行某些特殊检查，如脑血管造影、下肢动脉造影等。
3. 注射抗癌药物进行区域性化疗。
4. 采集动脉血标本。

【评估】

1. 患者基本情况　包括年龄、病情、治疗情况、用药史等。
2. 患者认知反应　心理状态、意识状态、自理能力、合作程度，对治疗的态度、对用药的认知程度。
3. 患者注射部位的皮肤、血管状况　一般选择动脉搏动最明显处作为常用注射部位。采集血标本时常选用桡动脉、股动脉；区域性化疗时，头面部疾患者应用颈总动脉，上肢疾患者应用锁骨下动脉或肱动脉，下肢疾患者应用股动脉。

【计划】

1. 护士准备　衣帽整洁，清洁双手，戴口罩。
2. 患者准备　了解动脉注射的目的，注射的一般知识及配合要点。
3. 用物准备　注射盘；无菌手套、无菌治疗巾、无菌纱布、沙袋；注射本或注射卡；根据医嘱准备的药物；注射器及针头；洗手消毒液；锐器盒及医用垃圾桶、生活垃圾桶等。
4. 环境准备　环境安静、整洁、明亮，符合无菌技术要求。

【实施】

实施方法见表 12-10。

表 12-10　动脉注射的操作流程、步骤和要点

操作流程	操作步骤	要点说明
1. 核对解释	备齐用物携至床旁，核对患者床号、姓名，告知操作目的、操作方法、配合方法，取得患者合作	• 严格执行"三查七对"
2. 安置体位	协助患者采取合适卧位以充分显露注射区：桡动脉注射时仰卧位或坐位；股动脉注射时取仰卧位，下腿伸直并外展外旋，腹股沟下垫沙袋	• 确定穿刺点位置
3. 核对消毒	①核对药物、患者 ②常规消毒注射部位皮肤，待干	• 操作中核对
4. 无菌准备	戴无菌手套，铺无菌治疗巾	• 严格执行无菌技术操作原则
5. 排气进针	①排尽注射器及针头内的气体 ②左手触及穿刺动脉搏动，并用两指固定动脉搏动最明显处，右手持注射器，在两指间呈 90°或与动脉走向呈 40°刺入动脉，见鲜红色血液涌入注射器提示针头已达动脉	• 穿刺时，一旦出现局部血肿，应立即拔出，按压局部 5～10 min，更换部位，重新注射
6. 固定推药	右手固定注射器，左手推注药液，推药过程中注意观察患者局部情况与病情变化	
7. 拔针按压	注射完毕，用无菌纱布加压按压 5～10 min，以免引起出血或血肿	
8. 核对观察	操作后核对患者、药物，观察用药反应	• 操作后核对
9. 安置患者	整理患者衣物、床单位，安置患者于舒适卧位	
10. 整理记录	整理物品，分类处理；护士洗手、记录	• 记录注射方法、时间、患者反应

【评价】

1. 严格执行无菌操作原则、查对制度及消毒隔离制度。
2. 举止端庄，操作规范，熟练有序，动作轻柔，注射中患者无不良反应，注射部位无渗出、肿胀，未发生感染。
3. 沟通有效，操作中体现对患者的人文关怀，患者满意、积极配合，操作顺利。

【注意事项】

1. 严格执行无菌操作原则、核对制度、消毒隔离制度。
2. 有出血倾向者慎用动脉注射；新生儿宜选择桡动脉穿刺，因股动脉注射垂直进针易损伤髋关节。
3. 根据患者年龄、病情、药物性质掌握推药速度；注射过程中随时听取患者主诉，观察局部及病情变化。

【健康教育】
1. 告知患者所注射药物的作用与不良反应，有不适表现时，及时呼叫。
2. 拔针后嘱患者加压按压注射部位 5～10 min，以免出现出血或血肿。

第四节 雾化吸入法

案例 12-4

患者女，69 岁。因患慢性支气管炎 1 周有余，伴呼吸道黏膜水肿，咳嗽无力，痰液黏稠、不易咳出入院。医嘱给予超声雾化吸入治疗。

问题与思考：
1. 为患者行超声雾化吸入治疗时，宜选用的药物是什么？
2. 护士在为该患者进行超声雾化吸入治疗时，应该注意什么？

雾化吸入法是应用雾化装置使药液变成细小的雾滴并以气雾状喷出，经口或鼻由呼吸道吸入，从而达到治疗目的的方法。雾化吸入时，药物可直接作用于呼吸道局部，对呼吸道疾病疗效快，因此被广泛运用于临床。常用的雾化吸入法有超声雾化吸入法、氧气雾化吸入法、压缩雾化吸入法、手压式雾化吸入法。

一、雾化吸入法的目的

1. 预防和治疗呼吸道感染　消除炎症，减轻呼吸道黏膜水肿，稀释痰液，帮助祛痰。常用于肺炎、咽喉炎、肺脓肿、支气管扩张、肺结核等患者。也可用于胸部手术前后的患者，预防呼吸道感染。
2. 湿化气道　常用于呼吸道湿化不足、痰液黏稠、气道不通畅者，也是气管切开术后患者常规的治疗方法。
3. 改善通气功能　解除支气管痉挛，保持气道通畅。常用于支气管哮喘等患者。
4. 治疗肺癌　间歇吸入抗癌药物以治疗肺癌。

二、常用药物

1. 稀释痰液药物　常用 α-糜蛋白酶、乙酰半胱氨酸（痰易净）等，可稀释痰液，帮助祛痰。
2. 抗生素类药物　常用庆大霉素、卡那霉素等，可控制呼吸道感染，消除炎症。
3. 解除支气管痉挛药物　常用氨茶碱、沙丁胺醇（舒喘灵）等，可使支气管扩张，解除支气管痉挛。
4. 减轻呼吸道黏膜水肿药物　常用地塞米松等糖皮质激素，减轻呼吸道黏膜水肿。

> **考点提示**
>
> 常用于雾化的药物。

三、常用雾化吸入法

（一）超声雾化吸入法

超声雾化吸入法（ultrasonic atomizing inhalation）是应用超声波声能，使药液变成细微的气雾，经口或鼻由呼吸道吸入，从而达到治疗目的的方法。其优点是雾量大小可以调节，雾滴小而均匀，吸入时可深达肺泡。该方法可直接作用于呼吸道局部，药物浓度高，药效明显，疗效快，全身反应少。

1. 基本构造　超声雾化吸入器（图 12-24）由超声波发生器、水槽、晶体换能器、雾化罐、透声膜、螺纹管和口含嘴（面罩）组成。

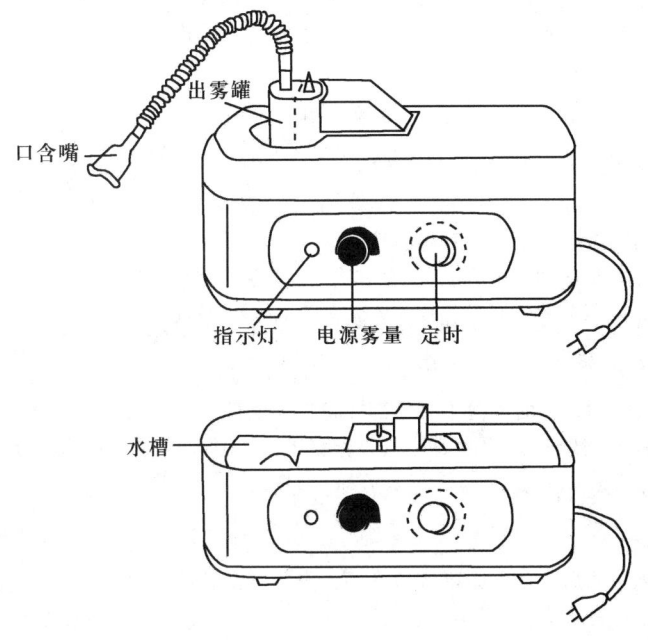

图 12-24　超声雾化吸入器

2. 工作原理　超声波发生器输出高频电能，电能通过水槽底部晶体换能器转换为超声波声能，声能震动并透过雾化罐底部的透声膜，作用于雾化罐内的液体，破坏药液的表面张力和惯性，使药液成为细微的气雾，通过导管随患者吸气而进入呼吸道。

3. 作用特点　超声雾化吸入器产生的气雾小而均匀，雾滴直径在 5 μm 以下，可随深而慢的吸气到达终末支气管和肺泡，治疗效果好；雾量大小可以调节；雾化器电子部件产热，可以轻度加温雾化液，使吸入的气雾温暖、舒适。

【目的】

同雾化吸入法的目的。

【评估】

1. 患者基本情况　包括年龄、病情、治疗情况、用药史等。
2. 患者认知反应　心理状态、意识状态、自理能力、合作程度，对治疗的态度、对雾化给药的认知程度。
3. 患者呼吸道是否通畅，有无感染，有无痰液，有无支气管痉挛、水肿等。

【计划】

1. 护士准备　衣帽整洁，清洁双手，戴口罩。
2. 患者准备　了解超声雾化吸入法的目的、清楚配合要点，取坐位或卧位。
3. 用物准备　治疗卡、超声雾化吸入器、注射器、冷蒸馏水、遵医嘱准备的吸入药液、水温计、纸巾、弯盘、治疗车等。
4. 环境准备　环境安静、整洁、明亮，室内温湿度适宜。

【实施】

实施方法见表12-11。

表12-11 超声雾化吸入的操作流程、步骤和要点

操作流程	操作步骤	要点说明
1. 检查安装	在治疗室内检查超声雾化吸入器性能，连接螺纹管，选择口含嘴。向水槽内加入冷蒸馏水约250 ml，浸没雾化罐底部的透声膜	• 确保设备性能正常 • 水槽内只能加冷蒸馏水
2. 稀释加药	核对药物、检查药物质量，将药物用等渗盐水稀释至30~50 ml，加入雾化罐内，将雾化灌放入水槽，盖紧水槽盖	
3. 核对告知	备齐用物携至床旁，核对患者床号、姓名，告知操作目的、操作方法、所用时间、配合方法，取得患者合作	• 严格执行查对制度
4. 通电调节	接通电源，先打开电源开关，再打开雾量开关，设定出雾量及雾化时间（15~20 min）	• 根据患者情况调节雾量大小
5. 吸入气雾	产生气雾后，将面罩覆于口鼻部或将口含嘴放入患者口中，嘱其紧闭口唇，用嘴深吸气，鼻腔呼气	• 嘱患者做深而慢的呼吸，以达到治疗效果
6. 巡视观察	巡视并观察患者治疗情况、设备使用情况	• 观察水槽内蒸馏水的量及水温，及时补充或更换
7. 结束雾化	①雾化结束后，取下面罩或口含嘴，先关雾量开关，再关电源开关，以免损坏电子管 ②协助患者擦拭面部，取舒适卧位，整理床单位。告知患者注意事项，放置呼叫器于患者易取处	• 正确使用超声雾化吸入器，连续使用需间隔30 min，以免损坏机器
8. 整理记录	①倒掉水槽的水并擦干，将口含嘴、螺纹管、雾化罐浸泡在消毒液内 ②护士洗手、脱口罩，记录雾化时间、雾化效果	• 浸泡消毒1 h后再洗净擦干备用，防止交叉感染

【评价】

1. 操作正确，机器性能良好。
2. 操作中对患者有爱伤观念，沟通有效，患者理解治疗目的，能主动配合。
3. 患者感觉舒适，呼吸道症状有所缓解。

【注意事项】

1. 严格执行查对和消毒隔离制度。
2. 使用前，先检查机器各部件有无松动、脱落等异常情况。
3. 水槽底部的晶体换能器和雾化罐底部的透声膜薄而质脆，易破碎，操作和清洗过程中应注意保护，以免破损。
4. 操作过程中，水槽内要始终保持有足够的蒸馏水，水温超过50℃或水量不足时，应关机及时更换或加入蒸馏水；如发现雾化罐内药液过少，影响正常雾化时，应增加药量，可从盖上小孔向内注入，不必关机。

【健康教育】

1. 向患者及其家属介绍雾化吸入的相关知识，指导其正确吸入药物，使药液充分到达病患部位，更好地发挥疗效。
2. 教会患者深呼吸的方法及用深呼吸配合雾化的方法。

(二)氧气雾化吸入法

氧气雾化吸入法(oxygen atomization inhalation)是借住氧气雾化吸入器喷出一定压力的氧气产生的高速气流,使药液形成雾状,再由呼吸道吸入,达到治疗目的的方法。

氧气雾化吸入器(图12-25)又称射流式雾化器,是借助高速气流通过毛细管并在管口产生负压,将药液由邻近的小管吸出,吸出的药液又被毛细管口高速的气流撞击成细小的雾滴形成气雾而喷出。

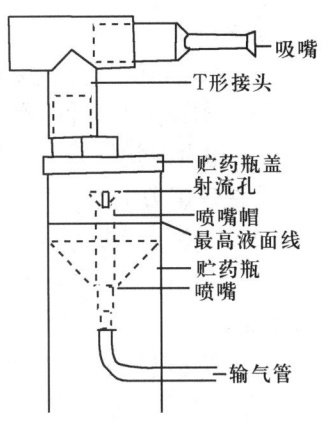

图12-25 氧气雾化吸入器

【目的】
1. 稀释痰液,利于排痰。
2. 治疗呼吸道感染。
3. 支气管痉挛,改善通气功能。

【评估】
1. 患者基本情况　包括年龄、病情、治疗情况、用药史等。
2. 患者认知反应　心理状态、意识状态、自理能力、合作程度,对治疗的态度、对雾化给药的认知程度。
3. 患者呼吸道情况　呼吸道是否通畅,有无感染,有无痰液,有无支气管痉挛、水肿等。

【计划】
1. 护士准备　衣帽整洁,清洁双手,戴口罩。
2. 患者准备　了解氧气雾化吸入法的目的,清楚配合要点,取坐位或卧位。
3. 用物准备　治疗卡、氧气雾化吸入器、遵医嘱准备的吸入药液、氧气装置、治疗车等。
4. 环境准备　环境安静、整洁、明亮,室内温湿度适宜,避开明火,房间内有用氧安全的标识。

【实施】

实施方法见表12-12。

表12-12　氧气雾化吸入的操作流程、步骤和要点

操作流程	操作步骤	要点说明
1. 核对配药	治疗室内核对药物、检查药物质量,将药物用蒸馏水或等渗盐水稀释至5 ml,注入氧气雾化罐	• 确保雾化吸入器、氧气装置设备性能正常
2. 核对告知	备齐用物携至床旁,核对患者床号、姓名,告知操作目的、操作方法、所用时间、配合方法,取得患者合作	• 严格执行查对制度
3. 连接调节	将氧气雾化罐的进气口与氧气装置输出口连接,调节氧气流量为6~8 L/min	• 各部件连接紧密,勿漏气
4. 吸入气雾	气雾形成后,将口含嘴放入患者口中,嘱其紧闭口唇深吸气,用鼻呼气	• 进行有效的呼吸
5. 巡视观察	巡视并观察患者治疗情况、设备使用情况	• 雾化过程中随时观察患者的病情变化及听取患者主诉,如有不适,应停止吸入
6. 结束雾化	雾化结束后,取下雾化器,关闭氧气;擦干患者面部,协助患者采取舒适卧位,整理床单位,告知其注意事项	
7. 整理记录	①清理用物,浸泡消毒雾化器 ②护士洗手、摘口罩,记录雾化时间、雾化效果	• 浸泡消毒1 h后再洗净擦干备用,防止交叉感染

【评价】

1. 操作正确,用氧安全,氧气装置性能良好。
2. 操作中对患者有爱伤观念,沟通有效,患者理解治疗目的,能主动配合。
3. 患者感觉舒适,呼吸道症状有所缓解。

【注意事项】

1. 严格执行查对和消毒隔离制度。
2. 使用前检查雾化器,确保各部件完好、无松动。注意用氧安全,操作时严禁接触明火和易燃品。
3. 雾化过程中如患者感到疲劳,可关闭氧气停止雾化,适时再行吸入。
4. 氧气湿化瓶内勿盛水,以免液体进入雾化罐稀释药液;氧气流量不可过大,以免损坏雾化器。
5. 雾化吸入后,黏稠的分泌物经湿化膨胀不易咳出,应拍背协助排痰。

【健康教育】

同超声雾化吸入法。

(三)压缩雾化吸入法

压缩雾化吸入法(compression atomizing inhalation)是利用压缩空气将药液变成细微的气雾,随着呼吸直接被吸入呼吸道的方法。

压缩雾化吸入器(图12-26)主要由空气压缩机、喷雾器、口含嘴三部分组成。空气压缩机通电后输出的电能将空气压缩,压缩后的空气作用于喷雾器内的药液,使药液表面张力破坏而形成细微雾滴,通过口含器随患者的呼吸进入呼吸道。

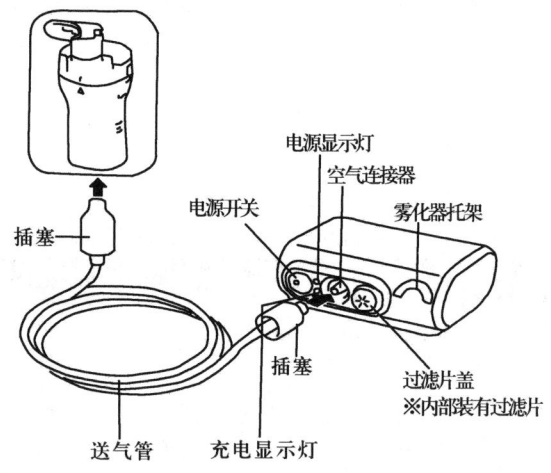

图12-26 压缩雾化吸入器

【目的】

同雾化吸入法。

【评估】

1. 患者基本情况 包括年龄、病情、治疗情况、用药史等。
2. 患者认知反应 心理状态、意识状态、自理能力、合作程度,对治疗的态度、对雾化给药的认知程度。
3. 患者呼吸道情况 呼吸道是否通畅,有无感染,有无痰液,有无支气管痉挛、水肿等。

【计划】

1. 护士准备 衣帽整洁,清洁双手,戴口罩。

2. 患者准备　了解压缩雾化吸入法的目的，清楚配合要点，取坐位或卧位。
3. 用物准备　治疗卡、压缩雾化吸入器、遵医嘱准备的吸入药液、治疗车等。
4. 环境准备　环境安静、整洁、明亮，室内温、湿度适宜。

【实施】

实施方法见表12-13。

表 12-13　压缩雾化的操作流程、步骤和要点

操作流程	操作步骤	要点说明
1. 核对注药	治疗室内核对药物、检查药物质量，将药液注入雾化罐	• 严格执行"三查七对"
2. 核对告知	备齐用物携至床旁，核对患者床号、姓名，告知操作目的、操作方法、所用时间、配合方法，取得患者合作	• 严格执行查对制度
3. 连接装置	连接压缩机空气导管，将喷雾器与空气导管紧密连接	• 各部件连接紧密，勿漏气
4. 吸入气雾	打开压缩机开关，指导患者手持雾化器，紧闭双唇，含住口含嘴进行呼吸	• 指导患者用嘴深吸气，鼻呼气，进行有效的呼吸
5. 巡视观察	巡视并观察患者治疗情况、设备使用情况	• 雾化过程中随时观察患者的病情变化及听取患者主诉，如有不适，应停止吸入
6. 结束雾化	雾化结束后，取下口含嘴，关闭电源开关，分离空气导管；擦干患者面部，协助患者采取舒适卧位，整理床单位，告知注意事项	
7. 整理记录	①清理用物，浸泡消毒雾化器 ②护士洗手、摘口罩，记录雾化时间、雾化效果	• 浸泡消毒1 h后再洗净擦干备用，防止交叉感染

【评价】

1. 操作正确，装置性能良好。
2. 操作中对患者有爱伤观念，沟通有效，患者理解治疗目的，能主动配合。
3. 患者感觉舒适，呼吸道症状有所缓解。

【注意事项】

1. 压缩雾化吸入器在使用时要放在平坦、光滑且稳定的平面上，切勿放置在地毯或粗糙的表面上，以免堵塞通风口，操作时不能覆盖压缩机表面。
2. 压缩雾化吸入器空气导管连接紧密，勿漏气。
3. 每次治疗结束后，雾化器须进行冲洗后消毒灭菌，避免交叉感染。
4. 在吸入过程中因温度变化，空气导管内会因冷凝作用出现水气，因此治疗结束后应将导管从雾化器上拔下，打开压缩机开关，使压缩气流通过导管，直至吹干导管内壁。

【健康教育】

同超声雾化吸入法。

（四）手压式雾化吸入法

手压式雾化吸入法（图12-27）是将药液置于雾化器的送雾器中，送雾器内腔为高压，将雾化装置倒置，用拇指按压其顶部时，药液便从喷嘴喷出，形成细微的气雾，进行局部呼吸道治疗的方法。

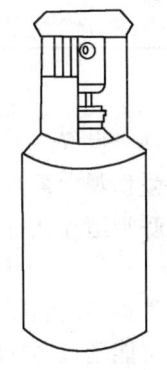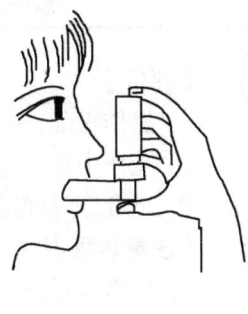

图 12-27　手压式雾化吸入器

临床主要用于减轻支气管痉挛，治疗哮喘和喘息性支气管炎的对症治疗。操作方法比较简单，教会患者自行使用即可。

【目的】

主要通过吸入拟肾上腺素类药、氨茶碱或沙丁胺醇等支气管解痉药，改善通气功能，适用于支气管哮喘、喘息性支气管炎的对症治疗。

【评估】

1. 患者基本情况　包括年龄、病情、治疗情况、用药史等。
2. 患者认知反应　心理状态、意识状态、自理能力、合作程度，对治疗的态度、对雾化给药的认知程度。
3. 患者呼吸道情况　呼吸道是否通畅，有无感染，有无痰液，有无支气管痉挛等。

【计划】

1. 护士准备　衣帽整洁，清洁双手，戴口罩。
2. 患者准备　了解手压式雾化吸入法的目的，清楚配合要点，取坐位或卧位。
3. 用物准备　治疗卡、手压式雾化吸入器、遵医嘱准备的吸入药液、治疗车等。
4. 环境准备　环境安静、整洁、明亮，室内温湿度适宜。

【实施】

实施方法见表12-14。

表12-14　手压式雾化吸入的操作流程、步骤和要点

操作流程	操作步骤	要点说明
1. 核对备药	按医嘱准备手压式雾化吸入器（内含药物）	• 使用前检查雾化吸入器的性能是否完好
2. 核对告知	备齐用物携至床旁，核对患者床号、姓名，告知操作目的、手压式雾化吸入器的使用方法，教会患者自行使用	• 严格执行查对制度
3. 摇匀药液	取下雾化器保护盖，充分摇匀药液	
4. 放入口中	将雾化罐倒置，吸嘴放入双唇间，平静呼气	• 紧闭嘴唇
5. 按压喷药	在吸气开始时，要求患者按压雾化器顶部，使药液喷出	
6. 吸入气雾	随着深吸气动作，药液经口吸入，尽可能延长屏气时间（坚持10 s左右），然后呼气，反复1～2次	• 指导患者完成有效呼吸
7. 结束雾化	吸入结束后，取出雾化器	
8. 清洁保存	雾化器使用后放置在阴凉处保存，塑料外壳定期用温水冲洗	
9. 整理记录	①擦干患者面部，协助患者采取舒适卧位，整理床单位，告知其注意事项 ②护士洗手、摘口罩，记录	

【评价】

1. 操作正确，装置性能良好。
2. 操作中对患者有爱伤观念，沟通有效，患者理解治疗目的，能主动配合。
3. 患者感觉舒适，呼吸道症状有所缓解。

【注意事项】

1. 严格执行查对和消毒隔离制度。
2. 药物吸入时，尽可能延长屏气时间，最好坚持10 s左右再呼气。
3. 每次1～2喷，两次使用间隔时间不少于3～4 h。切勿随意增加剂量或缩短用药时间，

以免加重不良反应。

【健康教育】

1. 该类雾化器一般由患者自行保管，应指导患者正确使用手压式雾化吸入器。
2. 指导患者正确评价疗效。当疗效不满意时，及时就诊，不随意增加或减少喷药次数。

第五节　局部给药法

一、滴入法

将药液滴入眼、耳、鼻等处，以达到治疗（局部或全身）目的，也可做某些诊断检查。

（一）滴眼药法

协助患者取仰卧位，头略后仰，用干棉球拭去眼部分泌物，嘱患者眼向上视，护士左手将下睑向下方牵引，右手持滴瓶，手掌跟部轻轻至于患者前额上，在滴瓶口距离眼睑 1~2 cm 处，将药液 1~2 滴滴入眼下部结膜囊内，再轻轻提上睑，使药液均匀扩散于眼球表面，以干棉球拭干流出的药液，用棉球紧压泪囊部 2~3 min，以免药液经泪道流入泪囊和鼻腔引起全身不良反应。注意角膜感觉灵敏，药滴不宜直接滴落在角膜面上，滴管末端不可触及睫毛或眼睑缘，以防污染。若涂眼药膏，则将眼药膏挤入下穹窿部约 1 cm 长度，最后以旋转方式将药膏体折断。

（二）滴耳药法

协助患者取侧卧位，患耳向上，或采取坐位，头偏向一侧肩部。用棉签清洁耳道。护士用一手将耳郭向后上方轻轻牵拉，使耳道变直，另一手持滴瓶，将药液 3~5 滴滴入耳道，并轻压耳屏，用小棉球塞入外耳道口，嘱患者保持原体位 1~2 min，使药液保留于耳道内。

（三）滴鼻药法

通过从鼻腔滴入药物，治疗副鼻窦炎；滴入血管收缩剂，减少分泌，减轻鼻塞症状。嘱患者先排出鼻腔分泌物并清洁鼻腔，协助患者取仰卧位或侧卧位，头向后仰并向患侧倾斜。护士一手持干棉球，并轻推鼻尖，暴露鼻腔，另一手持滴瓶距离鼻孔 2 cm 处滴入药液，每侧滴入 2~3 滴。轻压鼻翼或嘱患者将头部向两侧轻轻晃动，促使药液均匀分布到鼻窦口，提高药液效果。

二、插入法

（一）直肠栓剂插入法

协助患者取侧卧位，膝部弯曲，暴露肛门，操作者戴上指套或手套，将栓剂插入肛门，并用示指将栓剂沿直肠壁朝脐部方向送入 6~7 cm（图 12-28），插入时嘱患者张口深呼吸，尽量放松。置入栓剂后，嘱患者保持侧卧位 15 min 后可变换体位，若栓剂滑脱出肛门外，应予重新插入。

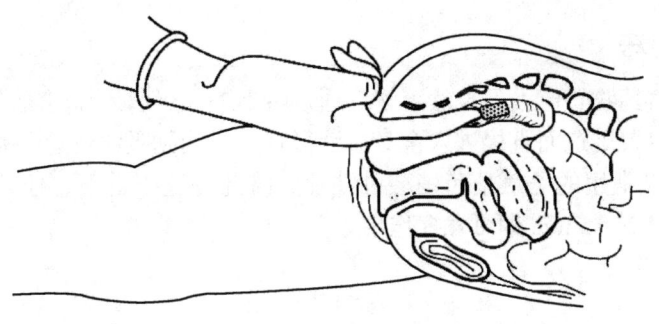

图 12-28　直肠栓剂插入法

（二）阴道栓剂插入法

协助患者取屈膝仰卧位，双腿外展暴露会阴部，铺橡胶单及治疗巾于会阴下，一手戴上指套或手套取出栓剂，利用示指或置入器将栓剂沿阴道下后方轻轻送入 5 cm，达阴道穹（图 12-29），以防滑出。操作过程中注意区分尿道口和阴道口，避免药物误入尿道内。置入栓剂后，取出治疗巾及橡胶单，嘱患者至少平卧 15 min，以利于药物扩散至整个阴道组织，利于药物吸收。为避免药物或阴道渗出物弄污内裤，可使用卫生棉垫。指导患者在用药期间避免性交，观察用药效果。

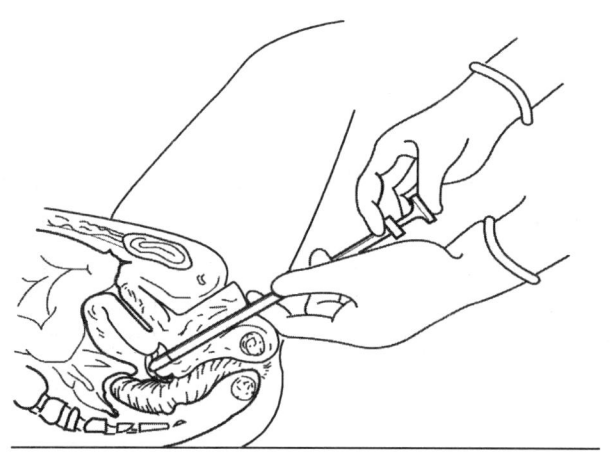

图 12-29　阴道栓剂插入法

三、皮肤给药法

使用时根据不同药物剂型，采用不同给药方法。涂擦药物前一般先用温水与中性肥皂清洁皮肤，而皮炎则只用清水清洁即可。

1. 溶液剂　将治疗巾及橡胶单垫于患处，用钳子夹取蘸湿药液的棉球洗抹患部，至皮肤清洁后用干棉球擦干即可。

2. 糊剂　用棉签将药糊直接涂于患处，不宜涂得过厚，亦可先将糊剂涂在纱布上，然后贴在受损皮肤处，外加包扎。

3. 软膏类　用擦药棒或棉签将软膏涂于患处，不必过厚，如为角化过度的皮损，应略加摩擦，禁用于渗出较多的急性皮损。

4. 酊剂和醑剂　用棉签蘸药涂于患处。

5. 粉剂　若为湿性伤口，可直接将无菌药粉均匀地扑撒在患处，若无皮损，将粉剂药物制成糊状然后用棉签将药糊直接涂于患处。

四、舌下给药法

舌下给药法是将药物置于舌下自然溶解，通过舌下黏膜吸收入血进而作用于全身的一种给药方法。药物不经过胃肠道而直接进入全身血液循环，可达到吸收迅速、副作用少、应用剂量比口服小的目的。最常用的是急救药硝酸甘油片，将药片置于舌下，任其自然溶解，不可嚼碎，不要吞下，一般 2～5 min 即可发挥作用。

> **思政园地**
>
> **中国护士故事——南丁格尔奖获得者黎秀芳**
>
> 黎秀芳是我国著名护理专家,是全军首位"南丁格尔奖"获得者,长期从事护理教育工作,经她教授过的学生达4000余名,遍布国内外。20世纪50年代初,黎秀芳和张开秀创造性地提出"三级护理"理论(即根据病情将病员分成危、重、轻三级护理),建立了治疗和护理文书的"三查七对"(即服药、注射及治疗前、中、后各查对一次;对床号、姓名、药名、剂量、浓度、时间、用法)及"对、抄、勾、对"(对:医嘱对病历牌及执行牌;抄:将医嘱转抄于执行牌和医疗记录单上;勾:抄完每条医嘱,在医嘱本上记以红、蓝勾;对:做完每个医嘱都要核对一次)等护理操作规程和制度,并在临床上得到广泛应用,大大降低了护理差错发生率,提高了护理质量,从而将我国医院护理引向有序化,奠定了中国现代科学护理的基础。

本 章 小 结

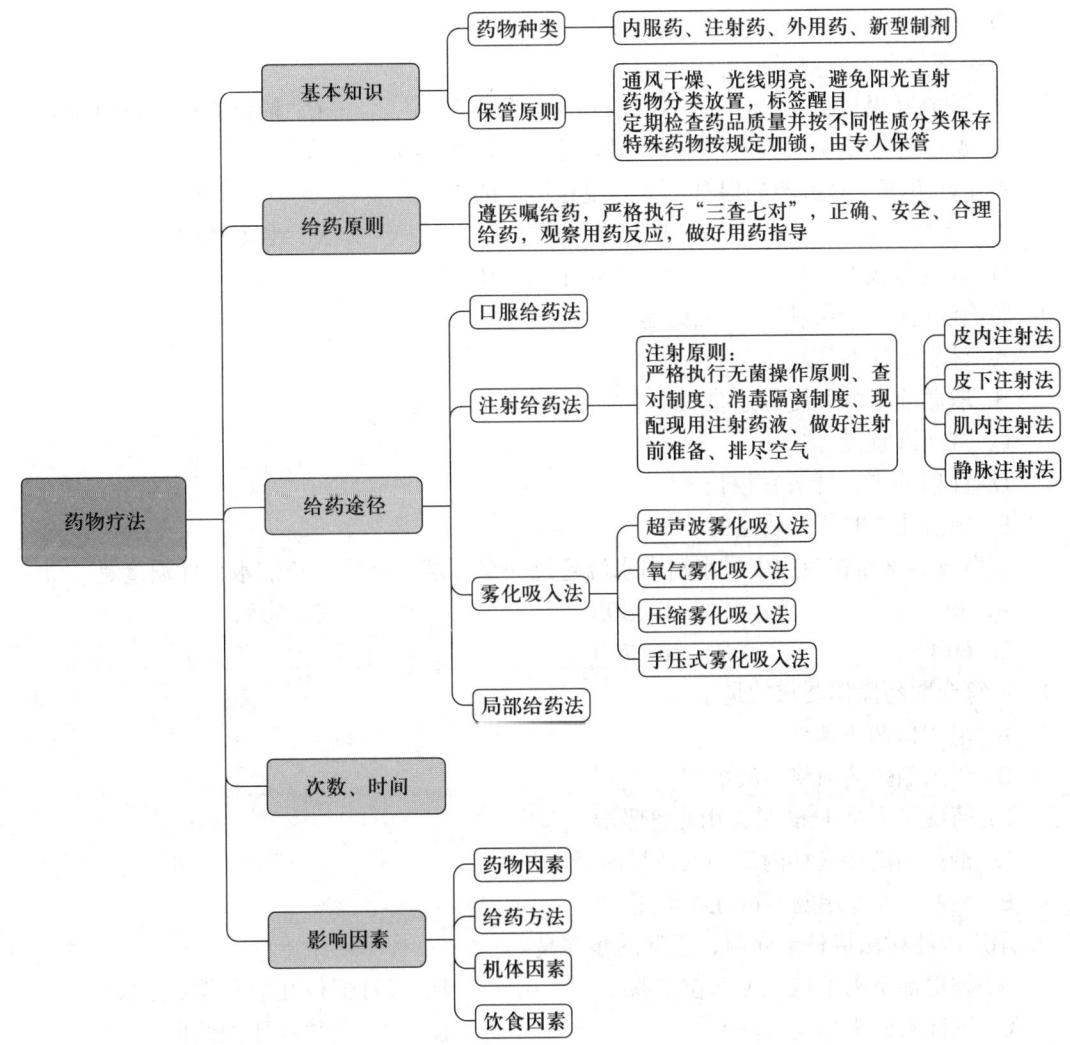

自 测 题

一、选择题

A1/A2 型题

1. 患儿，4岁。毛细支气管炎，体温36℃，脉搏110次/分，呼吸26次/分。医嘱："小儿百服宁"1/4片 q6h，prn。"q6h，prn"的含义是
   A. 长期备用，每6小时1次
   B. 临时备用，每6小时1次
   C. 长期备用，每天6次
   D. 临时备用，每天6次
   E. 长期备用，每天6时服用

2. 需要避光保存的药物是
   A. 盐酸肾上腺素
   B. α-糜蛋白酶
   C. 维生素K
   D. 葡萄糖酸钙
   E. 洋地黄

3. 以下皮下注射部位错误的是
   A. 上臂三角肌下缘
   B. 前臂掌侧下段
   C. 后背
   D. 大腿外侧方
   E. 腹部

4. 超声雾化吸入地塞米松的作用是
   A. 控制呼吸道感染
   B. 解除支气管痉挛
   C. 稀化痰液，帮助祛痰
   D. 减轻呼吸道黏膜水肿
   E. 激素疗法，治疗肺癌

5. 关于剧毒药、麻醉药的保管，下列说法不妥的是
   A. 专人负责
   B. 加锁保管
   C. 专本登记
   D. 凭空瓿领取
   E. 登记本由医生签名

6. 肌内注射时，下列措施不妥的是
   A. 注射前做好解释
   B. 取髂前上棘和尾骨连线的外上1/4处为注射部位
   C. 推药液宜慢
   D. 注射油剂，针头宜粗长
   E. 刺激性强的药液后注射

7. 超声波雾化器在使用中，水槽内水温超过一定温度应调换冷蒸馏水，此温度是
   A. 30℃
   B. 40℃
   C. 50℃
   D. 60℃
   E. 70℃

8. 不符合取药操作要求的是
   A. 取固体药用药匙
   B. 取水剂药液前将药液摇匀
   C. 药液量不足1ml时，用滴管吸取
   D. 油剂药液滴入杯内后加入适量冷开水
   E. 患者个人专用药不可互相借用

9. 用皮内注射法接种卡介苗，正确的步骤是
   A. 注射前不需消毒注射部位皮肤
   B. 进针部位在前臂掌侧上段
   C. 进针时针头与皮肤呈5°
   D. 注入药物前要抽回血
   E. 拔针后用干棉签轻压针刺处

10. 患者张某，男性，70岁，充血性心力衰竭，服用洋地黄。护士为其发药时特别要注意的工作是
    A. 核对患者的床号、姓名
    B. 叮嘱患者空腹服药
    C. 服药前仔细测量患者的脉搏
    D. 嘱患者卧床休息，减少剧烈运动
    E. 询问服药后有无不适

A3/A4 型题

（11～12题共用题干）

患者陈某，56岁，因心功能不全，服用洋地黄，0.2 g，bid。

11. 在患者服药过程中，护士应重点观察
    A. 胃肠道反应　　B. 是否成瘾　　C. 心率
    D. 尿液的性状　　E. 有无皮疹

12. 患者心率低于多少次时应停用
    A. 30次/分　　B. 40次/分　　C. 50次/分
    D. 60次/分　　E. 70次/分

（13～14题共用题干）

患者李某，女性，19岁，学习压力大，熬夜，睡眠不好，上课时出现面色苍白、出冷汗、虚脱而来院就诊。医嘱50%葡萄糖100 ml iv St。

13. 选择最佳的注射部位是
    A. 手背静脉　　B. 头静脉　　C. 股静脉
    D. 大隐静脉　　E. 颈外静脉

14. 注射过程中，患者出现注射部位疼痛，局部肿胀，抽之无回血，考虑是
    A. 针头阻塞
    B. 针尖斜面一半在血管内
    C. 针头滑出血管外
    D. 药液黏稠度大
    E. 静脉痉挛

（15～17题共用题干）

患者男性，70岁，有慢性支气管炎病史，最近咳嗽加剧，痰液黏稠，伴呼吸困难，入院后给予超声雾化吸入。

15. 超声雾化吸入治疗的目的不包括
    A. 消除炎症　　B. 解除支气管痉挛　　C. 稀释痰液
    D. 帮助祛痰　　E. 保持口腔清洁

16. 为该患者做雾化治疗时的首选药物是
    A. 庆大霉素　　B. 沙丁胺醇　　C. 地塞米松
    D. α-糜蛋白酶　　E. 氨茶碱

17. 指导患者做超声雾化吸入时，下列错误的是
    A. 协助患者取舒适体位
    B. 先开电源开关，再开雾量调节开关
    C. 嘱患者张口呼吸
    D. 吸入时间为15～20 min
    E. 治疗完毕，先关雾化开关，再关电源开关

二、简答题

1. 在给药护理中,应遵循哪些原则?

2. 患者服用"地高辛、急支糖浆、硫酸亚铁溶液、磺胺嘧啶"时,应如何给予相应的指导?

三、案例分析

患者男性,59岁。入院诊断:支气管哮喘。现患者咳喘明显,痰液较黏稠,医嘱氧气雾化吸入,bid。所用药物:氨茶碱、沐舒坦1支、a-糜蛋白酶1000 U、地塞米松2 mg。

请问:1. 所用药物的主要作用有哪些?

2. 操作中的要点有哪些?

(韦雅芬 林晓燕)

第十三章 药物过敏试验

第十三章数字资源

学习目标

1. 说出青霉素、头孢菌素（先锋霉素）、破伤风抗毒素、普鲁卡因、链霉素过敏试验液的标准浓度。
2. 陈述青霉素过敏反应发生的原因和预防措施。
3. 识别青霉素过敏性休克的临床表现。
4. 能准确配制青霉素过敏试验液、判断试验结果，并实施过敏性休克的急救。
5. 描述破伤风抗毒素脱敏注射法。
6. 具有慎独精神，尊重、关爱患者，工作认真负责。

临床上过敏体质的患者在使用某些药物时，可出现不同程度的过敏反应，甚至会发生过敏性休克，如不及时抢救可危及生命。为防止过敏反应的发生，在使用致敏性高的药物前，护士除应详细询问患者的用药史、过敏史、家族史外，还须做药物过敏试验。因此，护士必须熟练掌握药物过敏试验方法，能够准确判断试验结果，严密观察患者反应，预防过敏反应的发生，做好急救的准备工作，熟练掌握过敏性休克的急救措施。

第一节 青霉素药物过敏试验

案例 13-1

患者男性，40 岁，因咳嗽、发烧 3 天来院就诊。青霉素皮试（-），遵医嘱给予 0.9% 生理盐水 250 ml、青霉素 160 万单位静脉输液，30 min 后患者诉胸闷、呼吸困难、面色苍白、出冷汗。查体：脉搏 118 次 / 分，呼吸 26 次 / 分，血压 80/58 mmHg。

问题与思考：
1. 该患者发生了什么？
2. 如何预防这种情况的发生？
3. 对该患者应采取哪些护理措施？

青霉素是临床常用的 β-内酰胺类抗生素，具有疗效高、毒性低、抗菌谱广的特点，但最常见的不良反应是过敏反应。青霉素是各类抗生素中过敏反应发生率最高的药物，为 3%～6%。任何年龄、任何给药途径、任何剂型和剂量均可引发过敏反应。因此，在使用各种剂型的青霉素前都应做过敏试验，试验结果阴性者方可使用该药，同时需加强青霉素使用前后的观察，及时发现过敏反应并正确处理。

一、青霉素过敏反应发生的原因

青霉素过敏反应是抗原与抗体在致敏细胞上相互作用而引起的。青霉素本身不具有抗原性，但是其降解产物青霉烯酸、青霉噻唑酸为半抗原物质，进入机体后与组织蛋白结合形成全抗原，刺激机体产生特异性抗体 IgE，IgE 黏附在某些组织，如皮肤、鼻、咽喉、声带、支气管黏膜下微血管周围的肥大细胞及血液中的嗜碱性粒细胞表面，使机体呈致敏状态。当机体再次接触相同的变应原时，即与特异性抗体 IgE 结合，发生抗原抗体反应，导致细胞破裂，释放组胺、缓激肽、5-羟色胺、慢反应物质等血管活性物质。这些物质分别作用于效应器官，引起平滑肌收缩、毛细血管扩张、血管通透性增高和腺体分泌增多。临床表现为皮疹、哮喘、喉头水肿等一系列过敏反应，严重时可引起窒息、血压下降或过敏性休克（图 13-1）。由于血管活性物质作用的部位不同和个体差异，因此过敏反应的临床表现也是多种多样的。

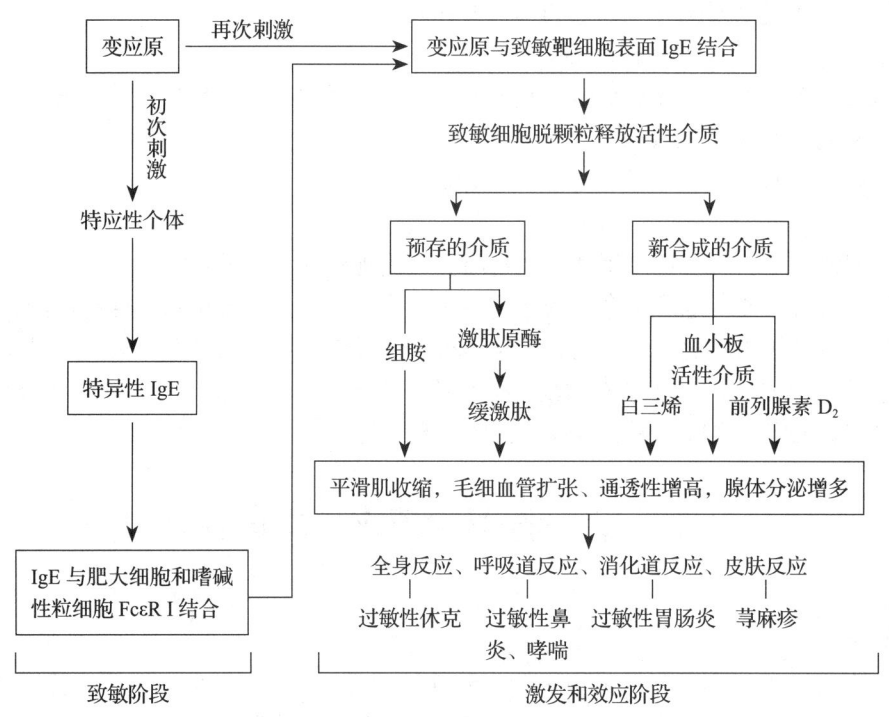

图 13-1 青霉素过敏反应原理

二、青霉素过敏反应的预防

青霉素过敏反应，尤其是过敏性休克，可威胁患者的生命。因此，积极采取预防措施是避免发生过敏反应的关键所在。

1. 使用各种剂型的青霉素前，必须做过敏试验。试验前应详细询问患者的"三史"，即用药史、过敏史和家族史。患者如有青霉素过敏史，应禁止做过敏试验，并与医生联系，更换其他药物。有其他药物过敏史或变态反应性疾病者应慎用。

2. 患者凡首次用药，或已进行青霉素治疗，但停药 3 天后再用，或用药过程中更换药物批号时，均须重新做青霉素过敏试验，结果阴性方可用药。

3. 试验液要现用现配，不宜放置过久。青霉素水溶液在常温下极不稳定，易产生青霉烯酸、青霉噻唑酸等过敏物质而引发过敏反应，放置过久还可降低药物效价。

4. 试验液配制的浓度与注射剂量要准确；观察的结果要准确。试验结果不能确认时，可做对照试验，在另一前臂掌侧皮内注射生理盐水 0.1 ml，20 min 后观察结果，对比结果确认阴性后方可用药。

5. 进行青霉素过敏试验或使用药物前均应做好急救的准备工作，备好急救箱（内置 0.1% 盐酸肾上腺素、砂轮、注射器、皮肤消毒液、棉签、鼻导管或鼻塞管）及其他急救药物和器械。

6. 严密观察患者局部和全身反应，并注意倾听患者主诉，交代患者皮试后 20 min 内不能离开病房或注射室。注射后继续观察 30 min，无过敏反应后方可离开，以免发生迟发性过敏反应。

7. 试验结果阳性者禁止使用青霉素，同时报告医生，并在体温单、病历、医嘱单、床头卡、注射卡、一览表上醒目注明，同时将结果告知患者及其家属。

8. 患者在空腹、剧烈运动或麻醉情况下，不宜做过敏试验，以免因低血糖导致晕厥时，与过敏反应的表现相混淆。

9. 患者不宜在同一时间内做两种药物的过敏试验，以免影响结果的准确判断。

三、青霉素过敏试验法

【目的】

通过青霉素过敏试验，确定患者对青霉素是否过敏，以作为临床应用青霉素治疗的依据。

【评估】

1. 患者的病情、年龄、进食情况（空腹时不宜做过敏试验）、治疗目的、用药史、过敏史和家族史，如有青霉素过敏史，则应停止做过敏试验。

2. 患者的意识状态、自理能力、心理状态、对青霉素过敏试验的认知及合作程度。

3. 注射部位皮肤颜色，有无皮疹、硬结、瘢痕、感染等。

4. 签署或查看知情同意书。

【计划】

1. 护士准备　衣帽整洁、洗手、戴口罩，举止端庄，态度和蔼可亲。

2. 患者准备　确认无青霉素过敏史，未空腹，理解注射目的，愿意配合，体位舒适。

3. 用物准备

（1）医嘱单、治疗单或电脑注射单、药物（按医嘱备）、生理盐水。

（2）治疗盘、无菌治疗巾、一次性注射器（1 ml，2~5 ml）、无菌棉签、无菌纱布、皮肤消毒液（75% 乙醇）、砂轮或启瓶器、手消毒液等。

（3）锐器盒、医疗垃圾桶、生活垃圾桶。

（4）抢救药物：0.1% 盐酸肾上腺素、地塞米松、尼可刹米、氧气、吸痰器及其他急救药物和器械。

（5）青霉素试验液的配制：以每毫升含青霉素 200~500 U 的皮内试验液为标准（表 13-1），注入剂量为 0.1 ml（含 20~50 U）。

4. 环境准备　整洁、安静、安全，温湿度适宜，光线充足，符合无菌操作的要求。

表 13-1　青霉素过敏试验液的配制（青霉素钠 80 万 U/ 瓶）

青霉素钠	加 0.9% 氯化钠溶液量（ml）	药物浓度（U/ml）	要求
80 万 U	4	20 万	溶解摇匀
取上液 0.1 ml	0.9	2 万	摇匀
取上液 0.1 ml	0.9	2000	摇匀
取上液 0.1 ml（或 0.25 ml）	0.9（或 0.75）	200（或 500）	摇匀

【实施】

实施方法见表13-2。

表13-2 青霉素过敏试验的操作流程、步骤和要点

操作流程	操作步骤	要点说明
1. 配制试验液	按医嘱准备药液,准确配制试验液	• 确保浓度和剂量准确
2. 核对解释	携用物至床边,核对患者床号、姓名、手腕带,解释操作目的,取得患者合作,协助患者取舒适体位,询问患者"三史"及是否空腹	• 确认患者,询问用药史、过敏史、家族史,空腹时不宜做过敏试验,以免因低血糖导致晕厥,与过敏反应的表现相混淆
3. 选择部位		• 患者前臂掌侧下段
4. 消毒皮肤	用75%乙醇消毒皮肤,直径大于5 cm	• 注意不能用含碘消毒液消毒皮肤
5. 再次核对		• 操作中查对
6. 穿刺推药	皮内注射青霉素试验液0.1 ml	• 注入的药液剂量要准确 与患者沟通,观察患者反应
7. 拔针	注药毕,快速拔针,切勿按压穿刺处	• 嘱患者勿按揉注射部位,以免影响试验结果的观察
8. 再次核对		
9. 操作后处理	协助患者取舒适体位,告知注意事项,清理用物,洗手,记录	• 操作后查对 • 告知患者20 min后观察结果,期间不可离开病房,如有不适,及时告知护士 • 按消毒隔离原则处理用物,将抢救用物放置床边
10. 结果判断	阴性:皮丘无改变,周围无红肿,无红晕,全身无自觉症状 阳性:皮丘隆起增大,出现红晕,直径大于1 cm,周围有伪足伴痒感,可出现头晕、心慌、恶心,甚至发生过敏性休克	• 按要求记录过敏试验结果

【评价】

1. 患者明确试验的目的及注意事项,能主动配合,护患沟通有效。
2. 护理人员严格遵守操作规程,试验液的配制、试验方法正确。
3. 试验结果判断准确。

【注意事项】

1. 认真执行查对制度和无菌操作原则。
2. 有其他药物过敏史或变态反应性疾病者应慎用。
3. 配制青霉素试验液须用生理盐水进行稀释。配制时每次均应准确抽吸药液,并充分摇匀,以确保试验液浓度准确。
4. 用药过程中须严密观察患者反应。如出现青霉素过敏性休克,应立即组织抢救。

【健康教育】

1. 向患者和家属说明药物的作用、可能出现的反应及过敏试验的必要性。

2. 在皮内试验的过程中，告知患者不要擅自离开病房，有任何不适马上告知医务人员。

四、青霉素过敏反应的表现及处理

（一）青霉素过敏反应的表现

1. 过敏性休克　过敏性休克（anaphylactic shock）是青霉素过敏反应中最严重的一种，可危及患者的生命。过敏性休克可发生在青霉素皮试过程中或注射药物后，一般在数秒或数分钟内呈闪电式发生，也可在用药半小时后发生，极少数患者发生在连续用药过程中，但大多发生在注射后 30 min 内。主要表现如下。

（1）呼吸道阻塞症状：由喉头水肿、肺水肿所致，患者感觉胸闷，表现为气促、发绀、呼吸困难、喉头堵塞伴濒死感。

（2）循环衰竭症状：由于周围血管扩张和通透性增加，导致循环血容量不足，患者感觉心慌，表现为面色苍白、出冷汗、脉细弱、血压急剧下降。

（3）中枢神经系统症状：由于缺氧和血压下降，导致脑部供血、供氧不足，患者感觉头晕、眼花，表现为面部及四肢麻木、躁动不安、抽搐、意识丧失、二便失禁等。

（4）皮肤过敏症状：患者感觉皮肤瘙痒，表现为荨麻疹及其他皮疹。

以上症状常以呼吸道症状或皮肤瘙痒最早出现，故必须注意倾听患者的主诉。

2. 血清病型反应　一般于用药后 7～12 天内发生，临床表现与血清病相似，患者有发热、皮肤瘙痒、荨麻疹、关节肿痛、全身淋巴结肿大、腹痛等症状。

3. 各器官或组织的过敏反应

（1）皮肤过敏反应：表现为瘙痒、荨麻疹、皮炎，严重者可发生剥脱性皮炎。

（2）呼吸道过敏反应：可引起哮喘或诱发原有的哮喘发作。

（3）消化系统过敏反应：可引起过敏性紫癜，以腹痛和便血为主要症状。

（二）青霉素过敏性休克的急救措施

（1）立即停药，协助患者平卧，注意保暖，同时报告医生，就地抢救。

（2）立即皮下注射 0.1% 盐酸肾上腺素 0.5～1 ml，小儿剂量酌减。如症状不缓解，可每隔半小时皮下或静脉注射该药 0.5 ml，直至脱离危险期。盐酸肾上腺素是抢救过敏性休克的首选药物，具有收缩血管、增加外周阻力、提升血压、兴奋心肌、增加心输出量以及松弛支气管平滑肌的作用。

（3）立即给予氧气吸入，改善缺氧症状。呼吸受抑制时，应立即进行口对口人工呼吸或简易呼吸器辅助呼吸，并遵医嘱肌内注射尼可刹米、洛贝林等呼吸兴奋剂。如出现喉头水肿导致窒息时，应尽快配合医生准备气管插管或施行气管切开术。

（4）若患者出现呼吸、心搏骤停，立即进行心肺复苏，抢救患者。

（5）迅速建立静脉输液通道，配合医生抢救患者。

（6）根据医嘱给药

1）改善微循环：静脉滴注葡萄糖溶液或平衡液扩充血容量，并根据病情给予升压药物，如多巴胺、间羟胺等，以改善微循环，提升血压。

2）抗过敏：给予地塞米松 5～10 mg 静脉注射，或用氢化可的松 200 mg 加 5% 或 10% 葡萄糖液 500 ml 静脉滴注，此药有抗过敏作用，能迅速缓解症状。

3）纠正酸中毒：按医嘱给予 5% 碳酸氢钠等碱性药物。

（7）密切观察病情，记录患者生命体征、神志和尿量等病情变化。不断评价治疗与护理的效果，为进一步处置提供依据。患者未脱离危险期时，不宜搬动。

> **知识链接**
>
> **青霉素快速过敏皮试仪**
>
> 青霉素快速过敏皮试仪采用脉冲离子导入无极化经皮渗透法，在电脑智能控制下，使脉冲电场将药物离子或带电荷的药物由相应电极无痛导入皮肤。具有无痛、快速、准确、安全，遇故障声、光、代码报警等优点。随不同人体自动控制药物渗透量，自动延时补偿，确保皮试时间 5 min，可自动关机。适用范围：青霉素类、头孢类、链霉素、普鲁卡因、破伤风 TAT 等需做过敏皮试的药物。

考点提示

青霉素过敏反应的预防；青霉素试验液的配制浓度；青霉素试验阳性结果的判断；青霉素过敏性休克的表现及急救措施。

第二节 其他药物过敏试验

案例 13-2

患者女，34 岁，劳动时不慎被铁钉刺破手掌，到医院就诊。清创后医嘱：肌内注射破伤风抗毒素 1500 U，皮试结果：皮丘红肿，硬结直径 2.1 cm，局部有痒感。

问题与思考：

1. 判断试验结果。
2. 当试验结果阳性时如何进行注射？

一、头孢菌素类药物过敏试验

头孢菌素类药物是临床上广泛使用的抗生素，具有高效、低毒、广谱抗菌、过敏反应较青霉素类少等优点。因头孢菌素类药物和青霉素之间可呈现不完全的交叉过敏反应，故使用前应详细询问患者是否对头孢菌素类、青霉素类或其他药物过敏。

（一）试验液的配制

先锋霉素 Ⅵ 是头孢菌素类药物中的一种，以该药为例，配制浓度为每毫升含先锋霉素 Ⅵ 500 μg 的试验液为标准，具体配制方法见表 13-3 所列。

表 13-3 先锋霉素 Ⅵ 过敏试验液的配制

先锋霉素 Ⅵ	加 0.9% 氯化钠溶液量	每毫升药液先锋霉素 Ⅵ 含量	要求
0.5 g/支	2 ml	250 mg	溶解摇匀
取上液 0.2 ml	0.8 ml	50 mg	摇匀
取上液 0.1 ml	0.9 ml	5 mg	摇匀
取上液 0.1 ml	0.9 ml	500 μg	摇匀

（二）试验方法

将配制好的试验液 0.1 ml（含先锋霉素 Ⅵ 50 μg）皮内注射，20 min 后观察判断试验结果。

结果判断方法、注意事项、过敏反应的临床表现及抢救同青霉素过敏试验。

二、破伤风抗毒素过敏试验及脱敏注射

破伤风抗毒素（TAT）是破伤风类毒素免疫马血浆经物理、化学方法精制而成，是一种特异性抗体，能中和患者体内的破伤风毒素，常用于有破伤风潜在危险的外伤患者，作为被动免疫预防注射。破伤风抗毒素是马的免疫血清，对人体是一种异种蛋白，具有抗原性，注射后容易出现过敏反应。因此，在首次用药前须做过敏试验，或曾用过破伤风抗毒素停用超过1周者，如再次使用，须重做过敏试验。

（一）TAT过敏试验

1. 试验液的配制　以每毫升含破伤风抗毒素 150 U 为标准。具体配制方法：取每毫升含 1500 U 的破伤风抗毒素原液 0.1 ml，加 0.9% 氯化钠溶液稀释至 1 ml（含 TAT 150 U/ml），摇匀后即配制成试验液。

2. 试验方法　取配制好的 TAT 试验液 0.1 ml（含 TAT 15 U）皮内注射，20 min 后判断试验结果并记录。

3. 试验结果判断

（1）阴性：局部无红肿，全身无异常反应。

（2）阳性：局部皮丘红肿，硬结直径大于 1.5 cm，红晕超过 4 cm，有时出现伪足、痒感。全身过敏反应、血清病型反应与青霉素过敏反应相同。

当试验结果不能肯定时，应用生理盐水在对侧手臂做对照试验。如试验结果为阴性，将余液一次性肌内注射；如试验结果为阳性，应采用脱敏注射法。

（二）TAT脱敏注射法

脱敏注射法是将所需剂量的 TAT 分次少量注入体内（表 13-4）。脱敏的基本原理是：少量抗原进入机体后，同吸附于某些组织的肥大细胞或血液中的嗜碱性粒细胞上的 IgE 结合，使其逐步释放出少量的活性介质，不至于引起临床症状。短时间内连续多次药物注射可以逐渐消耗体内已经产生的 IgE，最终可以将所需药量全部注入而不致发病。

表 13-4　破伤风抗毒素脱敏注射法

次数	TAT（ml）	加 0.9% 氯化钠溶液量（ml）	注射途径
1	0.1	0.9	肌内注射
2	0.2	0.8	肌内注射
3	0.3	0.7	肌内注射
4	余量	稀释至 1	肌内注射

按上表，每隔 20 min 肌内注射 TAT 一次，直至完成总剂量注射（TAT 1500 U），每次注射后应密切观察患者的反应。如发现患者出现全身反应，如面色苍白、气促、发绀、荨麻疹及头晕、心慌等不适或过敏性休克时，应立即停止注射，通知并配合医生进行抢救（方法同青霉素过敏性休克的抢救）。如过敏反应轻微，待症状消退后，酌情将每次注射的剂量减小，增加注射次数，在密切观察病情的情况下，使脱敏注射顺利完成。

三、普鲁卡因过敏试验

普鲁卡因是一种常用局部麻醉药，少数患者用药后可发生过敏反应，轻重不一，故使用普

鲁卡因前，须做皮肤过敏试验，结果阴性方可用药。

（一）试验液的配制

以 0.25% 普鲁卡因为标准，即每毫升含普鲁卡因 2.5 mg。

1. 1% 普鲁卡因取 0.25 ml 加 0.9% 氯化钠溶液稀释至 1 ml，即浓度为 0.25%，含 2.5 mg。
2. 0.5% 普鲁卡因取 0.5 ml 加 0.9% 氯化钠溶液稀释至 1 ml，即浓度为 0.25%，含 2.5 mg。
3. 2.5% 普鲁卡因取 0.1 ml 加 0.9% 氯化钠溶液稀释至 1 ml，即浓度为 0.25%，含 2.5 mg。
4. 2% 普鲁卡因取 0.5 ml 加 0.9% 氯化钠溶液稀释至 1 ml，即浓度为 1%，含 10 mg；再取 0.25 ml 加 0.9% 氯化钠溶液稀释至 1 ml，即浓度为 0.25%，含 2.5 mg。

（二）试验方法

取 0.25% 普鲁卡因试验液 0.1 ml 皮内注射，观察 20 min 后，判断试验结果。

（三）结果判断及过敏反应的处理

同青霉素过敏试验的结果判断及过敏反应的处理。

四、碘过敏试验

临床上常用碘化物造影剂做肾、胆囊、膀胱、支气管、脑血管、心血管造影。此类药物可发生过敏反应，在碘造影检查前 1～2 天需做过敏试验。结果阴性方可做碘造影检查。

（一）试验方法

1. 口服法　口服 5%～10% 碘化钾 5 ml，每天 3 次，共 3 天，观察结果。
2. 皮内注射法　皮内注射碘造影剂 0.1 ml，20 min 后观察结果。
3. 静脉注射法　静脉注射碘造影剂（常用 30% 泛影葡胺）1 ml，5～10 min 后观察结果。

（二）结果判断

局部或全身均无任何反应，则试验结果为阴性。

1. 口服法　出现口麻、头晕、心慌、恶心、呕吐、流泪、流涕、荨麻疹等症状为阳性。
2. 皮内注射法　局部有红肿、硬块，直径超过 1 cm 为阳性。
3. 静脉注射法　出现血压、脉搏、呼吸和面色等改变为阳性。

（三）注意事项

1. 在静脉注射造影剂前，先做皮内试验，结果阴性后，再做静脉注射试验，两者结果均阴性方可造影。
2. 少数患者虽然过敏试验结果阴性，但在注射碘造影剂时仍会发生过敏反应，因此在造影时仍需做好抢救准备，备好急救物品。抢救方法同青霉素过敏反应的处理。

五、链霉素过敏试验

链霉素对多数革兰氏阴性细菌及结核分枝杆菌有较强的抗菌作用。因链霉素本身所含杂质（链霉素胍和二链霉胺）具有释放组胺致过敏反应、毒性反应，容易产生耐受性，故目前临床应用较少。过敏性休克发生率较青霉素低，但死亡率很高。因此，使用链霉素前必须做过敏试验，并加强观察，试验结果阴性方可用药。

（一）链霉素过敏试验

1. 试验液的配制　以每毫升含链霉素 2500 U 为标准，具体配制方法见表 13-5。
2. 试验方法　将配制好的试验液 0.1 ml（含链霉素 250 U）皮内注射，20 min 后观察判断试验结果。结果判断方法同青霉素过敏试验。

表 13-5　链霉素过敏试验液的配制

链霉素	加 0.9% 氯化钠溶液量（ml）	药物浓度（U/ml）	要求
100 万 U/ 支	3.5	25 万	溶解摇匀
取上液 0.1 ml	0.9	2.5 万	摇匀
取上液 0.1 ml	0.9	2500	摇匀

（二）链霉素过敏反应的临床表现及处理

1. **链霉素过敏反应的临床表现**　同青霉素过敏反应，但较少见。常伴有毒性反应，表现为全身无力、肌肉麻木、抽搐、眩晕、耳鸣、耳聋等症状。

2. **链霉素过敏反应的处理**　与青霉素过敏反应的处理大致相同。一旦发生过敏反应，除采取青霉素过敏反应抢救措施外，同时应静脉注射 10% 葡萄糖酸钙或 5% 氯化钙，小儿酌情减量，因链霉素与钙离子络合，而使其毒性症状减轻或消失。如出现肌肉无力、呼吸困难，遵医嘱皮下注射新斯的明 0.5～1 mg，必要时给予 0.25 mg 静脉注射。

> **知识链接**
>
> **TAT 替代药品—破伤风免疫球蛋白**
>
> 破伤风免疫球蛋白是用乙型肝炎疫苗免疫后，再经破伤风类毒素免疫的献血员体内，采集破伤风抗体效价高的血浆或血清，经低温乙醇法提取的特异性免疫球蛋白，主要用于预防和治疗破伤风。HTIG 属于同种异体蛋白，一般无禁忌证，使用前不必做过敏试验，可以作为 TAT 的替代药物使用，但药物价格较高。

> **思政园地**
>
> **中国"青霉素之父"**
>
> 1911 年，樊庆笙出生在江苏一个普通家庭。他从小发奋读书，立志科学救国。1929 年，樊庆笙考入金陵大学农学院，毕业时，他获得金陵大学最高奖项——金钥匙奖，并留校任教。1940 年，樊庆笙经基金会资助赴美留学，转而学习微生物学。直到有一天，他得知盘尼西林在美国研制成功，并投入生产和临床使用。盘尼西林是世界上第一种抗生素，最先由英国细菌学家弗莱明于 1928 年发现。直到 20 世纪 40 年代，经过美国科学家的一系列研究，才实现了盘尼西林的批量生产。彼时的中国，仍在艰苦抗战，由于缺医少药，很多人因为外伤感染而失去了生命。樊庆笙心中只有一个念头：回国！无论前方有多少险阻，都必须带着菌种，赶回祖国制造出盘尼西林。
>
> 1944 年，樊庆笙穿越炮火，几次险象还生，通过"死亡航线"飞越世界屋脊，历时半年才将 3 支菌种带回国内。同年，他研制出国内第一批盘尼西林制剂，并将其命名为青霉素，由此中国成为世界上能够研制青霉素的七个国家之一。鉴于樊庆笙对我国青霉素引进、研制、定名、生产的巨大贡献，他被誉为中国"青霉素之父"。

本 章 小 结

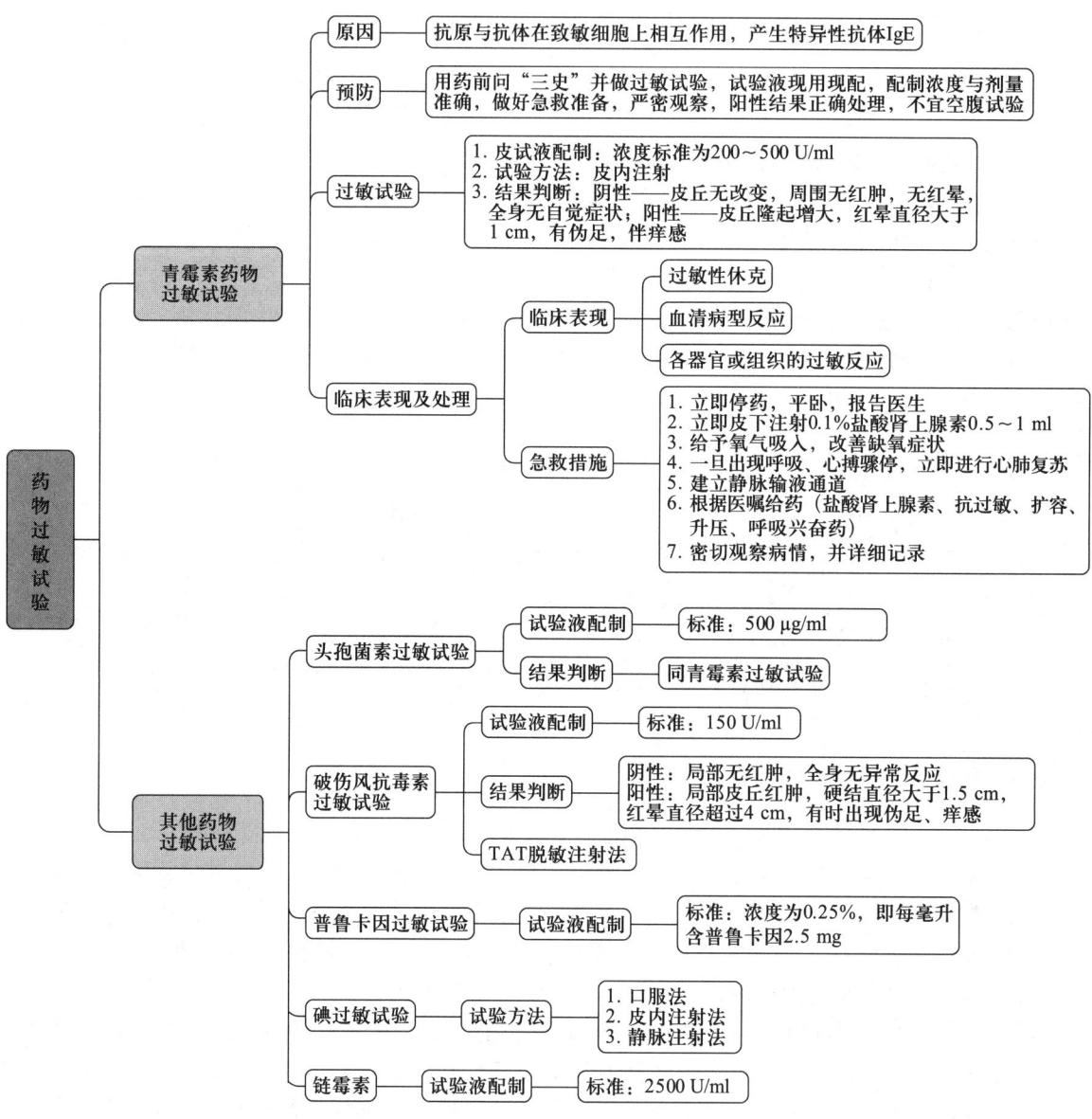

自 测 题

一、选择题

A1/A2 型题

1. 抢救青霉素过敏性休克时，首选药物是
   - A. 去氧肾上腺素
   - B. 盐酸异丙嗪
   - C. 去甲肾上腺素
   - D. 盐酸肾上腺素
   - E. 异丙肾上腺素

2. 青霉素过敏致血清病型反应，一般出现在用药后的
   A. 1～3 天　　　　　　B. 3～5 天　　　　　　C. 5～7 天
   D. 7～12 天　　　　　 E. 12～15 天
3. 抢救链霉素过敏反应用
   A. 氯丙嗪　　　　　　B. 去甲肾上腺素　　　　C. 氯化钾
   D. 葡萄糖酸钙　　　　E. 异丙肾上腺素
4. 配制青霉素过敏试验液时应选用
   A. 注射用水　　　　　　　　　　　B. 10% 葡萄糖溶液
   C. 5% 葡萄糖注射液　　　　　　　 D. 0.9% 氯化钠溶液
   E. 5% 复方氯化钠溶液
5. 青霉素发生过敏反应的机制是由于青霉素进入人体，刺激机体产生的特异性抗体是
   A. IgA　　　　　　　　B. IgD　　　　　　　　C. IgE
   D. IgG　　　　　　　　E. IgM
6. 青霉素皮试结果阳性的局部表现是
   A. 局部无红晕　　　　　　　　　　B. 无自觉症状
   C. 皮丘直径小于 1 cm　　　　　　 D. 皮丘无改变
   E. 局部出现红晕、硬结，直径大于 1 cm
7. 患者张某，男，诊断为"急性肺炎"，注射青霉素数分钟后出现胸闷、气短、面色苍白、出冷汗，脉搏细弱，血压 60/40 mmHg。此时首先应采取的急救措施是
   A. 注射强心剂　　　　　　　　　　B. 进行人工呼吸
   C. 给予呼吸兴奋剂　　　　　　　　D. 给予胸外心脏按压
   E. 皮下注射 0.1% 盐酸肾上腺素 1 ml
8. 患儿男，12 岁。诊断为"扁桃体炎"，注射青霉素第 7 天出现皮肤瘙痒、腹痛、膝关节肿痛及全身淋巴结肿大。该患儿可能发生了
   A. 皮肤过敏反应　　　　　　　　　B. 血清病型反应
   C. 呼吸道过敏反应　　　　　　　　D. 消化系统过敏反应
   E. 中枢神经系统过敏反应

A3/A4 型题

（9～10 题共用题干）

患者黄某，男，32 岁，田间劳作时，不慎发生刀刺伤急诊入院。医嘱肌内注射破伤风抗毒素，注射前询问患者，自述 1 周前曾用过破伤风抗毒素。

9. 破伤风抗毒素的皮试液浓度为
   A. 15 U/ml　　　　　　B. 50 U/ml　　　　　　C. 100 U/ml
   D. 150 U/ml　　　　　 E. 500 U/ml
10. 皮试后 20 min 局部皮丘红肿，硬结大于 1.5 cm，红晕大于 4 cm，有痒感，正确的处理方法是
    A. 将抗毒素稀释，分两次注射
    B. 将抗毒素稀释，分四等份注射
    C. 待患者痒感消失后再全量注射
    D. 在对侧前臂做对照试验后再注射
    E. 将抗毒素分 4 次逐渐增加剂量稀释后注射

二、简答题

一瓶 80 万 U 的青霉素,请问如何配制青霉素试验液?

三、案例分析

患者女,23 岁,因急性咽炎,在做青霉素皮肤试验时突然呼吸急促,面色苍白,血压 80/50 mmHg。判断该患者发生了何种情况?应如何抢救?

(王巧玲)

第十四章 静脉输液与输血

学习目标

1. 说出静脉输液的原理、目的，静脉输液和输血的注意事项。
2. 归纳常用溶液的种类及作用、血制品的种类及适应证。
3. 运用所学知识正确实施静脉输液法和输血法，判断和处理输液和输血反应及输液故障。
4. 具有严谨的工作态度，娴熟的操作技术，无菌观念强，关心、尊重患者，确保治疗安全。

静脉输液和输血是临床上最重要的治疗措施之一。临床上通过静脉输液和输血可以快速纠正人体水、电解质和酸碱平衡紊乱，保持内环境稳定，维持机体正常的生理功能。因此，护士应熟练掌握静脉输液和输血的相关知识和操作技术，并正确判断和及时处理静脉输液和输血过程中的不良反应，从而保证患者的治疗安全、有效。

第一节 静脉输液

案例 14-1

患者女，27 岁，阑尾炎术后第 5 天，体温 36.8 ℃，刀口无渗血、渗液。当日上午 9 时许，继续静脉滴注青霉素，30 min 后，患者突然寒战，继之高热，体温 40℃，并伴有头痛、恶心、呕吐。

问题与思考：
1. 该患者可能出现了哪种情况？
2. 上述反应产生的主要原因可能是什么？
3. 如何护理患者？

静脉输液（intravenous infusion）是利用大气压和液体静压形成的输液系统内压高于人体静脉压的物理原理，将一定量的无菌溶液或药液直接输入人体静脉内的方法。

一、静脉输液的目的

（一）补充水分及电解质，维持酸碱平衡
常用于脱水及酸碱平衡紊乱者，如剧烈呕吐、腹泻、大手术后。

（二）补充营养，供给热能，促进组织修复
常用于慢性消耗性疾病、昏迷、禁食、口腔疾病等不能经口进食及胃肠道吸收障碍的患者。

（三）输入药物，控制感染，治疗疾病
常用于解毒、抗感染、降低颅内压，以及各种需经静脉输入药物治疗的患者。

（四）补充血容量，维持血压，改善微循环

常用于严重烧伤、大出血、休克等患者。

二、常用溶液及作用

（一）晶体溶液

晶体溶液（crystalloid solution）的特点是分子量小，在血管内存留时间短，对维持细胞内外水分的相对平衡起重要作用，可有效纠正体内水、电解质平衡失调。

1. 葡萄糖溶液　供给水分和热能，减少蛋白质的消耗，通常用作静脉给药的载体和稀释剂。常用溶液有5%葡萄糖溶液和10%葡萄糖溶液。

2. 等渗电解质溶液　用于补充水和电解质，维持体液容量和渗透压平衡。补充液体时应兼顾水与电解质的平衡。常用溶液有0.9%氯化钠溶液、复方氯化钠溶液（林格等渗溶液）、5%葡萄糖氯化钠溶液等。

3. 碱性溶液　用于纠正酸中毒，调节酸碱平衡失调。常用溶液有5%碳酸氢钠溶液（对呼吸功能不全的患者，此溶液的使用受到限制）和11.2%乳酸钠溶液（休克、肝功能不全、缺氧、右心衰竭患者或新生儿，对乳酸的利用能力相对较差，易加重高乳酸血症，故不宜使用）。

4. 高渗溶液　可迅速提高血浆渗透压，回收组织水分进入血管内，消除水肿，用于利尿脱水，还可降低颅内压，改善中枢神经系统的功能。常用溶液有20%甘露醇、25%山梨醇、25%～50%葡萄糖溶液等。

（二）胶体溶液

胶体溶液（colloidal solution）特点是分子量较大，在血管内存留时间长，能有效维持血浆胶体渗透压，增加血容量，改善微循环，提高血压。

1. 右旋糖酐溶液　为水溶性多糖类高分子聚合物，常用溶液有中分子右旋糖酐和低分子右旋糖酐。中分子右旋糖酐平均分子量为7.5万，能提高血浆胶体渗透压，扩充血容量。低分子右旋糖酐平均分子量为4万，有降低血液黏滞性，改善微循环和抗血栓形成的作用。

2. 代血浆　作用与低分子右旋糖酐相似，扩容效果良好，输入后可增加循环血容量和心排血量。急性大出血时可与全血共用。常用溶液有羟乙基淀粉（706代血浆）、氧化聚明胶、聚维酮等。

3. 血液制品　能提高胶体渗透压，扩大和增加循环血容量，补充蛋白质和抗体，有助于组织修复和增强机体抵抗力。常用的血液制品有5%白蛋白和血浆蛋白等。

（三）静脉高营养液

静脉高营养液的主要成分有氨基酸、脂肪、维生素、无机盐、高浓度葡萄糖及水分。作用是供给患者热能，维持正氮平衡，补充多种维生素和无机盐。凡是营养摄入不足或不能经由消化道供给营养的患者均可使用静脉插管输注高营养溶液的方法来维持营养的供给。常用高营养液有复方氨基酸、英特利匹特（脂肪乳剂）等。

 考点提示

常用溶液及作用。

三、静脉输液部位

输液时应根据患者的年龄、意识、体位、病情状况、病程长短、溶液种类、输液时间、静脉情况，或即将进行的手术部位等情况，来选择穿刺部位。常用的输液部位包括以下几种。

(一)周围浅静脉

1. 上肢浅静脉　常用的有肘正中静脉、头静脉、贵要静脉、手背静脉网。手背静脉网是成人患者输液时的首选部位,肘正中静脉、头静脉、贵要静脉可以用于静脉采血、静脉推注药液或作为经外周中心静脉置管(peripherally inserted central catheter,PICC)的穿刺部位。

2. 下肢浅静脉　常用的有大隐静脉、小隐静脉和足背静脉网。因下肢静脉有静脉瓣,容易形成血栓,有增加静脉栓塞和血栓性静脉炎的危险,故下肢浅静脉不作为静脉输液时的首选部位。

(二)头皮静脉

由于头皮静脉分布较广,互相沟通,交错成网,且表浅易见,不宜滑动,便于固定,因此,常用于小儿静脉输液。较大的头皮静脉有颞浅静脉、额静脉、耳后静脉及枕静脉。

(三)颈外静脉、锁骨下静脉

颈外静脉、锁骨下静脉常用于中心静脉插管,需要长期持续输液或需要静脉高营养的患者多选择此部位。将导管从锁骨下静脉或颈外静脉插入,其远端留置在右心室上方的上腔静脉。

护士在为患者进行静脉输液前,要认真选择合适的穿刺部位。在选择穿刺部位时要注意以下几个问题:第一,因为老年人和儿童的血管脆性较大,应尽量避开易活动或凸起的静脉,如手背静脉;第二,穿刺部位应避开皮肤表面有感染、渗出的部位,以免将皮肤表面的细菌带入血管;第三,禁止使用血管透析的端口或瘘管的端口进行输液;第四,如果患者需要长期输液,应注意有计划地更换部位,以保护静脉。通常静脉输液部位的选择应从远心端静脉开始,逐渐向近心端使用。

四、常用静脉输液法

临床上静脉输液按照输入液体是否与大气相通,分为密闭式静脉输液法和开放式静脉输液法;按照进入血管通道器材所达到的位置,分为周围静脉输液法和中心静脉输液法。

开放式静脉输液法是将溶液倒入开放式输液瓶内进行输液的方法。此方法能灵活变换液体种类和数量,随时按需要加入各种药物,但易被污染,目前临床上较少应用。

密闭式静脉输液法是使用原装密封瓶(或袋),插入输液管进行输液的方法,因其污染机会少,目前临床广泛应用。

(一)密闭式周围静脉输液法

【目的】

同静脉输液的目的。

【评估】

1. 患者的病情、年龄、意识状态和营养状况,以及既往病史。
2. 溶液和药物的性质,药物的不良反应,配伍禁忌。
3. 穿刺侧肢体的活动度,穿刺部位皮肤、血管状况。
4. 患者的心理状态,对输液的认识,配合程度及接受健康教育的能力。

【计划】

1. 护士准备　着装整洁,洗手,戴口罩。
2. 患者准备　体位舒适,了解输液的目的,排空二便,愿意配合输液操作。
3. 用物准备

(1)注射盘内置输液器(密闭式或开放式)1套,静脉留置输液另备静脉留置针1套。另备加药用注射器及针头、无菌敷贴、止血带、皮肤消毒液、无菌棉签、胶布、小垫枕、瓶套、砂轮、开瓶器，必要时备小夹板及绷带、弯盘、清洁手套等。头皮静脉输液法另备4~5（1/2）号头皮针，按需备10 ml注射器（盛等渗盐水）、备皮用具。

(2) 液体及药物，按医嘱准备。

(3) 输液手模型、输液卡、输液贴、输液架。

(4) 快速手消毒液、生活垃圾桶、医疗垃圾桶、锐器盒。

4. 环境准备　温湿度适宜，安静、整洁，光线适中。

【实施】

实施方法见表14-1。

表14-1　密闭式周围静脉输液的操作流程、步骤和要点

操作流程	操作步骤	要点说明
	▲头皮钢针静脉输液法	
1. 核对检查	核对医嘱、输液卡和瓶贴，核对药液瓶签（药名、浓度、剂量和时间），对光倒置检查药液的质量	• 严格执行"三查七对"，杜绝差错事故
2. 贴输液卡	根据医嘱填写输液卡，并将填好的输液卡倒贴于输液瓶上	
3. 准备药液	套上瓶套或拉开拉环；启开输液瓶的中心部分，常规消毒瓶盖；按医嘱加入药物	• 药物要现配现用，加药时注意药物间的配伍禁忌
4. 插输液器	检查输液器包装、有效期与质量，取出，将输液器的针头插入瓶塞直至根部，关闭调节器	• 认真检查输液器外包装是否有破损、漏气
5. 解释核对	携用物至床边，核对床号、姓名、药名，解释目的并取得合作	• 严格执行"三查七对"，杜绝差错事故
6. 排尽空气	关闭调节夹，旋紧头皮针连接处。将输液瓶挂于输液架上，展开输液管。倒转并提高滴管下端输液管，打开调节夹，使液体流入滴管内，当达到1/2~2/3满时，迅速倒转滴管，使液体缓缓下降。待液体流入头皮针管内即可关闭调节夹，检查输液管内无气泡，将输液管放置妥当待用（图14-1）	• 滴管内液面高度适宜，保证输液器滴管以下管道内无气泡，防止空气随液体进入血管
7. 皮肤消毒	选择合适的静脉，肢体下垫小枕。消毒皮肤，在穿刺点上方6~8 cm处扎止血带，再次消毒皮肤，消毒范围直径≥5 cm，酌情嘱患者握拳	• 根据病情及药物性质选择合适的静脉，合理使用静脉 • 使血管充盈，便于穿刺
8. 静脉穿刺	再次核对，取下护针帽，排气后行静脉穿刺，见回血后再将针头沿血管方向潜行少许	• 进针角度一般为15°~30°，可根据静脉深浅考虑，使针头斜面全部进入血管
9. 固定针头	固定针柄，松止血带，嘱患者松拳，松调节器，待液体滴注通畅，患者无不适后，用胶布固定（图14-2）	• 对不合作的患者可用夹板固定穿刺侧肢体
10. 调节滴速	根据患者年龄、病情及药液的性质调节输液滴速	• 一般成人40~60滴/分，儿童20~40滴/分
11. 记录嘱咐	助患者取舒适卧位，记录输液时间、滴速、患者情况并签名。交代输液过程中的注意事项，将呼叫器置于易取处，整理用物	• 嘱患者不可随意调节滴速，注意保护输液部位，有异常及时呼叫

续表

操作流程	操作步骤	要点说明
12. 加强巡视	输液过程中严密观察输液情况，耐心听取患者主诉，及时处理输液故障	• 确保输液安全、畅通
13. 更换液体	如需更换液体，常规消毒瓶塞后，从上瓶中拔出输液管及通气管插入下一瓶中，每次换瓶后及时在输液卡上记录	• 及时更换输液瓶，以防空气栓塞 • 观察输液通畅后方可离去
14. 拔针按压	输液完毕，必要时戴手套，轻揭胶布，将干棉签或小纱布竖放于穿刺点上方，快速拔针后按压 1～2 min 至无渗血为止	• 按压不可用力过大或按揉，以免引起疼痛和损伤血管
15. 处理记录	将针头放于锐器回收盒内，避免针头扎伤及感染，将输液器放于医用垃圾箱内，脱手套，整理床单位，清理用物，洗手，摘口罩，做好记录	• 按医疗垃圾处理
▲ 静脉留置针输液法		
1. 穿刺前准备	同密闭式输液法 1～7	
2. 连接肝素帽	打开静脉留置针及肝素帽或可来福接头外包装，手持外包装，将肝素帽或可来福接头对接在留置针的侧管上，将输液器连接于肝素帽或接头上	• 注意无菌操作
3. 排尽空气	打开调节器，将套针内的空气排于弯盘中，关闭调节器，将留置针放回留置针盒内	
4. 皮肤消毒	助患者取舒适卧位，选择静脉，下垫小枕，消毒皮肤，消毒范围≥8 cm，准备胶布及透明敷贴，在穿刺点上 10 cm 处扎止血带，再次消毒皮肤	
5. 静脉穿刺	去除针套，旋转松动外套管（图 14-3），再次排气，核对，酌情嘱患者握拳，绷紧皮肤，调整针头斜面，右手持留置针针翼，针头与皮肤呈 15°～30° 进针，顺静脉方向刺入皮下，见回血后压低角度，再继续进针 0.2 cm，左手持接口，边撤针芯，边将套管送入静脉内，撤出针芯，松止血带，打开调节器，嘱患者松拳	• 确保外套管进入静脉
6. 固定针头	用无菌透明膜密闭式固定外套管（图 14-4），透明膜上记录留置时间，调节滴速，再次核对，记录	• 每天常规消毒周围皮肤，更换无菌透明膜
7. 交代整理	协助患者取舒适卧位，交代注意事项，整理用物	
8. 封管退针	输液毕，先拔出输液器部分针头，缓慢推注 2～5 ml 封管液，边退针边推药液，确保正压封管，直至针头完全退出，交代患者尽量避免置管肢体下垂	• 避免血液凝固造成堵塞 • 以防回血造成阻塞
9. 再次输液	再次输液时，常规消毒静脉帽胶塞，先推注 5～10 ml 无菌生理盐水冲管，将静脉输液器针头插入静脉帽内完成输液	• 确保输液管道通畅
10. 拔管按压	停止输液时，揭开无菌透明膜，将无菌棉签放于穿刺点上方，迅速拔出套管针，按压穿刺点至无出血	
11. 活动肢体	协助患者适当活动穿刺肢体，取舒适卧位	

续表

操作流程	操作步骤	要点说明
12. 整理记录	整理床单位,清理用物。洗手,摘口罩,做好记录	
▲头皮静脉输液法		
1. 输液前准备	同密闭式输液法步骤	
2. 选择静脉	必要时剃去局部毛发,由助手固定患儿肢体和头部,操作者位于患儿头侧选择静脉	• 注意头皮静脉和动脉的鉴别
3. 皮肤消毒	用 70% 乙醇消毒局部皮肤,待干	
4. 排尽空气	接上头皮针,排尽空气	
5. 穿刺固定	操作者左手拇指、示指分别固定静脉两端,右手持针沿静脉向心方向平行刺入,见回血后用胶布固定针头	• 固定方法同周围静脉输液
6. 调节滴速	根据病情、年龄调节滴速	• 一般不超过 20 滴 / 分
7. 记录整理	记录输液卡,安置患儿,整理床单位,清理用物	
8. 巡视观察	同密闭式静脉输液法	
9. 拔针记录	同密闭式静脉输液法	

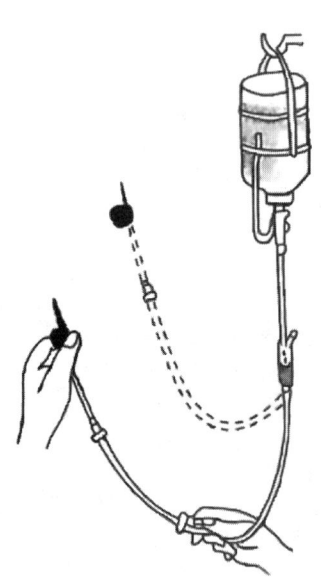

图 14-1 静脉输液排气法

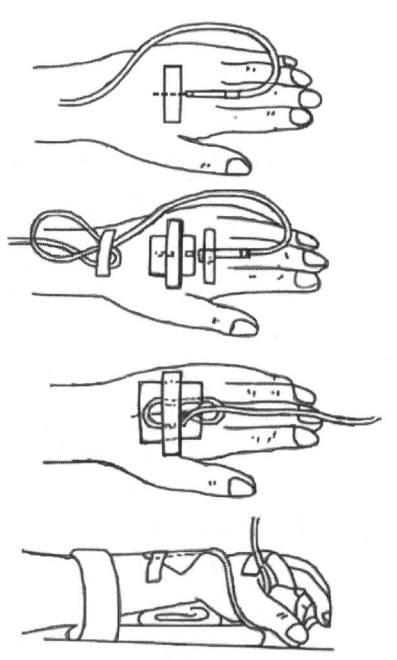

图 14-2 胶布固定法

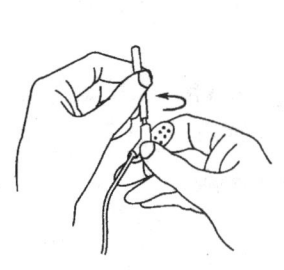

图 14-3 旋转松动外套管

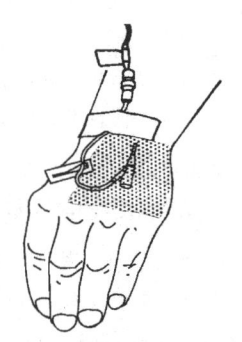

图 14-4 静脉留置针固定法

【评价】
1. 程序正确,动作规范,操作熟练。
2. 护患沟通有效,患者能理解输液的目的,了解有关用药知识,有安全感,配合良好。
3. 患者对护士的服务态度和技术水平满意,患者无全身和局部不良反应。

【注意事项】
1. 严格执行无菌操作及查对制度,预防感染及差错事故的发生。
2. 根据病情需要安排输液顺序,并根据治疗原则,按急、缓及药物半衰期等情况合理分配药物。
3. 对需要长期输液的患者,要注意保护和合理使用静脉,一般从远端小静脉开始穿刺。选择静脉要粗、直、弹性好、易固定,不影响患者活动的部位。
4. 输液前要排尽输液管及针头内的空气,药液滴尽前要及时更换输液瓶或拔针,严防造成空气栓塞。
5. 注意药物的配伍禁忌,对于有刺激性或特殊的药物,应在确认针头已刺入静脉内时再输入。
6. 根据患者的年龄、病情、药物性质调节滴速。一般成人 40~60 滴/分,儿童 20~40 滴/分。对有心、肺、肾疾病的患者,老年、婴幼儿以及输注高渗、含钾或升压药液的患者,要适当减慢输液速度;对严重脱水、心肺功能良好者可适当加快输液速度。
7. 输液过程中要加强巡视,注意观察下列情况:
(1)滴入是否通畅,针头或输液管有无漏液,针头有无脱出、阻塞或移位,输液管有无扭曲、受压。
(2)注射局部有无肿胀或疼痛。有些药物如甘露醇、去甲肾上腺素等外溢后会引起局部组织坏死,如发现上述情况,应立即停止输液并通知医生予以处理。
(3)密切观察患者有无输液反应,如患者出现心悸、畏寒、持续性咳嗽等情况,应立即减慢或停止输液,并通知医生,及时处理。
(4)每次观察巡视后,应在输液巡视卡或护理记录单上做好记录。
8. 连续输液 24 h 以上者,须每日更换输液器或输液瓶。
9. 若采用静脉留置针输液法,要严格掌握留置时间。一般静脉留置针可以保留 3~5 日,最好不要超过 7 日。封管液一般可选用生理盐水或稀释肝素液。
10. 头皮静脉输液时,认真选择头皮静脉,辨别头皮静脉和动脉(表 14-2)。如穿刺见回血呈冲击状,液体不下滴,挤压或推注药液阻力较大,患儿可出现尖叫或痛苦貌,穿刺局部可出现呈树枝状苍白,则为误入动脉。应立即拔针,并以无菌棉球或纱布压迫止血。

表 14-2 小儿头皮静脉、动脉的区别

	头皮静脉	头皮动脉
外观、色泽	微蓝色	微红或正常肤色
搏动感	无	有
管壁弹性	易压瘪、薄	不易压瘪、厚
血流方向	向心	离心
活动度	不易活动、易固定	易活动、难固定

【健康教育】
1. 向患者或家属解释静脉输液的目的。

2. 向患者说明年龄、病情及药物性质是决定输液速度的主要因素，嘱患者不可自行随意调节输液滴速，以免发生意外。

3. 向患者介绍常见输液反应的症状及防治方法，告知患者一旦出现输液反应的表现，应及时向护士汇报。

4. 对于需要长期输液的患者，护士应做好患者的心理护理，消除其焦虑和厌烦情绪。

考点提示

外周静脉输液的滴速调节、小儿头皮动脉及静脉的区别。

（二）颈外静脉穿刺置管输液法

颈外静脉穿刺置管输液法是经颈外静脉将导管尖端置于上腔静脉处的输液法。颈外静脉是颈部最大的浅静脉，由下颌后静脉的后支和耳后静脉及枕静脉在下颌角处汇合而成，沿胸锁乳突肌表面下行，在锁骨上方穿过深筋膜，注入锁骨下静脉或静脉角。其行径表浅，位置相对固定，易于穿刺。临床较常用。主要适用于需长期接受输液治疗而周围静脉不易穿刺者。

【目的】

1. 用于长期输液而周围静脉不易穿刺的患者。
2. 周围循环衰竭而需测量中心静脉压的危重患者。
3. 长期静脉内输注高浓度或刺激性强的药物或需采用静脉内高营养治疗的患者。

【评估】

1. 患者病情、意识状态、活动能力。
2. 患者的用药史，普鲁卡因过敏史。
3. 穿刺部位皮肤、血管情况。
4. 患者心理状态、对疾病的认识及合作程度。

【计划】

1. 护士准备　着装整洁，洗手，戴口罩。
2. 患者准备

（1）了解颈外静脉输液的目的、方法、注意事项及配合要点。

（2）做普鲁卡因过敏试验。

3. 用物准备

（1）同密闭式周围输液法的用物。

（2）无菌穿刺包：内有穿刺针 2 枚（长 6.5 cm，内径 2 mm，外径 2.6 mm），硅胶管 2 条（长 25～30 cm，内径 1.2 mm，外径 1.6 mm），6 号针头 2 枚，5 ml、10 ml 注射器各 1 副以及尖刀片、镊子、纱布、洞巾、弯盘。

（3）1% 普鲁卡因注射液、无菌生理盐水、无菌手套、无菌敷贴或宽胶布、火柴、酒精灯。

（4）生活垃圾桶、医疗垃圾桶、锐器盒。

4. 环境准备　同密闭式周围静脉输液法。

【实施】

实施方法见表 14-3。

表 14-3　颈外静脉穿刺置管输液法的操作流程、步骤和要点

操作流程	操作步骤	要点说明
1. 穿刺前准备	同密闭式输液法	
2. 取合适体位	协助患者去枕平卧,头偏向对侧,肩下垫一薄枕	• 充分暴露颈部,利于确定穿刺点
3. 选择穿刺点	术者立于穿刺部位对侧或顶侧,选择穿刺点	• 穿刺点为下颌角与锁骨上缘中点连线的上 1/3 处（图 14-5）,避免损伤锁骨下胸膜及肺尖
4. 消毒开包	常规消毒皮肤,直径>10 cm,检查并打开穿刺包,戴无菌手套,铺洞巾	• 严格消毒以防感染
5. 局部麻醉	操作者用 5 ml 注射器抽吸 1% 普鲁卡因在穿刺部位做局部麻醉,用 10 ml 注射器吸取生理盐水,以平针头连接硅胶管,排尽空气备用	
6. 协助穿刺	助手协助在穿刺时用手指按住锁骨上窝静脉三角处；操作者左手绷紧穿刺点上方皮肤,右手持穿刺针与皮肤成 45°进针,入皮后改为 25°沿颈外静脉向心方向穿刺。见回血后,抽出针内芯,用一手拇指用纱布按住针栓孔,另一手持备好的硅胶管快速由针孔送入 10 cm 左右。插管时由助手一边抽回血,一边缓慢注入生理盐水	• 以阻断血流,使颈外静脉充盈 • 减少进针时皮肤的阻力 • 插管动作要轻柔,以免盲目插入使硅胶管在血管内打折或刺破血管,发生意外
7. 连接输液器	确定硅胶管在血管内后,退出穿刺针,再次抽回血,检查是否在血管内,确定无误后移去洞巾,接入输液器及肝素帽,准备液体	• 确保硅胶管在血管内
8. 安全固定	用无菌薄膜敷贴覆盖穿刺点并固定,硅胶管或胶管与输液管接头处用无菌纱布包扎并固定在颈部,脱手套	• 每天消毒硅胶管,并常规消毒穿刺点周围的皮肤,更换敷料 • 固定要牢靠,防止硅胶管脱出
9. 调节滴速	根据患者年龄、病情及药液性质调节滴速,记录,再次查对	
10. 整理交代	撤出治疗巾,取出垫枕,整理床单,协助患者取舒适卧位；清理用物；交代注意事项	
11. 封管固定	暂停输液时,用 0.4% 枸橼酸钠生理盐水或肝素稀释液 1～2 ml,注入硅胶管内封管,消毒外套肝素帽,再用安全别针固定在敷料上	
12. 再次输液	再次输液时,先确认导管在静脉内,常规消毒肝素帽,接上输液器即可	
13. 拔管按压	拔管时,戴清洁手套,硅胶管末端接上注射器,边吸边拔管,拔管后局部加压数分钟,用 70% 乙醇消毒穿刺部位,用无菌纱布覆盖	• 以防残留小血块和使空气进入血管,造成栓塞 • 拔管动作应轻柔,避免折断硅胶管
14. 整理记录	脱手套,整理床单位,清理用物,洗手,脱口罩,记录	

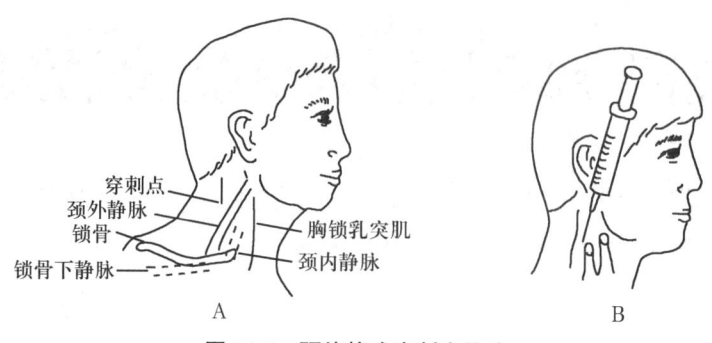

图 14-5 颈外静脉穿刺定位法

【评价】
1. 程序正确,动作规范,操作熟练。
2. 护患沟通有效,患者能了解操作的目的,感觉安全,配合良好。
3. 患者对医护人员的服务态度和技术水平满意,患者未出现全身及局部反应。

【注意事项】
1. 严格执行无菌操作及查对制度,预防感染及差错事故的发生。
2. 仔细选择穿刺点,穿刺点的位置不可过高或过低,过高时因近下颌角而妨碍操作,过低则易损伤锁骨下胸膜及肺尖而导致气胸。
3. 输液过程中加强巡视,如发现硅胶管内有回血,应及时用 0.4% 枸橼酸钠生理盐水推注,以免血块阻塞硅胶管。
4. 每天暂停输液时,用 0.4% 枸橼酸钠生理盐水 1~2 ml 或肝素稀释液 2 ml 注入硅胶管进行封管,防止硅胶管内发生凝血。若发现硅胶管内有凝血,应用注射器将凝血块抽出,切忌将凝血块推入血管造成栓塞。
5. 每天消毒硅胶管,并常规消毒穿刺点周围的皮肤,更换敷料。

【健康教育】
1. 向患者或家属解释颈外静脉输液的目的。
2. 指导患者注意穿刺部位的保护及护理要点,一旦穿刺部位的敷料潮湿,应立即通知医务人员,及时更换处理,避免发生感染。
3. 教育患者不要过度牵拉硅胶管,以免造成硅胶管脱出。
4. 及时做好患者的心理疏导工作,减轻患者的焦虑、紧张心理。

知识链接

植入式静脉输液港

植入式静脉输液港(venous port access,VPA)主要由供穿刺的注射座和硅胶静脉导管系统组成,是一种可完全植入皮下长期留置的静脉输液装置。国外自 20 世纪 80 年代起用于临床,国内近年来开始使用。VPA 采用不易损伤、具有良好愈合功能的硅胶穿刺隔膜,使用寿命可达 5 年以上,适用于需长期、反复接受静脉治疗的患者。优点:留置时间长,维护间隔时间长(非治疗期间冲管每 4 周 1 次),感染率低,置管者日常活动不受限制,无需换药,可以沐浴,生活质量高。缺点:价格昂贵,且为有创伤性操作,需在局麻下进行颈外静脉穿刺置管和拔管以及皮下埋置注射座,限制了植入式静脉输液港的广泛应用。

五、静脉输液速度和时间的计算

静脉输液速度应根据患者的年龄、病情、药物性质进行调节。输液器的点滴系数是指在输液过程中,溶液每毫升的滴数(gtt/ml)。不同厂家生产的一次性输液器茂菲氏滴管滴口内径粗细是有差异的,滴口大,每毫升所含滴数少;滴口小,每毫升所含滴数多,从而造成了滴系数的差异。目前临床常用一次性静脉输液器的滴系数:10、15、20 三种型号。熟练掌握药液输入速度的计算方法,是临床护士必备的能力,输液速度与时间的计算可按下列公式进行。

(一)已知输入液体总量与计划所用输液时间,计算每分钟滴数

$$每分钟滴数 = \frac{液体总量(ml) \times 点滴系数}{输液时间(min)}$$

如:某患者需输液体 2000 ml,计划 8 h 输完,所用输液器滴系数为 15,求每分钟滴数。

(二)已知每分钟滴数与液体总量,计算输液所需用的时间

$$输液时间(h) = \frac{液体总量(ml) \times 点滴系数}{每分钟滴数 \times 60(min)}$$

如:患者需输 1000 ml 液体,每分钟滴数为 50 滴,所用输液器点滴系数为 15,需用多少时间输完?

(三)已知每分钟滴速,计算每小时入量或已知每小时入量,求每分钟滴数

$$每小时入量(ml) = \frac{每分钟滴速 \times 60(min)}{点滴系数} \quad 或 \quad 每分钟滴数 = \frac{每小时入量 \times 点滴系数}{60 \, min}$$

例如:某患者输液速度为 50 gtt/min,计算其每小时输入量为多少毫升。

某患者每小时输液 250 ml,计算其每分钟滴数。

六、输液泵的应用

输液泵(infusion pump)是利用机械或电子控制装置作用于输液导管,从而实现输液滴速控制的输液控制装置。临床上常用于需要严格控制输入液量和药物的输液情况,输液泵的种类较多,但主要结构和功能大致相同,现以型号 ZNB-XK(图 14-6)为例介绍如下:

(1)将输液泵固定在输液架上,高度适当,旋紧旋钮。

(2)连接电源,打开电源开关。

(3)打开输液泵门;根据所装入的输液器类型选择开关;将输液器安装在卡槽中;按下"启动/停止"键,泵进入正常使用状态;关闭泵门。

(4)遵医嘱设置输液流速(ml/h)和输液总量。

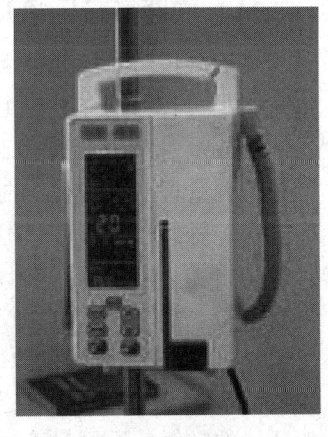

图 14-6 输液泵

(5)按"启动/停止"键启动泵,泵启动指示灯按顺序亮,开始输液。

(6)当输液累计量达到预输液量时,输液泵用声光报警,此时按"启动/停止"键,停止输液泵运行。

(7)按"启动/停止"键停止泵,启动指示灯灭,报警消除,停止输液。

(8)关闭电源开关键,关闭输液泵,打开泵门,取出输液管。

(9)输液泵消毒处理。

七、常见的输液故障及处理

（一）溶液不滴

1. 压力过低　可因输液瓶位置过低或患者周围循环不良所致。处理：适当抬高输液瓶位置或降低肢体位置。
2. 输液管扭曲受压　可因患者及肢体活动所致。处理：检查患者肢体位置，排除扭曲、受压因素，保持输液管通畅。
3. 针头斜面紧贴血管壁　液体滴入不畅，局部无反应。处理：调整针头方向或适当变换肢体位置，直到滴入通畅为止。
4. 针头滑出血管外　液体滴入皮下组织，伴局部肿胀、疼痛。处理：更换针头，另选血管重新穿刺。
5. 针头阻塞　轻轻挤压输液管有阻力，无回血。处理：应更换针头，另选血管重新穿刺。
6. 静脉痉挛　由于穿刺肢体在寒冷的环境中暴露时间过长或输入的液体温度过低所致。处理：可在肢体穿刺部位上方实施热敷。

（二）茂菲氏滴管内液面过高

可将输液瓶取下，倾斜瓶身，使输液器插入瓶内的针头露出液面，待溶液缓缓流下，直至茂菲氏滴管内露出液面，再将输液瓶挂回输液架上即可。

（三）茂菲氏滴管内液面过低

一手夹紧茂菲氏滴管下端的输液管，另一手挤压滴管，使液体下流至滴管内，当液面升至所需高度时，停止挤压，松开滴管下端输液管即可。

（四）茂菲氏滴管内液面自行下降

若茂菲氏滴管内液面自行下降，应检查上端输液管与茂菲氏滴管的衔接是否紧密，输液器有无漏气或裂隙，必要时更换输液器。

八、输液微粒污染及预防

输液微粒污染是指在输液过程中，非代谢性颗粒杂质随液体的输入进入人体，对机体造成严重危害的过程。输液微粒（infusion particle）通常指那些外来非溶性微小颗粒杂质，直径一般为 1~15 μm；大者直径可达 50~300 μm，当微粒直径≥50 μm 时，肉眼便可见。输入溶液中微小颗粒的含量直接影响液体的透明度，故此可以通过液体的透明度来判断液体的质量。根据我国药典规定：每毫升输液剂中直径≥10 μm 的不容颗粒≤20 个；直径≥25 μm 的不容颗粒≤2 个，加强预防输液微粒污染。临床常见的微粒污染：橡胶微粒、塑料微粒、玻璃微粒、活性炭微粒、尘埃微粒、纤维素微粒、胶体微粒、脂肪栓微粒、药物结晶体微粒类等。

（一）输液微粒的来源

1. 药液生产过程及工艺制作环节不完善或管理不严格，混入异物和微粒，致生产用水、工作环境的空气、原材料等被污染。
2. 盛装溶液的容器不洁净，瓶塞被污染，液体存放的时间过长，橡胶瓶塞和玻璃瓶内壁被药液浸泡时间过久，使其腐蚀脱漏形成微粒。
3. 加药用的注射器和用于输液的输液器不洁净。
4. 输液环境不洁净，加药过程中切割安瓿、开瓶塞、反复穿刺橡胶瓶塞等均可导致微粒污染输液溶液，进而误入人体。

（二）输液微粒污染的危害

输液微粒对人体的危害程度主要取决于微粒直径的大小、形状、化学性质以及该微粒所堵塞血管的部位、血流被阻断的程度及人体对微粒的反应强度等。人体中因微粒阻塞血管最容易受损的脏器如肺、脑、肝、肾等。输液微粒污染对机体的危害如下。

1. 阻塞血管　输液微粒进入人体可直接阻塞血管，使局部血液供应不足，导致组织缺血、缺氧，甚至坏死。

2. 形成血栓　当微粒随液体进入血管后，血液中的红细胞便聚集在微粒上形成血栓，引发静脉炎和血管栓塞。

3. 形成肺内肉芽肿　微粒进入肺毛细血管内，引起巨噬细胞增生，将微粒包围形成肺内肉芽肿，使肺功能降低。

4. 其他　进入血液中的微粒可以引起血小板减少和引发过敏反应。此外，微粒还可以刺激机体组织产生炎症或形成肿块。

（三）输液微粒污染的预防

（1）制剂生产厂方应加强生产过程中对各个环节的管理，改善生产车间的环境卫生条件，如安装空气净化装置，避免悬浮于空气的尘粒和细菌污染制剂；严格规范制剂生产的操作规程，不断提高质量检测手段，选用优质的材料，采用先进的工艺，以确保药液的质量；注重加强工作人员的防微粒污染的观念，注重培养员工良好的职业习惯，如工作时要穿工作服、工作鞋，戴口罩、手套等。

（2）在静脉输液过程中，从微粒可能污染的途径着手进行预防是解决微粒污染最理想的措施。

1）采用一次性医用输液器和注射器，以减少污染机会。

2）输液前严格检查液体的质量、透明度、有效期，溶液的包装有无破损、标签的字迹是否清楚等。

3）注意净化操作环境的空气，可采用在超净化的工作台进行输液前药液的添加和液体的配制工作；医院应注意为静脉输液创造洁净的病室环境，如在一般的病室安装空气净化装置、紫外线灯等，以减少病原微生物和尘埃的污染。

4）输入的药液应现用现配，防止污染。

5）正确配备和抽取药液，在开启安瓿前，用70%的乙醇消毒瓶颈可减少微粒污染；用砂轮划痕玻璃安瓿时，其距离应小于颈端周长的1/4，以减少玻璃碎屑。禁忌用镊子敲打安瓿，避免脱落的沙粒和玻璃碎屑污染增多。配制药液的注射器尽量选用侧壁开孔的针头，并减少穿刺橡胶瓶塞的次数，以减少微粒污染的机会。

6）静脉穿刺时，严格执行无菌操作，遵守操作规程，避免微粒污染。

7）建立静脉药物配置中心（PIVAS）：静脉药物配置中心就是在符合国际标准、依据药物特性设计的操作环境下，由受过培训的药技人员严格按照操作程序进行包括全静脉营养液、细胞毒性药物和抗生素等药物的配置，为临床医疗提供优质服务。

知识链接

静脉药物配置中心

静脉药物配置中心（pharmacy intravenous admixture services，PIVAS）是指医疗机构药学部门根据临床医师处方，经药师审核其配方的合理性后，护士在超净台装置内无菌操作，于静脉输液内添加其他注射药物，使之成为可供临床直接静脉输入或锁骨下静脉穿刺滴入的药液。其性质就是把静脉药物配置从分散在各病房转到具有洁净条件的配置中心，集中管理、配置，为临床提供高品质静脉输液的最终产品，以确保病员治疗安全有效。其优点是加强了对医师医嘱或处方用药合理性的药学审核，有助于发挥药师的专业技术特长与作用，有利于合理用药，降低治疗费用，控制药液污染，提高药物治疗水平；明确了药师与护士的专业分工与合作，及药师应承担的专业责任。将护士的时间与爱心还给患者，增加护士在病床旁护理的时间。

九、常见的输液反应和护理

（一）发热反应

发热反应是输液反应中最常见的一种。

1. 原因　由于输入致热物质所致，大多数因输液瓶灭菌不彻底、输入的溶液或药液制品不纯、消毒效果不好、保存管理不良、输液器被污染或未严格消毒、输液过程中未严格执行无菌技术等所致。

2. 症状　患者表现为发冷、寒战及发热。轻者体温在38℃左右，停止输液数小时后症状可自行缓解；严重者起初寒战，继之高热，体温可达41℃左右，伴头痛、恶心、呕吐、脉速等全身症状。多发生于输液后数分钟至1小时内。

3. 预防　输液前认真检查药液质量，输液器包装及灭菌日期、有效期，操作中严格无菌技术操作。

4. 护理

（1）发热反应轻者，应立即减慢输液速度或停止输液，密切观察病情变化，并及时通知医生。

（2）发热严重者，应停止输液，保留剩余的溶液和输液器，必要时送检做细菌培养，查找发热原因。

（3）高热患者应给予物理降温，密切观察生命体征，必要时遵医嘱给予抗过敏药物或激素治疗。

（二）急性肺水肿

急性肺水肿又称为循环负荷过重。

1. 原因　因输液速度过快，短时间内输入过多的液体，导致循环血量急剧增加，心脏负荷过重引起。

2. 症状　患者突然发生呼吸困难、胸闷气短、面色苍白、咳嗽、咳粉红色泡沫样痰，严重时痰液可以从口、鼻涌出，患者烦躁不安，听诊时双肺可闻及湿啰音，心率快且节律不齐。

3. 预防　输液前详细评估患者的年龄、病情，以及心、肺、肾功能和输入药物的性质；输液过程中密切观察病情变化，注意对特殊人群的输液速度和输入液体量的限制，如儿童、老年人及心肺功能不全的患者等。

4. 护理

（1）当患者发生急性肺水肿时，应立即停止输液，并及时通知医生。

（2）在病情许可的情况下取端坐位，双腿下垂，以减少下肢静脉回流，减轻心脏负担。

（3）给予高流量氧气吸入，一般氧流量为6～8 L/min，并在湿化瓶内加入20%～30%的乙醇溶液，以降低肺泡表面张力，使泡沫破裂消散，改善气体交换，迅速缓解缺氧状态。

（4）遵医嘱给予镇静、强心、利尿、平喘和扩血管药物，以扩张周围血容量，减少回心血量，减轻心脏负荷。

（5）病情严重者可以用四肢轮扎术，阻断静脉血流，减少回心血量，但勿阻断动脉的供血，每5～10 min轮流放松一侧肢体上的止血带，待症状缓解后可逐步解除。

（6）也可用静脉放血疗法，但应慎用，贫血者禁忌。

（三）静脉炎

1. 原因　长期输入高浓度、刺激性较强的药物；静脉内放置的塑料导管针型号选择不当、固定不牢或留置的时间过长，引起静脉壁局部发生化学性反应；也可因为输液过程中未严格执行无菌操作等所致。

2. 症状　输液部位沿着静脉走行呈条索状红线，局部组织发红、肿胀、灼热、疼痛，有时伴畏寒等全身症状。

3. 预防　严格执行无菌操作，对血管壁有刺激性的药物应充分稀释后再应用，滴注速度宜慢，防止药物漏出血管外；妥善固定针头，必要时适当约束患者肢体；同时，要有计划地更换输液部位，以保护静脉。

4. 护理

（1）严格执行无菌操作，对血管壁刺激性大的、浓度高的药液应充分稀释后输入，或减慢输液速度，并有计划地更换输液部位，注意保护静脉血管。

（2）停止在该部位继续静脉输液，并将患肢抬高制动，局部用50%硫酸镁或95%乙醇溶液湿敷，每日2次，每次20 min。

（3）超短波诊疗，每日一次，每次15～20 min。

（4）有感染者，遵医嘱给予抗感染治疗。

（5）中药治疗，如意金黄散加醋调成糊状，局部外敷。

（6）给予患者心理支持，减轻其紧张情绪。

（四）空气栓塞

1. 原因

（1）输液前输液导管内空气未排尽、输液导管连接不紧、漏气等。

（2）当加压输血、输液时，无人看护；液体输完后未及时更换药液或拔针，易发生空气栓塞。发生空气栓塞是由于进入静脉的空气形成气栓，随着流动的血液首先被带到右心房，随后进入右心室。若气体量少，则被从右心室压入肺动脉，分散到肺小动脉内，最后经毛细血管吸收，损害较小；若空气量大，则右心室内的空气将阻塞肺动脉的入口（图14-7），使血液不能进入肺动脉内，导致机体组织间回流的静脉血不能在肺内进行气体交换，使机体组织严重缺氧，危及生命。

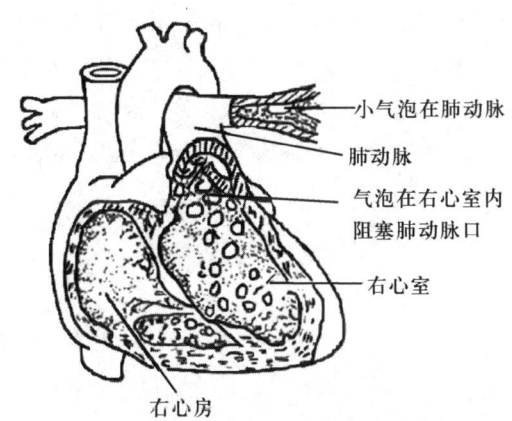

图14-7　空气在右心室内阻塞肺动脉口

2. 症状　患者自觉胸部异常不适或胸骨后疼痛、呼吸困难，严重者伴发绀，有濒死感。听诊时，心前区可闻及响亮、持续的水泡音。心电图呈现心肌缺血和急性肺源性心脏病的改变。

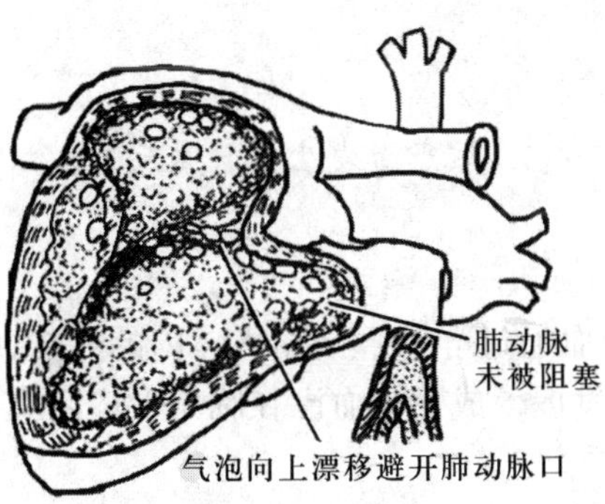

3. 预防　输液前应认真检查输液器的质量，输液时应排尽输液导管内的空气。输液过程中要加强巡视，输液完毕及时拔针，加压输液时应有专人守护。

4. 护理

（1）发生空气栓塞时应立即停止输液，并及时通知医生。

图14-8　患者置于左侧头低足高位，使气泡避开肺动脉口

（2）将患者置于左侧卧位，并保持头低足高位，使气体随之浮向右心室尖部，以至于避开肺动脉口（图14-8），随

着心脏的舒张和收缩，将心室内的空气混成泡沫，小量分次进入肺动脉内，逐步被吸收。

（3）立即给予患者高流量氧气吸入，提高患者的血氧浓度，以改善缺氧状态。

（4）密切观察患者的病情变化，若有异常变化及时对症处理。

 考点提示

常见静脉输液反应。

知识链接

无针输液技术

无针输液技术是一种通过皮肤上的微小孔径喷射输液的方法，用于替代传统的静脉输液。这种技术基于高压气体将药物或溶液以高速推送穿过皮肤，使之直接进入组织下的静脉或深层组织，从而实现输液治疗的目的。

这种技术的主要特点包括：①无需静脉穿刺：与传统的静脉输液相比，无针输液技术无需进行有痛的静脉穿刺过程，减少了患者的痛苦和不适感；②便捷和快速：无针输液可以在较短的时间内完成，减少了患者的等待和治疗时间，提高了治疗效率；③减少感染风险：由于无需直接接触血管，无针输液技术可以减少皮肤和血液感染的风险；④适用范围广泛：无针输液技术适用于各种液体物质的输送，包括液体药物、营养液和血液制品等；⑤适用于特殊人群：由于无针输液技术操作简单、安全性高，因此适用于各个年龄段的患者，包括儿童、老年人和特殊群体人群。

尽管无针输液技术有许多优点，但它也存在一些局限性，例如对设备的依赖性、部分药物不适合该技术等。因此，在使用无针输液技术时，仍需谨慎评估患者的具体情况和治疗需求。

第二节　静脉输血

案例 14-2

患者女，19 岁。因月经过多，疲倦无力，气促 1 周，伴眩晕，出冷汗 1 天，来院就诊。查体：T 36.8 ℃，BP 90/50 mmHg，P 110 次 / 分，R 18 次 / 分。血常规：Hb 51 g/L，WBC 5.1×10^9/L，Plt 308×10^9/L。B 超未见异常。诊断：失血性贫血。医嘱：红细胞 2 U，ivgtt。

问题与思考：

1. 护士在进行静脉输血前首先需要做何操作？

2. 在输血 50 ml 后，患者出现畏寒、恶心、呕吐，体温 39℃，该患者发生了什么反应？护士应采取哪些护理措施？

静脉输血（venous blood transfusion）就是将全血或成分血通过静脉直接输入体内的方法，是临床常用的急救和治疗措施之一。随着输血理论与技术的发展，成分输血已在临床上广泛应用，既节省了大量血源，也减少了由输注全血引起的不良反应。

一、静脉输血的目的

1. 补充血容量　常用于失血、失液引起的血容量减少或休克患者,增加循环血量,提升血压,增加心排血量,促进血液循环。
2. 纠正贫血　常用于血液系统疾病引起的严重贫血和某些消耗性疾病的患者,以增加血红蛋白含量,促进携氧功能。
3. 补充血小板和凝血因子　常用于凝血功能障碍的患者,血液中的血小板和凝血因子可改善凝血功能,有助于止血。
4. 增加白蛋白　常用于低蛋白血症的患者,血液中的白蛋白可维持胶体渗透压,减轻组织渗出和水肿。
5. 输入抗体、补体　常用于严重感染、免疫力低下的患者,血液中的抗体和补体可增强机体免疫能力。
6. 排除有害物质　当出现一氧化碳、苯酚等中毒时,血红蛋白失去运氧能力或不能释放氧气供机体组织所需,可通过换血疗法,将不能释放氧气的红细胞换出。

 考点提示

静脉输血的目的。

二、血液制品的种类

(一)全血

全血是指被采集的血液未经过任何加工而全部保存备用的血液。分为新鲜血和库存血。

1. 新鲜血　指在4℃环境下用抗凝剂保存1周的血液,含有血液的所有成分。主要适用于血液病患者。
2. 库存血　指库存在2~6℃环境下、含有血液的各种成分、可保存2~3周的血液。其中白细胞、红细胞、血小板等成分随时间延长被破坏程度较大,钾离子含量增多,酸性增高。因此大量输注库存血时,可引起高钾血症和酸中毒,护士应能够预见及防止此类事件的发生。库存血主要适用于各种原因的大失血。

(二)成分血

1. 血浆　指将全血分离所得的液体,其主要成分是血浆蛋白,不含红细胞,无凝集原。输血时不需做血型鉴定和血型交叉试验。可用于补充血容量、蛋白质和凝血因子。分为以下4种。

(1)新鲜血浆:含凝血因子,用于凝血因子缺乏的患者。

(2)保存血浆:适用于血容量及血浆蛋白较低的患者。

(3)冰冻血浆:在-30℃环境下保存,有效期为1年,使用前需要在37℃温水中融化。

(4)干燥血浆:是将冰冻血浆置于真空状态下干燥而得,有效期为5年,使用时需加适量的等渗盐水或者0.1%枸橼酸钠溶液溶解。

2. 红细胞　用于贫血患者、失血多的手术患者,可增加血液的携氧能力。分为浓缩红细胞、洗涤红细胞和红细胞悬液3种。

(1)浓缩红细胞:是将新鲜血液离心或沉淀后除去血浆后的剩余部分,主要适用于血容量正常而携氧功能缺陷的贫血患者。

(2)洗涤红细胞:用生理盐水将红细胞洗涤数次后,再加适量生理盐水所得,含抗体物质少。2~6℃环境下保存时间不超过24 h。主要用于免疫性溶血性贫血或器官移植术后患者。

（3）红细胞悬液：将提取血浆后的红细胞加入等量的红细胞保养液制成，适用于战地急救及中小手术者使用。

3. 白细胞浓缩悬液　新鲜全血离心后取其白膜层的白细胞制成。于4℃环境下保存，48 h内有效。主要用于粒细胞缺乏伴严重感染的血液病患者。

4. 血小板浓缩悬液　全血离心制成，在20～24℃环境下保存，24 h内有效。输注前轻摇血袋，使血小板和血浆充分混匀，并以患者可以耐受的最快速度输注。用于血小板减少或功能异常所致的严重自发性出血患者。

（三）其他血制品

1. 白蛋白制剂　从血浆中提纯而得，能提高机体血浆蛋白水平和胶体渗透压。2～6℃环境下保存，有效期5年。适用于外伤、烧伤、肝硬化及肾病等引起的低蛋白血症患者。

2. 凝血因子制剂　如凝血酶原复合物、抗血友病因子、浓缩Ⅷ因子和Ⅺ因子。用于各种凝血因子缺乏的出血患者。

3. 免疫球蛋白制剂　含多种抗体，可增加机体免疫力，用于免疫抗体缺乏的患者，可预防和治疗病毒、细菌感染性疾病。

 考点提示

各种血制品。

三、静脉输血的适应证与禁忌证

（一）静脉输血的适应证

1. 各种原因引起的大出血　为静脉输血的主要适应证。一次出血量＜500 ml时，可由组织液进入血液循环而得到代偿；失血量在500～800 ml时，需要立即输血，一般首选晶体溶液、胶体溶液或少量血浆增量剂输注；失血量＞1000 ml时，应及时补充全血或血液成分。值得注意的是，血或血浆不宜用作扩容剂，晶体溶液结合胶体溶液扩容是治疗失血性休克的主要方案。待血容量补足之后，输血的目的是提高血液的携氧能力，此时应首选红细胞制品。

2. 贫血或低蛋白血症　输入全血、浓缩或洗涤红细胞可纠正贫血，血浆、白蛋白液可用于低蛋白血症。

3. 严重感染　输入新鲜血可补充抗体、补体，增强机体抗感染能力。一般采用少量多次输入新鲜血或成分血，切忌使用库存血。

4. 凝血功能障碍　对患有出血性疾病的患者，可输新鲜血或成分血，如血小板、凝血因子、纤维蛋白原等。

（二）静脉输血的禁忌证

静脉输血的禁忌证包括：急性肺水肿、充血性心力衰竭、肺栓塞、恶性高血压、真性红细胞增多症、肾功能极度衰竭及对输血有变态反应者。

四、血型和交叉配血试验

（一）血型与红细胞凝集

血型（blood group）通常是指红细胞膜上特异性抗原的类型。若将血型不相容的两个人的血液滴加在载玻片上并使之混合，则红细胞可凝集成簇，这个现象称为红细胞凝集（agglutination）。在补体的作用下，凝集的红细胞破裂，发生溶血。当输入与患者血型不相容的血液时，其血管内可发生红细胞凝集和溶血反应，甚至可危及患者的生命。

红细胞凝集的实质是抗原-抗体反应。由于红细胞膜上的特异性抗原（一些特异蛋白质或糖脂）能促使红细胞凝集，在凝血反应中起抗原作用，故又称为凝集原（agglutinogen）。能与红细胞膜上的凝集原起反应的特异性抗体则称为凝集素（agglutinin）。凝集素为γ球蛋白，存在于血浆中。

根据红细胞所含的凝集原不同，可将人的血型分成若干类型。迄今为止，世界上已经发现了25个不同的红细胞血型系统，然而与临床关系最密切的是ABO血型系统和Rh血型系统。

1. ABO血型系统　人的红细胞膜上含有A、B两种类型的凝集原，根据红细胞膜上所含凝集原的不同，将人的血液分为A、B、AB、O四型。红细胞膜上仅含有A凝集原者，为A型血；仅含B凝集原者，为B型血；同时含A、B两种凝集原者，为AB型血；既不含A也不含B凝集原者，为O型血。不同血型的人的血清中含有不同的抗体，但不会含有与自身红细胞抗原相应的抗体。A型血者的血清中只含有抗B抗体（凝集素）；B型血者的血清中只含有抗A抗体（凝集素）；O型血者的血清中含有抗A和抗B两种抗体（凝集素）；而AB型血者的血清中不含抗体（凝集素），这也是AB型血的人可以接受任何血型的血液的原因（表14-4）。

表14-4　ABO血型系统

血型	红细胞膜上的抗原（凝集原）	血清中的抗体（凝集素）
A	A	抗B
B	B	抗A
AB	A、B	无
O	无	抗A+抗B

2. Rh血型系统　人类红细胞除含A、B抗原外，还有C、c、D、d、E、e 6种抗原，称为Rh抗原（也称为Rh因子）。其中D抗原最受关注。凡红细胞含有D抗原者，称为Rh阳性。临床一般用抗D血清来鉴定Rh血型。若受检者红细胞含有D血清凝集原，则受检者为Rh阳性，反之为Rh阴性。中国人99%为Rh阳性，Rh阴性者不足1%。由于Rh阴性者的血中不含D抗原，当将Rh阳性血输入Rh阴性者体内时，Rh阴性者体内将产生抗-Rh因子的凝集素。因此输入Rh阳性血可能会引起抗原-抗体的反应，产生红细胞的凝集或溶解。孕妇红细胞中是否含有Rh因子尤为重要，因为母婴间的Rh因子不符可导致婴儿患溶血性疾病。Rh阴性的母亲分娩出Rh阳性的婴儿，在分娩后72 h内，必须注射抗Rh的γ球蛋白，以免其对Rh抗原产生永久的活动性免疫反应。

（二）血型鉴定和交叉配血试验

为了避免输入不相容的红细胞，献血者与受血者间必须进行血型鉴定和交叉配血试验。血型鉴定主要是鉴定ABO血型和Rh血型，交叉配血试验是检验其他次要抗原与其相应抗体的反应情况。

1. 血型鉴定

（1）ABO血型鉴定：通常是采用已知的抗A、抗B血清来检测红细胞的抗原并确定血型。若被检血液在抗A血清中发生凝集，而在抗B血清中不发生凝集，说明被检血液为A型；若被检血液在抗B血清中发生凝集，而在抗A血清中不发生凝集，说明被检血液为B型；若被检血液在抗A血清和抗B血清中均凝集，说明被检血液为AB型；若被检血液在抗A血清和抗B血清中均不凝集，则被检血液为O型（表14-5）。

表 14-5　ABO 血型鉴定

血型	与抗 A 血清的反应	抗 B 血清
A	+	-
B	-	+
AB	+	+
O	-	-

（2）Rh 血型鉴定：Rh 血型主要是用抗 D 血清来鉴定。若受检者的红细胞遇抗 D 血清后发生凝集，则受检者为 Rh 阳性；若受检者的红细胞遇抗 D 血清后不发生凝集，则受检者为 Rh 阴性。

2. 交叉配血试验　为了确保输血安全，输血前除需做血型鉴定外，还必须做交叉配血试验（cross-matching test），即使在 ABO 血型系统相同的人之间也不例外。交叉配血试验是检验受血者与献血者之间有无不相合抗体，包括直接交叉配血试验和间接交叉配血试验。

（1）直接交叉配血试验：用受血者血清和供血者红细胞进行配合试验，检查受血者血清中有无破坏供血者红细胞的抗体。检查结果要求绝对不可以有凝集或溶血现象。

（2）间接交叉配血试验：用供血者血清和受血者红细胞进行配合试验，检查供血者血清中有无破坏受血者红细胞的抗体。

如果直接交叉配血试验和间接交叉配血试验结果都没有凝集反应，即交叉配血试验阴性，为配血相合，方可进行输血（表 14-6）。

表 14-6　交叉配血试验

	直接交叉配血试验	间接交叉配血试验
供血者	红细胞	血清
受血者	血清	红细胞

知识链接

基于人工智能的输血配血系统

基于人工智能的输血配血系统利用机器学习和数据分析技术，对供血者和受血者的生理特征、临床数据以及输血需求进行综合分析和匹配，从而实现更精准、安全的输血配血过程。

系统通常包括以下几个关键组成部分。

（1）数据采集和整合：系统会收集供血者和受血者的各种生理参数、临床数据、血型信息、过敏史等数据，并将其整合到统一的数据平台中。

（2）机器学习模型训练：利用收集到的大量数据，系统会使用机器学习算法进行模型训练，以识别与输血配血相关的模式、规律和关联。

（3）配血匹配算法：基于训练好的机器学习模型，系统会开发配血匹配算法，根据供血者和受血者的特征，预测最合适的输血产品类型、数量和匹配程度。

（4）实时决策支持：系统可以根据当前的输血需求和患者情况，提供实时的输血决策支持，包括推荐输血产品、配血方案和输血速率等。

（5）质量监控和反馈：系统会对输血过程进行实时监测和追踪，记录输血反应和不良事件，为输血质量评估和改进提供数据支持。

基于人工智能的输血配血系统的优势在于其能够处理大规模的数据、识别复杂的模式、提供个性化的输血建议，从而提高输血过程的效率、安全性和质量，为临床输血治疗提供新的可能性和选择。

五、输血前的准备

（一）知情同意

输血前，患者或家属应该了解输血目的、同种异体输血的不良反应和经血液传播疾病的可能性，并签署"输血知情同意书"。

（二）备血

1. 根据医嘱抽取血标本，与已填写的输血申请单和配血单一起送往血库，做血型鉴定和交叉配血试验。
2. 采血时禁止同时采集两个患者的血标本，以免发生混淆。

（三）取血

1. 根据输血医嘱，凭提血单到血库取血，与血库人员共同做好"三查"和"八对"。
2. "三查"即查血液的有效期、查血液的质量和查输血装置是否完好，"八对"即对姓名、对床号、对住院号、对血袋（瓶）号、对血型、对交叉配血试验结果、对血液种类和剂量。查对无误，在配血单上签名。

（四）取血后

1. 血液取出后勿剧烈振荡，以免红细胞大量破坏导致溶血。
2. 不可加温，以免血浆蛋白凝固变性引起反应。库存血可在室温下放置 15～20 min 后再输入。
3. 血液取出后应在 4 h 内输完。

（五）输血前

输血前须与另一护士再次核对上述内容，检查血液制品质量，确定无误后方可输入。

六、静脉输血法

【目的】

补充血容量，纠正贫血，补充血浆蛋白、各种凝血因子、血小板和补体，排除有害物质。

【评估】

1. 患者的病情、年龄、意识状态及既往病史。
2. 输血目的、血液制品的种类、血型、输血史及过敏史。
3. 穿刺侧肢体的功能，穿刺部位皮肤、静脉情况。
4. 患者的心理状态，对输血的认识，配合程度，以及接受健康教育的能力。

【计划】

1. 护士准备　着装整洁，洗手，戴口罩。
2. 患者准备

（1）体位舒适，排空二便，情绪稳定。

（2）了解输血的目的、方法、注意事项和配合要点。

（3）签署知情同意书。

3. 用物准备

(1) 间接静脉输血法：同密闭式输液法，仅将输液器换为输血器（滴管内有滤网，9号静脉穿刺针头）。根据医嘱另备生理盐水及血液制品。

(2) 直接静脉输血法：同静脉注射法，另备50 ml注射器数个（根据输血量多少而定）、3.8%枸橼酸钠溶液。根据医嘱另备生理盐水及血液制品。

4. 环境准备　室内温湿度适宜，光线充足，环境安静。

【实施】

实施方法见表14-7。

表14-7　静脉输血的操作流程、步骤和要点

操作流程	操作步骤	要点说明
	▲间接输血法	
1. 准备核对	备齐用物，再次检查核对	• 严格执行无菌操作和查对制度
2. 建立静脉通道	按密闭式输液法建立静脉通道，先输入少量生理盐水	• 确保静脉通畅
3. 摇匀血液	以手腕轻轻旋转血袋，将血液轻轻摇匀	• 避免剧烈震荡，以防止红细胞破坏
4. 连接血袋	戴手套，打开储血袋封口，常规消毒开口处塑料管，将输血器针头从生理盐水瓶上拔下，插入已消毒血袋上的塑料输血接口，缓慢将血袋倒挂于输液架上	
5. 操作后查对	"三查八对"	
6. 调节滴速	输血开始时速度宜慢，不超过20滴/分，观察15 min无不良反应，根据病情调节滴速，成人一般40～60滴/分，儿童酌减	• 输血反应大多发生在最初的15 min内，应密切观察生命体征变化，及早发现不良反应
7. 整理记录	协助卧位，整理床单位，清理用物，做好输血记录，交代患者或家属有关注意事项，将呼叫器置于易取处	• 嘱患者及家属不要随意调节滴数，有胸闷、呼吸不畅等异常情况时，及时告知护士
8. 更换血液	如输入两袋以上的血液，两袋血之间须输入少量生理盐水	• 确保输血安全
9. 输血完毕	输血完毕，再继续滴入少量生理盐水，直至将输血器内的血液全部输入体内	
10. 拔针	拔针或接其他溶液。将针头放于锐器回收盒内，避免针头扎伤及感染，将输血器放于医用垃圾箱内	• 按医疗垃圾处理
11. 整理记录	整理床单位，清理用物，洗手，摘口罩。血袋保留24 h备查，记录	• 以便检查、分析、查找输血反应的原因 • 记录输血时间、种类、数量、血型、血袋号，及有无输血反应等
	▲直接输血法	
1. 准备	请供血者和患者分别卧于相邻的两张床上，露出各自供血或受血的一侧肢体	
2. 核对	认真核对供血者和患者的姓名、血型及交叉配血结果	• 严格执行查对制度
3. 取抗凝剂	用备好的注射器抽取一定量的抗凝剂	• 在50 ml注射器中加3.8%枸橼酸钠生理盐水5 ml

续表

操作流程	操作步骤	要点说明
4. 缠血压计	将血压计袖带缠于供血者上臂并充气	• 使静脉充盈
5. 抽输血液	选择穿刺静脉，常规消毒皮肤，用加入抗凝剂的注射器抽取供血者的血液，然后立即将抽出的血液输给患者	• 抽、输血液时需三人配合：一人抽血，一人传递，一人输注。速度不可过快，并注意观察面色、血压等的变化。连续抽血时，只需更换注射器，不得拔出针头，但要放松供血者臂上的袖带，并用手指压迫穿刺部位前端静脉，以避免针头处出血
6. 拔针按压	输血完毕拔出针头，用无菌纱布块按压穿刺点至无出血。将针头放于锐器回收盒内，避免针头扎伤及感染，将输血器放于医用垃圾箱内	
7. 整理记录	协助患者取适当卧位，整理床单位，清理用物，洗手，摘口罩，做好记录	

【评价】

1. 护患沟通有效，患者能理解输血的目的，有安全感，愿意接受。

2. 正确执行无菌操作和查对制度，操作规范。穿刺成功，输血部位无渗出、肿胀，未发生感染及其他输血反应。

3. 输血过程中无血液制品浪费。

【注意事项】

1. 采集血液标本需根据医嘱及输血申请单，且每次只能为一名患者采集，严禁同时采集两名以上患者的血液标本。

2. 护士应以高度的责任心严格执行查对制度和无菌操作，输血前须两人核对无误后方可输入。

3. 库存血输入前须认真检查血液质量、有效期。正常血液分为两层，上层血浆呈淡黄色，下层红细胞呈均匀暗红色，两者之间界线清楚，无凝块。如血浆变红，血细胞呈暗紫色，两者界线不清，或有明显的血凝块，或血瓶（袋）封口不严、有裂隙、标签模糊或脱落等，都不能使用。

4. 输血前后及两袋血之间应滴注少量生理盐水，但不得加入任何其他药液，以免发生凝血或溶血。血液不可在室温下放置过久，以防止变质。

5. 输血过程中加强巡视，特别是输血开始后 10～15 min，应认真听取患者主诉，密切观察有无输血反应。如出现严重反应，应立即停输，及时处理，并保留余血备查。

6. 如患者在输成分血的同时，需输全血，应先输成分血，后输全血，以保证成分血新鲜输入。成分血除红细胞外，均须在 24 h 内输完（从采血开始计时）。

7. 加压输血时，必须有专人看护，以防血液输完后导致空气栓塞。

8. 输完的血袋要送回输血科保留 24 h，以备患者发生输血反应时查找原因。

【健康教育】

1. 向患者或家属解释静脉输血的目的。

2. 向患者说明输血速度调节的依据，告知患者勿擅自调节滴数。

3. 向患者介绍常见输血反应的症状和防治方法。并告知患者，一旦出现不适症状，应及时告知护士。

4. 向患者介绍有关血型的知识及做血型鉴定及交叉配血试验的意义。

考点提示

静脉输血注意事项。

知识链接

自体输血技术

自体输血（autologous transfusion）是指术前采集患者体内血液或手术中收集自体失血，经过洗涤、加工，在术后或需要时再回输给患者的方法，即回输自体血。自体输血是最安全的输血方法。

1. 术前预存自体血　对符合条件的择期手术患者，在术前抽取其血液，并放于血库中在低温下保存，待手术时再回输给患者。一般于手术前3～5周开始，每周或隔周采血1次，直至手术前3日为止，以利机体应对因采血引起的失血，使血浆蛋白恢复正常水平。

2. 术前稀释血液回输　于手术日手术开始前采集患者血液，并同时自静脉输入等量的晶体或胶体溶液，使患者的血容量保持不变，并降低血中的血细胞比容，使血液处于稀释状态，减少术中红细胞的损失。所采集的血液在术中或术后输给患者。

3. 术中失血回输　在手术中收集患者血液，采用自体输血装置，抗凝和过滤后再将血液回输给患者。多用于脾破裂、输卵管破裂，血液流入腹腔6 h内无污染或无凝血者。自体失血回输的总量应限制在3500 ml以内，大量回输自体血时，应适当补充新鲜血浆和血小板。

七、常见输血反应与护理

输血是具有一定危险性的治疗措施，会引起输血反应，严重者可以危及生命。因此，为了保证患者的安全，在输血过程中，护士必须严密观察患者，及时发现输血反应的征象，并积极采取有效的措施处理各种输血反应。

（一）发热反应

发热反应是最常见的输血反应。

1. 原因　输血用具、血制品和保养液被致热源污染所致；输血过程中执行无菌操作不严格；多次输血后引起免疫反应。

2. 症状　在输血过程或输血后1～2 h，患者出现畏寒、寒战、高热，体温可上升至38～41℃，伴有全身症状，如皮肤潮红、头痛、恶心、呕吐、肌肉酸痛等。发热持续时间不等，轻者持续1～2 h即可缓解，缓解后体温可降至正常。

3. 预防　检查输血器和血液制品，严格执行无菌操作，防止致热源污染。

4. 护理

（1）反应轻者减慢输血速度后，患者症状可自行缓解。

（2）若症状未能改善，应立即停止输血，更换输血器，以0.9%氯化钠溶液维持静脉通路。通知值班医生，并将输血器、剩余血及贮血袋一并送检。

（3）密切观察生命体征，有畏寒、发冷时应注意保暖；体温超过39℃时，按高热患者进行护理。

（4）必要时遵医嘱给予解热镇痛药和抗过敏药。

（二）溶血反应

溶血反应是最严重的输血反应。由于供血者或患者的红细胞发生异常破坏，而使机体出现一系列临床症状。

1. 原因　输入异型血，如 ABO 血型不合，通常输入 10～15 ml 血液即可出现症状；输入变质的血液，如血液储存过久、温度过高、加热、血液被细菌污染或剧烈震荡致使红细胞在输液前被破坏；Rh 系统内的抗体引起的血管外溶血，临床常见的 Rh 系统血型反应中，绝大多数 D 抗原可引起免疫反应，Rh 阴性患者首次输入 Rh 阳性血液时不发生溶血反应，但输入 2～3 周后体内即可产生 Rh 因子的抗体，如再次输入 Rh 阳性的血液，便可发生溶血反应。

2. 症状　与溶血反应的程度有关，轻者与发热反应相似，重者可以表现为溶血反应，一般临床表现可分为以下三个阶段。

第一阶段，因发生凝集反应，使红细胞凝集成团，阻塞部分小血管。患者表现为头痛、面色潮红、恶心、呕吐、胸闷、四肢麻木、腰背部剧痛等反应。

第二阶段，凝集的红细胞溶解，致使血红蛋白被释放到血浆。患者表现为血红蛋白尿（酱油色尿）和黄疸，伴寒战、高热、呼吸困难、血压下降等症状。

第三阶段，因大量血红蛋白进入肾小管，遇酸性物质结晶，阻塞肾小管；也可因抗原、抗体发生免疫反应致使肾小管内缺血、缺氧而坏死脱落，加重肾小管阻塞。患者表现为少尿、无尿、管型尿、酸中毒，严重者可致死亡。

3. 预防　输血前认真做好交叉配血试验，严格执行查对制度，采集血液时防止采集变质的血液。

4. 护理

（1）患者发生溶血反应时，首先应停止输血，通知医生。

（2）建立静脉通路，给予氧气吸入，并将输血袋内的剩余血与患者的血标本一并送检。

（3）碱化尿液：遵医嘱静脉注射碳酸氢钠溶液，使尿液碱化，增加血红蛋白的溶解度，以减少结晶，避免阻塞肾小管。

（4）保护肾：可行双侧腰部封闭，或用热水袋热敷双侧肾区，解除肾血管痉挛，从而改善肾的血液循环。

（5）密切观察患者生命体征和尿量的变化，并做好尿量的记录，若出现尿少、尿闭，应按急性肾衰竭处理；若有休克发生，应配合医生进行抗休克抢救。

考点提示

溶血反应护理。

（三）过敏反应

1. 原因　患者本身为过敏体质，对血液中输入的异体蛋白质易发生过敏反应；供血者的血液中含有变态反应性抗体、致敏物质，使患者发生过敏反应；多次输血引发患者体内产生过敏性抗体所致。

2. 症状　大多数患者发生在输血后期或将结束时。其症状与发生过敏反应的程度有关。轻者输血后仅出现皮肤瘙痒、荨麻疹；中度过敏反应者，多见颜面部、眼睑和口唇高度水肿，伴血管神经性水肿；重者发生喉头水肿、支气管痉挛，表现为呼吸困难，双肺可闻及哮鸣音。重者发生过敏性休克。

3. 预防　勿选用有过敏史的献血员；献血员在采血前 4 h 内不吃高蛋白和高脂肪食物，宜用少量清淡饮食或糖水。

4. 护理

（1）轻者应密切观察病情，减慢输血速度，遵医嘱给予抗过敏的药物。

（2）中、重度者应立即停止输血，并遵医嘱对症处理，保持静脉通路。

（3）对呼吸困难者给予氧气吸入，严重喉头水肿者可行气管切开。

（4）对循环衰竭者给予抗休克治疗。

（四）与大量输血有关的反应

大量输血是指 24 h 内紧急输血量等于或大于患者总循环血量。常见反应有以下几种。

1. 循环负荷过重　其原因、症状、护理和预防同静脉输液反应。

2. 出血倾向

（1）原因：长期反复输血或短时间内输入大量库存血，破坏血小板和凝血功能，引起出血。

（2）症状：患者皮肤黏膜瘀斑、牙龈出血，穿刺部位可见大片淤血及手术刀口渗血。

（3）预防：遵医嘱间隔输入新鲜血或血小板悬液，以补充足够的血小板和凝血因子。

（4）护理：应密切观察患者的出血倾向，注意皮肤、黏膜及伤口处有无出血，同时注意观察患者的生命体征、意识状况的改变。

3. 枸橼酸钠中毒反应

（1）原因：大量输血时，大量的枸橼酸钠进入机体，如肝功能不良，枸橼酸钠尚未完全氧化和排除，随即与血液中游离的钙结合，导致血钙浓度降低。

（2）症状：患者手足抽搐、血压下降、心率缓慢、心室颤动，严重者发生心搏骤停。

（3）预防：每输入 1000 ml 库存血，应遵医嘱静脉注射 10% 葡萄糖酸钙或氯化钙 10 ml，以增加血钙的浓度，防止低血钙的发生。

（4）护理：严密观察患者病情变化及输血后的反应。

（五）其他

输血反应还包括空气栓塞、细菌污染、体温过低以及因输血而被传染的各种传染病如梅毒、艾滋病、病毒性乙型肝炎等。因此，要加强对血源的净化和管理，以保证患者的输血安全。

> **思政园地**
>
> **生命接力**
>
> 2023 年 9 月 14 日晚，茂南区官渡街道 1 名抗美援朝老兵因"白肺"和胃大出血，急需大量的全血来维持生命。得知消息后，茂南区退役军人服务中心第一时间在茂南区退役军人好心志愿者微信群发出紧急通知，号召大家伸出援助之手全力支持。3 个小时内，茂南区 8 名退役军人一起前往茂名市中心血站献血，共献血 3200 ml，并指定提供给抗美援朝老兵使用。老兵的家属听闻消息赶到现场，感动得流下热泪，紧握着志愿者们的手表示感谢。
>
> 茂南区退役军人用点滴热血守护老兵生命，用热血重铸生命，传递了生命大爱。

本 章 小 结

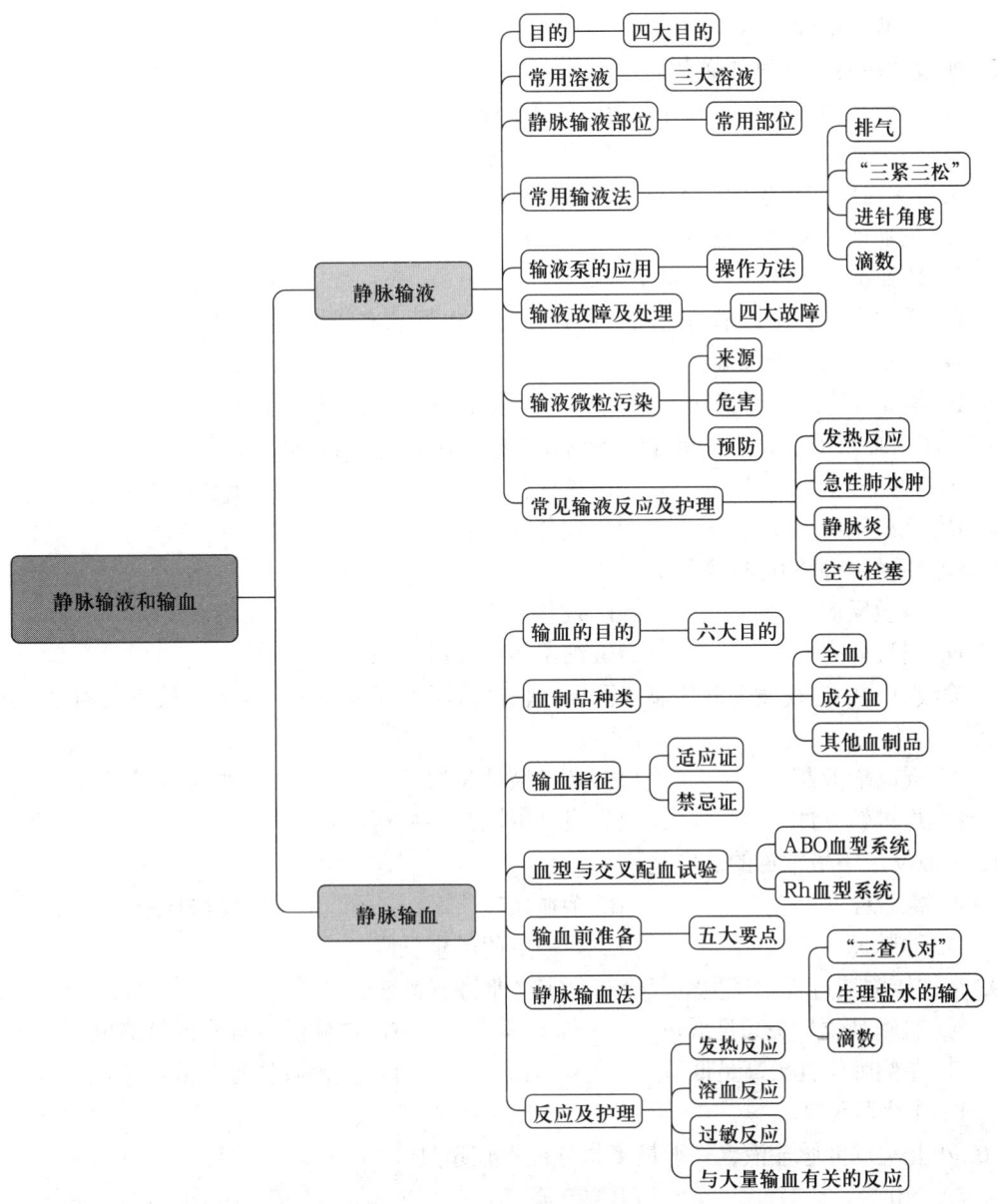

自 测 题

一、选择题

A1/A2 型题

1. 静脉输液时为保护及合理使用静脉，选择血管时应
    A. 由近心端到远心端
    B. 由远心端到近心端
    C. 先粗大后细小
    D. 先细直后弯曲
    E. 先上后下

2. 输液中发生空气栓塞，导致患者死亡的主要原因是
   A. 气泡栓塞大脑中动脉　　　　　　　　　B. 气泡阻塞上腔静脉
   C. 气泡阻塞主动脉口　　　　　　　　　　D. 气泡阻塞肺动脉口
   E. 气泡阻塞肺静脉口

3. 血液病患者最适宜的血制品是
   A. 新鲜全血　　　B. 库存全血　　　C. 纤维蛋白原
   D. 新鲜血浆　　　E. 冷冻血浆

4. 关于输血的注意事项，不正确的做法是
   A. 输血前必须两人进行查对
   B. 输血前后均要输入少量生理盐水
   C. 在输血卡上记录输血时间、量、种类、血型、血袋号、有无输血反应等
   D. 冷藏制品不可加温
   E. 输血完毕后及时将输血器、血袋等物品进行消毒，分类弃置

5. 发生溶血反应后，为促进血红蛋白在尿中的溶解度，宜选用的药物是
   A. 枸橼酸钠　　　B. 氯化钠　　　C. 碳酸氢钠
   D. 乳酸钠　　　　E. 葡萄糖酸钙

6. 最严重的一种输血反应是
   A. 过敏反应　　　B. 发热反应　　　C. 溶血反应
   D. 空气栓塞　　　E. 细菌污染反应

7. 输液过程中巡视发现液体滴入不畅，轻轻挤压茂菲氏滴管有阻力，检查无回血，正确的处理是
   A. 提高输液瓶　　　B. 调整肢体位置　　　C. 加压输液
   D. 再进针少许　　　E. 拔针更换针头重新穿刺

8. 输液反应中最常见的反应是
   A. 空气栓塞　　　B. 溶血反应　　　C. 发热反应
   D. 静脉炎　　　　E. 循环负荷过重反应

9. 在加压输液过程中发生空气栓塞，应立即将患者置于
   A. 右侧卧位且头高足低位　　　　　B. 右侧卧位且头低足高位
   C. 左侧卧位且头高足低位　　　　　D. 左侧卧位且头低足高位
   E. 半坐卧位

10. 小儿头皮静脉输液，一般最多每分钟不宜超过
    A. 10滴　　　B. 20滴　　　C. 30滴
    D. 40滴　　　E. 50滴

11. 不属于溶血反应第一阶段的典型症状是
    A. 头部胀痛，面部潮红　　　　　B. 腰背部剧痛、四肢麻木
    C. 心前区压迫感　　　　　　　　D. 少尿或无尿
    E. 伴恶心、呕吐

12. 茂菲氏滴管内液面自行下降的原因是
    A. 茂菲氏滴管有裂缝　　　B. 输液管管径粗　　　C. 患者肢体位置不当
    D. 输液速度过快　　　　　E. 压力过大

13. 输液引起急性肺水肿的典型症状是
    A. 发绀、胸闷　　　　　　　　　B. 心悸、烦躁不安

C. 胸痛、咳嗽　　　　　　　　　　　　D. 呼吸困难、咳粉红色泡沫痰

E. 面色苍白、血压下降

14. 大量输入库存血后易导致出血倾向的发病机制是

　　A. 血中血小板被破坏　　　　　　　　B. 血钙降低

　　C. 酸性增高　　　　　　　　　　　　D. 钾离子浓度增高

　　E. 钾离子浓度降低

15. 输液时，患者诉胸部不适，随即发生呼吸困难，严重发绀，心前区听诊闻及响亮、持续的"水泡音"，此属

　　A. 发热反应　　　　B. 右心衰竭　　　　C. 过敏反应

　　D. 急性肺水肿　　　E. 空气栓塞

16. 患者，男，42岁，肺炎球菌肺炎，于上午8：30给予青霉素320万U+0.9%氯化钠100 ml，每分钟滴速45滴，请估计完成输液的时间是

　　A. 上午10：03　　　B. 上午10：00　　　C. 上午9：03

　　D. 上午9：00　　　　E. 上午8：55

17. 患者，女，25岁，诊断为"上呼吸道感染"，遵医嘱给予静脉输入氧氟沙星，每日2次。在输液过程中沿患者手臂静脉走行出现条索状红线，局部灼热、疼痛。若用乙醇热湿敷，宜选用的浓度是

　　A. 20%　　　　　　B. 30%　　　　　　C. 50%

　　D. 75%　　　　　　E. 95%

18. 患者，男，71岁，以"心力衰竭"入院。在输液过程中，患者突然呼吸困难，气促，咳嗽，咳出泡沫血性痰。下列急救措施中不妥的是

　　A. 停止输液　　　　　　　　　　　　B. 20%～30%乙醇湿化吸氧

　　C. 置左侧卧位和头低足高位　　　　　D. 四肢轮流结扎

　　E. 遵医嘱给予利尿剂

19. 患者，男，43岁。因再生障碍性贫血入院。遵医嘱输注浓缩红细胞。护士采取的步骤中应该除外

　　A. 从血库取血回来后应尽早输注　　　B. 输注前需两位护士进行"三查八对"

　　C. 输注前后均需输入少量生理盐水　　D. 发现输血反应及时处理

　　E. 输注的红细胞中不可添加药物

20. 患者魏某，在输血50 ml后出现畏寒、恶心、呕吐，体温39℃。对此护士采取的下列措施错误的是

　　A. 暂停输血　　　　　　　　　　　　B. 用生理盐水维持静脉通路

　　C. 保暖，加盖被　　　　　　　　　　D. 给抗过敏药后继续输血

　　E. 严密观察生命体征

21. 患者，男，50岁。重症肺炎并发感染性休克入院。护士配合抢救时实施静脉输液的过程中错误的是

　　A. 尽快建立两条静脉通路

　　B. 妥善安排输液顺序

　　C. 输液量宜先少后多

　　D. 输入血管活性药物时应根据血压随时调整滴速

　　E. 保持输液通畅，防止药液外渗

A3/A4 型题

(22~24 题共用题干)

患者,男,40岁,因交通事故入院。检查血压 84/50 mmHg,脉搏快而弱,面色苍白,四肢冷,神志清楚,躁动不安,初步诊断为脾破裂、出血性休克。遵医嘱配血、输血。

22. 应采用的血液制品是
 A. 全血　　　　　　B. 血浆　　　　　　　C. 白蛋白
 D. 血小板浓缩悬液　E. 洗涤红细胞
23. 不属于输血目的的是
 A. 补充血容量　　　B. 增加血红蛋白　　　C. 供给各种凝血因子
 D. 纠正酸中毒　　　E. 增加抵抗力
24. 输血操作过程中做法不妥的是
 A. 两袋血之间输少量生理盐水
 B. 取血时发现血浆变色,不可将血液带回
 C. 输血时必须经两人核对无误后方可输入
 D. 为防止大量输血反应,血内可加入 15 ml 葡萄糖酸钙
 E. 每次只能为一名患者采血标本行交叉配血

(25~26 题共用题干)

患儿,18 个月,以"支原体肺炎"入院,遵医嘱给予红霉素,静脉滴注,每日两次,输液 2 h 后,患儿出现寒战、高热伴恶心、呕吐,测得体温 39.5℃。

25. 该患儿可能出现了
 A. 发热反应　　　　B. 肺水肿　　　　　　C. 空气栓塞
 D. 静脉炎　　　　　E. 过敏反应
26. 下列护理措施不正确的是
 A. 给予温水擦浴　　　　　　　　　　B. 立即停止输液并通知医生
 C. 保留剩余溶液和输液器并送检　　　D. 密切观察生命体征
 E. 给予乙醇擦浴

二、简答题

1. 调节输液滴数的要求有哪些?
2. 输血引起过敏反应的临床表现是什么?

三、案例分析

患者男,28岁,在高处作业时不慎坠地,急症入院。初步诊断:脾破裂,出血性休克。检查:血压 82/48 mmHg,心率 120 次/分,脉搏弱,面色苍白,出冷汗,神志清楚,表情淡漠,躁动不安。医嘱:立即输血 600 ml。

请问:1. 输血前需要做哪些准备工作?
　　　2. 当输入血液约 15 ml 时患者突然出现发冷、颤抖、胸闷、腰部酸痛、四肢麻木等症状,护士应该如何处理?

(张　晋)

第十五章 标本采集

第十五章数字资源

学习目标

1. 说出标本采集的原则。
2. 区分血、尿、便、痰及咽拭子标本采集的目的。
3. 阐述采集血、尿、便、痰及咽拭子标本的注意事项。
4. 能正确指导、协助或为患者采集血、尿、便、痰及咽拭子标本。
5. 尊重患者,有较强的医疗安全意识及沟通能力。

第一节 标本采集的意义和原则

案例 15-1

周女士,32岁,孕39周,拟于明日在硬膜外麻醉下行剖宫产术。为预防术中失血,医生开出医嘱做血型鉴定,护士小张遵医嘱为患者抽取血标本并送检。

问题与思考:
1. 采集血液标本时如何防止溶血?
2. 护士为患者采集标本时应遵循哪些原则?

标本采集(specimens collection)是指采集人体的少许血液、排泄物(尿、粪)、分泌物(痰、鼻咽分泌物)、呕吐物、体液(胸水、腹水)和脱落细胞(食管、阴道脱落细胞)及组织等样品,通过物理、化学或生物学的实验室检查技术和方法进行检验。

一、标本采集的意义

在临床工作中,标本检验是基本的诊断方法之一。标本检验在一定程度上可反映人体正常的生理现象和病理改变,对明确疾病诊断、观察病情、推测病程进展、制订治疗措施等都起着重要作用,而标本采集的质量直接影响检验结果的准确性。因此,护士应熟悉各种标本采集的方法,并了解可能影响检验结果的主要因素及避免干扰因素的措施,正确采集各种标本。

二、标本采集的原则

为了保证标本的质量,在采集各种标本时,应遵循以下原则。

(一)遵医嘱采集标本

采集各种标本时均应遵医嘱执行。医生根据诊疗需要开出医嘱,填写检验申请单,要求字迹清楚,检验目的明确,申请人应签全名。护士在采集标本前应认真查对医嘱,若有疑问,应核实无误后再执行。

（二）采集前做好充分准备

1. 采集标本前，护士应明确检验的项目、检验目的、采集标本量、采集方法及注意事项等。
2. 采集前应向患者做好解释，以取得患者的理解和合作。
3. 护士根据检验目的备好所需物品，选择合适的标本容器，在容器外贴上标签，注明患者的床号、姓名、住院号、科室、检验项目、标本类型、标本采集时间等或贴上条形码。
4. 护士操作前应做好自身准备，修剪指甲、洗手、戴口罩、手套、帽子，必要时穿隔离衣。

（三）严格执行查对制度

采集标本前应认真查对医嘱，核对申请项目、患者的床号、姓名、住院号等，并检查标本容器有无破损，是否符合检验目的和要求，采集结束后及送检前应再次核对。

（四）正确采集标本

为了保证送检标本的质量，必须掌握正确的采集方法。培养标本须放入无菌容器内，采集时应严格执行无菌操作原则，不可混入防腐剂、消毒剂及其他药物，培养基应足量，无混浊、变质。同时，采集标本的时间也很重要，应选择最佳的采样时间，如做尿妊娠试验时，应留晨尿，因晨尿内绒毛膜促性腺激素的含量最高，容易获得阳性结果；采集培养标本时最好在患者使用抗生素之前进行，如已使用抗生素，应在血药浓度最低时采集并在检验单上注明。此外，需要患者自己留取的标本，如 24 h 尿标本、粪便标本等，应详细告知患者留取标本的方法及注意事项，以保证检验结果的准确性。

（五）及时送检

标本采集后应及时送检，不可放置过久，以免标本污染或变质而影响标本质量。特殊标本要注明采集时间，如血气分析标本。同时，还应注意标本运输的安全性，防止标本丢失、混淆、污染及变质等。

考点提示

标本采集应遵循的原则。

第二节　各种标本的采集法

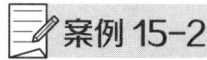
案例 15-2

患者，女，70 岁，因 1 个月前受凉后出现发热、寒战、全身酸痛，伴有多汗、咳嗽、咳痰而收住院。既往有风湿性心脏病、十二指肠溃疡病史。体格检查：T 38.5℃，P 92 次/分，R 32 次/分，BP 110/70 mmHg，双肺呼吸音粗，未闻及明显干、湿啰音，心律不齐，双下肢水肿。为协助诊断和治疗，医师开出医嘱：查血常规、尿常规、便常规、血沉、肝功能，做血培养及痰培养。

问题与思考：
1. 护士应为该患者采集哪些标本？
2. 采集标本时应注意哪些问题？

一、血液标本采集

血液检查是判断体内各种功能及异常变化的重要指标之一，是临床最常用的检验项目之一。不仅可反映血液系统病变，也可为全身性疾病的诊断、判断患者病情和治疗效果提供依据。

血标本采集包括毛细血管血标本采集、静脉血标本采集和动脉血标本采集。

（一）毛细血管采血法

毛细血管血标本采集通常由检验人员完成。采血量较少者可从手指采集，手指采血操作方便，可获得较多血量，成人以左手环指为宜；婴幼儿可从拇指或足跟部采血；其他特殊患者视情况而定。外周血或末梢血由于血液循环差，且易受气温、外力挤压等因素的影响，故检验结果不够恒定。

（二）静脉血标本采集法

静脉血标本采集是指自静脉采集血标本的方法。常用静脉有贵要静脉、肘正中静脉、头静脉、手背及腕部静脉、大隐静脉、小隐静脉、足背静脉、股静脉、颈外静脉（婴幼儿常用）等。

【目的】

1. 全血标本　指抗凝血标本，主要用于临床血液学检查，如血细胞计数和分类、形态学检查等。

2. 血浆标本　抗凝血经离心后所得上清液为血浆，适用于内分泌激素、凝血检测等。

3. 血清标本　不加抗凝剂的血液经离心后所得上清液为血清，适用于测定肝功能、血清酶、脂类、电解质等。

4. 血培养标本　培养检查血液中的病原菌。

考点提示

静脉血标本的分类及用途。

【评估】

1. 患者的病情、治疗情况、意识状态及肢体活动能力。
2. 患者对血标本采集的认知及合作程度。
3. 穿刺部位的皮肤及静脉充盈度等情况。
4. 患者是否需要特殊准备及准备情况，例如空腹、服用某些药物等。
5. 患者有无饮食、吸烟、饮酒、运动、紧张、焦虑等因素的影响。

【计划】

1. 护士准备　衣帽整齐，洗手，戴口罩，戴手套。

2. 患者准备

（1）了解静脉采血的目的、方法、注意事项及配合要点。

（2）患者在采血前不宜改变饮食习惯，24 h 内不宜饮酒。空腹时采血，至少禁食 8 h，以 12～14 h 为宜，上午 7：00—9：00 为宜。空腹期间可饮少量水。

（3）采血前 24 h，不宜剧烈运动，采血当天应避免情绪激动，采血前宜静息 5 min。如需运动后采血，则遵医嘱，并告知检验人员。

3. 用物准备

（1）治疗车上层：治疗盘、检验申请单、标签或条形码、消毒液、棉签、止血带、小垫枕、治疗巾、胶布、手消毒液、一次性手套、一次性注射器（视采血量而定）和针头或头皮针及标本容器（干燥试管、抗凝管或血培养瓶）、一次性采血针及真空采血管、弯盘。必要时加酒精灯、火柴。

（2）治疗车下层：医用垃圾桶、生活垃圾桶及锐器盒。

4. 环境准备　环境整洁、舒适，温湿度适宜，光线充足，必要时用屏风或床帘遮挡。

【实施】

实施方法见表 15-1。

表 15-1 静脉血标本采集的操作流程、步骤和要点

操作流程	操作步骤	要点说明
1. 准备用物	双人核对医嘱、检验申请单、标签（或条形码）、标本容器（或真空采血管），将标签（或条形码）贴于标本容器（或真空采血管）外	• 防止差错事故
2. 核对解释	核对床号、姓名、住院号，评估患者，向患者解释	• 确认患者，取得患者合作
3. 选择静脉	协助患者取舒适体位，暴露采血部位，将一次性治疗巾垫于穿刺部位下方	• 嘱患者握拳，使静脉充盈
4. 消毒皮肤	按静脉注射法常规消毒皮肤	• 严格执行无菌操作
5. 再次核对	操作中再次核对	• 严格遵循查对制度
6. 静脉采血	▲注射器采血	
（1）穿刺抽血	戴手套，按静脉注射法将针头刺入静脉，见回血即抽取所需血量	• 注意观察穿刺部位情况，如局部出现肿胀、疼痛，应拔出针头，更换针头及穿刺部位重新穿刺
（2）拔针按压	抽血毕，松开止血带，嘱患者松拳，迅速拔出针头，以干棉签按压穿刺点至无出血为止	• 凝血功能障碍的患者拔针后按压时间应延长
（3）注入容器	按检验目的及时将血液注入标本容器中	• 同时抽取几个项目的静脉血标本时，应先注入血培养瓶，再注入抗凝管，最后注入干燥试管
	血培养标本：注入密封瓶时，先除去铝盖中心部，常规消毒瓶盖，更换针头后将血液注入瓶内，轻轻摇匀	• 如有多种血培养瓶，先注入厌氧瓶，再注入需氧瓶，轻轻颠倒混匀，以防血液凝固
	全血标本：取下针头，将血液沿管壁缓慢注入盛有抗凝剂的试管内，轻轻摇动，使血液与抗凝剂充分混匀	• 防止血液凝固，勿将泡沫注入
	血清标本：取下针头，将血液沿管壁缓慢注入干燥试管内	• 防溶血，勿将泡沫注入，避免震荡，以免红细胞破裂溶血
	▲真空采血器采血	
（1）静脉穿刺	取下针头保护套，按静脉穿刺法穿刺	
（2）采集标本	见回血固定针柄（或持针器），将采血针的另一端插入真空管内，采集所需血量	• 如采集多管血标本，则第一管采完后，更换下一支采血试管，不同采集管采集顺序：血培养瓶→柠檬酸钠抗凝采血管→血清采血管［含有促凝剂（或）分离胶］→肝素抗凝采血管（含或不含分离胶）→EDTA抗凝采血管（含或不含分离胶）→葡萄糖酵解抑制采血管
（3）拔针按压	迅速拔针，用干棉签按压穿刺点至无出血为止	• 采血结束，先拔真空管，再拔去针头后按压
7. 核对整理	再次核对，脱手套，整理床单位，处理用物，洗手、取口罩，记录	• 注意观察穿刺部位，如有异常及时处理
8. 标本送检	将标本及申请单一起送检	• 及时送检，以免影响检验结果

【评价】
1. 有较强的无菌观念及查对意识，采集血标本方法正确、剂量准确。
2. 护患沟通有效，患者准备充分，操作中配合得当。
3. 患者穿刺部位无红肿、感染。

【注意事项】
1. 严格执行无菌操作原则及查对制度，避免感染与差错。
2. 做生化检验，应在清晨空腹时采血，护士应事先指导患者抽血前禁食，以免影响检验结果。
3. 采集血培养标本时，培养基应足量、无混浊、无变质。将血培养标本注入无菌容器内时，不可混入药物、消毒剂和防腐剂，以免影响检验结果。
4. 根据检验项目要求计算采血量。临床常用采血量：婴儿1～3 ml；幼儿3～5 ml；成人8～10 ml；对于亚急性细菌性心内膜炎患者，为提高培养阳性率，采血量需增至10～15 ml。
5. 严禁在输液输血的针头处采集血标本。应在对侧肢体采集，防止血液被稀释后影响检验结果。如女性患者做乳腺切除术，则在对侧手臂采集。
6. 使用真空采血管，不可事先将采血管与针头连接，以免负压消失影响采血。
7. 同时抽取几个项目的静脉血标本，应先注入血培养瓶，再注入抗凝管，最后注入干燥试管，动作应迅速、准确。

> **考点提示**
>
> 静脉血标本采集的操作要点及注意事项。

【健康教育】
1. 告知患者采血的目的、送检的项目及配合方法。
2. 指导患者采血前的准备，如空腹等。
3. 告知患者正确按压穿刺点，并保持穿刺点清洁、干燥。

知识链接

常用彩色真空采血管的使用

标识	标本类型	添加剂	适用范围	要求
红头管	血清	无	各种生化和免疫学检测，如肝肾功能、血清免疫等	采血后不需要摇动
紫头管	全血	EDTA	适用于血液常规检查、糖化血红蛋白检测	采血后立即颠倒混匀5～8次
黑头管	全血	109 mmol/L（3.2%枸橼酸钠）	适用于ESR（血沉）	抗凝剂与血液1:4混合，采血后立即颠倒混匀5～8次
蓝头管	全血	109 mmol/L（3.2%枸橼酸钠）	适用于血凝试验，如PT、APTT、TT、各种凝血因子等	抗凝剂与血液1:9混合，采血后立即颠倒混匀5～8次
黄头管	血清	分离胶/促凝胶	适用于急诊进行各种生化和血清学试验	可将血细胞与血清快速分开，减少试验的影响因素

续表

标识	标本类型	添加剂	适用范围	要求
绿头管	血浆	肝素锂/肝素钠	可用于急诊、大部分的生化试验和某些特定的检验项目，如血氨、血液流变等流式T细胞因子检测	采血后立即颠倒混匀5~8次
灰头管	血浆	草酸盐-氟化钠	适用于糖耐量试验检测	采血后立即颠倒混匀5~8次
细菌培养瓶	需氧/厌氧		血液、体液需氧/厌氧细菌培养	标本量5~10 ml，摇匀，不能注入空气（厌氧瓶）

（三）动脉血标本采集法

动脉血标本采集是指自动脉抽取血标本的方法。常用动脉有股动脉、桡动脉、肱动脉、足背动脉等。

【目的】

进行血气分析，判断患者氧合情况，为治疗、护理提供依据。

【评估】

1. 患者的病情、诊断、治疗、氧疗状况及呼吸机参数的设置情况。
2. 患者的心理状态及合作程度。
3. 患者穿刺部位的皮肤及动脉搏动等情况。

【计划】

1. 护士准备　衣帽整齐，洗手，戴口罩，戴手套。
2. 患者准备　了解动脉采血的目的、方法、注意事项及配合要点。取合适体位，暴露穿刺部位。
3. 用物准备

（1）治疗车上层：治疗盘、检验申请单、标签或条形码、消毒液、棉签、小垫枕、治疗巾、无菌纱布、手消毒液、无菌手套、动脉血气针（图15-1）（或备抽吸有适量肝素钠的2 ml/5 ml一次性注射器、无菌软木塞或橡胶塞）、小沙袋、弯盘。

（2）治疗车下层：医用垃圾桶、生活垃圾桶及锐器盒。

4. 环境准备　环境整洁、舒适，温湿度适宜，光线充足，必要时用屏风或床帘遮挡。

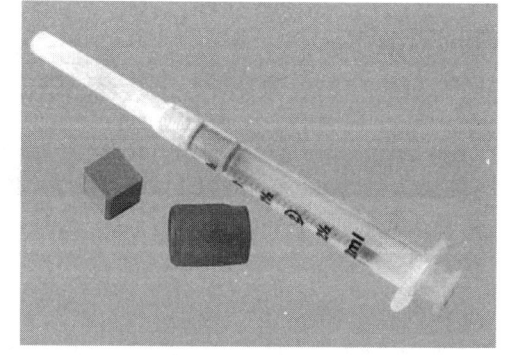

图15-1　动脉血气针

【实施】

实施方法见表15-2。

表15-2　动脉血标本采集的操作流程、步骤和要点

操作流程	操作步骤	要点说明
1. 准备用物	双人核对医嘱、检验申请单、标签（或条形码）、动脉血气针或一次性注射器，将标签（或条形码）贴于动脉血气针或一次性注射器外	● 防止差错事故
2. 核对解释	核对床号、姓名、住院号，评估患者，向患者解释	● 确认患者，取得其合作

续表

操作流程	操作步骤	要点说明
3. 选择动脉	协助患者取舒适体位，暴露采血部位，将一次性治疗巾垫于穿刺部位下方	• 一般选择桡动脉或股动脉
4. 消毒皮肤	常规消毒皮肤，直径不少于 8 cm，戴无菌手套或消毒操作者左手示指和中指	• 严格执行无菌操作
5. 再次核对	操作中再次核对	• 严格遵循查对制度
6. 动脉采血	▲注射器采血 左手示指和中指在欲穿刺动脉的搏动最明显处固定动脉于两指间，右手持注射器，在两指间与皮肤垂直或与动脉走向呈 40° 刺入动脉，见有鲜血涌进注射器，即以右手固定穿刺针，左手抽血至所需量 ▲动脉血气针采血 检查并取出采血针，将活塞拉至预设位置，取下针帽，左手示指、中指在动脉搏动最明显处固定动脉于两指间，右手持针在两指间与皮肤垂直或与动脉走向呈 40° 刺入动脉，见有回血后固定采血针，血液自动进入采血针	• 穿刺前先预吸肝素 0.5 ml，湿润注射器后弃去余液，进行血气分析 • 采血量一般为 0.1~1 ml，操作中注意固定穿刺针 • 采血中注意保持针尖固定
7. 拔针按压	迅速拔针，指导患者或家属用无菌纱布按压穿刺部位 5~10 min，直至无出血，必要时用沙袋压迫止血	• 凝血功能障碍的患者应延长按压时间
8. 隔绝空气	拔针后将针头刺入无菌软木塞或橡胶塞，以隔绝空气	• 防止空气进入注射器，以免影响检验结果
9. 搓动混匀	轻轻搓动注射器，使血液与肝素混匀	• 防止血液凝固
10. 核对整理	再次核对，脱手套，整理床单位，处理用物，洗手、摘口罩，记录	• 注意观察穿刺部位，如有出血、血肿等异常及时处理
11. 标本送检	将标本及申请单一起送检	• 及时送检，以免影响检验结果

【评价】
1. 有较强的无菌观念及查对意识，采集血标本方法正确、剂量准确、送检及时。
2. 护患沟通有效，患者准备充分，操作中配合得当。
3. 患者穿刺部位无红肿、感染。

【注意事项】
1. 严格执行无菌操作原则及查对制度，避免感染与差错。
2. 新生儿宜选择桡动脉穿刺，因行股动脉穿刺垂直进针时易伤及髋关节。
3. 肝素必须与血液充分混合，防止标本凝固。
4. 防止空气进入标本，标本采集后立即送检，以免影响检验结果。
5. 如患者凝血功能异常或正在服用抗凝剂，压迫止血的时间应延长，至不出血为止。有出血倾向者慎用。
6. 若患者正在饮热水、洗澡、运动，需休息 30 min 后再采集标本，避免影响检查结果。

【健康教育】
1. 告知患者采血的目的、方法、注意事项及配合要点。
2. 告知患者正确按压穿刺点，至不出血为止，并保持穿刺点清洁、干燥。

二、尿液标本采集

尿液检查是临床上最常用的重要检测项目之一。尿液的组成及性状的变化，不仅能反映泌尿系统及其周围组织器官的病变，而且能反映机体各系统如血液、循环等系统的功能，还能为临床疾病诊断、治疗、监测以及预后判断等提供重要的客观依据。

尿液标本分为3种：尿常规标本、12 h 或 24 h 尿标本和尿培养标本。

【目的】

1. 尿常规标本　检查尿液的色泽、透明度、比重、尿蛋白、尿糖，有无细胞和管型等。
2. 12 h 或 24 h 尿标本　12 h 尿标本常用于细胞、管型等有形成分计数，如 Addis 计数；24 h 尿标本常用作尿的各种定量检查，如钠、钾、氯、17-羟类固醇、17-酮类固醇、肌酐、肌酸、尿糖定量等。
3. 尿培养标本　取未被污染的尿标本做病原生物学检查或药物敏感试验，以协助诊断和治疗。

【评估】

1. 患者的病情、临床诊断、治疗情况及意识状态等。
2. 患者的自理能力、对尿标本采集的认知及合作程度。

【计划】

1. 护士准备　衣帽整齐，洗手，戴口罩。
2. 患者准备　了解尿标本采集的目的、方法、注意事项及配合要点。
3. 用物准备　检验申请单、标签或条形码、手消毒液、医用垃圾桶及生活垃圾桶。另根据检验目的不同还需备：

（1）尿常规标本：容量 100 ml 以上的一次性标本容器，必要时备便器。

（2）12 h 或 24 h 尿标本：容量 3000 ml 以上的集尿瓶、防腐剂（依检验项目而定）。

（3）尿培养标本：无菌标本试管、长柄试管夹、酒精灯、火柴、无菌手套、无菌棉球、消毒液（1：5000 高锰酸钾溶液、聚维酮碘）、便器、屏风。必要时备导尿用物。

4. 环境准备　环境整洁、舒适、安全、隐蔽。

【实施】

实施方法见表 15-3。

表 15-3　尿标本采集的操作流程、步骤和要点

操作流程	操作步骤	要点说明
1. 准备用物	双人核对医嘱、检验申请单、标签（或条形码）、标本容器，将标签（或条形码）贴于标本容器外	• 防止差错事故
2. 核对解释	核对床号、姓名、住院号，评估患者，向患者解释。	• 确认患者，取得患者合作
3. 收集标本	▲常规标本 能自理的患者，给予标本容器，嘱患者将晨起第一次尿 30～50 ml 留于标本容器内，若测定尿比重需留尿 100 ml	• 不可将粪便、阴道分泌物等混于尿液中，女性月经期不宜留取尿标本
	行动不便的患者，协助其在床上使用便器，收取足量尿液于标本容器内	• 注意用屏风或床帘遮挡患者，以保护患者隐私
	留置导尿的患者，先放空集尿袋内尿液，再于集尿袋下方引流孔处收集尿液	• 婴幼儿或尿失禁患者可用尿套或尿袋协助收集

续表

操作流程	操作步骤	要点说明
	▲ 12 h 或 24 h 尿标本	
（1）注明时间	将标签（或条形码）贴于标本容器外，注明留取尿标本的起止时间	• 不可多于或少于 12 h 或 24 h
（2）留取尿液	12 h 尿标本，于 7 pm. 排空膀胱，弃去尿液后开始留尿，至次日 7 am. 留最后一次尿；若留取 24 h 尿标本，嘱患者于 7 am. 排空膀胱后，开始留取尿液，至次日 7 am. 最后一次尿液	• 患者将尿液先排在便器内，再收集到标本容器中，7 am. 或 7 pm. 尿液为留取标本前已存在膀胱内的，则不应收集
（3）加防腐剂	第一次尿液倒入后根据检验目的加入防腐剂（表 15-4）	• 防止尿液污染或变质，集尿瓶应放于阴凉处
（4）汇总记录	留取最后一次尿液后，将 12 h 或 24 h 全部的尿液集于集尿瓶中，测量总量并在检验单上记录	• 充分混匀后从中取适量（20～50 ml）于清洁有盖容器内送检，将余尿弃去
	▲尿培养标本	
	中段尿留取法：按导尿术清洁、消毒外阴后嘱患者排尿，弃去前段尿，用试管夹夹住试管，于酒精灯上消毒试管口后，接取中段尿 5～10 ml，然后用酒精灯消毒试管口和盖子，随即盖紧试管，熄灭酒精灯	• 应在膀胱充盈时接取中段尿，患者排尿应不间歇，注意勿将消毒液混入尿液，以免影响检验结果
	导尿术留取法：按导尿术插入导尿管引流尿液，留取尿标本 5～10 ml	• 尿潴留、昏迷者可采取导尿术留取
	留置导尿术留取法：消毒导尿管外面及导尿管口，然后用无菌注射器通过导尿管抽取尿液	• 不可直接从尿袋中收集尿液送检
4. 整理记录	协助患者整理衣裤，取合适体位，整理床单位，处理用物，洗手，记录	• 记录尿液的总量、颜色、性状等
5. 标本送检	将标本及申请单一起送检	• 及时送检，以免影响检验结果

【评价】
1. 尿标本采集方法正确，送检及时。
2. 护患沟通有效，患者在采集标本过程中能主动配合。
3. 患者未发生泌尿系统感染。

【注意事项】
1. 根据检查项目，选择合适的标本容器。容器要清洁，最好使用一次性专用的有盖塑料容器。如为尿培养标本，则应使用无菌容器。
2. 标本中不可混入粪便、阴道分泌物、月经血、精液、前列腺液、消毒液等其他物质。如会阴部分泌物过多，应先清洁或冲洗会阴部。
3. 早孕诊断应留取晨尿。
4. 留取尿培养标本时，应严格无菌操作，并注意在膀胱充盈时留取。
5. 标本要及时送检。从标本收集到检验完成所间隔的时间，最好不超过 2 h，以免细菌污染和原有的各种成分改变。

【健康教育】
1. 告知患者留取标本的目的、方法、注意事项和配合要点。
2. 指导患者正确采集标本，以保证检验结果的准确性。

表 15-4 常用防腐剂的使用

名称	作用	用法	临床应用
甲醛	防腐、固定尿中有机成分	24 h 尿液加 40% 甲醛 1～2 ml	Addis 计数（12 h 尿细胞计数）等
浓盐酸	防止尿中激素被氧化	24 h 尿液加 5～10 ml	内分泌系统检查，如 17- 酮类固醇、17- 羟类固醇
甲苯	保持尿中的化学成分不变	在第一次尿液倒入后使用，每 100 ml 尿液加 0.5%～1% 甲苯 2 ml，使之形成薄膜盖于尿液表面，防止细菌污染和延缓尿中化学成分的分解。如测定尿中钠、钾、氯、肌酐、肌酸等，则每 100 ml 尿液需加 0.5%～1% 甲苯 10 ml	尿蛋白定量、尿糖定量、尿中钠、钾、氯、肌酐、肌酸测定等

 考点提示

尿标本常用的防腐剂种类及应用。

三、粪便标本采集

正常粪便是由消化和未消化的食物残渣、消化道分泌物、大量细菌和水分组成的。临床上通过粪便检查判断消化系统有无炎症、出血、寄生虫感染、恶性肿瘤等疾患，也可间接了解消化道、胰腺、肝胆的功能，以及肠道菌群是否合理，有无致病菌，以协助诊断和治疗。

粪便标本分为 4 种：常规标本、隐血标本、寄生虫或虫卵标本、细菌培养标本。

【目的】

1. 常规标本　检查粪便的颜色、性状、细胞等。
2. 隐血标本　检查粪便中肉眼不能察觉的微量血液。
3. 寄生虫或虫卵标本　检查寄生虫成虫、幼虫及虫卵。
4. 细菌培养标本　检查粪便中的致病菌。

【评估】

1. 患者的病情、临床诊断、治疗情况及意识状态等。
2. 患者的排便情况、自理能力，对粪便标本采集的认知及合作程度。

【计划】

1. 护士准备　衣帽整齐，洗手，戴口罩。
2. 患者准备　了解粪便标本采集的目的、方法、注意事项及配合要点。
3. 用物准备　检验申请单、标签或条形码、手消毒液、手套、医用垃圾桶及生活垃圾桶。另根据检验目的的不同还需备：

（1）常规或隐血标本：检便盒（内附检便匙或棉签）、清洁便器。

（2）寄生虫及虫卵标本：检便盒（内附检便匙或棉签）、透明胶带或载玻片（查找蛲虫）、清洁便器。

（3）培养标本：消毒便盆、无菌培养容器、无菌棉签。

4. 环境准备　环境整洁、舒适、安全、隐蔽。

【实施】

实施方法见表 15-5。

表 15-5 粪便标本采集的操作流程、步骤和要点

操作流程	操作步骤	要点说明
1. 准备用物	双人核对医嘱、检验申请单、标签（或条形码）、标本容器，将标签（或条形码）贴于标本容器外	• 防止差错事故
2. 核对解释	核对床号、姓名、住院号，评估患者，向患者解释	• 确认患者，取得患者合作
3. 排空膀胱	用屏风遮挡，嘱患者排空膀胱	• 防止尿液混入粪便中，影响检验结果
4. 收集标本	▲常规标本 嘱患者排便于清洁便盆中，用检便匙或清洁棉签取黏液脓血部分（异常粪便），外观无异常的粪便应从表面不同部位、深处及粪端多处取材约 5 g，置于检便盒内	• 腹泻患者取脓血、黏液部分，将水样便盛于容器中
	▲隐血标本 采集方法同常规标本	• 留取标本前 3 天需食用隐血试验饮食
	▲寄生虫或虫卵标本 ①检查寄生虫或虫卵：嘱患者排便于清洁便盆中，取不同部位带血或黏液处 5～10 g 置于检便盒内	• 服用过驱虫药或做血吸虫孵化检查时，应留取全部粪便
	②检查蛲虫：嘱患者睡前或清晨未起床前，将用于取标本的透明胶带粘在肛门周围。晨起取下粘有虫卵的透明胶带，粘贴在玻璃片上或将透明胶带对合，立即送检。也可在半夜 12 点或清晨排便前，用无菌棉签蘸生理盐水，自肛门周围皱襞处拭取并立即送检	• 蛲虫常在午夜或清晨爬到肛门处产卵
	③检查阿米巴原虫：在收集标本前，将便盆加温至接近患者体温，便后连同便盆立刻送检，或将标本置于已加温的容器中送检	• 阿米巴原虫在低温下会失去活力，导致难以查到，及时送检以防止阿米巴原虫死亡
	▲细菌培养标本 ①嘱患者排便于消毒便盆中，用无菌棉签取中央部分粪便或脓血黏液部分 2～5 g 置于无菌培养容器中，盖紧瓶塞后立即送检	• 尽量多处采集标本，以提高检验阳性率
	②患者无便意时，用无菌长棉签蘸无菌生理盐水，由肛门插入 4～5 cm（幼儿 2～3 cm），顺一个方向轻轻旋转后退出，将棉签置于培养管内	• 获取粪便困难者、排便困难者及婴幼儿可采用此法。防止标本污染
5. 整理记录	协助患者整理衣裤，取合适体位，整理床单位，处理用物，洗手，记录	• 记录粪便的量、颜色、气味等
6. 标本送检	将标本及申请单一起送检	• 及时送检，以免影响检验结果

> **考点提示**
> 粪便标本留取的方法及注意事项。

【评价】
1. 标本采集方法正确，送检及时。
2. 护患沟通有效，患者在采集标本过程中能主动配合。

【注意事项】
1. 注意取样部位，应取含有脓液、血液或黏液处粪便。若无明显的脓液、血液或黏液，则

应在粪便的多个部位各取一点后混合，以提高阳性检出率。

2. 采集寄生虫标本时，如患者服用过驱虫药或做血吸虫孵化检查，应留取全部粪便。

3. 粪便标本采集后应尽早送检，一般不应超过 1 h。细菌培养标本、寄生虫标本应立即送检。

4. 粪便标本中不可混有尿液、消毒剂或污水，留取细菌培养标本时，应注意无菌操作。

5. 检查阿米巴原虫，在收集标本前几天，避免为患者服用钡剂、油质或含金属的泻剂，以防金属制剂影响阿米巴虫卵或包囊的显露。

6. 避免干扰因素。如进行粪便隐血试验，试验前 3 日禁食肉类、动物血、含铁丰富的药物、食物及绿色蔬菜，以免造成假阳性。

【健康教育】

1. 告知患者留取标本的目的、方法、注意事项和配合要点。
2. 指导患者正确采集标本，以保证检验结果的准确性。

四、痰标本采集

痰液是气管、支气管或肺泡的分泌物。正常情况下，呼吸道内分泌物很少，不会引起咳嗽。当上述器官发生病变时，呼吸道黏膜受刺激，分泌物增多，可有痰液咳出。痰液检查常用于协助诊断呼吸系统疾病，如急慢性支气管炎、支气管哮喘、支气管扩张、肺炎、肺结核、肺癌等疾病。

痰标本包括痰常规标本、24 h 痰标本、痰培养标本 3 种。

【目的】

1. 痰常规标本　检查痰的一般性状，查细胞、细菌、虫卵，协助诊断某些呼吸系统疾病。
2. 24 h 痰标本　检查 24 h 痰液的量及性状，协助诊断或做浓集结核分枝杆菌检查。
3. 痰培养标本　检查痰液中的致病菌。

【评估】

1. 患者的病情、临床诊断、治疗情况、意识状态及自理能力等。
2. 对痰标本采集的认知及合作程度。

【计划】

1. 护士准备　衣帽整齐，洗手，戴口罩。
2. 患者准备　了解痰标本采集的目的、方法、注意事项及配合要点。
3. 用物准备　检验申请单、标签或条形码、手消毒液、手套、医用垃圾桶及生活垃圾桶，必要时备吸痰用物和集痰器（图 15-2）。另根据检验目的不同准备：

（1）痰常规标本：痰盒。

（2）24 h 痰标本：无色广口容器、防腐剂。

（3）痰培养标本：无菌容器、漱口溶液。

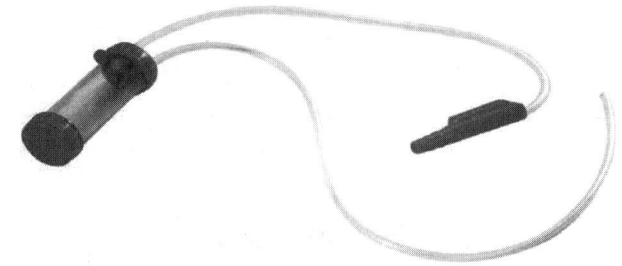

图 15-2　集痰器

4. 环境准备　环境整洁、舒适，温湿度适宜，光线充足。

【实施】

实施方法见表15-6。

表15-6　痰标本采集的操作流程、步骤和要点

操作流程	操作步骤	要点说明
1. 准备用物	双人核对医嘱、检验申请单、标签（或条形码）、标本容器，将标签（或条形码）贴于标本容器外	• 防止差错事故
2. 核对解释	核对床号、姓名、住院号，评估患者，向患者解释	• 确认患者，取得患者合作
3. 收集标本	▲痰常规标本 ①能自行留痰者：嘱患者晨起后漱口，深呼吸数次后用力咳出气管深处的痰液，收集于痰盒内	• 勿将唾液、漱口水、鼻涕等混入
	②无法咳痰或不合作者：协助患者取合适卧位，叩击胸背部使痰液松脱，戴手套将集痰器分别连接负压吸引器和吸痰管，按吸痰方法将痰液吸入集痰器内	• 集痰器一端连接负压吸引器，一端接吸痰管或直接吸痰
	▲24 h痰标本 注明留痰起止时间，从晨起漱口后7时起第一口痰开始，至次晨漱口后7时第一口痰结束，24 h痰液全部留在容器中送检	• 必要时加防腐剂（如苯酚）防腐
	▲痰培养标本 ①能自行留痰者：嘱患者晨起后先用漱口溶液漱口，再用清水漱口，数次深呼吸后，用力咳出气管深处的痰液于无菌容器内，加盖放好	• 清晨痰量较多，且痰内细菌也较多，可提高检验阳性率
	②无法咳痰或不合作者：同常规标本，使用无菌集痰器	• 严格无菌操作，防止污染
4. 整理记录	根据患者需要给予漱口或口腔护理，整理床单位，处理用物，洗手，记录	• 记录痰液的量、色、性状等
5. 标本送检	将标本及申请单一起送检	• 及时送检，以免影响检验结果

【评价】

1. 标本采集方法正确，送检及时。

2. 护患沟通有效，患者在采集标本过程中能主动配合。

【注意事项】

1. 如为痰液的细菌学检查，应了解患者抗生素的使用情况，可根据情况在抗生素使用前或停用抗生素3～5天后再收集。

2. 如查癌细胞，应用10%甲醛溶液或95%乙醇溶液固定痰标本后立即送检。

3. 若痰液不易咳出，可先进行雾化吸入。

4. 24 h痰量和分层检查时，嘱患者将痰液吐入无色广口瓶内，必要时加少许防腐剂（苯酚）防腐。

【健康教育】

1. 告知患者留取标本的目的、方法、注意事项和配合要点。

2. 指导患者正确采集标本，不可将唾液、鼻涕、漱口水等混入痰液中，保证检验结果的准确性。

五、咽拭子培养标本采集

正常人咽峡部有正常菌群,而无致病菌生长。咽部的细菌均来自外界,一般情况下不致病,但在机体抵抗力下降或其他外界因素影响的情况下可出现感染等而导致疾病发生。因此,咽拭子细菌培养能分离出致病菌,有助于白喉、化脓性扁桃体炎、急性咽喉炎等疾病的诊断。

【目的】

从咽部和扁桃体取分泌物做细菌培养或病毒分离,查出致病菌,以协助诊断和治疗。

【评估】

1. 患者的病情、临床诊断、治疗情况及意识状态等。
2. 患者口腔黏膜及咽部情况,进餐时间等。
3. 对咽拭子培养标本采集的认知及合作程度。

【计划】

1. 护士准备　衣帽整齐,洗手,戴口罩。
2. 患者准备　了解咽拭子培养标本采集的目的、方法、注意事项及配合要点。
3. 用物准备

(1) 治疗车上层:检验申请单、标签或条形码、无菌咽拭子培养管(一次性采样装置)、无菌生理盐水、酒精灯、火柴、压舌板、手电筒、一次性手套、手消毒液。

(2) 治疗车下层:医用垃圾桶、生活垃圾桶。

4. 环境准备　环境整洁、舒适,温湿度适宜,光线充足。

【实施】

实施方法见表15-7。

表15-7　咽拭子培养标本采集的操作流程、步骤和要点

操作流程	操作步骤	要点说明
1. 准备用物	双人核对医嘱、检验申请单、标签(或条形码)、标本容器,将标签(或条形码)贴于无菌咽拭子培养管外	• 防止差错事故
2. 核对解释	核对床号、姓名、住院号,评估患者,向患者解释	• 确认患者,取得患者合作
3. 采集标本	▲口咽拭子 点燃酒精灯,戴手套,协助患者用清水漱口,然后嘱患者张口发"啊"音,必要时使用压舌板。用无菌长棉签擦拭两侧腭弓、咽及扁桃体上的分泌物 ▲鼻咽拭子 患者头部保持不动,清除鼻孔的分泌物,将拭子插入鼻腔,停留数秒后,轻轻旋转取出拭子,插回采样装置中	• 动作轻柔、敏捷
4. 消毒试管	在酒精灯火焰上消毒试管口和塞子,将棉签插入无菌培养试管中,再次消毒试管口后塞紧试管塞	• 防止标本污染
5. 整理记录	协助患者取合适体位,整理床单位,处理用物,洗手,记录	• 记录咽部情况
6. 标本送检	将标本及申请单一起送检	• 及时送检,以免影响检验结果

【评价】

1. 标本采集方法正确,送检及时。
2. 护患沟通有效,患者在采集标本过程中能主动配合。

【注意事项】
1. 最好在使用抗菌药物治疗前采集标本。
2. 留取标本时，棉签不可触及其他部位。
3. 真菌培养在口腔溃疡面上取分泌物。
4. 避免在进餐后 2 h 内取标本，以防引起呕吐。

【健康教育】
1. 告知患者留取标本的目的、方法、注意事项和配合要点。
2. 指导患者正确清洁口腔，以便于取样。

六、呕吐物标本采集

【目的】
协助消化系统疾病诊断，或用于明确中毒物的性质及种类。

【评估】
1. 患者的病情、临床诊断、治疗情况等。
2. 患者的理解合作能力。

【计划】
1. 护士准备　衣帽整齐，洗手，戴口罩。
2. 患者准备　了解采集的目的，掌握留取呕吐物的方法。
3. 用物准备　弯盘或痰杯，检验申请单（注明科室、床号、姓名、检查项目）。
4. 环境准备　环境整洁、舒适，温、湿度适宜，光线充足。

【实施】见表 15-8。

表 15-8　呕吐物标本采集的操作流程、步骤和要点

操作流程	操作步骤	要点说明
1. 准备用物	双人核对医嘱、检验申请单、标签（或条形码）、标本容器，将标签（或条形码）贴于容器外	• 防止差错事故
2. 核对解释	核对床号、姓名、住院号，评估患者，向患者解释	• 确认患者，取得患者合作
3. 采集标本	患者呕吐时，用弯盘或痰杯接取标本；不明原因中毒的患者，留取洗胃前抽出的内容物	• 留取量适当
4. 整理记录	协助患者漱口，取合适体位，整理床单位，处理用物，洗手，记录	• 记录呕吐物的量、颜色、性状等
5. 标本送检	将标本及申请单一起送检	• 及时送检，以免影响检验结果

【评价】
1. 标本采集方法正确，送检及时。
2. 护患沟通有效，患者不适感减轻。

【注意事项】
1. 避免将痰液、唾液混入呕吐物标本内。
2. 关心、体贴患者。

【健康教育】
1. 告知患者留取标本的目的、方法、注意事项和配合要点。
2. 指导患者正确留取标本。

本 章 小 结

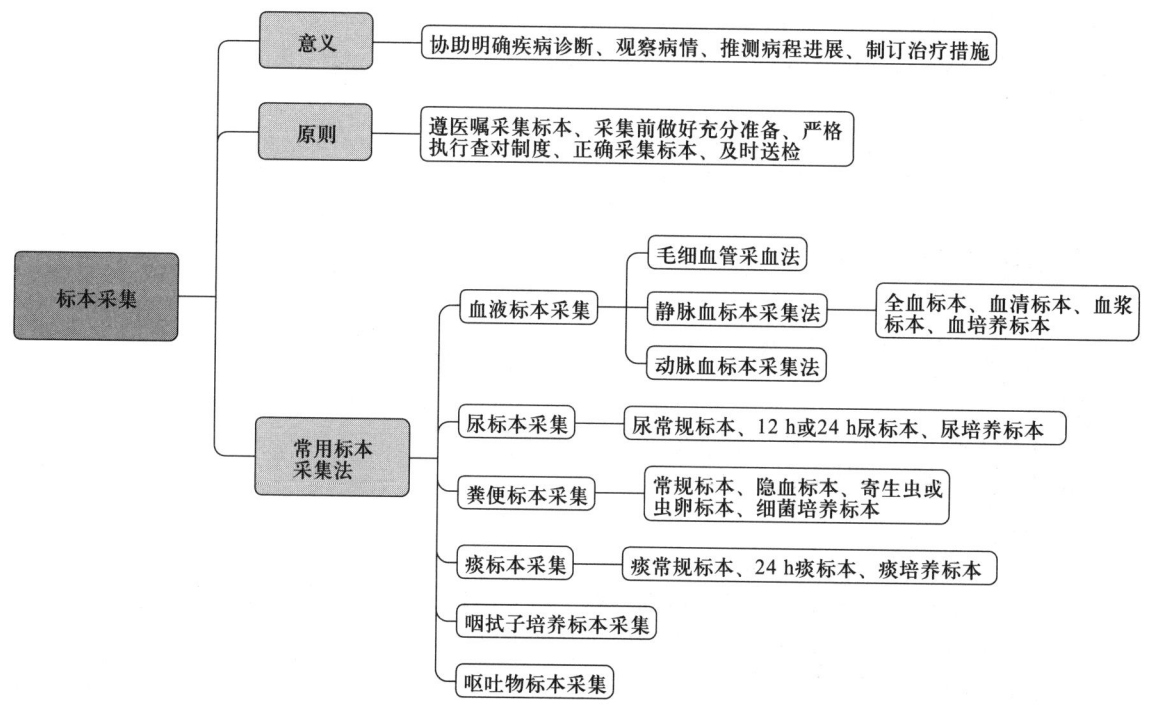

自 测 题

一、选择题

A1/A2 型题

1. 下列不符合培养标本采集要求的是
   - A. 容器必须无菌
   - B. 勿混入防腐剂、消毒剂
   - C. 严格执行无菌操作
   - D. 在患者使用抗生素后采集
   - E. 容器外贴上标签，标明科别、床号、姓名、送检目的及日期

2. 测定肝功能时应
   - A. 采集血清标本
   - B. 采集全血标本
   - C. 早饭后采集
   - D. 在标本中加入抗凝剂
   - E. 将标本注入培养瓶中

3. 患者男性，43岁，近日自觉疲乏无力、食欲缺乏、恶心，前来就诊。医嘱：查谷丙转氨酶，最佳的采血时间是
   - A. 饭前
   - B. 即刻
   - C. 睡前
   - D. 早饭前
   - E. 晨空腹时

4. 患者男性，69岁，肾病综合征。医嘱：24 h尿蛋白定量检查。为保持尿液的化学成分不变，需在尿标本中加入

A. 甲醛 B. 甲苯
C. 乙醇 D. 稀盐酸
E. 浓盐酸

5. 患者女性，24岁，血吸虫感染，需留取粪便标本做血吸虫孵化检查，护士告知患者正确的采集标本方法是

A. 将便盆加温后再留取少许粪便 B. 留取全部粪便并及时送检
C. 取少量异常粪便置蜡纸盒内送检 D. 用棉签取脓血处粪便
E. 进试验饮食后第3日留便送检

6. 患者男性，82岁，近几个月来咳嗽明显加重，持续痰中带血，吸烟史35年，疑为支气管肺癌，查找痰中癌细胞。固定痰标本的溶液是

A. 浓盐酸 B. 95%乙醇
C. 2%碘酊 D. 甲苯
E. 5%苯酚

7. 患者女性，38岁，口腔溃疡1周未愈。采集培养标本的正确方法是

A. 采集24 h痰液
B. 用无菌长棉签擦拭腭弓分泌物
C. 用无菌长棉签擦拭咽部分泌物
D. 用无菌长棉签快速擦拭扁桃体分泌物
E. 用无菌长棉签在口腔溃疡面上取分泌物

8. 患者男性，患亚急性细菌性心内膜炎，需抽血做血培养，护士取血量为

A. 2 ml B. 4 ml
C. 5 ml D. 8 ml
E. 10 ml

A3/A4型题

（9～10题共用题干）

患者女性，25岁，近1周来晨起眼睑水肿，排尿不适，尿色发红，疑为急性肾小球肾炎。医嘱：留尿标本测12 h尿细胞计数（Addis计数）。

9. 指导患者留尿标本的正确方法是

A. 留晨起第1次尿100 ml
B. 睡前留尿100 ml
C. 从早7时开始到晚7时，将所有尿液留在标本瓶中
D. 晚7时排空尿液，然后将晚7时后至次晨7时的尿液全部留在标本容器中
E. 早7时排空尿液，然后将早7时后至晚7时的尿液全部留在标本瓶中

10. 12 h尿细胞计数化验结果显示白细胞数目明显增加。医生开出医嘱：留尿标本做细菌培养，应采用的方法是

A. 导尿术 B. 留取中段尿
C. 留取晨尿 D. 留取24 h尿
E. 随机留尿100 ml

二、简答题

1. 采集标本时应遵循哪些原则？
2. 如何指导该患者留取粪便标本？

三、案例分析

患者女性，62岁，近几日不明原因发热，体温持续在38～39℃，在家自服退热药后未见好转。当日外出时突感全身乏力、大汗淋漓、晕厥而急诊入院。查体：T 36℃，P 80次/分，R 22次/分，BP 120/70 mmHg。为协助诊断和治疗，医师开出医嘱：查血常规、电解质、做血培养。

请问：如何为该患者采集标本？

（蒋丽芳）

第十六章 病情观察及危重患者的管理及抢救

第十六章数字资源

学习目标

1. 描述病情观察的内容及方法，洗胃的目的、常用洗胃溶液。
2. 解释意识状态、意识障碍、轻度昏迷、深度昏迷、洗胃的概念。
3. 熟记吸痰技术和氧气吸入技术的目的、注意事项，洗胃的注意事项。
4. 复述意识障碍的种类。
5. 会运用所学知识正确而安全地进行洗胃法、吸痰法、氧气吸入法、人工呼吸器的操作。
6. 培养评判性思维，倡导求真务实的科学精神；坚定"健康所系、性命相托"的职业责任感和使命感。

案例 16-1

护士小田第一天到重症监护室实习，护士长安排李护士带着小田工作，李护士告诉小田重症监护室都是危重患者，需要认真观察患者的病情变化，做好支持性护理工作。

问题与思考：
1. 什么样的患者是危重患者？
2. 危重患者病情观察的内容和方法有哪些？
3. 如何做好危重患者的护理工作？

病情观察是医护人员对患者进行全面系统地了解，对病情做出综合判断的过程，是临床护理工作的主要内容，也是护士的基本职责。危重患者指病情严重，随时可能发生生命危险的患者。挽救和护理危重患者是护理工作中的一项重要任务，抢救的质量直接影响患者的生命与生命质量。因此，在抢救和护理危重患者的过程中，要求护理人员能及时、正确地观察患者的病情，熟练掌握常用的抢救技术，保证抢救工作及时、准确、有效地进行。

第一节 病情观察

一、病情观察的意义

病情观察是一项系统工程，是从症状到体征，从躯体到精神，从行为到心理等方面，将患者作为一个整体进行全面观察。临床工作中对患者病情观察的主要意义包括：可以为诊断、治疗、护理提供依据；有助于判断疾病的发展趋势；及时了解治疗效果和用药后的反应等。

二、病情观察的方法

（一）直接观察法

在对患者的病情进行观察时，护士可通过直接的视诊、触诊、叩诊、听诊、嗅诊或借助仪器设备等获取患者的信息。

1. 视诊（inspection） 利用视觉来观察患者全身或局部表现的方法。视诊内容包括患者的营养状况、意识状态、面容、表情、姿势、体位、四肢活动度、皮肤、呼吸，以及分泌物、呕吐物和排泄物的性状、颜色、量等。

2. 触诊（palpation） 通过手的感觉进行判断的一种方法，如温度、震颤、波动、摩擦感、包块的大小、位置、移动度、软硬度等。

3. 叩诊（percussion） 用手指叩击身体表面某部位，使之震动而产生音响，根据所感到的震动和声响的特点来判断被检查部位、脏器的功能状态，如脏器大小、形状、位置、密度、肝浊音界、心界、腹水等。

4. 听诊（auscultation） 可以是直接听到的，也可以利用听诊器或其他仪器听取患者身体各个部位发出的声音。包括心音、呼吸音、心律、心率、肠鸣音以及患者的语气、语调等。

5. 嗅诊（smelling） 利用嗅觉来辨别患者的各种气味，判断与其健康状况的关系。包括患者皮肤、呼吸、分泌物、呕吐物、排泄物等的气味。

（二）间接观察法

通过与患者家属、亲友及医生的交流，阅读病例、检验报告、会诊报告及其他资料等获取信息，了解患者的病情。

三、病情观察的内容

（一）生命体征的变化

生命体征是机体内在活动的客观反映，是衡量机体身心状况的可靠指标。生命体征的观察贯穿于对患者护理的全过程，在患者病情观察中占据重要的地位。正常人的生命体征相对稳定，当机体患病时，生命体征会发生不同程度的变化。体温低于35℃时，称为体温不升，多见于极度衰竭、休克、早产儿等；体温突然升高，多见于急性感染的患者。脉搏与心率是反映患者心血管功能的重要指标，应注意频率、节律、强弱等方面的异常；对呼吸的观察则需注意呼吸的频率、节律、深浅度、音响等的变化；血压监测则应注意收缩压、舒张压或脉压的变化。

（二）意识状态

意识状态（consciousness）是大脑高级神经中枢功能活动的综合表现，即对环境的知觉状态。正常人意识清楚，表现为反应灵敏、语言流畅，定向力（对地点、时间、人物判断力）准确。当大脑功能失调时，可引起不同程度的意识失常，这种状态称为意识障碍。根据其轻重程度可分为嗜睡、意识模糊、昏睡、昏迷，也可出现谵妄。谵妄是高级神经中枢异常兴奋所致的活动失调状态，表现为意识模糊、定向力丧失、感觉错乱、言语杂乱、躁动不安、出现幻觉、错觉。

1. 嗜睡（somnolence） 是最轻度的意识障碍。表现为处于持续睡眠状态，但能被言语或刺激唤醒，醒后能正确、简单、缓慢地回答问题，能勉强配合检查，刺激去除后又很快入睡。

2. 意识模糊（confusion） 其程度较嗜睡深，表现为定向力障碍，语言、思维不连续，可有错觉、幻觉、躁动不安或精神错乱。

3. 昏睡（stupor） 患者处于熟睡状态，不易被唤醒，接近不省人事状态，强烈刺激可将其唤醒，醒后答话含糊或答非所问，停止刺激后很快又入睡。

4. 昏迷（coma） 是最严重的意识障碍，也是病情危重的信号，根据其程度可分为轻度昏迷、中度昏迷、深度昏迷。

1）轻度昏迷：意识大部分丧失，无自主运动，对声、光刺激无反应，对疼痛的刺激有痛苦表情及躲避反应。角膜反射、瞳孔对光反射、眼球运动、吞咽反射、咳嗽反射均存在，生命体征可无明显改变。

2）中度昏迷：对周围事物及各种刺激均无反应，对于剧烈刺激可出现防御反射。角膜反射减弱，瞳孔对光反射迟钝，眼球无转动，生命体征有改变，可有二便失禁或潴留。

3）深度昏迷：对各种刺激均无反应，全身肌肉松弛，深、浅反射消失。

（三）瞳孔的观察

瞳孔的变化是许多疾病，尤其是颅内疾病、药物中毒、昏迷等病情变化的一个重要指征。对于瞳孔的观察主要是两侧瞳孔的形状、对称性、边缘、大小及对光反应。

1. 瞳孔的大小与对称性 正常人两侧瞳孔等大等圆，自然光线下瞳孔直径 2～5 mm。病理状态下，瞳孔直径小于 2 mm，称为瞳孔缩小，直径在 1 mm 以内则称为针尖样瞳孔。双侧瞳孔缩小，常见于有机磷农药、氯丙嗪、吗啡等药物中毒。瞳孔直径大于 5 mm 称为瞳孔散大，双侧瞳孔散大，常见于颅内压升高、颠茄类药物中毒及濒死状态。一侧瞳孔散大且固定，常提示同侧颅内病变（如颅内血肿、脑肿瘤等）所致的小脑幕裂孔疝的发生。

2. 瞳孔的形状 正常瞳孔呈圆形，位置居中，边缘整齐。若瞳孔呈椭圆形并伴散大，常见于青光眼；若其形状不规则，常见于虹膜粘连。

3. 对光反射 正常瞳孔对光反射灵敏，于光亮处瞳孔收缩，昏暗处瞳孔扩大。当瞳孔大小不随光线刺激而变化时，称为瞳孔对光反射消失，常见于危重或深昏迷患者。

（四）一般情况的观察

1. 饮食与营养 饮食在疾病的治疗中占有重要地位，注意观察患者的饮食习惯、食欲、食量、进食后的反应等。通过毛发质量、光泽度以及皮肤弹性和色泽、指甲的润泽程度、皮下脂肪的丰满程度、肌肉的发育状况等综合判断其营养状况。

2. 表情与面容 疾病可使人的面容和表情发生变化，观察患者的面部表情有助于了解疾病的性质、病情的轻重缓急和患者的精神状态。如急性病容，患者表现为表情痛苦、面色潮红、烦躁不安、呼吸急促、痛苦呻吟等，见于急性感染性疾病和急腹症等；慢性病容，患者表现为面容憔悴、肤色灰黄、目光黯淡、精神萎靡、消瘦无力等，见于恶性肿瘤、结核病等慢性消耗性疾病的患者。

3. 皮肤与黏膜 皮肤、黏膜常可反映某些全身疾病的情况。主要观察患者皮肤的完整性、颜色、弹性、温度、湿度，有无出血、水肿、黄疸、发绀、皮疹、皮下结节、囊肿和压力性损伤等情况。

4. 姿势与体位 患者的姿势和体位常与疾病有密切关系。大多数患者可采取主动体位；昏迷或衰竭患者呈被动体位；急性腹痛患者常双腿蜷缩，以减轻腹部疼痛，呈被迫体位等。

（五）心理状态的观察

患者的心理状态是一般心理状态和患病时特殊心理状态的整合。疾病带来的痛苦和死亡的威胁，会使患者出现恐惧、焦虑、烦躁、悲伤、绝望等不良情绪。可以从患者目前对健康的理解、对疾病的认识、人际关系、角色功能、处理问题的能力、对住院的反应等方面观察其语言和非语言行为等是否处于正常的状态。

（六）特殊检查或药物治疗的观察

1. 特殊检查或治疗后的观察 在临床工作中，未明确诊断的患者通常需要做一些常规或特殊的专科检查，如内镜、造影、各种穿刺等，有可能给患者带来不适或创伤，应注意观察患者的面部表情、主诉和生命体征，倾听其主观感受，了解各项处置的相关注意事项，防止并发症的发生。由于病情治疗的需要，患者可能会用到药物、手术、吸氧、引流、输血等，要认真观察治疗后的反应，如手术伤口处有无出血；引流液的性状、量等；输血有无不良反应；吸氧治疗后疗效的观察等。

2. 特殊药物用药后的观察　在用药过程中，应注意观察药物的疗效、有无过敏反应和毒副作用。如对于服用降压药的患者注意其血压的变化；如果患者所服用的药物有成瘾性，应注意药物使用时间的间隔等。

 考点提示

危重患者病情观察的要点。

第二节　危重患者的管理及抢救技术

危重患者通常有多脏器功能不全，病情重而且复杂，病情变化快，随时会有生命危险，因此需要严密的、连续的病情观察和全面的监护与治疗。抢救危重患者是医疗护理工作中一项重要的任务，护士应具备组织管理能力，能熟练掌握各种抢救技术，抢救时需做到分秒必争、有条不紊。

一、抢救工作的管理

（一）立即成立抢救小组并确定抢救负责人

在接到抢救任务时，应立即指定抢救负责人，组成抢救小组，一般可分为全院性和科室（病区）性抢救两种。全院性抢救常用于大型灾难等突发情况，由院长担任组长，组织全院各科室参加抢救工作。科室性抢救由科主任、护士长负责，各级医务人员必须听从指挥，在抢救过程中态度要严肃、认真，动作迅速、准确，既要分工明确，又要密切配合。抢救时护士可在医生未到之前，根据病情需要，予以适当、及时的紧急处理，如止血、吸氧、吸痰、人工呼吸、胸外心脏按压、建立静脉通道等。

（二）制订抢救方案

根据患者情况，制订方案，护士应参与抢救方案的制订，使危重患者能够及时、迅速得到抢救。护士应根据患者的情况和抢救方案制订抢救护理计划，明确护理诊断与预期目标，确定护理措施，解决患者现存的或潜在的健康问题。

（三）配合医生抢救，严格查对

各种急救药物须经两人核对无误后方可使用，避免差错。执行口头医嘱时，须向医生复述一遍，双方确认无误后方可执行，抢救完毕需及时由医生补写医嘱和处方。抢救中各种药物的空安瓿、输液空瓶、输血袋等应集中放置，以便统计和查对。

（四）做好抢救记录

抢救结束后护士应及时做好记录，记录要求字迹清楚，准确、详细、全面，且注明执行时间和执行者。护士应做好交班，保证抢救和护理措施的连续性。

（五）抢救室内抢救器械和药品管理

严格执行"五定"制度，即定数量、定点安置、定专人管理、定期消毒灭菌、定期检查维修，保证抢救时可使用；抢救室内物品完好率应达到100%；室内物品一律不得外借。

二、吸痰技术

吸痰法（aspiration of sputum）是利用负压吸引的原理，用导管经口、鼻或人工气道将呼吸道内的分泌物吸出,以保持呼吸道通畅,从而预防吸入性肺炎、肺不张、窒息等并发症的一种方法。临床上主要适用于年老体弱、危重、新生儿、昏迷、麻醉未清醒等各种原因引起的不能有效咳嗽、排痰的患者。

吸痰装置有中心负压装置(中心吸引器)、电动吸引器两种,利用负压吸引原理,连接导管吸出痰液。在紧急状态下还可用 50~100 ml 的注射器连接导管抽吸痰液,或者是由操作者托起患者下颌,使其头后仰并捏住患者鼻孔,口对口深吸气吸出呼吸道分泌物,解除呼吸道梗阻症状。

目前各大医院均设有中心负压吸引装置,吸引管道连接到各病床单位,使用时只要接上吸痰导管,打开开关即可,十分方便。

电动吸引器主要由马达、偏心轮、气体过滤器、负压表、安全瓶、贮液瓶、脚踏开关等组成(图 16-1)。安全瓶和贮液瓶可贮液 1000 ml,瓶塞上有两个玻璃管,并有橡胶管相互连接。接通电源后马达带动偏心轮,从吸气孔吸出瓶内空气,并由排气孔排出,不断循环转动,使瓶内产生负压,将痰液吸出。

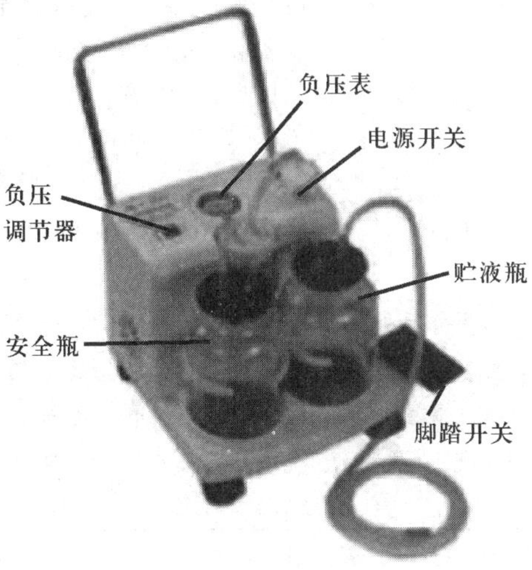

【目的】

1. 清除呼吸道分泌物,保持呼吸道通畅,预防并发症的发生。

2. 促进呼吸功能,改善肺通气。

3. 取痰标本做培养和药敏试验,协助诊断和治疗。

图 16-1 电动吸引器

【评估】

1. 患者的年龄、病情、意识状态、痰液阻塞情况。

2. 患者呼吸道分泌物的量、黏稠度、部位,以及排痰的能力。

3. 患者的口腔、鼻腔情况。

4. 患者的心理状态、合作程度。

【计划】

1. 护士准备　着装整洁,修剪指甲,洗手,戴口罩。

2. 患者准备

(1)体位舒适,情绪稳定。

(2)了解吸痰的目的、方法、注意事项及配合要点。

3. 用物准备

(1)电动吸引器或中心吸引装置,多头电插板。

(2)治疗盘内置有盖罐 2 个(均盛无菌生理盐水,试吸罐、冲洗罐)、一次性无菌吸痰管数根、弯盘、无菌纱布、无菌血管钳及镊子、手套。必要时备压舌板、开口器、舌钳等。

4. 环境准备　室内温湿度适宜,光线充足,环境安静。

【实施】

实施方法见表 16-1。

表 16-1　吸痰的操作流程、步骤及要点

操作流程	操作步骤	要点说明
1. 核对解释	备齐用物携至患者床旁,核对患者信息并解释操作目的、方法及可能引起的不适	● 确认患者,减少或消除其紧张情绪,取得合作
2. 检查设备	接通电源,打开开关,检查吸引器性能,调节负压,成人 40.0~53.3 kPa(300~400 mmHg),小儿< 40.0 kPa	● 根据痰液黏稠情况在范围内调节,负压过大易造成黏膜损伤

续表

操作流程	操作步骤	要点说明
3. 评估患者	检查患者口、鼻腔，取下活动义齿	
4. 安置体位	患者头转向一侧，面向操作者	
5. 试吸	护士戴手套，连接吸痰管，试吸少量生理盐水	• 检查管道是否通畅，同时润滑导管前端
6. 插管吸痰	一手将吸痰管末端折叠，另一手持镊子或止血钳夹持吸痰管前端，插入口咽部（10～15 cm），放松吸痰管末端，先吸净口腔咽部的分泌物，再吸气管内分泌物。吸痰时由深部左右旋转，向上提拉，吸净痰液。每次吸痰时间不超过 15 s，以防缺氧。吸痰过程中，观察患者的反应，以及吸出液的颜色、性质及量等	• 插管时不可有负压，以免损伤呼吸道黏膜；若口、鼻腔及气管切开处均要吸痰，应先吸气管切开处，再吸口、鼻腔；动作轻柔，一根吸痰管只用一次，不可反复提插
7. 冲洗	吸痰管退出时，抽吸生理盐水冲洗导管，以免被痰液堵塞	• 观察气道是否通畅以及患者的反应
8. 操作后处理	吸痰完毕，关吸引器开关，脱手套，拭净脸部的分泌物，安置患者于舒适卧位，整理床单位。整理用物，将吸痰的玻璃接管插入盛有消毒液的瓶内浸泡	• 严格无菌操作，吸痰盘内用物按时更换消毒
9. 洗手记录	洗手，脱口罩。记录吸痰的时间、次数，痰液的量、颜色、黏稠度、气味以及呼吸改善的情况	• 准确的记录有利于正确评估病情

【评价】

1. 患者和家属能理解吸痰的重要性，并能配合。

2. 患者呼吸道分泌物及时清除，呼吸道保持通畅，感觉舒适。吸痰过程中，患者呼吸道未发生损伤。

 考点提示

吸痰的目的、方法、注意事项。

【注意事项】

1. 严格执行无菌操作，治疗盘内吸痰用物每天更换 1～2 次，吸痰导管应每次更换，并做好口腔护理。

2. 密切观察病情，保持呼吸道通畅。如发现患者排痰不畅或喉头有痰鸣音，应及时吸痰。

3. 吸痰时动作轻柔，插管时不可有负压，以免损伤呼吸道黏膜；为婴幼儿吸痰时，吸痰管要细，负压不可过大。

4. 吸痰时间不宜超过 15 s，以免造成缺氧；使用呼吸机或缺氧严重的患者，吸痰前后应增加氧气的吸入，以防缺氧。

5. 如痰液黏稠，可协助患者变换体位，配合拍背、叩击、雾化吸入等方法，通过振动、稀释痰液，使之易于吸出。

6. 昏迷患者可用压舌板或开口器协助张口，再进行吸痰。自口腔吸痰困难者，可由鼻腔进行。鼻腔、口腔、气道切开处需同时吸痰时，先吸气管切开处，再吸口腔，最后吸鼻腔。如为气管插管或气管切开患者，需经气管插管或套管内吸痰，应严格无菌操作。

7. 贮液瓶内的液体应及时倾倒，一般不应超过 2/3，以免痰液吸入马达内，损坏机器。电动吸引器连续使用时间不超过 2 h，并做好清洁消毒处理。

【健康教育】
1. 教会清醒患者吸痰时正确配合的方法，向患者及家属讲解呼吸道疾病的预防保健知识。
2. 指导患者呼吸道有分泌物时应及时吸出，确保气道通畅，改善呼吸，纠正缺氧。

知识链接

密闭式气管内吸痰术

密闭式气管内吸痰术（closed endotracheal suctioning，CS）于20世纪80年代中期开始在美国进入临床应用，20世纪末引入我国并首先在重症监护室使用。吸痰时无需中止机械通气，通过透明三通管与人工气道、机械通气相连成一密闭系统。气道压力不受影响，改变了传统吸痰致使患者缺氧的状态，同时可避免污染和交叉感染，从而降低肺部感染的发生率。其操作简单、方便、省时，能及时满足患者需求，可在24 h内连续反复多次使用，提高了机械通气的有效性，减少了各种并发症，提高了人工气道管理质量和抢救的成功率，从而进一步提高了患者的生存质量。

三、氧气吸入技术

氧气吸入法（oxygen inhalation）是指通过给氧，提高动脉血氧分压（PaO_2）和动脉血氧饱和度（SaO_2），增加动脉血氧含量（CaO_2），纠正由各种原因造成的缺氧状态，促进组织的新陈代谢，维持机体生命活动的一种治疗方法。

（一）缺氧分类

氧气是人体生命活动不可缺少的物质，如果机体组织得不到足够的氧或不能充分利用氧，组织的代谢、功能甚至形态结构都可能发生异常改变，此过程称为缺氧。

1. **低张性缺氧** 由于吸入气体中氧分压过低，肺泡通气不足，静脉血分流入动脉而引起的缺氧。主要特点为动脉血氧分压降低，使动脉血氧含量减少，组织供氧不足。常见于高山病、慢性阻塞性肺气肿、支气管哮喘、先天性心脏病等。通过吸氧提高氧分压而改善呼吸困难。

2. **血液性缺氧** 由于血红蛋白数量减少或性质改变，造成血氧含量降低或血红蛋白结合的氧不易释放所致。常见于严重贫血、一氧化碳中毒、高铁血红蛋白血症等。通过吸入高浓度的氧或纯氧可增加血浆中溶解的氧量，从而提高组织供氧。

3. **循环性缺氧** 由于动脉血灌注不足、静脉血回流障碍使组织供氧量减少所致。常见于休克、心力衰竭等。此型缺氧应加强病因治疗，给予高浓度氧气吸入。

4. **组织性缺氧** 由于组织细胞利用氧异常所致。常见于氰化物中毒、大量放射线照射等。此型缺氧可通过氧疗提高血浆和组织之间氧分压的梯度，使氧向组织的弥散增加，但其疗效有限。

由于缺氧的原因不同，氧疗的作用也不尽相同，氧疗对低张性缺氧疗效最好，临床上应用最广泛。

（二）缺氧程度及氧疗分类

1. **缺氧程度** 临床上根据患者的缺氧症状和血气分析判断缺氧程度（表16-2）。

表16-2 缺氧程度

程度	表现			血气分析		
	发绀	呼吸困难	神志	SaO_2	PaO_2（kPa）	$PaCO_2$（kPa）
轻度	轻	不明显	清楚	>80%	>6.6	>6.6
中度	明显	明显	正常/烦躁	60%~80%	4.6~6.6	>9.3
重度	显著	严重，三凹征	昏迷/半昏迷	<60%	<4.6	>12.0

考点提示

缺氧程度的判断。

2. 氧疗的种类

（1）低浓度氧疗：又称控制性吸氧，吸氧浓度低于 40%。用于低氧血症伴二氧化碳潴留的患者，如慢性阻塞性肺病和慢性呼吸衰竭。因慢性缺氧患者长期二氧化碳分压高，呼吸中枢对二氧化碳增高的反应很弱，呼吸的维持主要依靠缺氧刺激颈动脉体和主动脉体的化学感受器，沿神经上传至呼吸中枢，反射性地引起呼吸。如果给予高浓度的氧吸入，低氧血症迅速解除，使缺氧兴奋呼吸中枢的作用消失，导致呼吸抑制，加重二氧化碳的潴留。因此这一类患者需采用控制性氧疗。

（2）中浓度氧疗：吸氧浓度为 40%～60%。主要用于有明显通气/灌注比例失调或显著弥散障碍的患者，特别是血红蛋白浓度很低或心输出量不足者，如肺水肿、心肌梗死、休克患者等。

（3）高浓度氧疗：吸氧浓度在 60% 以上。应用于单纯缺氧而无二氧化碳潴留的患者，如成人呼吸窘迫综合征、心肺复苏后的生命支持阶段。

（4）高压氧疗：指在高压氧舱内，以 2～3 kg/cm^2 的压力给予 100% 的氧气吸入。主要适用于一氧化碳中毒、气性坏疽等。

氧浓度与氧流量的换算可采用下列公式：吸氧浓度（%）＝ 21+4× 氧流量（L/min）

考点提示

氧气吸入浓度的计算方法。

3. 吸氧适应证 血气分析检查是用氧的客观指标，当患者的动脉血氧分压低于 6.6 kPa 时（正常值 10.6～13.3 kPa），则应给予吸氧。

（1）呼吸系统疾病，如肺炎、支气管哮喘、气胸等。

（2）心肺功能不全、肺部充血而致呼吸困难者，如心力衰竭、心包积液。

（3）各种中毒引起的呼吸困难，如一氧化碳中毒、苯巴比妥类药物中毒等。

（4）昏迷患者，如脑血管意外、颅脑损伤等。

（5）其他：如某些外科手术前后、大出血休克、分娩时间过长、胎心音异常等。

考点提示

吸氧适应证、常用的给氧方法。

（三）供氧装置

1. 氧气筒装置

（1）氧气筒：为圆柱形无缝钢筒，筒内可耐高压 150 kg/cm^2，容积 40 L 的氧气筒可容纳氧量约 6000 L。氧气筒的顶部有一总开关，可控制氧气的进出，使用时将总开关向逆时针方向旋转 1/4 周，即可放出足够的氧气；停用时，向顺时针方向旋紧即可。氧气筒颈部的侧面有一气门与氧气表相连，是氧气自筒内输出的途径（图 16-2）。

（2）氧气表：由压力表、减压器、流量表、湿化瓶、安全阀等组成。

1）压力表：能够测知筒内氧气的压力，以 MPa 或 kg/cm^2 表示，压力越大，则说明氧气贮存量越多。

2）减压器：是一种弹簧自动减压装置，可将氧气筒内的压力减至 $2\sim3\ kg/cm^2$（$0.2\sim0.3\ MPa$），使流量平稳，保证安全，便于使用。

3）流量表：内装有浮标，当氧气通过时，即将浮标吹起，从浮标上端平面所指刻度，可以测知每分钟氧气的流出量，用 L/min 表示。

4）湿化瓶：用以湿化氧气，以免呼吸道黏膜被干燥的气体所刺激。瓶内装入 1/3～1/2 蒸馏水或冷开水，将通气管浸入水中，出气管和鼻导管相连。湿化瓶内的水应每天更换一次。

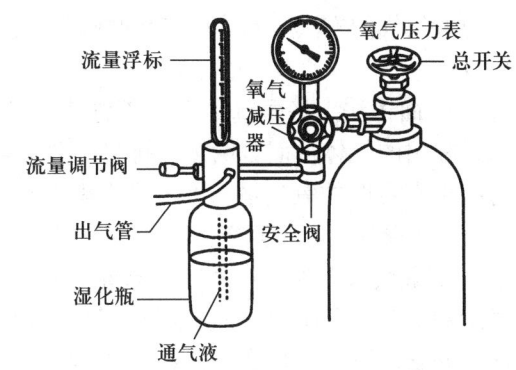

图 16-2　氧气筒和氧气表装置

5）安全阀：用于防止发生意外。当氧气流量过大、压力过高时，安全阀内部活塞自行上推，过多的氧气由四周小孔流出，以保证安全。

（3）装表法：将氧气表装在氧气筒上，以备急用。方法：将氧气筒置于氧气架上，打开总开关，使小量气体从气门流出，随即迅速关好总开关，避免灰尘吹入氧气表内。然后将氧气表稍向后倾接于氧气筒的气门上，用手初步旋紧，再用扳手旋紧，使氧气表直立于氧气筒旁，打开总开关，接好湿化瓶，再打开流量开关，检查氧气流出是否通畅、有无漏气以及全套装置是否适用，最后关上流量调节阀，推至病室备用。

（4）卸表法：氧气筒需再次充氧时，将氧气表卸下。

1）放余气：旋紧总开关，打开流量调节阀，放出余气，再关好流量调节阀，卸下湿化瓶。

2）卸氧气表：一手持表，另一手用扳手旋松氧气表的螺帽，然后再用手旋开，将表卸下。

2. 中心供氧装置　医院的氧气供应可集中由供氧站负责供给，管道通至各病区、门诊和急诊室。供氧站有总开关，用氧时，将氧气流量表接在氧气管道接口上，接上湿化瓶，连接氧气管，打开流量表开关即可使用。中心制氧是采用高新技术，清除空气中的氮气和其他物质，以高纯度的氧气供医院患者使用。

3. 氧气枕　在抢救危重患者或转移患者途中，可用氧气枕代替供氧装置。同时，氧气枕也适用于家庭氧疗。氧气枕为一长方形橡胶枕，枕的一角有橡胶管。操作方法：将氧气枕灌满氧气，接上湿化瓶，连接导管，调节氧流量，使患者头枕氧气枕，借重力使氧气流出。

4. 高压氧舱　为一圆筒形耐压舱体，分手术舱、治疗舱、过渡舱三部分，舱体充满高压氧气。

（四）氧疗方法

1. 双侧鼻导管法　一种简单、舒适的给氧方法，适用于长期吸氧的患者。操作方法：先清洁鼻腔，将双侧鼻导管与橡胶管连接，调节适量氧流量，将双侧鼻导管插入双侧鼻孔约 1 cm，再将导管绕过耳后，固定于下颌处（图 16-3）。

2. 单侧鼻导管法　将一细导管从一侧鼻孔经鼻腔到达鼻咽部，末端连接氧气的供氧方法。鼻导管插入的长度为鼻尖至耳垂的 2/3。此法因刺激鼻腔黏膜，患者不易耐受，导管容易被分泌物堵塞。因而，目前临床不常用。

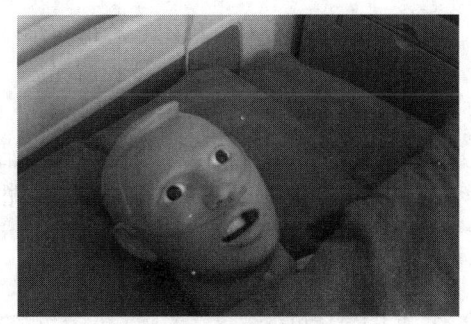

图 16-3　双侧鼻导管法

3. 鼻塞法　鼻塞是一种用塑料制成的球状物，鼻塞法是将鼻塞塞入一侧鼻孔鼻前庭内，供给患者氧气的方法。此法可交替两侧鼻孔使用，使用方便，患者感觉舒适，适用于长期吸氧的患者。

4. 面罩法　将面罩置于患者的口鼻部，用松紧带固定后供给氧气的方法。氧气自下端输入，呼出的气体从面罩两侧孔排出（图16-4）。由于口、鼻部都能吸入氧气，效果较好。给氧时必须有足够的氧流量，一般成人需 6～8 L/min，小儿 1～3 L/min。可用于张口呼吸、病情较重、氧分压明显下降者。

5. 氧气头罩法　将患者头部置于头罩内，罩面上有多个孔，可以保持罩内一定的氧浓度、温度和湿度（图16-5）。头罩与颈部之间要保持适当的空隙，防止二氧化碳潴留及重复吸入。此法安全、简单、有效、舒适，透明的头罩易于观察病情变化，能根据病情需要调节罩内氧浓度，适用于新生儿、婴幼儿。

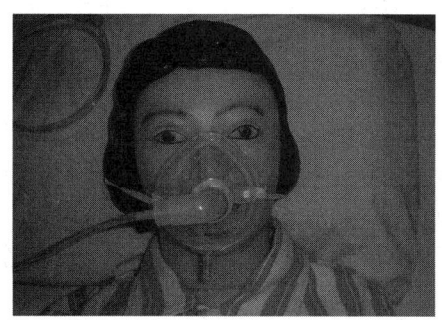

图 16-4　面罩法

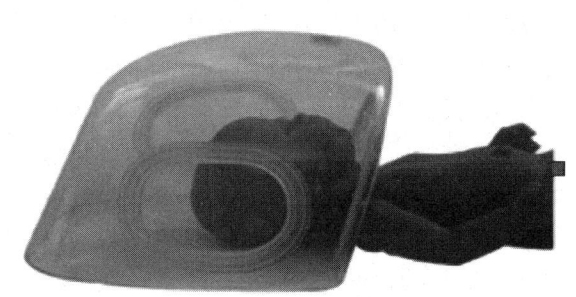

图 16-5　头罩法

6. 氧气帐法　将患者的头胸部置于塑料帐幕内吸入氧气的方法。因设备复杂、造价高，故仅用于烧伤和新生儿的抢救。

> **考点提示**
>
> 常用的给氧方法。

（五）给氧操作方法（以氧气筒供氧系统的双侧鼻塞给氧法为例）

【目的】

通过给氧，提高动脉血氧含量及动脉血氧饱和度，纠正各种原因所造成的缺氧，维持机体生命活动。

【评估】

1. 患者的年龄、意识、病情、治疗情况、心理状态及合作程度。
2. 患者的缺氧状况，鼻腔情况。

【计划】

1. 护士准备　仪表端庄、衣帽整洁、修剪指甲、洗手、戴口罩。
2. 患者准备　患者了解吸氧的目的、方法、注意事项及配合要点。体位舒适，情绪稳定，愿意配合。
3. 用物准备

（1）氧气筒。

（2）治疗车上层：治疗盘内置压力表、通气管、湿化瓶（内装冷开水或蒸馏水 1/3～1/2）、吸氧管、治疗碗（内盛冷开水）、棉签、纱布、无菌小镊、弯盘、安全别针。治疗盘外置扳手、吸氧记录单、笔、表、手消毒液等。

（3）治疗车下层：医用垃圾桶、生活垃圾桶等。

4. 环境准备　室内温湿度适宜，光线充足，环境安静，远离火源和热源。

【实施】

实施方法见表16-3。

表16-3　氧气筒双侧鼻塞给氧法的操作流程、步骤和要点

操作流程	操作步骤	要点说明
1. 核对解释	物品备齐，携至床旁，核对床号、姓名，向患者及家属解释吸氧的目的、方法、注意事项及配合要点	• 确认患者，取得合作
2. 清洁鼻腔	用湿棉签清洁鼻腔	• 避免分泌物堵塞
3. 冲气门	打开氧气筒总开关，使小量气体流出，吹去气门处灰尘，随即关好总开关	• 防止灰尘进入筒内，导致再次充气时发生爆炸
4. 装氧气表	将氧气表稍后倾接于氧气筒的气门上，用手旋紧，再用扳手旋紧，使氧气表与地面垂直	
5. 检查漏气	检查流量表是否关闭，打开总开关，检查衔接处有无漏气	• 防止漏气，检查后不关总开关
6. 连接瓶、管	连接通气导管和湿化瓶，连接鼻导管	
7. 调节流量	打开流量表开关，调节氧流量，鼻塞放入水中有水泡，检查氧气流出是否通畅、有无漏气以及全套装置是否适用	
8. 插管固定	将鼻塞轻轻插入两侧鼻孔，固定，安置患者于舒适卧位，告知患者用氧注意事项	• 保证用氧安全和舒适
9. 整理、记录	整理用物，洗手，记录用氧时间和氧流量，并签全名	• 便于观察疗效
10. 观察	观察氧疗的效果，缺氧症状是否改善	• 确保氧疗效果
11. 停止用氧	先取下吸氧管，再关闭氧气筒总开关，打开流量表放出余气，关上流量表开关	• 防止操作不当，造成肺损伤
12. 清洁安置	帮助患者清洁鼻部，安置舒适卧位	• 使患者整洁、舒适
13. 整理、记录	整理用物，洗手，记录停氧时间和用氧效果	• 避免交叉感染

【评价】

1. 患者缺氧症状改善，生命体征平稳，感觉舒适，操作规范，未发生呼吸道黏膜损伤及其他意外。

2. 患者及家属了解安全用氧的知识。

【注意事项】

1. 严格操作规程，注意用氧安全，做好"四防"，即防火、防震、防油、防热。氧气筒应放在阴凉处，至少距明火5m，距暖气1m，周围严禁烟火及易燃品；搬运时，免倾斜、撞击；氧气表开关及螺旋口上严禁涂油，也不用带油的手装卸，防止引起燃烧、爆炸。

2. 用氧时，应先调节氧流量，再插管应用；需要调节氧流量时，应先将患者吸氧管取下，调节好氧流量后再连接；停止吸氧时，应先取下吸氧管，再关流量表。以免一旦关错开关，大量氧气突然冲入呼吸道而损伤肺组织。

3. 用氧过程中，应密切观察患者的缺氧症状有无改善，定时测量脉搏、血压，观察其精神状态、皮肤颜色和温度、呼吸方式等，以便选择适当的用氧浓度。

4. 持续吸氧的患者，应保持管道通畅，吸氧过程中，保持呼吸道通畅，及时清理呼吸道分泌物。持续单侧鼻导管用氧者，每日更换鼻导管2次以上，双侧鼻孔交替插管；鼻塞给氧应每

日更换鼻塞；面罩给氧应每4～8 h更换一次面罩。

5. 氧气筒内氧不可用尽，压力表指针降至0.5 MPa（5 kg/cm²）时，即不可再用，以免灰尘进入筒内，再次充气时引起爆炸。

6. 对未用或已用空的氧气筒，应分别悬挂"满"或"空"的标志，以便于及时更换，避免急救时搬错，影响抢救速度。

 考点提示

氧疗的注意事项。

【健康教育】
1. 向患者和家属解释氧疗的重要性。
2. 向患者和家属解释氧气装置、氧疗的使用方法和注意事项。
3. 宣传呼吸道疾病的预防知识。

知识链接

新型氧气湿化装置——舒氧宝

新型氧气湿化装置——舒氧宝是一次性使用的一体式湿化瓶，舒氧宝在临床的使用量呈逐年增加的趋势。瓶内湿化液为灭菌水：无毒、无杂质、无热源、无氧化毒性。舒氧宝的使用操作简单，可节省吸氧准备的时间，湿化效果好，患者可连续使用多日，不必每日重复加湿化液、消毒，从而避免了因人工消毒不彻底导致的交叉感染。同时，舒氧宝采用纳米微晶发泡器，可将气泡分解成无数细小的微泡，最大限度地降低气泡和水摩擦产生的噪声，保障了患者的休息和睡眠质量。吸氧更安全、更舒适、更快捷，一体化设计，一次性使用，可显著降低护士的工作负担。

（六）氧疗的副作用

氧浓度高于60%，持续时间超过24 h，可出现氧疗副作用，常为如下表现。

1. 氧中毒　主要是肺实质改变，症状为胸骨下不适、疼痛、灼热感，继而出现呼吸增快、恶心、呕吐、烦躁、干咳。预防：避免高浓度氧气持续吸入，经常做血气分析，动态观察氧疗的效果。

2. 肺不张　吸入高浓度氧气后，肺泡内氮气被大量置换，一旦支气管有阻塞，其所属肺泡内的氧气被肺循环血液迅速吸收，引起吸入性肺不张。患者出现烦躁，呼吸、心搏加快，血压升高，继而出现呼吸困难、发绀、昏迷。预防：鼓励患者深呼吸、多咳嗽和经常改变卧位。

3. 呼吸道干燥　氧气是一种干燥气体，吸入后可导致呼吸道黏膜干燥、分泌物黏稠、结痂、不易咳出。预防：加强吸入气体的湿化，定期做雾化吸入。

4. 晶状体后纤维组织增生　仅见于新生儿，以早产儿多见。眼球的视网膜血管对高氧分压非常敏感，高浓度氧持续吸入，可导致视网膜血管收缩，视网膜纤维化，从而导致不同程度的视力丧失或失明。预防：应控制给氧浓度在40%以下，控制PaO_2在13.3～16.0 kPa（100～120 mmHg），控制给氧时间，定期监测视力。

5. 呼吸抑制　常见于Ⅱ型呼吸衰竭患者，由于呼吸中枢失去CO_2的敏感性，呼吸的调节主要靠缺氧刺激周围化学感受器来维持，吸入高浓度的氧，解除缺氧对呼吸的刺激作用，使呼吸中枢抑制加重，甚至呼吸停止。预防：低流量、低浓度（1～2 L/min）持续给氧，维持PaO_2在8 kPa（60 mmHg）左右。

四、人工呼吸器的使用

人工呼吸器（artificial respirator）是进行人工呼吸最有效的装置之一。分为两种：一种是简易呼吸器，另一种是人工呼吸机，分别通过人工和机械装置产生通气，从而对无呼吸的患者进行强迫通气，对通气障碍的患者可进行辅助呼吸，从而达到维持和增加机体通气量、纠正低氧血症的目的。常用于各种原因所致的呼吸停止或呼吸衰竭患者的抢救及麻醉期间的呼吸管理。

（一）人工呼吸器的构造及原理

1. 简易呼吸器　简易呼吸器是一种结构最简单的、借助器械加压的人工呼吸装置。它由呼吸囊、呼吸活瓣、面罩及衔接管组成，需通过手工挤压呼吸囊来完成。
2. 人工呼吸机　呼吸机是一种能代替、控制或改变人的正常生理呼吸，增加肺通气量，改善呼吸功能，节约心脏储备能力的装置。它借助机械动力建立肺泡与气道通口（即肺泡与大气压）的压力差，使肺泡充气和排气。可分为定压型、定容型、混合型。

（二）人工呼吸器使用法

【目的】

维持并增加机体通气量，纠正低氧血症。

【评估】

1. 患者的年龄、病情、生命体征、意识状态等。
2. 患者的呼吸状况，有无自主呼吸，呼吸道是否通畅，有无义齿。
3. 患者心理状况及配合程度。

【计划】

1. 护士准备　着装整齐、修剪指甲、洗手、戴口罩。
2. 用物准备
（1）简易呼吸器、患者适宜的面罩、固定带及衔接管。必要时备氧气装置。
（2）人工呼吸机、电源等。
3. 环境准备　病室整洁、安静、空气新鲜。
4. 患者准备　了解人工呼吸器使用的目的、方法、注意事项及配合要点。

【实施】

实施方法见表16-4。

表16-4　人工呼吸器使用法的操作流程、步骤和要点

操作流程	操作步骤	要点说明
1. 核对、解释	核对患者床号、姓名，解释人工呼吸器使用的方法及如何配合	• 确认患者，取得合作
2. 使用人工呼吸器		
▲简易呼吸器		• 在未行气管插管建立紧急人工气道的情况下及辅助呼吸机突然出现故障时使用
（1）衔接呼吸器各管道	连接简易呼吸器、面罩。必要时，连接氧气管道	
（2）打开气道、体位正确	戴上一次性无菌手套，清除呼吸道分泌物，有义齿者取下；解开衣领、腰带，患者去枕仰卧，头后仰	
（3）扣紧面罩	操作者站在患者头侧，面罩紧扣患者口鼻部	• 避免漏气

续表

操作流程	操作步骤	要点说明
（4）挤压气囊	有节律地挤压气囊，每次挤压可有500 ml左右的空气进入肺内，频率保持在16～20次/分	• 使空气或氧气通过吸气活瓣进入患者肺部，放松时，肺部气体随呼气活瓣排出。患者若有自主呼吸，应注意与人工呼吸同步，即患者吸气初顺势挤压呼吸囊，达一定潮气量后完全松开气囊，使患者自行完成呼气动作
▲人工呼吸机		• 用于危重患者，长期循环、呼吸支持者
（1）连接、设置、开机检查	开机前连接电源、呼吸机各管道、湿化瓶等，设置好呼吸机各个参数，启动机器，检查呼吸机性能	
（2）连接呼吸机与患者气道		
1）面罩法	用面罩盖住患者口、鼻后与呼吸机连接	
2）气管插管法	气管内插管后与呼吸机连接	
3）气管切开法	气管切开放置套管后与呼吸机连接	
（3）观察	观察胸廓起伏，判断通气量是否合适，患者呼吸是否改善，呼吸机工作是否正常，有无漏气，管路连接处有无脱落，定期进行血气分析和电解质测定	
（4）调节呼吸机参数	根据患者的表现，调节呼吸机参数（表16-5）	
3. 使用呼吸机中的记录	记录呼吸机参数、使用时间、效果、患者反应及测得的血气分析值	
4. 撤离呼吸机/停止挤压简易呼吸器	根据医嘱执行，分离面罩或拔出气管内插管，关闭呼吸机或停止挤压简易呼吸器	
5. 整理、记录	整理用物及床单位，清洁患者口鼻及面部，并协助患者取舒适体位。记录呼吸机使用参数、时间、停用时间、患者情况等	

表16-5 呼吸机主要参数的设置

项目	数值	项目	数值
呼吸频率（R）	10～16次/分	呼气压力（EPAP）	0.147～1.96 kPa
每分通气量（VE）	8～10 L/分	呼气末正压（PEEP）	0.49～0.98 kPa
潮气量（VT）	600～800 ml	供氧浓度（FiO_2）	30%～40%
呼吸时比（I/E）	1：(1.5～3.0)		

【评价】

1. 患者呼吸功能改善，患者和家属都能理解、配合操作。
2. 操作方法正确，通气量适宜，无不良反应发生。

【注意事项】

1. **严密观察病情变化**　观察患者生命体征、尿量、意识状态、心肺功能、是否有自主呼吸，呼吸机是否与之同步等，了解通气量是否合适。通气不足：因二氧化碳潴留，患者皮肤潮红、烦躁不安、多汗、血压升高、脉搏加快、表浅静脉充盈消失。通气过度：患者出现昏迷、抽搐等碱中毒的症状。通气合适：吸气时能看到胸廓起伏、肺部呼吸音清晰，生命体征较平稳。

2. **保持呼吸道通畅**　保持气道通畅，湿化吸入的气体，防止气道干燥，分泌物堵塞；多鼓励患者咳嗽、咳痰、深呼吸，协助翻身、拍背，促进痰液排出；必要时吸痰。

3. **观察呼吸机工作情况**　检查呼吸机各管道连接是否紧密，有无脱落、漏气等，各参数是否符合患者需要，遵医嘱定期监测血气分析及电解质的变化。

4. **加强呼吸机的管理**　调节呼吸机悬背（支架）或给患者翻身时，应妥善固定好人工气道，防止因管道牵拉造成气管插管或套管脱出，导致患者窒息；长期使用呼吸机的患者，应每日更换雾化器、呼吸机各管道、螺纹管、呼吸机接口等，并用消毒液浸泡消毒；呼吸机上的过滤网应每天清洗；及时添加湿化瓶内蒸馏水；保持集水杯在管道的最低位，及时倾倒集水杯和管道内的冷凝水。

5. **注意与人工呼吸同步**　使用简易呼吸器时，患者如有自主呼吸，应注意与人工呼吸同步，当患者吸气时，顺势挤压呼吸囊，达到一定的潮气量后完全松开气囊，使患者自行完成呼气动作。

6. **做好生活护理**　患者生活不能自理时，帮助患者做好口腔护理、皮肤护理、眼部护理，保证安全，加强营养和水分的摄入，必要时给予鼻饲或静脉营养。

五、洗胃技术

案例 16-2

患者女，36岁，因服毒后昏迷不醒，被家人送到急诊室抢救，其家属不清楚患者服用了何种物质导致中毒。医生查体：患者双侧瞳孔缩小。医嘱：立即洗胃。

问题与思考：

1. 洗胃液的温度是多少？
2. 根据瞳孔变化可初步判断引起患者中毒的毒物是什么？

洗胃（gastric lavage）是将大量溶液饮入或将洗胃管由口腔或鼻腔插入胃内，反复灌入和吸出洗胃溶液，以冲洗并排除胃内容物的方法。

【目的】

1. **解毒**　清除胃内毒物或刺激物，减少毒物的吸收，还可利用不同的灌洗溶液进行中和解毒，用于急性食物或药物中毒的患者。服毒后 4～6 h 内洗胃效果最佳。

2. **减轻胃黏膜充血水肿**　幽门梗阻患者饭后常有滞留现象，引起上腹胀满、不适、恶心、呕吐等症状，通过洗胃，减轻潴留物对胃黏膜的刺激，减轻胃黏膜水肿、炎症。

3. **某些手术或检查前的准备**　如胃部、食管下段、十二指肠术前准备。

考点提示

洗胃的目的、方法、原理。

【评估】

1. 患者年龄、病情、医疗诊断、意识状态、生命体征、心理状态等。

2. 患者口腔黏膜有无损伤，有无活动义齿，既往健康状况，对洗胃的耐受能力、合作程度等。

3. 中毒的时间、途径，中毒物质的名称、量及浓度等。

【计划】

1. 护士准备　仪表端庄，着装规范，修剪指甲，洗手，戴口罩。

2. 用物准备

（1）口服催吐法：治疗盘内备量杯（或水杯）、压舌板、水温计、弯盘、塑料围裙或橡胶单（防水布）。另备水桶2只（一个盛洗胃液，一个盛污水）。洗胃溶液：按医嘱根据毒物性质准备洗胃液（表16-6）。一般量为10 000～20 000 ml，温度25～38℃。为患者准备洗漱用物。

表16-6　各种药物中毒的灌洗溶液（解毒剂）和禁忌药物

毒物种类	灌洗溶液	禁忌药物
酸性物	镁乳、蛋清水①、牛奶	强酸药物
碱性物	5%醋酸、白醋、蛋清水、牛奶	强碱药物
氰化物	口服3%过氧化氢②溶液引吐后，1：（15 000～20 000）高锰酸钾洗胃	
敌敌畏	2%～4%碳酸氢钠、1%盐水、1：（15 000～20 000）高锰酸钾	
1605、1059（乐果）	2%～4%碳酸氢钠	高锰酸钾③
敌百虫	1%盐水或清水、1：（15 000～20 000）高锰酸钾	碱性药物④
DDT、666	温开水或生理盐水洗胃，50%硫酸镁导泻	油性药物
巴比妥类（安眠药）	1：（15 000～20 000）高锰酸钾洗胃，硫酸钠导泻⑤	硫酸镁
异烟肼	1：（15 000～20 000）高锰酸钾洗胃，硫酸钠导泻	
灭鼠药（磷化锌）	1：（15 000～20 000）高锰酸钾洗胃，0.5%～1%硫酸铜⑥洗胃	牛奶、鸡蛋、脂肪及油类食物
发芽马铃薯	1%活性炭悬浮液	
河豚、生物碱	1%～3%鞣酸	
煤酚皂溶液	用温开水、植物油洗胃至无酚味，并在洗胃后多次服用牛奶、蛋清保护胃黏膜	
苯酚（石炭酸）	1：（15 000～20 000）高锰酸钾	

说明：①蛋清水、牛奶可黏附于黏膜表面或创面上，从而起到保护作用，并可减轻患者疼痛；②氧化剂可将某些化学性毒物氧化，改变其性能，从而减轻或去除其毒性；③1605、1509（乐果）等禁用高锰酸钾洗胃，否则可氧化成毒性更强的物质；④敌百虫遇碱性药物可分解出毒性更强的敌敌畏，其分解过程随碱性的增强和温度的升高而加速；⑤巴比妥类药物采用硫酸钠导泻，是利用其在肠道内形成的高渗透压，而阻止肠道水分和残存的巴比妥类药物的吸收，促其尽早排出体外。硫酸钠对心血管和神经系统没有抑制作用，不会加重巴比妥类药物的中毒。⑥磷化锌中毒时，口服硫酸铜可使其成为无毒的磷化铜沉淀，阻止吸收，并促使其排出体外。磷化锌易溶于油类物质，忌用鸡蛋、牛奶、油类等脂肪类食物，以免加速磷的溶解，促进吸收，加重中毒反应。

（2）胃管洗胃法：治疗盘内备无菌洗胃包（内有胃管、镊子、纱布或使用一次性胃管），塑料围裙或橡胶单、治疗巾、检验标本容器或试管、量杯、水温计、压舌板、弯盘、棉签、50 ml注射器、听诊器、手电筒、润滑油、胶布、手套，必要时备张口器、牙垫、舌钳放于治疗碗中。水桶2只。洗胃溶液（同催吐法）。洗胃设备：电动吸引器洗胃法备电动吸引器、"Y"形三通管、调节夹或止血钳、输液架、输液瓶（输液器）；漏斗胃管洗胃法备漏斗洗胃管；全自动洗胃机洗胃法另备全自动洗胃机。

3. 环境准备　整洁，安静，温度适宜，光线适中。必要时，用屏风或床帘遮挡。
4. 患者准备　了解洗胃的目的、方法、注意事项及配合要点。

 考点提示

洗胃常用的灌洗溶液和禁忌药物。

【实施】

实施方法见表 16-7。

表 16-7　洗胃的操作流程、步骤及要点

操作流程	操作步骤	要点说明
1. 核对解释	备齐用物，携至床旁；核对床号、姓名，告知患者洗胃的目的及配合方法，以取得合作	• 确认患者，取得合作
2. 安置体位	根据洗胃方法选择体位：①口服催吐法取坐位；②胃管洗胃法取坐位或半坐位；③中毒较重者取左侧卧位（可减慢胃排空，延缓毒物进入十二指肠的速度）；④昏迷患者取去枕平卧位，头偏向一侧	• 确认患者安全，减少毒物的吸收
3. 洗胃		
▲口服催吐法	围好围裙，取下活动义齿，将污水桶置于患者座位前，用压舌板刺激患者咽后壁或者舌根诱发呕吐，遵医嘱留取毒物标本送检，协助患者每次饮洗胃液 300～500 ml 再呕吐。如此反复进行，直至吐出液澄清、无味为止	• 用于服毒量少、清醒、愿意合作的患者
▲自动洗胃机洗胃法	接通电源，检查机器性能，连接管道，将 3 根橡胶管分别与机器上的进液管（药管）、胃管、排污管的管口连接，将药管和污水管分别放于备好的洗胃液桶和污水桶内。围好围裙，取下活动义齿，将弯盘置于口角旁。按鼻饲法插入胃管，证实胃管在胃内后，用胶布固定。将胃管连接至洗胃机，先按"手吸"键，吸尽胃内容物，遵医嘱留取毒物标本送检。调节参数启动"自动"键即可自动洗胃，每次注入洗胃液 300～500 ml，至洗出液澄清、无味为止，按"停机"键	• 插胃管后，确定胃管是否在胃内的方法，同鼻饲法
▲电动吸引器洗胃法	接通电源，检查吸引器功能，调节负压，保持在 13.3 kPa 左右。将输液瓶连接输液管，下接"Y"形三通管主管，"Y"形三通管另两端分别与胃管及储液瓶的橡胶管相连（图 16-6），将灌洗液倒入输液瓶内，夹紧输液管挂至输液架上。按鼻饲法插入胃管，固定。打开吸引器，吸出胃内容物后夹紧引流管，关闭吸引器，开放输液管，当洗胃液流入胃内 300～500 ml 时，夹紧输液管，开放引流管，开动吸引器，吸出灌洗液。如此反复灌洗，直至洗出澄清、无味液体为止	• 利用负压吸引原理进行洗胃，吸引器负压维持在 13.3 kPa 左右，压力过高，容易损伤胃黏膜
▲注射器洗胃法	按鼻饲法插入胃管，证实胃管在胃内后用胶布固定好，先用注射器抽尽胃内容物后，再注入洗胃液每次约 200 ml。如此反复灌洗，直至洗出澄清、无味液体为止	
4. 观察	密切观察患者病情、生命体征变化及洗胃情况，观察洗胃液出入量的平衡，洗出液的颜色、气味。如有腹痛、休克现象或洗出液呈血性，应立即停止洗胃，及时报告医生，采取急救措施	• 发现异常及时处理
5. 拔管整理	洗胃毕，反折胃管末端，拔出胃管。协助患者漱口，洗脸，取舒适卧位，清理用物	• 必要时反复间断洗胃
6. 洗手记录	洗手，记录灌洗液的名称、量；洗出液的性质、气味、颜色、量以及患者的反应	

【评价】
1. 动作轻巧，插管及灌洗顺利，达到洗胃目的。
2. 爱护患者，患者无创伤或其他并发症。
3. 护患沟通有效，患者及家属理解洗胃的目的，愿意接受并主动配合。

【注意事项】
1. 准确掌握洗胃禁忌证和适应证
（1）适应证：非腐蚀性毒物中毒，如有机磷、安眠药、重金属、生物碱及食物中毒的患者。
（2）禁忌证：强腐蚀性毒物（强酸、强碱）中毒、肝硬化伴食管胃底静脉曲张、近期有上消化道出血及胃穿孔患者禁忌洗胃；上消化道溃疡、胃癌患者不宜洗胃。

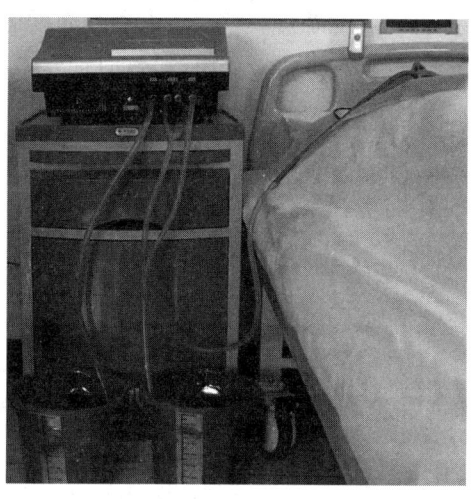

图16-6 电动吸引器洗胃

2. 急性中毒患者应迅速采取口服催吐法，必要时进行洗胃，每次洗胃前应先吸尽胃内容物，再行洗胃，以减少毒物的吸收。洗胃插管时动作要轻快，切勿损伤食管或误入气管。

3. 当中毒物质不明时，应抽出胃内容物送检，以明确毒物性质。先用温开水或生理盐水洗胃，待确定毒物性质后，再选用对抗剂洗胃。

4. 吞服强酸、强碱等腐蚀性药物后禁忌洗胃，以免造成胃穿孔。可遵医嘱给予药物解毒或给予牛奶、豆浆、蛋清水等，以保护胃黏膜。

5. 肝硬化伴食管胃底静脉曲张、近期曾有上消化道出血、胃穿孔的患者，禁忌洗胃；食管堵塞、消化性溃疡、胃癌等患者不宜洗胃；昏迷患者洗胃应谨慎，可采用去枕平卧位，头偏向一侧，以防窒息。

6. 洗胃过程中密切观察病情，如有血性液体流出或出现休克、腹痛等现象，应立即停止洗胃，及时采取措施，并通知医生进行处理。每次灌入量以300～500 ml为宜，不能超过500 ml，并保持吸入量与吸出量平衡，以免造成窒息或急性胃扩张。

7. 幽门梗阻的患者洗胃，宜在餐后4～6 h或空腹进行，应记录胃内潴留量，以了解梗阻情况，供补液参考，胃内潴留量为洗出量减去灌入量。

8. 电动洗胃时，动作要轻快，负压不可过大（保持在100 mmHg，即13.3 kPa），以免造成食管及胃黏膜的损伤。

9. 小儿洗胃灌入量不宜过多，婴幼儿每次以100～200 ml为宜。小儿胃呈水平位，插管不宜过深，动作应轻柔。

 考点提示

洗胃的注意事项。

【健康教育】
1. 向患者及家属讲解洗胃的重要性和必要性，使其能配合。
2. 告知患者及家属有误吸的可能，取得理解与合作。
3. 向患者及家属介绍洗胃后的注意事项，讲清毒物对健康和生命的危害。
4. 对自服毒物者应耐心劝导，做好心理护理，并为患者保守秘密和隐私，减轻患者的心理负担，使其树立生活信心。

第三节 危重患者的护理

一、一般护理

(一) 严密观察病情变化，做好抢救准备

危重患者由于其病情重、变化快的特点，护士须密切观察患者的生命体征、意识、瞳孔及其他情况，随时了解心、肺、脑、肝、肾等重要脏器的功能及治疗反应与效果，并做好记录。如出现呼吸与心搏骤停，要立即通知医生，并采取人工呼吸或胸外心脏按压等措施，抓住抢救时机。

(二) 保持呼吸道通畅

保持呼吸道通畅是护理危重患者的关键。指导并协助患者做深呼吸、协助变换体位、轻叩背部、雾化吸入等，以促进痰液的排出；对于昏迷患者，使其仰卧、头偏向一侧，及时处理呕吐物与分泌物，预防异物误吸入气管形成窒息或吸入性肺炎。

(三) 确保患者安全

对意识丧失、谵妄或躁动的患者要有专人看护，必要时可使用保护具；对牙关紧闭、抽搐的患者，可用牙垫或开口器放于上下臼齿之间，以免咬伤舌头，且室内光线宜暗，工作人员动作轻柔，避免因外界刺激而引起患者抽搐。

(四) 加强临床护理

1. 眼部护理　及时用湿棉签或纱布清理眼部分泌物。眼睑不能自行闭合的患者，由于眨眼少，角膜干燥，易发生溃疡，并发结膜炎，可涂红霉素眼膏或盖凡士林纱布，以保护角膜。

2. 口腔护理　保持患者口腔清洁，每日做口腔护理2～3次，增进患者的食欲。对不能经口腔进食者，更应做好口腔护理，防止发生口腔炎症、口腔溃疡、口臭等。

3. 皮肤护理　危重患者由于长期卧床，二便失禁、大量出汗、营养不良等因素，有发生皮肤完整性受损的危险。故应加强皮肤护理，做到"七勤"，即：勤观察、勤翻身、勤按摩、勤擦洗、勤更换、勤整理、勤交班，预防压力性损伤的发生。

(五) 肢体被动锻炼

病情平稳时，应尽早协助患者进行肢体被动运动，每日2～3次，患者的肢体各关节进行伸屈、内收、外展、内旋、外旋等活动，并按摩以促进血液循环，增加肌肉张力，帮助恢复功能，预防肌腱及韧带退化、肌肉萎缩、关节僵直、静脉血栓形成和足下垂的发生。

(六) 补充营养及水分

保证患者有足够的营养和水分的摄入，以增强抵抗力。协助自理缺陷的患者进食；对不能经口进食者，可采用鼻饲或完全胃肠外营养；对各种原因造成体液不足的患者，应补充足够的水分。

(七) 维持排泄功能

协助患者排尿和排便。如出现尿潴留，可先采取诱导的方法，必要时进行导尿，以减轻患者的痛苦；留置导尿的患者应执行留置导尿护理常规；便秘者可用缓泻剂或灌肠法协助其排出，必要时护士戴手套协助取出粪便。

(八) 保持各类导管通畅

危重患者身上常安置有多种引流管，如导尿管、胃肠减压管、伤口引流管等，应注意妥善固定、安全放置，防止扭曲、受压、堵塞、脱落，确保引流管通畅。同时注意严格执行无菌操

作技术，防止逆行感染。

二、心理护理

危重患者大都有生命危险，急性起病或突发的意外事件等都会使患者产生极大的心理压力。

（一）理解和同情

要善于观察危重患者的行为和情绪反应，根据具体情况有目的地对其予以安慰和开导，以消除心理障碍。

（二）态度和蔼

在抢救时应有条不紊，勿大声呼叫，工作紧张繁忙时严禁训斥或责备患者及家属，举止应沉着、稳重，操作娴熟、认真，一丝不苟，给患者以充分的信赖感和安全感。

（三）保持与患者有效的沟通

危重患者表达能力差，无力说话或因气管切开、气管插管而不能发声，如果护士因忙于治疗护理而不关注患者的情感表达，以至于无人理睬，会进一步促使患者产生消极的心理状态，所以护士可采用语言和非语言技巧，多与患者交流，在有效沟通中了解患者的心理需要。

（四）做好操作前的解释工作

在实施各种抢救措施前，应及时对患者进行解释，通过护士的讲解，患者能够理解，并给予积极的配合。

（五）取得社会支持系统的关心和支持

鼓励家属及亲友探视患者，与患者沟通，向患者传递爱、关心与支持。

本 章 小 结

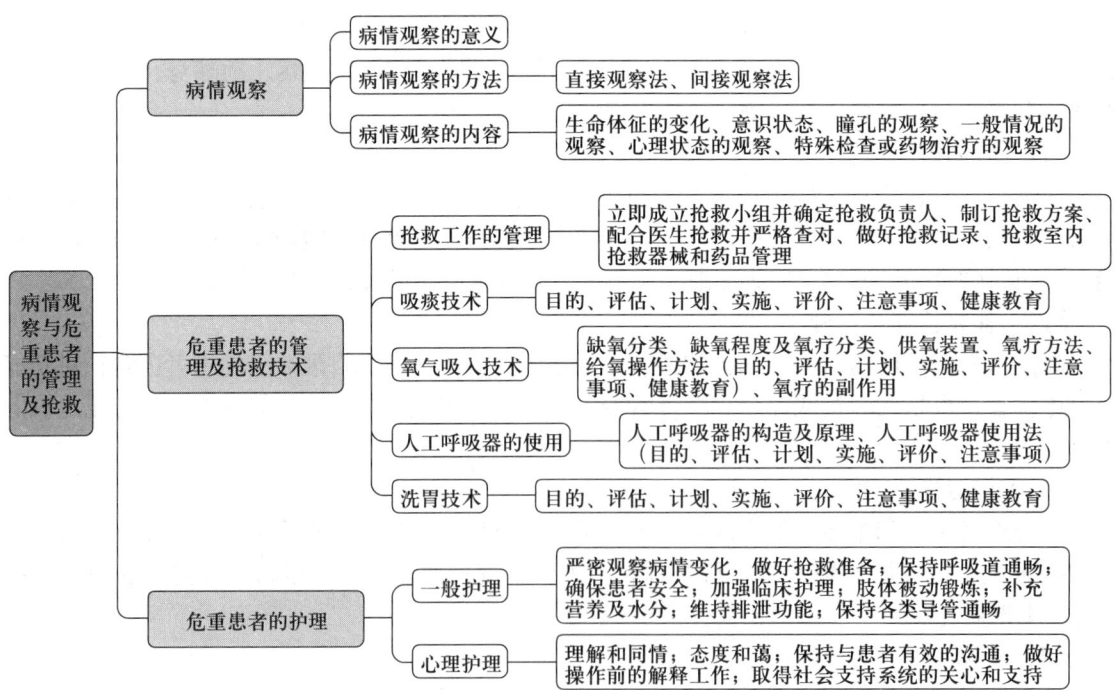

自 测 题

一、选择题

A1/A2 型题

1. 鼻导管给氧，下列步骤不妥的是
   A. 氧气筒放置距暖气 1 m
   B. 导管用液状石蜡润滑
   C. 导管插入长度为鼻尖至耳垂长度的 2/3
   D. 导管每日更换 1～2 次
   E. 停用时先取下鼻导管，再关氧气开关

2. 瞳孔散大是指瞳孔直径
   A. 小于 2 mm
   B. 2～3 mm
   C. 3～4 mm
   D. 4～5 mm
   E. 大于 5 mm

3. 对缺氧和二氧化碳潴留同时并存者应
   A. 高浓度给氧为宜
   B. 大流量给氧为宜
   C. 低流量持续给氧为宜
   D. 低流量间断给氧为宜
   E. 高浓度间断给氧为宜

4. 使用鼻导管给氧时，下列操作错误的是
   A. 插导管前用湿棉签清洁鼻孔
   B. 将鼻导管轻轻插至鼻咽部
   C. 应用氧气时先调节流量
   D. 中途改变流量时先分离导管，后调流量
   E. 停用氧气时，先关流量开关

5. 每次吸痰时间不应超过
   A. 5 s
   B. 10 s
   C. 15 s
   D. 20 s
   E. 25 s

6. 下列情况禁忌洗胃，除外
   A. 胃黏膜水肿
   B. 胃穿孔
   C. 食管胃底静脉曲张
   D. 深度昏迷
   E. 晚期癌症

7. 患者使用人工呼吸机后，如通气量过度，可出现的症状是
   A. 浅表静脉充盈消失
   B. 脉搏加快
   C. 皮肤潮红、出汗
   D. 患者出现昏迷抽搐
   E. 血压升高

8. 昏迷患者眼部用凡士林油纱布覆盖的目的是
   A. 防止角膜炎
   B. 遮光
   C. 预防白内障
   D. 预防青光眼
   E. 预防视网膜脱落

9. 关于用药后的反应观察错误的是
   A. 用青霉素类药物有无过敏
   B. 用退热药有无虚脱
   C. 用化疗药后观察毒副作用
   D. 用利尿药观察有无水、电解质紊乱
   E. 用强心药不用观察心率

10. 患儿女,2岁。因呼吸困难需要氧疗,最合适的给氧方法是
   A. 鼻导管法　　B. 鼻塞法　　C. 面罩法
   D. 氧气枕法　　E. 头罩法

11. 患者李某,男,68岁,突然意识丧失,口吐白沫,继而呼吸困难,来院就诊。在医生到达之前护士的紧急处理中,不妥的是
   A. 平卧床头,头偏向一侧　　B. 询问并记录病史
   C. 吸氧　　　　　　　　　D. 清理呼吸道
   E. 测量血压

12. 患者张某,患肺心病伴呼吸衰竭。临床表现:呼吸困难,并有精神、神经症状。给氧的方法是
   A. 低流量、低浓度持续给氧　　B. 乙醇湿化给氧
   C. 加压给氧　　　　　　　　　D. 低流量间断给氧
   E. 高浓度、高流量持续给氧

A3/A4 型题

(13~15 题共用题干)
李某,女,54岁,独居,近日刚搬进一新公寓。因急性哮喘发作而急诊入院治疗。

13. 当患者急诊入院时,护士应协助其采取的体位是
   A. 仰卧位　　B. 头高足低位　　C. 半坐卧位
   D. 左侧卧位　　E. 头低足高位

14. 患者目前最主要的护理问题是
   A. 气体交换受损　　B. 有窒息的受损
   C. 恐惧　　　　　　D. 有体液不足的危险
   E. 潜在的电解质紊乱

15. 根据患者的病情,护士下班前最需要交班的内容是
   A. 患者食欲下降　　B. 患者烦躁不安　　C. 患者尿量增加
   D. 患者呼吸型态　　E. 患者睡眠不佳

(16~17 题共用题干)
患者男,60岁,因脑血管意外昏迷入院。查体:呼吸道有较多分泌物,肺部听诊呈湿啰音。

16. 护士为该患者吸痰时,错误的操作是
   A. 调节负压至 40.0~53.3 kPa
   B. 患者的头部转向操作者
   C. 先插管,再启动吸引器
   D. 吸痰管从深部向上提出,左右旋转吸痰
   E. 吸痰前采用超声雾化吸入

17. 该患者吸氧时的氧气流量为 2 L/min,其氧浓度为
   A. 21%　　B. 25%　　C. 29%
   D. 33%　　E. 37%

二、简答题

1. 简述意识障碍的分类。
2. 简述洗胃法的目的。

三、案例分析

1. 患儿女，14岁，因进食刚刚喷洒过乐果的葡萄而到医院就诊，护士应如何进行处理？

2. 患者男，38岁。因酒驾后车祸致脑出血入院。入院后患者呼之不应，无自主呼吸，对声、光刺激无反应，双侧瞳孔直径均为4 mm，对光反射迟钝，予心电监护，呼吸机辅助呼吸。使用呼吸机后患者血压、心率、呼吸平稳，血氧饱和度仅86%，口唇发绀、吸痰后血氧饱和度仍然较低。医生经与家属沟通，在家属签字后行气管切开术。气管切开后患者生命体征平稳。

请问：1. 这位患者的意识状态如何？

2. 在护理这位患者的过程中，护士应观察哪些内容？重点观察什么？

（孙　静）

第十七章数字资源

第十七章　临终患者的护理

学习目标

1. 说出临终关怀、濒死、死亡的概念。
2. 列出死亡的判断标准及死亡过程的分期。
3. 叙述临终患者生理、心理变化及护理措施。
4. 归纳尸体料理操作的要点及注意事项。
5. 能正确实施尸体料理。
6. 运用所学知识实施对患者的人文关怀，培养严肃认真、敬重生命的大爱精神；树立正确的生死观；增强社会责任感，培养人道主义精神。

第一节　临终关怀

案例 17-1

患者男，肝癌晚期，入住某三甲医院的"安宁"病房，家属希望患者在临终阶段能得到更好的照顾，尽量减少心理和身体上的痛苦。

问题与思考：
1. 临终关怀的服务理念是什么？
2. 临终关怀的内容有哪些？

生老病死是人类发展的自然规律，临终是生命过程的最后阶段。临终患者无论在生理和心理上都承受着极大的痛苦，而且家属也面临着较大的压力。因此，护士应掌握临终护理的相关理论和技术，为临终患者及其家属提供全面的照护与支持，使临终患者无痛苦、安宁、有尊严、舒适地走完人生的最后旅程，并使其家属减轻哀痛，平稳地度过居丧期。

一、临终关怀的概念

临终关怀（hospice care）又称安宁疗护、善终服务、安宁照顾、终末护理、安息护理等，是指由医生、护士、社会工作者、志愿者以及政府和慈善团体人士组成的团队向临终患者及其家属提供生理、心理和社会的全面照护与支持。其目的是使临终患者的生命得到尊重，症状得到控制，生命质量得到提高，能够无痛苦、安宁、舒适地走完人生的最后旅程，并使其家属的身心健康得到维护和增强。因此，临终关怀不仅是一种服务，而且是一门探讨以临终患者的生理、心理变化和为临终患者及其家属提供全面照护，减轻心理压力的新兴学科。

二、临终关怀的兴起与发展

古代的临终关怀，在西方可以追溯到中世纪西欧的修道院和济贫院，当时那里是为危重患者及濒死的朝圣者、旅游者提供照料的地方，能够使其得到最后的安宁。现代临终关怀组织创始于20世纪60年代。1967年，桑德斯博士在英国伦敦创办了世界上第一所临终关怀机构——圣克里斯多弗临终关怀医院，被誉为"点燃了世界临终关怀运动的灯塔"，对世界各国开展临终关怀运动和研究死亡医学产生了十分重要的影响。此后，美国、法国、加拿大、日本、荷兰、瑞典、挪威等60多个国家相继开展临终关怀服务。1988年7月，在美籍华人黄天中博士和天津医学院崔以泰教授等专家学者的努力下，天津医学院创办了中国第一所临终关怀研究中心。同年10月，中国第一所临终关怀医院——南汇护理院在上海成立。1990年2月，台湾马偕医院建立安宁病房。1992年，北京成立松堂医院。1993年"中国心理卫生协会临终关怀专业委员会"成立。目前我国有100多所临终关怀服务或研究机构，使我国临终关怀研究工作在临床实践上取得了一定的成绩，并朝着理论深入化、教育普及化、实施适宜化、管理规范化的方向发展。

三、临终关怀的内容

（一）满足临终患者及家属的需求

临终患者的需求包括生理、心理和社会方面的需求；临终患者家属的需求包括照顾患者的需求、表达情感的需求、维持家庭完整性的需求。

（二）临终患者的全面照护

全面照护包括控制疼痛，促进舒适，提供各种医疗及身心护理。

（三）临终患者家属的心理支持

为临终患者家属提供心理安慰和情感支持，为临终患者提供全面的照护，减少家属的忧虑。

（四）死亡教育

死亡教育的目的是帮助人们树立正确的生死观，正确面对和接受死亡，消除对死亡的恐惧，教育人们要坦然面对并接受死亡。

四、临终关怀的服务理念

（一）以照护为主

临终关怀主要是针对疾病晚期，如晚期肿瘤、疾病治愈已无望、生命即将结束的患者，对于这些患者应采用对症为主的照护，而非以康复为目的的治疗。通过全面的身心照护，提供姑息性治疗，控制症状，减轻痛苦，消除不良情绪，获得心理支持，使其得到最后的安宁。

（二）尊重临终患者的尊严和权利

临终患者只是接近死亡而尚未死亡，只要意识清楚，其仍有思维、情感、尊严和权利。临终关怀强调尊重生命的原则，维护和保护人的尊严和价值，护士在临终照料过程中应允许患者保留原有的生活方式与信仰，尽量满足其合理要求，保留个人隐私权利，参与医疗、护理措施的制订。

（三）提高临终患者的生命质量

临终关怀不以延长临终患者的生存时间为重，而是以提高临终患者的生命质量为宗旨。护士应为临终患者提供优质的服务，使其在有限的时间里接受关怀，倍感温情，享受人生的余晖。

（四）注重家属的心理支持

护士在对临终患者实施全面照护的同时，也应对其家属提供心理、社会支持，使其坦然地面对并接受亲人即将逝去的事实。

第二节 临终患者及其家属的护理

案例 17-2

患者男，50岁。因肝癌晚期入院。近日患者病情日益恶化，肝区剧烈疼痛，严重腹水，从而表现出情绪低落、哀伤，不愿与人说话，消沉，曾试图轻生。

问题与思考：
1. 该临终患者目前的心理反应属于哪个阶段？
2. 对该临终患者应采取哪些护理措施？

一、临终患者的生理变化与护理

（一）生理变化

1. **呼吸功能减退** 表现为呼吸频率由快变慢，呼吸深度由深变浅，可出现鼻翼扇动、潮式呼吸，由于分泌物潴留在支气管内，可出现痰鸣音及鼾声呼吸。

2. **循环功能减退** 表现为皮肤苍白、湿冷，四肢冰凉，发绀，脉搏快而弱、不规则或测不出，血压降低或测不出，心尖搏动常在最后消失。

3. **胃肠道蠕动减退** 表现为恶心、呕吐、食欲下降、腹胀、口干、脱水、便秘或腹泻。

4. **疼痛** 表现为全身疼痛不适，出现疼痛面容，即五官扭曲、眉头紧锁、双眼无神、睁大或紧闭、咬牙。

5. **肌肉张力丧失** 出现二便失禁，吞咽困难，无法维持良好的功能体位，肢体软弱无力，不能自主活动，脸部外观改变，呈希氏面容，即面肌消瘦、面部呈铅灰色、眼眶凹陷、双眼半睁呆滞、下颌下垂、嘴微张。

6. **感知觉与意识改变** 表现为视觉逐渐减退，视物模糊甚至失明。眼睑干燥，分泌物增多。听觉通常是临终患者最后消失的感觉。意识改变表现为嗜睡、意识模糊、昏睡、昏迷等。

7. **临近死亡的体征** 表现为皮肤湿冷，瞳孔散大，各种反射逐渐消失，肌张力减退、丧失，脉搏快而弱，呼吸急促、困难，出现潮式呼吸，血压降低。通常呼吸先停止，随后心搏停止。

（二）护理措施

1. 改善呼吸功能

（1）保持室内空气新鲜，定时通风换气。

（2）神志清醒者采取半坐卧位，扩大胸腔容量，减少回心血量，改善呼吸困难。昏迷者采取仰卧位，头偏向一侧，防止呼吸道分泌物误入气管引起窒息或肺部并发症。

（3）根据患者呼吸困难程度给予吸氧，纠正缺氧状态，改善呼吸功能。

（4）必要时给予吸痰，以保持呼吸道通畅。

2. 促进血液循环

（1）观察：密切观察患者的体温、脉搏、呼吸、血压的变化，以及皮肤温度等。

（2）保暖：当患者四肢冰冷不适时，可提高室温，必要时给予热水袋保暖。

3. 促进食欲，营养支持

（1）促进食欲：为患者提供良好的进食环境，注意食物的色、香、味，少量多餐，减轻恶心，促进食欲。

（2）保证营养：给予高蛋白、高热量、易于消化、营养均衡的饮食。进食困难者给予流质或半流质饮食，以便吞咽，必要时采用鼻饲法或完全胃肠外营养，以保证营养的需求。

（3）营养监测：观察患者电解质指标及营养状况。

4. 促进患者舒适

（1）维持舒适的体位：定期翻身，更换体位，避免局部组织长期受压，促进血液循环。

（2）加强皮肤护理：对于二便失禁者，应注意保持其会阴部、肛门周围皮肤的清洁、干燥，必要时留置导尿管；大量出汗者，应及时擦干，勤换衣裤，床铺保持清洁干燥、平整无碎屑，预防压力性损伤发生。

（3）重视口腔护理：协助清醒患者漱口，对不能由口进食者，每日进行口腔护理2~3次，保持口腔清洁卫生；口唇干燥或干裂者，可适当喂水，也可用湿棉签湿润口唇或涂石蜡油；有口腔溃疡或真菌感染者，局部酌情涂药。

5. 减轻感知觉改变的影响

（1）提供舒适的环境：环境保持空气新鲜、安静整洁、通风良好、光线适中，防止临终患者因视物模糊而产生恐惧心理，增加安全感。

（2）保持眼部清洁：用湿毛巾或湿纱布拭去眼部分泌物，如眼睑不能闭合者，可涂红霉素、金霉素眼膏或覆盖凡士林纱布，以保护角膜，防止角膜干燥以致发生溃疡或结膜炎。

（3）注意沟通技巧：避免在患者周围窃窃私语，以免增加患者的焦虑情绪。必要时可采用触摸等非语言交流方式，配合柔和、清晰的语言交流，使临终者在生命的最后旅程并不感到孤独。

6. 保障患者的安全　对意识障碍者必要时使用保护具，以保障患者的安全。

7. 控制疼痛　特别是癌症晚期患者，临终前通常伴有疼痛。

（1）疼痛评估：运用疼痛评估工具，评估患者疼痛的性质、部位、程度和持续时间。

（2）药物止痛：药物是控制疼痛的有效方法之一。采用WHO推荐的三阶梯疗法控制疼痛：①第一阶梯：轻度疼痛，选用非阿片类药物、解热镇痛药、抗炎类药，如阿司匹林、布洛芬、对乙酰氨基酚等；②第二阶梯：中度疼痛，选用弱阿片类药物，如氨酚待因、可待因、曲马多等；③第三阶梯：重度和剧烈性疼痛，选用强阿片类药，如哌替啶、吗啡等。

（3）非药物方法：如松弛术、音乐疗法、催眠意象疗法、针灸疗法、生物反馈法、转移注意力等也能减轻疼痛。

二、临终患者的心理变化与护理

（一）心理反应

临终患者接近死亡时心理反应十分复杂，美国的心理学家伊丽莎白·库伯勒·罗斯博士（Dr. Elisabeth Kübler Ross）提出临终患者通常经历五个心理反应阶段，即否认期、愤怒期、协议期、忧郁期、接受期。护士应根据患者不同阶段的心理变化特点，给予相应的心理护理。

1. 否认（denial）期　当患者得知自己病危将面临死亡时，其心理反应为"不，不可能，不会是我，一定是搞错了，这不是真的！"以此来极力否认自己患了绝症或者病情恶化，拒绝接受事实，继而四处求医，怀着侥幸的心理，希望是误诊。事实上，否认是患者应对突发事件的一种心理防卫机制，其目的是有更多的时间来调整自己，面对死亡。此期持续时间的长短因人而异，大部分患者能较快停止否认，也有的患者直至死亡仍然处于否认阶段。

2. 愤怒（anger）期　当否认难以维持时，患者生气、激怒、怨恨、嫉妒，产生"为什么是我，这不公平""我为何这么倒霉"的心理反应，变得难以接近或不合作，常迁怒于周围的人，向医护人员、家属、朋友等发泄内心的愤怒。

3. 协议（bargaining）期　待愤怒的心理消失后，患者开始承认和接受临终的事实。为了延长生命，期望有奇迹出现，并提出许多承诺作为延长生命的交换条件，表示"请让我好起来，我一定……"的心理反应。患者变得和善，对自己的病情仍抱有一线希望，能积极配合治疗和护理。

4. 忧郁（depression）期　随着病情的进展，患者清楚地看到自己接近死亡，任何努力都无济于事，会产生强烈的失落感，"好吧，那就是我！"表现为悲伤、退缩、情绪低落、沉默、哭泣等，甚至有轻生的念头。体验到一种准备后事的悲哀，患者常常要求会见亲友，希望亲人陪伴及照顾，并开始交代后事。

5. 接受（acceptance）期　这是临终的最后阶段。患者对死亡已有所准备，一切未完事情均已处理好，因而变得平静、安详，产生"好吧，既然是我，那就去面对吧""我准备好了"的心理反应，接受即将面临死亡的事实，患者喜欢独处，睡眠增加，情感减退，静静等待死亡的到来。

临终患者心理反应的五个阶段不一定完全按顺序发展，也不一定互相衔接，有时交错、有时缺如，各阶段持续的时间长短也不尽相同，存在着个体差异，因此，护士在工作中应根据实际情况灵活掌握。

 考点提示

临终患者通常经历的五个心理反应阶段。

（二）护理措施

1. 否认期护理　护士应以真诚的态度，保持与患者坦诚沟通、耐心倾听，不要轻易揭穿患者的心理防卫机制，维持患者适当的希望。也不要欺骗患者，注意医护人员及家属对患者病情言语的一致性；经常陪伴在患者身旁，使患者时刻感受到护士的关心；主动地表示愿意和患者一起讨论死亡，在交谈中因势利导，循循善诱，使患者逐步面对现实。

2. 愤怒期护理　护士应认真倾听患者的心理感受，充分理解患者，理解其不合作的行为，允许患者发怒、抱怨，给患者机会来宣泄内心的忧虑和恐惧，但应注意防止意外事件的发生；家属给予理解、关爱和宽容等心理支持。

3. 协议期护理　护士应理解处于此期的患者对治疗是积极的，把握好时机，给予指导与关心，加强护理，尽可能满足其合理要求；鼓励患者说出内心的感受，指导患者配合治疗，控制症状，减轻痛苦；创造条件，实现患者的愿望。

4. 忧郁期护理　护士应经常陪伴患者，给予更多的同情和照顾，允许患者表达其失落、悲哀的情绪；给予精神支持，尽可能满足患者的合理要求，安排亲人会面与陪伴；加强安全防护，防止自杀行为。

5. 接受期护理　护士应尊重患者，提供安静、明亮、舒适的环境，减少外界干扰；保持与患者的沟通，不要强迫与其交谈，继续陪伴和支持，尊重患者的信仰，使其平静、安详、有尊严地离开人世。

三、临终患者家属的护理

（一）临终患者家属面临的压力

临终患者常常给家庭带来生理、心理和社会的压力。患者的临终过程也是其家属心理应激的过程，家属在感情上难以接受即将失去亲人的事实，在行动上表现为四处求医以求得奇迹出现，渴望延长亲人的生命。当看到亲人死亡不可避免时，情绪显得十分沉重、苦恼、烦躁不安。临终患者家属可出现以下改变。

1. 个人需求的推迟或放弃　一人生病，牵动全家，尤其是临终患者的治疗费，会给家庭带来沉重的经济负担，导致家庭生活的失衡、精神支柱的倒塌等。家庭成员在衡量整个家庭状况后，会对自我角色与所承担的职责进行调整或延迟考虑，如升学、就业、婚姻等。

2. 家庭中角色与职务的调整与再适应　家庭重新调整有关成员的角色，如慈母兼严父、长姐如母、长兄如父等，保持家庭的稳定性。

3. 压力增加，社会交往减少　家属在照料临终患者期间，因精神的哀伤，体力、财力的消耗而感到心力交瘁，对患者产生欲其生、又欲其死亡的矛盾心理，引起家属的内疚与罪恶感。长期照料患者，减少了与亲朋好友的社会交往，加上受传统文化的影响，倾向对患者隐瞒病情，因此既要压抑自我的哀伤，又要强行隐瞒病情，更加增强了家属的身心压力。

（二）临终患者家属的护理

1. 满足家属照顾患者的需要　1986年，费尔斯特和霍克提出临终患者家属的需要，包括了解患者病情、照顾等相关问题的发展；了解临终关怀医疗小组中哪些人愿意照顾患者；参与患者的日常照顾；知道患者受到临终关怀医疗小组的良好照顾；被关怀与支持；了解患者死后的后事处理；了解社会资源、经济补助、义工团体等资源。

2. 鼓励家属表达情感　护士要与家属积极沟通，建立良好关系，取得家属的信任。耐心倾听，鼓励家属说出内心的感受和遇到的困难，积极解释临终患者生理、心理变化的原因，减少家属疑虑。

3. 指导家属对患者的生活照料　指导、示范有关的护理技术，使家属在照料亲人的过程中获得心理慰藉，让患者感受亲情的温暖。

4. 协助维持家庭的完整性　协助家属适当安排日常家庭活动，如共进晚餐、观看电视、下象棋等，通过营造良好的家庭氛围，促进患者的心理调适，维持家庭的完整性。

5. 满足家属生理、心理和社会需要　多关心、体贴家属，帮助安排陪伴期间的生活，尽量解决实际困难。

第三节　死　亡

一、死亡的标准

濒死又称临终，是指生命活动即将终结。濒死是生命活动的最后阶段。死亡（death）是指个体生命活动和新陈代谢的永久性停止。呼吸停止、心脏停搏是传统判断死亡的标准，但随着医学技术的不断发展，使传统的死亡标准受到了冲击，临床上心搏、呼吸停止的患者，仍可依靠药物和机器来维持生命，通过器官移植来替换等。西医学表明：当人的心搏停止时，人的大脑、肾、肝并没有死亡，只要大脑功能保持完整性，生命活动都有恢复的可能。因此，当前医学界提出以"脑死亡"作为判断死亡的标准。脑死亡（brain death）即全脑死亡，包括大脑、中脑、小脑和脑干的不可逆死亡。目前我国采用卫生健康委员会2021年脑死亡判断标准：①不可逆的深昏迷状态；②脑干反射消失；③自主呼吸停止；④脑生物电活动消失。上述标准在24 h内复查无改变，并排除体温过低（＜32.2℃）及中枢神经系统抑制剂的影响，即可诊断脑死亡。

二、死亡过程的分期

死亡不是骤然发生的，而是一个从量变到质变逐渐进展的过程，医学上一般将死亡分为濒死期、临床死亡期和生物学死亡期。

（一）濒死期（agonal stage）

濒死期是死亡过程的开始阶段。此期的主要特点是人体主要器官生理功能趋于衰竭，脑干以上的神经中枢功能处于抑制或丧失状态。患者表现为意识模糊或丧失，各种反射减弱或迟钝，肌张力减退或消失，脉搏不规则，且快而弱，呼吸急促、困难，出现陈-施呼吸，血压降低或测不出等。此期若得到及时、有效的治疗及抢救，生命仍可复苏。

（二）临床死亡期（clinical death stage）

临床死亡期又称躯体死亡期或个体死亡期。此期的主要特点是中枢神经系统的抑制过程已由大脑皮质扩散到皮质下部位，延髓处于深度抑制状态。临床表现为心搏、呼吸停止，各种反射消失，瞳孔散大，但各种组织细胞仍有微弱而短暂的代谢活动。此期一般持续5～6 min，超过此时间，大脑将发生不可逆的变化。此期若得到及时、有效的急救，生命仍有复苏的可能。但在低温条件下，尤其是头部降温、脑耗氧降低时，临床死亡期可延长达1 h或更久。

（三）生物学死亡期（biological death stage）

生物学死亡期又称全脑死亡，是死亡过程的最后阶段。此期的主要特点是人体组织细胞的新陈代谢完全停止，并出现不可逆的变化，整个机体已不可能复活。随着此期的进展，相继出现尸冷、尸斑、尸僵、尸体腐败等尸体现象。

1. **尸冷（algor mortis）** 最先发生的尸体现象。死亡后因体内产热停止，散热持续，尸体温度逐渐下降，称为尸冷。死亡后尸体温度下降有一定的规律，一般死亡后10 h内尸体温度下降速度约为每小时1℃，至24 h左右与环境温度接近。测量尸体温度通常以直肠温度为标准。

2. **尸斑（livor mortis）** 死亡后血液循环停止，由于地心引力的作用，血液向身体的最低部位坠积，该处皮肤出现暗红色斑块或条纹，称为尸斑。尸斑在死亡后2～4 h出现，若患者死亡时为侧卧位，应将其转为仰卧位，以防脸部颜色改变。

3. **尸僵（rigor mortis）** 尸体肌肉僵硬，关节固定，称为尸僵。其形成机制主要是由于腺苷三磷酸（ATP）酶的缺乏，即死亡后肌肉中的ATP不断分解而不能再合成，致使肌肉收缩，尸体变硬。尸僵多从小块肌肉开始，先下颌至躯干的发展顺序最为多见，表现为由咬肌、颈肌开始，向下至躯干、上肢和下肢。尸僵在死后1～3 h开始出现，4～6 h扩展到全身，12～16 h发展至高峰，24 h后开始减弱，肌肉逐渐变软，称为尸僵缓解。

4. **尸体腐败（postmortem decomposition）** 死亡后机体组织的蛋白质、脂肪和碳水化合物因腐败细菌的作用而发生分解的过程称为尸体腐败。尸体腐败在死亡24 h后出现。常见的表现有尸臭和尸绿等。尸臭是肠道内有机物分解，从口、鼻、肛门逸出腐败气体。尸绿是尸体腐败时出现的色斑，一般先从右下腹出现，逐渐扩展至全腹，最后波及全身。

 考点提示

死亡的分期及生物学死亡期出现的尸体现象。

三、安乐死

"安乐死"（euthanasia）一词来源于希腊文，原意为"快乐地死亡"或"有尊严地死亡"。它包含两层含义：一是安乐、无痛苦地死亡；二是无痛致死术，即患不治之症的患者在危重濒死状态时，由于精神和躯体的极端痛苦，在患者及亲友的要求下，经过医生的认可，停止无望的救治或用人为的方法使患者在无痛苦状态下度过死亡阶段而终结生命全过程。安乐死分为主动安乐死和被动安乐死两种。

安乐死是否合法、合理，引起了当今医学界、伦理界、法律界及舆论界的关注、反思和讨论。2001年4月1日，荷兰通过"安乐死法案"，成为世界上第一个将安乐死合法化的国家。比利时会议院于2002年5月16日通过法案，允许医生在特殊情况下对患者实施安乐死，从而成为继荷兰之后第二个使安乐死合法化的国家。中国法律没有接受这一概念，按照上述条件导致人死亡在中国是违法的，有可能被追究刑事责任。事实上，即便是在法律上接受并承认安乐死的国家，其安乐死的标准和范围也是不易确定的。

> **知识链接**
>
> **临终关怀与安宁疗护**
>
> 临床关怀与安宁疗护，这两个词的意思相近，但略有区别，安宁疗护是对患者的一种姑息疗法，倾向于治疗、镇痛，使患者减少痛苦，更多出现在专业医疗的范畴，也就是没有治愈希望的、减轻痛苦等待命终的方式。临终关怀更多的是人文照顾和情感抚慰，更多出现在养老机构的范畴。
>
> 这两个词被形容的对象相仿，有的是恶性肿瘤晚期患者，有的是多脏器衰竭、病情危重者，有的是衰老并伴有多种慢性疾病的高龄老人等，他们是目前医学条件下尚无救治希望、预计生命期在6个月以内的患者。

四、尸体料理

尸体料理（postmortem care）是临终关怀的重要内容之一，也是对临终患者实施整体护理的最后步骤。护士做好尸体料理不仅是对逝者人格的尊重，而且是对逝者家属心灵上的安慰，体现了人道主义精神和崇高的护理职业道德。尸体料理应在确认患者死亡、医生开具死亡诊断书后尽快进行，可防止尸体僵硬和避免对其他患者的不良影响。护士应以唯物主义死亡观和严肃认真的态度尽心尽职做好尸体料理工作，尊重患者的遗愿，满足家属的合理要求。

【目的】

1. 保持尸体整洁，姿势良好，易于辨认。
2. 安慰家属，减轻哀痛。

【评估】

1. 逝者的诊断、治疗、抢救过程、死亡原因及时间，是否有传染性。
2. 患者的遗愿、民族及宗教信仰。
3. 尸体清洁程度，有无伤口、引流管等。
4. 逝者家属对死亡的态度。

【计划】

1. 护士准备　衣帽整洁，洗手，戴口罩和手套，穿隔离衣。
2. 患者准备　停止一切治疗和护理。
3. 用物准备　治疗盘内备衣裤、尸单（或尸袋）、血管钳、不脱脂棉球、绷带、剪刀、尸体识别卡3张（表17-1）、梳子、松节油，有伤口者备换药敷料；擦洗用具、屏风，必要时备隔离衣、手套。
4. 环境准备　安静、肃穆，用屏风或窗帘遮挡。

表 17-1 尸体识别卡

姓名_____	性别_____	年龄_____	住院号_____
病房_____	床号_____	籍贯_____	诊断_____

住址_____

死亡时间 _____年 _____月 _____日 _____时 _____分

护士签名_____

_____医院

【实施】

实施方法见表 17-2。

表 17-2 尸体料理的操作流程、步骤和要点

操作流程	操作步骤	要点说明
1. 备物填卡	洗手、戴口罩,填写尸体识别卡3张。备齐用物,携至床边,屏风遮挡	• 维护逝者隐私,减少对同病室其他患者情绪的影响
2. 劝慰家属	劝慰家属暂离病房	• 如家属不在应尽快通知
3. 撤去治疗	撤去一切治疗用物,如输液管、引流管、氧气管、导尿管等	• 便于尸体护理,防止受压,皮肤损伤
4. 安置体位	将床放平,尸体仰卧,头下垫一枕头,脱去衣裤,留一层大单或被套遮盖尸体	• 以防面部淤血变色
5. 整理遗容	洗脸,如有义齿将其装上,闭合口、眼。对眼睑不能闭合者,用毛巾湿敷或于上眼睑下垫少许棉花,使上眼睑下垂闭合。对于口不能闭合者,轻揉下颌或用绷带托住	• 可避免面部变形,使面部稍显丰满;口、眼闭合,维持尸体外观,符合习俗,以安慰家属
6. 填塞孔道	用血管钳将不脱脂棉球填塞于口、鼻、耳、肛门、阴道等身体孔道	• 防止体液外溢,注意棉花勿外露
7. 清洁全身	擦净全身,更衣梳发。用松节油或乙醇擦净胶布痕迹,有伤口者更换敷料,有引流管者应拔除,缝合伤口或用蝶形胶布封闭并包扎	• 保护尸体清洁,无渗液,维持良好的尸体外观
8. 包裹尸体	将第1张尸体识别卡系于尸体右手腕部,用尸单包裹尸体,尸单上、下两角遮盖头部和脚,用左右两角将尸体包严,再用绷带在胸部、腰部、踝部固定,将第2张尸体识别卡系于尸体腰间的尸单上	• 便于尸体运送与识别
9. 运送尸体	移尸体于平车上,盖上大单,由太平间工作人员送往太平间,置于停尸屉内,将第3张尸体识别卡系于尸屉的外面,带回大单,放回污衣袋内	• 避免认错尸体
10. 终末消毒	床单位、用物及病室进行消毒处理	• 非传染患者按一般出院患者方法处理,传染病患者按终末消毒处理
11. 整理病历	完成各项记录,在体温单上填写死亡时间,注销各种执行单,整理病历,按出院手续办理结账	• 完整的出院护理记录,具有法律效力
12. 清点遗物	清点遗物交给家属,若家属不在,应由两名护士共同清点,列出清单交护士长保存	• 防止发生医疗纠纷

> **考点提示**
>
> 尸体料理头下垫一枕头的目的。

【评价】

1. 尸体整洁，无渗液，表情安详，姿势良好，易于辨认。
2. 家属减轻哀痛，对尸体料理表示满意。

【注意事项】

1. 尸体料理应在医生开具死亡诊断书后尽快进行，以防尸僵。
2. 尸体识别卡应正确放置，以便识别尸体。
3. 如为传染病患者，应按传染病患者终末消毒处理。用消毒液清洁尸体，用浸有1%氯胺溶液的棉球填塞尸体各孔道，用一次性尸单或尸袍包裹尸体，并装入不透水的袋子中，外面作好传染标志。
4. 护士态度应严肃认真，尊重逝者。

【健康教育】

1. 鼓励家属合理宣泄情感，减轻哀痛，以减少对健康的影响。
2. 安慰家属，心理疏导，提供心理支持，学会调整家庭角色，树立生活的信心。
3. 为家属提供生活的指导和建议，鼓励其多参加各种社会活动，培养新兴趣。

五、丧亲者的护理

丧亲者（the bereaved）即逝者亲属。痛失亲人是一件重大的生活事件，会引起较大的心理反应，直接影响丧亲者的身心健康，因此做好丧亲者的护理是十分重要的。

（一）丧亲者的心理反应

根据安格乐（Engel）理论，丧亲者的心理反应可分为以下六期。

1. 冲击与怀疑期　本阶段的特点是拒绝接受丧亲，感觉麻木，否认，暂时拒绝接受死亡事件，使自己有充分的时间加以调整，此期在意外死亡事件中表现得最为明显。
2. 逐渐承认期　意识到亲人确已死亡，于是出现空虚、发怒、自责和哭泣等痛苦表现，此期的典型特征是哭泣。
3. 恢复常态期　家属带着悲痛的心情着手处理逝者后事，准备丧礼。
4. 克服失落感期　此期表现为设法克服痛苦的空虚感，但仍不能以新人代替失去的、可依赖支持的人，常回忆过去的事情。
5. 理想化期　此期家属会产生想象，认为失去的人是完美的，为过去对已故者做出的不好行为感到自责。
6. 恢复期　此阶段机体的大部分功能恢复，但悲哀的感觉不会简单消失，会常记忆逝者，并永远怀念逝者。恢复的速度受所失去人的重要性、对自己的支持程度、原有的悲哀体验等因素的影响。

（二）影响丧亲者心理调适的因素

1. 对逝者的依赖程度　丧亲者对逝者生活上、经济上、情感上依赖性越强，面对患者死亡后的调适就越困难。常见于配偶关系。
2. 病程的长短　急性死亡病例，由于丧亲者对突发事件没有心理准备，易产生自责、内疚心理；而慢性死亡病例，由于已有预期的心理准备，则较能调适。
3. 逝者的年龄　逝者的年龄越小，丧亲者越易产生不舍和惋惜，增强内疚感和罪恶感。在中国社会"白发人送黑发人"历来是最悲哀的感觉。

4. 支持系统　丧亲者的亲朋好友、单位组织、宗教信仰等支持系统能提供支持满足其需要，则较易调适哀伤期。

5. 失去亲人后的生活改变　失去亲人后生活改变越大、越难调适，如中年丧夫、老年丧子。

（三）丧亲者的护理

1. 做好尸体料理　体现对逝者的尊重，对生者的抚慰。

2. 鼓励家属宣泄情绪　死亡是患者痛苦的结束，而对丧亲者则是悲哀的高峰，会影响其生存质量和身心健康，护士应理解和同情丧亲者，认真倾听其内心诉说，鼓励其合理宣泄情绪，以减少对身心健康的影响。

3. 心理疏导与精神支持　安慰丧亲者面对现实，提供有关知识，帮助其疏导悲痛，获得精神的支持与安抚，树立继续生活的信心与勇气。

4. 提供生活的指导与建议　了解丧亲者的实际困难，提出合理的建议并给予帮助，如经济问题、子女问题、家庭组合等，使丧亲者深切地感受人世间的情谊。

5. 鼓励参加社会活动　鼓励丧亲者建立新的社会关系，培养新的爱好和兴趣，使其在交往和社会活动中获得慰藉，淡化个人的悲伤感。

6. 丧亲者随访　目前在国外，临终关怀机构可通过电话、信件、访视等方式对丧亲者进行追踪随访与支持。

思政园地

最后时光的守护

电影《遗愿清单》里有这样一句台词：生和死，是永远无法沟通的两个世界。所以，由生到死的这个过程，才显得那么意义重大。

"时间长了，患者的一个眼神、一个表情我们都能猜得差不多，尽最大努力来满足他们的心愿最重要。"青岛市北红十字会老年护理院护理员王红卫说，她16年来一直从事"临终关怀"区域的护理工作，送走了数百名老人或重病患者。她形容自己的工作是"守护"，是生命最后一班列车的列车员，守的是患者最后的尊严，护的是家属被剥离的心。

89岁的刘阿姨穿着淡粉色的羊毛衫，安静地躺在病床上。11点半是午饭时间，王红卫走到刘阿姨房间门口，把饭菜放下，握住刘阿姨的手，在她耳畔用崇拜式的口吻说："您今天精神头真好！亲亲您的脸。"随后刘阿姨用眼神示意，王红卫把自己的侧脸贴过去，刘阿姨也轻轻地送上一个吻。最开始每次给刘阿姨喂饭都很困难，她会把头扭到一边，有时候还会吐出来。时间久了，护理人员就了解刘阿姨的"小脾气"了，每次给刘阿姨喂饭的时候，都会握握她的手，亲亲她的脸颊，刘阿姨再回亲一个。这一套吃饭前的固定流程结束以后，刘阿姨才开始吃饭。

本 章 小 结

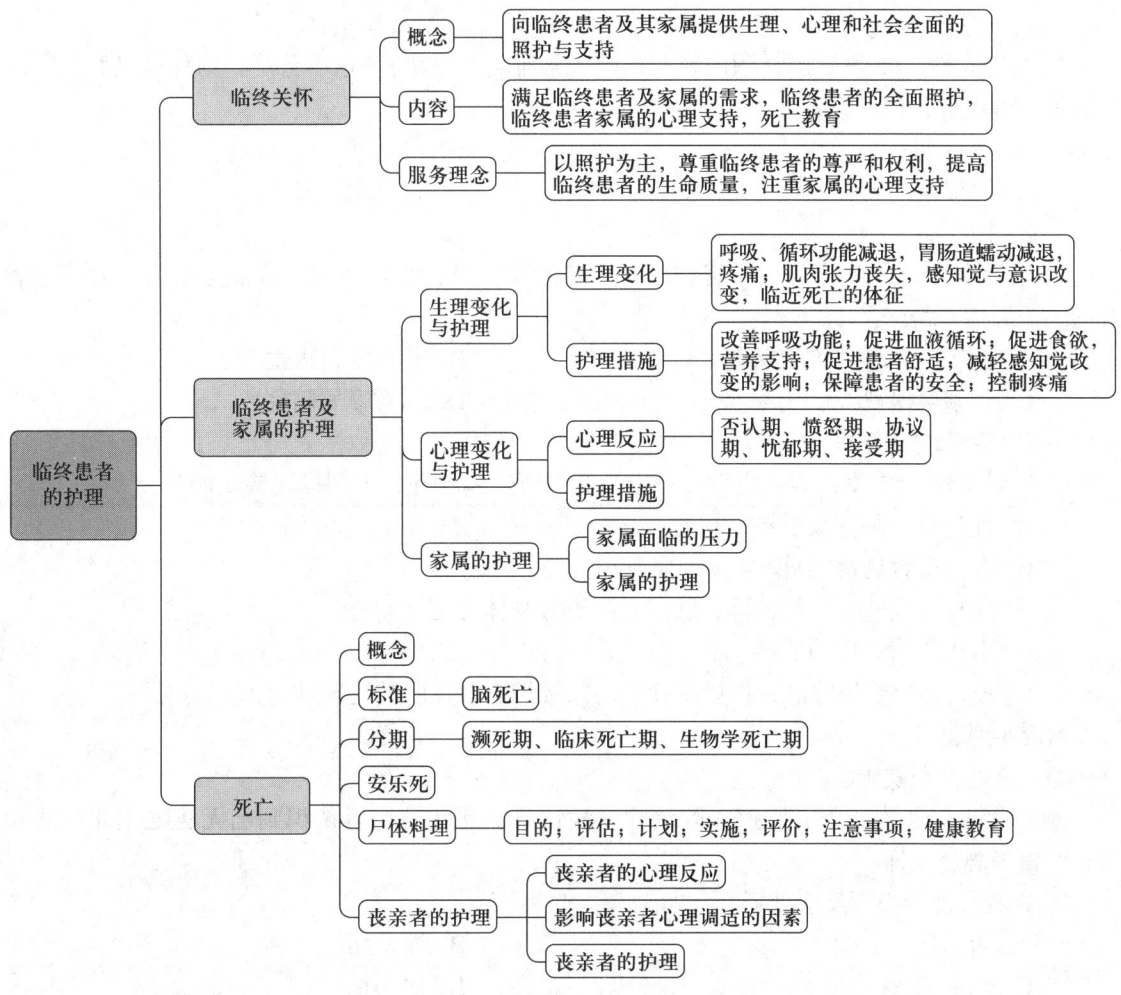

自 测 题

一、选择题

A1/A2 型题

1. 目前医学界主张的死亡判断标准是
   A. 心搏停止
   B. 脑死亡
   C. 各种反射消失
   D. 瞳孔散大、对光反射消失
   E. 呼吸停止
2. 死亡过程的分期是
   A. 昏迷、呼吸停止、心搏停止
   B. 心搏停止、呼吸停止、对光反射消失
   C. 濒死、临床死亡、生物学死亡
   D. 尸斑、尸冷、尸僵
   E. 肌力消退、肌张力减退、反射消失

3. 最先发生的尸体现象是
   A. 尸斑
   B. 尸僵
   C. 尸冷
   D. 尸体腐败
   E. 尸臭

4. 患者女性，65岁。因宫颈癌晚期入院，常常自言自语："这不公平，为什么是我？"出现这种心理反应，提示患者处于
   A. 否认期
   B. 愤怒期
   C. 协议期
   D. 忧郁期
   E. 接受期

5. 患者女性，38岁。因"子宫颈癌"住院治疗，患者常常哭泣，且焦虑不安。对该患者首选的护理措施是
   A. 倾听其倾诉并给予安慰
   B. 通知主管医生
   C. 让家属探视
   D. 同意家属陪伴
   E. 给予镇静药

6. 患者女性，65岁，因病离世。护士为其进行尸体料理，下列描述错误的是
   A. 使尸体仰卧，头下垫一软枕
   B. 有伤口者更换敷料
   C. 用棉球填塞口、鼻、耳、肛门、阴道等身体孔道
   D. 取出义齿，以防脱落
   E. 侵入性导管拔除后，伤口需缝合，以维护逝者皮肤的完整性

A3/A4型题

（7～9题共用题干）

患者女性，62岁。因乳腺癌入院治疗，病情日益恶化，患者认识到已无法阻止死亡的来临，变得平静、安详。

7. 患者目前的心理反应处于
   A. 否认期
   B. 愤怒期
   C. 忧郁期
   D. 协议期
   E. 接受期

8. 对该患者的护理，不妥的是
   A. 整理患者的遗物
   B. 尊重患者
   C. 减少外界干扰
   D. 加强生活护理
   E. 不强迫与其交谈

9. 患者死亡后，护士为其进行尸体料理时，正确的是
   A. 同意家属留在病房内，满足其心理需要
   B. 为逝者安置去枕仰卧位，保持外观良好
   C. 用消毒液清洁尸体
   D. 将第1张尸体识别卡系在逝者的右手腕部
   E. 用1%氯胺棉球填塞身体各孔道，以防体液外渗

二、简答题

尸体料理的注意事项有哪些？

三、案例分析

患者女性，56岁，因宫颈癌晚期入院，当患者得知自己患宫颈癌后，怀着侥幸的心理四处求医，拒绝接受事实。

请问：1. 该临终患者目前的心理反应处于哪一期？
   2. 对该临终患者应采取哪些护理措施？

（周 密）

第十八章数字资源

第十八章　医疗和护理文件

学习目标

1. 描述医疗和护理文件的重要性、书写要求、保管要求及排列顺序。
2. 能完成体温单的绘制、出入液量记录单、特别护理记录单和病室交班报告的书写。
3. 简述医嘱的内容、种类、处理方法及注意事项。
4. 树立法律证据意识，在处理和执行医嘱的过程中具有严谨慎独的工作态度和行为。

第一节　医疗和护理文件的记录和管理

案例 18-1

郑某，男，54岁，因急性阑尾炎收入胃肠外科住院治疗，腹腔镜术后病情好转。医生开出医嘱，当天上午9点出院。出院前，郑某的各项医疗和护理文件要整理完毕并归档。

问题与思考：
1. 医疗和护理文件记录时应遵循哪些原则？
2. 如何整理医疗和护理文件？

医疗和护理文件是患者就医期间全部医疗、护理记录的重要档案资料，是患者在门诊、急诊时和住院期间疾病的发生、各种检查、诊断、治疗、康复或死亡的真实、扼要的文字记录。在临床医疗、临床护理、护理科研、护理教育、护理管理及法律上均有特殊价值。因此，在医疗与护理文件的记录和管理过程中要做到认真、细致、负责、遵守专业技术规范。医疗和护理文件由具有法定资格的各级医务人员书写，主要包括医疗记录、护理记录、检验记录、各种证明文件等，其中一部分由护士负责书写，由护士书写的为护理文件。目前全国各医院的医疗护理文件记录方式不尽相同，但是遵循的原则应该一致。

一、医疗和护理文件记录的意义

（一）提供患者的信息资料

医疗和护理文件记录了患者的病情变化、诊断治疗及护理的全过程，是最原始的文件记录，方便医护人员及时、动态了解患者的全面信息，是诊断、治疗、护理的重要参考依据，保证了诊疗、护理工作的连续性及完整性，同时，加强了医护间的合作及协调。

（二）提供教学、科研资料

完整的医疗和护理文件是医学和护理教学的重要教材，它体现了医学、护理学理论在实践中的具体运用，也是开展科研工作的重要资料，可根据对患者的医疗与护理记录，进行个案或统计学分析、回顾性研究。同时，完整的原始记录，可为疾病调查、流行病学研究、传染病管理提供医学统计资料，为国家卫生行政管理部门制定和实施政策提供依据。

(三)提供评价依据

医疗和护理文件在一定程度上反映了医院的医疗护理质量、医院管理、学术和技术水平,是医院工作和科学管理水平的重要标志之一,是医务人员服务质量和技术水平的体现,又是医院进行等级评定及对护理人员进行考核的参考资料。

(四)提供法律依据

医疗和护理文件属于合法文件,为法律认可的证据,具有重要的法律作用。其内容是患者在就诊或住院期间接受诊疗、护理的具体情形的真实反映,在法庭上可作为医疗纠纷、人身伤害、保险赔偿、犯罪刑案、遗嘱查验等诉讼案件的证明。该类案件的调查处理过程中,都将依据病案记录加以判断,以明确医院及医护人员有无法律责任。因此,护理人员在患者住院期间的病情、治疗、护理措施等书写记录要按照有关医疗护理文件记录的原则进行,以确保护士自身和患者的合法权益。

 考点提示

医疗和护理文件的重要性。

二、医疗和护理文件记录的原则

(一)及时

医疗和护理文件记录必须及时,不可提早或拖延,更不能漏记,以保证记录的时效性。如患者入院记录、出院记录、死亡记录应于 24 h 内完成,首次病程记录应在患者入院 8 h 内完成。因抢救危急患者未及时记录的,有关医护人员应在抢救结束后 6 h 内据实补记,并加以注明。

(二)准确、真实

文件记录的内容必须准确、真实,不可主观臆断,描述应详细、客观,尤其对患者的主诉和行为应据实描述。

(三)完整

文件的眉栏、页码、各项记录必须逐页、逐项填写完整,每个项目栏后不留空白,以防添加。记录者应签全名,以明确职责。不得随意拆散、损坏或外借,以免丢失。

(四)简明扼要

记录的内容应简洁、语句通顺、重点突出,使用医学术语应确切,并使用公认的缩写,避免笼统、含糊不清或过多修辞,以方便医护人员快速获取所需信息,节约时间。

(五)清晰

书写医疗和护理记录应使用红、蓝钢笔或碳素墨水笔,文字工整,字迹清晰,不出格,不跨行,表格整洁,标点正确。如书写错误,应在相应文字上面划双横线,就近书写正确文字并签全名。不得采用刮、粘、涂等方法掩盖或去除原来的字迹。

 考点提示

医疗和护理文件记录的原则。

三、医疗和护理文件的管理

医疗护理文件是医院重要的档案资料,医疗机构应当建立医疗和护理文件的管理制度,设置专门部门或专（兼）职人员，具体负责本机构医疗和护理文件的保存与管理工作。各级医务人员均需按照管理要求严格执行。病案由门诊病历和住院病历两部分组成。门诊病历包括首页、副页和各种检查报告单，随住院病历放置。住院病历包括医疗记录、护理记录、检查记录和各种证明文件等。由于病案是医护人员临床实践的原始文件记录，对医疗、护理、教学、科研、法律等方面都至关重要，故无论是在患者住院期间还是出院后均应妥善管理。

（一）保管要求

1. 医疗和护理文件应按规定记录、使用，并放置在固定位置，用后放回原处。
2. 注意保持医疗和护理文件的清洁、整齐、完整，防止破损、污染、拆散、丢失，收到化验单等检验报告单后应及时粘贴。
3. 患者及家属不得随意翻阅医疗与护理文件，不得擅自将医疗护理文件带出病区；因医疗活动或复印、复制等需要带离病区时，应当有病区指定专门人员负责携带和保管。按规定，患者及家属有权复印体温单、医嘱单、护理记录单等。
4. 医疗和护理文件应妥善保存。各种记录保存期限如下。
（1）体温单、医嘱单、特别护理记录单作为病历的一部分随病历放置，患者出院后送病案室长期保存。
（2）门（急）诊病历档案的保存时间自患者最后一次就诊之日起不少于15年。
（3）病区交班报告本由病室保存1年，以备需要时查阅。
5. 患者本人或其代理人、死亡患者近亲属或其代理人、保险机构有权复印或复制患者的门（急）诊病历、体温单、医嘱单、化验单（检验报告）、医学影像检查资料、特殊检查（治疗）同意书、手术同意书、手术及麻醉记录单、病理报告、护理记录、出院记录以及国务院卫生行政部门规定的其他病历资料。
6. 发生医疗事故纠纷时，应于医患双方同时在场的情况下封存或启封死亡病例讨论记录、疑难病例讨论记录、上级医师查房记录、会诊记录、病程记录、各种检查报告单、医嘱单等，封存的病历资料可以是复印件，封存的病历由医疗机构负责医疗服务质量监控的部门或者专（兼）职人员保管。

住院期间医疗与护理文件由病房负责保管，患者出院或死亡后，将其整理好交病案室保管，并按国家卫生行政部门规定的保存期限保管。

（二）病历的排列顺序

按规定顺序排列，使其规范化、标准化，便于管理和查阅。

1. 住院患者的病历排列顺序
（1）体温单（按时间先后倒排）
（2）医嘱单（按时间先后倒排）
（3）入院记录
（4）病史及体格检查单
（5）病程记录（手术、分娩记录单及特殊治疗记录单等）
（6）各项检验检查报告单
（7）护理记录单
（8）住院病历首页
（9）门诊或急诊病历。

2. 出院（转院、死亡）后患者的病历排列顺序
（1）住院病历首页

（2）出院记录或死亡记录

（3）入院记录

（4）病史及体格检查单

（5）病程记录（手术、分娩记录单及特殊治疗记录单等）

（6）各项检验检查报告单

（7）护理记录单

（8）医嘱单（按时间先后顺排）

（9）体温单（按时间先后顺排）

门诊病历一般由患者或家属自行保管。

 考点提示

病历排列顺序。

第二节　医疗护理文件的书写

案例 18-2

患者女，48岁，因"胸闷2天，加重4h"于2015年07月20日09：00收治于心血管病区。查体：T 37.0℃，P 72次/分，R 18次/分，BP 150/70 mmHg。入院诊断：冠心病，不稳定性心绞痛。医嘱：心内科护理常规，一级护理，低盐低脂饮食，吸氧4 L/min，心电图检查，心肌酶谱测定，阿司匹林 75 mg 口服 qd，5% 葡萄糖 250 ml+ 复方丹参 10 ml/ivgtt qd，胸部X线检查，血、尿、便常规等。

问题与思考：

1. 如何填写、绘制该患者的体温单？
2. 医生所开的医嘱分为哪些类型？
3. 如何执行上述医嘱？哪些医嘱需立即执行？

一、体温单

体温单又称为三测单，用于记录患者的体温、脉搏、呼吸及其他情况，如出入院、手术、分娩、转科、死亡时间，排尿和排便、出入液量、体重、特殊治疗、血压、药物过敏等大量的病情资料。因此，通过体温单的记录可以了解患者的基本概况。为便于查阅，在患者住院期间，将体温单排列在住院病历的首页（附表18-1）。

（一）眉栏填写

用蓝墨水或碳素墨水钢笔填写。

1. **一般情况**　姓名、入院日期、科室、病室、床号和住院号等项目。

2. **"日期"栏**　每页体温单的第一天应填写年、月、日，中间用短线隔开，如"2018-6-2"，其余6天只填日。如在6天中遇有新的月份或年度开始时，则应填写月、日或年、月、日。

3. **"住院日数"栏**　以阿拉伯数字填写，自入院日为第1天起连续写至出院日。

4. **"手术（分娩）后日数"栏**　以手术（分娩）后的次日为第一天，连续写14天，若在14天内进行第二次手术，则第一次手术天数作分母，第二次手术天数作分子，依次填写至第

14 天。

（二）40～42℃横线之间

用红色水笔在相应时间栏内，纵行填写入院、转入、手术、分娩、转科、出院和死亡的时间。所填时间按 24 小时制记录，且一律用中文书写 × 时 × 分。如：手术——九时十五分，其中破折号占两小格；如果时间与体温单上的整点时间不一致，填写在靠近侧的时间栏内。记录入院、死亡时间应具体到分钟。手术不写具体时间，转入时间由转入病室写。

（三）体温、脉搏、呼吸曲线的绘制

1. 体温曲线的绘制　体温从 35～42℃，每一大格为 1℃，每一小格为 0.1℃或 0.2℃。
（1）体温符号，口温以蓝"●"表示、腋下温度以蓝"×"表示、肛温以蓝"○"表示。
（2）相邻体温符号之间用蓝线相连，要求符号大小一致，连线平直。
（3）物理或药物降温 30 min 后所测体温，用红圈"○"表示，绘制在降温前体温的相应纵格内，并以红色虚线与降温前的体温相连，下次所测体温符号与降温前的体温符号以蓝线相连。
（4）当患者体温＜35℃时，为体温不升，则用蓝墨水笔在 35℃线上划蓝"●"，并在蓝点处向下划箭头"↓"，长度不超过两小格，再与相邻体温相连。
（5）如果体温与前次数值差异较大或与病情不符，应重新测量，无误后在原体温符号上方写蓝"V"（Verified，核实）。
（6）若患者因拒测、外出进行诊疗活动或请假等原因未能测量体温，则在体温单 40～42℃横线之间用红色水笔在相应时间纵格内填写"拒测""外出"或"请假"等，并且前后两次体温断开不相连。

2. 脉搏、心率曲线的绘制
（1）脉搏符号，用红色水笔绘制：以红"●"表示，心率符号以红"○"表示。
（2）相邻脉搏符号用红线连接。
（3）当体温和脉搏重叠时，先绘制蓝色体温符号，外画红圈以表示脉搏。如系肛温，则先以篮圈表示体温，其内以红点表示脉搏。
（4）脉搏短绌时，相邻脉率或心率用红线相连，在脉率与心率之间用红色水笔画线填满。

3. 呼吸曲线的绘制或记录　呼吸符号以蓝"●"表示，相邻的呼吸符号以蓝线相连，或以阿拉伯数字表示，免写计量单位，用红色水笔填写在相应的呼吸栏内，相邻两次上下错开记录。使用呼吸机的患者以 ® 表示，在体温单相应时间内顶格用黑笔画 ®。

（四）底栏填写

除药物过敏阳性反应用红色"（+）"表示外，其余用蓝墨水笔以阿拉伯数字记录，免写计量单位（体温单上已注明）。

1. 排便次数　每 24 h 记录前一日的排便次数。未排便记"0"；排便失禁记"*"；灌肠后的排便次数用符号"E"以分数表示。2/E 表示灌肠后排便 2 次，4/2E 表示 2 次灌肠后排便 4 次，0/E 表示灌肠后无排便，1²/E 表示自行排便 1 次，灌肠后又排便 2 次。
2. 出入液量　单位为"ml"，在相应栏内记录前一日 24 h 的出、入总量。
3. 尿量　单位为"ml"，记录前一日 24 h 的总尿量。如患者导尿用"C"表示，如 1800/C 表示留置导尿患者 24 h 排尿 1800 ml。
4. 血压　单位为"mmHg"，以分式表示：收缩压/舒张压。次数按护理常规或医嘱进行，新入院患者应测量血压并记录，住院期间每周至少记录一次。
5. 体重　单位为"kg"，新入院患者应测量体重并记录，住院患者每周至少记录一次。入

院时或住院期间因病情不能测量体重时,分别用"平车"或"卧床"表示。

6. 药物过敏　用蓝墨水笔填写药物名称,用红色水笔在括号中标注阳性反应"(+)",并于每次添加体温单时转抄过来。

7. 空格　作为机动用,根据病情需要可记录痰量、抽出液、特殊用药、腹围等。

8. 页码　用蓝墨水或碳素墨水笔逐页填写。

有条件的医院,可应用电脑绘制体温单,不仅规范、准确,还可减轻护士的工作量并提高效率。

 考点提示

体温单的正确填写方法。

二、医嘱单

医嘱是医生在医疗活动中根据患者的病情需要拟定的书面嘱咐,由医生书写,医护人员共同执行。目前,各医院医嘱的书写方法不尽一致,有的医院将医嘱直接写在医嘱单上,有的医院将医嘱直接输入计算机,实行微机处理。医嘱单是医生书写医嘱所用,是护士执行医嘱的依据。

(一)医嘱的内容

医嘱的内容包括开写医嘱的日期、时间,患者的床号和姓名,医生和护士签名,以及护理常规、护理级别、隔离种类、饮食、卧位、药物治疗、其他治疗、各种检查、化验等。药物治疗应写明药名、浓度、剂量、用法、时间,手术治疗应写明手术名称、时间、麻醉种类、术前准备等。每项医嘱只包含一个内容,并注明下达时间,具体到分钟。

(二)医嘱的种类

1. 长期医嘱　医嘱自开写之日起,有效时间在 24 h 以上,只有医生注明停止时间后方可失效。如内科常规护理、三级护理、普食等。

2. 临时医嘱　医嘱有效时间在 24 h 以内,应在短时间内执行,通常只执行 1 次。有的临时医嘱须立即执行,如肾上腺素 0.5 mg H st;有的需在限定的时间内执行,如会诊、检查、X 线摄片及各项特殊检查等。此外,出院、转科、死亡等也属于临时医嘱。

3. 备用医嘱　分长期备用医嘱和临时备用医嘱两种。

(1) 长期备用医嘱 (prn):有效期在 24 h 以上,病情需要时执行,两次执行之间必须有间隔时间,医生注明停止时间方为失效,如哌替啶 50 mg im q6h prn。

(2) 临时备用医嘱 (sos):仅在 12 h 内有效,病情需要时才执行,只执行 1 次,超过 12 h 自动失效,如安定 5 mg po sos。

(三)医嘱的处理

1. 医嘱的处理原则　先急后缓,先临时后长期,先执行后抄写。即先执行临时医嘱,再执行长期医嘱,最后转抄到治疗单上,执行者签全名。

2. 医嘱的处理方法

(1) 长期医嘱:医生直接写在长期医嘱单(附表 18-2)上。护士先将其分别抄至各种长期治疗单或治疗卡上,核对后签全名。

(2) 临时医嘱:医生直接写在临时医嘱单(附表 18-3)上。护士先将其转抄到各种临时治疗单或治疗卡上,核对后分别在护士签名栏内和核对签名栏内签全名,需立即执行的临时医嘱应安排护士马上执行,注明执行时间并在执行栏内签全名。

(3) 长期备用医嘱:医生直接写在长期医嘱单上。需要时执行,护士每次执行后,在临时医嘱单上记录，注明执行时间并签全名，以供下一班护士参考。

（4）临时备用医嘱：医生直接写在临时医嘱单上，12 h 内有效。需要时执行，护士执行后，注明执行时间并签全名。过期未执行自动失效，由护士在该医嘱后用红色水笔注明"未用"二字。

（5）停止医嘱：医生直接在长期医嘱单相应医嘱的停止栏内注明日期、时间、签名。护士在相应的治疗单或治疗卡上注销，填写停止日期、时间，并签全名。

（6）重整医嘱：长期医嘱超过 3 页或医嘱调整项目较多时，需重整医嘱，在原医嘱最后一行下面用红色水笔划一横线，表示前面医嘱一律作废（红线上下均不得有空行，如有空行，用红色水笔从左到右顶格划一斜线）。在红线下正中用红色水笔写上"重整医嘱"，再将红线以上有效的长期医嘱，按原日期、时间顺序抄于红线下。抄录完毕，须两人核对无误，再签重整者的全名。

患者手术、分娩或转科后，也需重整医嘱。医生在原医嘱最后一行下面用红色水笔划一横线，表示红线以上的医嘱自行停止。在红线下正中用红色水笔写上"转入医嘱""术后医嘱""分娩后医嘱"等，然后开写新医嘱，核对无误后签全名。

> **知识链接**
>
> **计算机在医嘱处理中的应用**
>
> 随着医疗水平和计算机网络技术的飞速发展，计算机管理系统已普遍应用于医院的管理。医院信息系统（hospital information system，HIS）是利用电子计算机和通信设备，为医院所属部门提供患者诊疗信息和行政、财务、药品管理信息的收集、存储、处理、提取和数据交换。HIS 的运用使护士从过去反复转抄医嘱的繁琐事务中解脱出来，节省了时间和人力资源，减轻了护士的工作强度，同时使患者获得更多的身心护理和方便。医嘱的信息化管理，不仅利于医护工作者通过互联网进行医疗护理情报检索、学术交流和科研数据处理，也利于评估临床、医疗护理质量以及医院累计工作量。目前，大中型医院已全面应用计算机对护理工作中的医嘱进行处理。

（四）注意事项

1. 护士在处理医嘱时，要认真细致、及时准确、字迹清楚、不得涂改。如有疑问，必须询问或核对清楚，无误方可执行。

2. 所有医嘱必须由医生书写并签全名后才有效。护士在一般情况下不执行口头医嘱，仅在抢救患者或手术过程中，医生提出口头医嘱，护士必须复诵一遍，双方确认无误后，方可执行。抢救结束后，医生应及时补写医嘱。

3. 严格执行查对制度。医嘱应每班小查对，每日查对，及时纠正差错。每周应进行总查对，查对后在登记本上注明查对时间，并签查对者全名。

4. 凡需要下一班执行的临时医嘱，应进行交接班，并在交班记录上注明。

 考点提示

医嘱的处理。

三、出入液量记录单

正常人液体摄入量与排出量保持动态平衡。当患者患有心脏病、肾病、肝硬化腹水、大面积烧伤、休克以及大手术后，可能发生体液调节失衡，记录24 h摄入和排出的液体量对于动态掌握患者的病情变化、确定治疗方案是非常重要的。因此，护理人员要掌握正确记录出入液量的方法。

（一）内容与要求

1. 摄入量

（1）内容：包括每日饮水量、输液量、输血量、食物中的含水量等。

（2）要求：患者饮水容器应固定，以便准确记录；固体食物应记录其单位数目及所含水量。如馒头一个（50 g）、含水量25 ml等。

2. 排出量

（1）内容：包括尿量、排便量，以及其他排出液，如胃肠减压吸出液、胸腹腔吸出液、痰液、呕吐液、伤口渗出液、胆汁引流液等。

（2）要求：测量应准确，记录应及时。除排便记录次数外，液体以毫升为单位记录。能自行排尿的患者，可记录每次尿量，24 h总计，也可将尿液集中倒在一个容器内，定时测量记录；对尿失禁的患者应采取接尿措施，必要时采取留置导尿，以保证计量准确；婴幼儿先测定干尿布重量，然后称湿尿布的重量，二者的差值即为尿量；对难以收集的排出量，可根据规定量液体浸润棉织物的状况进行估计。

（二）记录方法

1. 出入液量先记录在出入液量记录单上。用蓝墨水笔填写表格眉栏各项及页码。

2. 记录均以毫升为单位，但免记计量单位。

3. 记录同一时间的摄入量和排出量，应自同一横格上开始；记录不同时间的摄入量或排出量，均应各自另起一行。

4. 7时～19时用蓝墨水笔记录，19时后至次晨7时用红色水笔记录。24 h出入量由夜班护士在次日7：00用蓝墨水笔总结，填入所划的两道红线之间，未满24 h总结用蓝墨水笔写明具体时间数。并将结果用蓝墨水笔记录在体温单相应的栏目内。

 考点提示

出入液量包括的内容。

四、特别护理记录单

危重患者护理记录单又称为特别护理记录单（附表18-4）。常用于危重、抢救、大手术后、特殊治疗后需严密观察病情变化的患者，以便及时了解病情的动态变化和治疗、护理的效果。

（一）记录内容

眉栏包括患者的姓名、性别、年龄、科别、病室、床号、住院病历号（或病案号）、页码、记录日期和时间。主要内容包括生命体征、意识、瞳孔、出入液量、用药情况、病情动态变化、各种治疗、护理措施以及效果等。

（二）记录方法

1. 眉栏各项目用蓝墨水笔填写。

2. 上午7时至下午7时用蓝墨水笔记录，下午7时至次晨7时用红色水笔记录。

3. 首次书写特别护理记录单者，须有疾病诊断、目前病情，如手术患者应记录麻醉方式、手术名称、术中概况、术后病情、伤口、引流等情况。

4. 每 12 h 或 24 h 将患者的总出入液量、病情治疗、护理等做一次小结或总结，并签全名。

5. 应详细记录患者的病情变化、症状表现、治疗、护理措施及其效果，签全名。

6. 患者出院或死亡后，护理记录单应随病历留档保存。

（三）注意事项

1. 必须在密切观察患者病情的基础上真实记录，不得随意涂改或伪造。

2. 凡是危重患者，或使用特殊药物需要密切观察的患者，应每隔 15～30 min 记录一次，以便及时发现病情变化，及时处理。

3. 记录要准确、具体，避免使用含糊不清的字词，如血压较高，应注明患者具体的血压值。

4. 发现病情变化，及时通知医生，并做好抢救准备，给予紧急处理。

五、病区护理交班报告

病区报告（附表 18-5）是值班护士对病区内患者的动态变化进行的书面交班记录，接班护士通过阅读病区报告可以了解病区的全天工作情况与重点，便于开展工作。

（一）书写要求

1. 病室报告应在深入病室、全面了解患者病情的基础上书写，于各班交班前完成。

2. 书写内容应全面、准确，使用医学术语，字迹清楚，不得涂改，写完签全名。白天用蓝墨水笔，夜间用红色水笔书写。有些医疗机构采取各班均用蓝墨水笔书写。

3. "特殊交班"应书写各班需要交代的相关事项，文字简明扼要。

4. 对新入院、转入、手术、分娩及危重患者，在诊断栏目下分别用红色水笔注明"新""转入""手术""分娩"，危重患者用红色"※"标记，或用红色水笔注明"危"以示醒目。

（二）书写顺序

1. 用蓝墨水笔填写眉栏各项，包括病室、日期、患者总数、出院、转出、死亡、新入院、转入、手术、分娩、病危、病重人数等。

2. 先写离开病区的患者（出院、转出、死亡），再填写进入病区的新患者（新入院、转入），最后填写病区内重点护理的患者（手术、分娩、病危、病重）。同一栏的内容，按床号先后顺序排列。

3. 病情栏首先填写患者的体温、脉搏、呼吸、血压，并注明测量时间，再报告患者的病情、治疗及护理情况，最后交代下一班应特别注意的事项和需执行的临时医嘱。

（三）交班内容

1. 出院、转出、死亡患者　记录出院时间，对于转出患者注明转出的去向，对于死亡患者注明抢救经过及死亡时间。

2. 新入院或转入的患者　报告入院或转入时间及活动状况（步行、平车或轮椅），患者主诉和主要症状、体征，给予的治疗、护理措施和效果，可能发生的病情变化，需要重点观察和注意的事项等。转入患者还须注明由何处转入。

3. 危重患者　报告患者的生命体征、瞳孔、神志、病情动态、特殊的抢救治疗、护理措施和效果，以及注意事项等。对危重患者的病情变化要详细记录。

4. 手术患者　对准备手术的患者写明术前准备和术前用药情况等。对当天手术患者需写明麻醉种类、手术名称及过程、麻醉清醒时间、回病房后的生命体征、伤口、引流、排尿、排气等情况。

5. 产妇　产前报告胎次、胎心、宫缩及破水情况；产后报告产式、产程、分娩时间、婴儿性别及评分、出血量、会阴切口及恶露情况，自行排尿时间。

6. 生活不能自理的患者　报告生活护理情况，如口腔护理、皮肤清洁及压力性损伤护理、饮食护理、二便护理等。

 考点提示

交班报告的书写顺序。

六、护理病历

在临床应用护理程序的过程中，患者有关的健康资料、护理问题、护理措施等均应有书面记录，这些记录构成了护理病历。

（一）护理表格的设计与使用原则

1. 能及时、准确地反映患者的病情、心理状态，避免与医疗记录重复。
2. 能体现护理评估、护理诊断、护理计划、护理实施、护士效果评价的内容，能反映护理质量。
3. 操作简便、省时省力，符合护理发展的需要，具有实用性和可操作性。
4. 有法律依据作用，有保存、研究和评价价值。

（二）护理病案

各医院护理病案的设计不尽相同，一般包括以下几种。

1. 入院护理评估表　用于对新入院患者进行初步的护理评估，为形成护理诊断和护理问题建立资料库。目前国内常以 Gordon 的功能性健康形态理论和马斯洛的人的需要理论为框架设计患者入院护理评估表，各医院根据自己的特点也有不同之处。

2. 住院护理评估表　为及时、全面掌握患者病情的动态变化，护士应对其分管的患者视病情进行评估。评估内容可根据病种、病情不同而有所不同。

3. 护理诊断项目表　通过对患者的评估，将确定的护理诊断按主次顺序列于项目表上，出现新的健康问题及时记入。

4. 护理计划单　是护士对患者实施护理的具体方案。内容包括护理诊断、护理目标、护理措施、效果评价等。

5. 护理记录单　护理记录单是护士运用护理程序的方法为患者解决问题的记录。其内容包括患者的护理问题、护士所采取的护理措施和执行措施后的效果等。

6. 健康教育计划和出院指导

（1）健康教育计划：其内容可涉及与恢复和促进患者健康有关的各方面的知识与技能。主要包括：①疾病的诱发因素、发生与发展过程；②可采取的治疗护理方案；③有关检查的目的及注意事项；④饮食与活动的注意事项；⑤疾病的预防及康复措施。

（2）出院指导：其内容为对患者出院后活动、饮食、服药、伤口、随访等方面进行指导。教育和指导的方式可采用讲解、示范、模拟、提供书面或视听材料等。

本 章 小 结

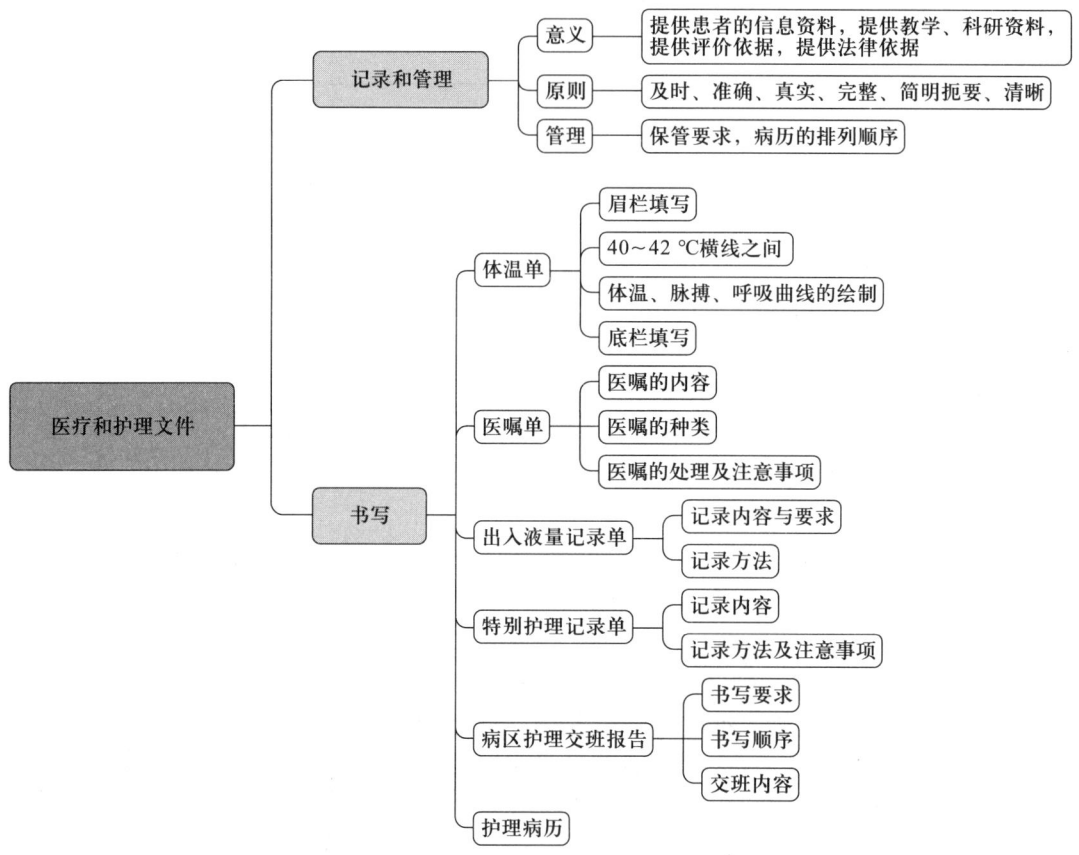

自 测 题

一、选择题

A1/A2 型题

1. 正确的病区报告书写顺序是
   A. 离开病区的患者→新入院患者→重点护理的患者
   B. 新入院患者→重点护理的患者→离开病区的患者
   C. 重点护理的患者→离开病区的患者→新入院患者
   D. 重点护理的患者→新入院患者→离开病区的患者
   E. 新入院患者→离开病区的患者→重点护理的患者

2. 下列与病案作用无关的是
   A. 提供患者的信息资料   B. 提供教学与科研资料
   C. 提供法律依据   D. 提供评价依据
   E. 提供患者流动情况的依据

3. 病案书写的基本要求不包括
   A. 描写生动形象   B. 记录及时准确

C. 内容简明扼要 D. 医学术语确切
E. 记录者签全名

4. 以下不符合住院病案管理要求的是
   A. 住院病案放在病案柜中 B. 病案必须保持清洁和完整
   C. 病案不能擅自携出病区 D. 家属可借阅
   E. 医护人员记录使用后必须放回原处

5. 患者出院的病案经整理后应交给
   A. 住院处 B. 人事科 C. 护理部
   D. 病案室 E. 医教科

6. 患者陈某，58岁，因心绞痛入院，医嘱"吸氧，Prn"。此医嘱属于
   A. 长期医嘱 B. 临时医嘱
   C. 长期备用医嘱 D. 临时备用医嘱
   E. 立即执行的医嘱

7. 护士小章，在夜班下班前将总结的危重患者24 h出入液量记录在当天体温单的相应栏内时用
   A. 铅笔 B. 蓝墨水笔 C. 红色水笔
   D. 蓝铅笔 E. 红铅笔

8. 患者杨某，35岁，急性胃肠炎已痊愈，准备出院。护士为其整理出院病案时，应放在病案最后的是
   A. 入院记录 B. 体温单 C. 医嘱单
   D. 住院病历首页 E. 各种化验单

A3/A4 型题

（9～11 题共用题干）

患者钱某，女，48岁，因2型糖尿病入院治疗。

9. 医生开出医嘱，下列属于临时医嘱的是
   A. 内科护理常规 B. 糖尿病饮食
   C. 次日晨空腹血糖检查 D. 胰岛素，8 U 皮下注射 qd
   E. 食盐量每日不超过 6 g

10. 护士应转抄在长期医嘱栏内的医嘱是
    A. 青霉素皮试 B. 甲苯磺丁脲 0.5 g tid
    C. 尿常规 D. 血脂测定
    E. 血常规

11. 在体温单 40～42℃之间应填写
    A. 入院情况 B. 检查时间 C. 体重的数据
    D. 入院的时间 E. 用药的时间

二、简答题

1. 做好医疗护理文件记录的意义有哪些？
2. 护理文件的记录要求有哪些？

三、案例分析

患者女，51岁，今天上午9：00行股骨头置换手术，于12：00时返回病房，护士监测其

生命体征平稳。16：00时患者主诉刀口疼痛难忍，医生检查后，开出医嘱：哌替啶50 mg Im q6h prn。

请问：1. 此医嘱属于何种医嘱，有何特点？
2. 护士应该如何处理？

（佘 兰）

附表 18-1　三测单

姓名 王×× 　科别 外科 　病区 13 　床号 1 　住院号 20088943

日　期	2017-3-28	29	30	4-1	2	3	4
住院日数	1	2	3	4	5	6	7
手术后日数					1	0/2	1/3
每日时间	4 8 12 4 8 12	4 8 12 4 8 12	4 8 12 4 8 12	4 8 12 4 8 12	4 8 12 4 8 12	4 8 12 4 8 12	4 8 12 4 8 12

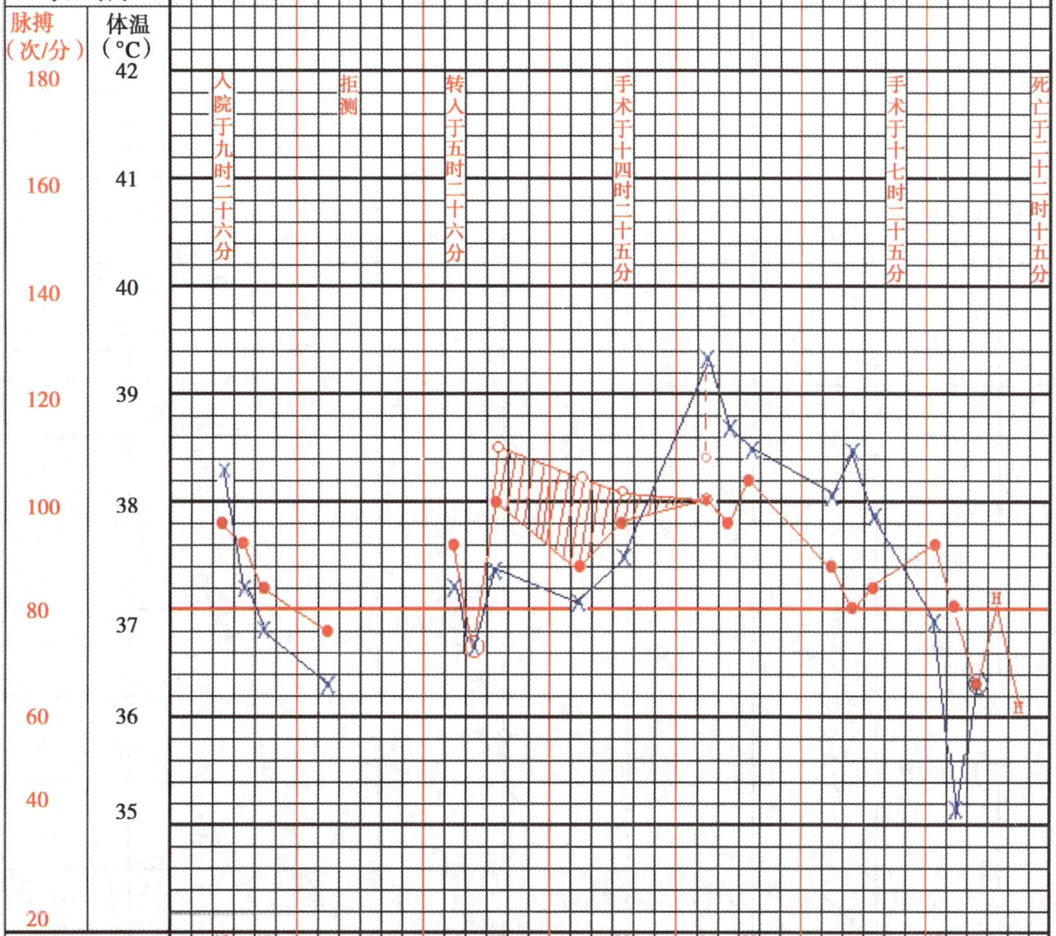

脉搏（次/分）
体温（℃）
180
160
140
120
100
80
60
40
20
42
41
40
39
38
37
36
35
入院于九时二十六分
拒测
转入于五时二十六分
手术于十四时二十五分
手术于十七时二十五分
死亡于二十二时十五分
H

呼吸（次/分）	18 18 17	17	18 17 17	18 20	24 22 20	17 18 17	17 17 18
大便（次）	1	1	1	1/E	0	※	2
尿量（ml）	1000	1200	1000	1300	1500	1200	1300
入量（ml）	3000	2775	3400	3250	3000	2250	1400
血压（mmHg）	158/90						
体重（kg）	64						
腹围（cm）							
药物过敏	青霉素（阳性）						
其他							

口表 ●　腋表 ×　脉搏 ●　心率 ○　起搏器 H

第　页

附表 18-2　长期医嘱单

姓名_____　科别_____　病室_____　床号_____　住院号_____

开始					停止			
日期	时间	医嘱	签名		日期	时间	签名	
							医师	护士

第___页

附表 18-3　临时医嘱单

姓名_____　科别_____　病室_____　床号_____　住院号_____

日期	时间	医嘱	医师签名	执行时间	执行者签名

第____页

附表18-4 特别护理记录单

姓名_____ 性别_____ 科别_____ 床号_____ 住院号_____

日期	时间	体温℃	脉搏次/分	呼吸次/分	血压mmHg	入量		出量		病情观察及护理	签名
						项目	ml	项目	ml		

第____页

附表 18-5 病区报告

病室_____ 年 月 日

病情 床号 姓名 诊断	日夜班 患者 总报告	上午 8 时至下午 5 时 患者总数　　人	下午 5 时至午夜 12 时 患者总数　　人	午夜 12 时至 8 时 患者总数　　人
		出院　转出　死亡	出院　转出　死亡	出院　转出　死亡
		新入院　转入	新入院　转入	新入院　转入
		手术　分娩　病危　病重	手术　分娩　病危　病重	手术　分娩　病危　病重

签名　　　　　　　　　　　　　签名　　　　　　　　　　　　　签名

附录　与医院感染管理有关的主要法律法规、标准规范

1. 法律法规
（1）医院感染管理办法，2006年。
（2）中华人民共和国传染病防治法（2013年修订版）。
（3）突发公共卫生事件与传染病疫情监测信息报告管理办法，2003年。
（4）医疗废物管理条例，2011年修订。
（5）医疗废物管理行政处罚办法（试行），2004年。
（6）重大动物疫情应急条例，2017年。
（7）医疗机构传染病预检分诊管理办法，2005年。
（8）一次性使用无菌医疗器械监督管理办法（国家药品监督管理局令第24号）。
（9）突发公共卫生事件应急条例，2011年修订。
2. 国家标准
（1）GB 15982-2012 医院消毒卫生标准
（2）GB 16383-2014 医疗卫生用品辐射灭菌消毒质量控制
（3）GB 19193-2015 疫源地消毒总则
（4）GB 50333-2013 医院洁净手术部建筑技术规范
（5）GB/T 26366-2021 二氧化氯消毒剂卫生要求
（6）GB/T 26367-2020 胍类消毒剂卫生要求
（7）GB/T 26368-2020 含碘消毒剂卫生要求
（8）GB/T 26369-2020 季铁盐类消毒剂卫生要求
（9）GB/T 26370-2020 含溴消毒剂卫生要求
（10）GB/T 26371-2020 过氧化物类消毒液卫生要求
（11）GB/T 26372-2020 戊二醛消毒剂卫生要求
（12）GB/T 26373-2020 醇类消毒剂卫生要求
（13）GB/T 27947-2020 酚类消毒剂卫生要求
（14）GB 27948-2020 空气消毒剂通用要求
（15）GB 27949-2020 医疗器械消毒剂通用要求
（16）GB 27950-2020 手消毒剂通用要求
（17）GB 27951-2011 皮肤消毒剂卫生要求
（18）GB 27952-2020 普通物体表面消毒剂通用要求
（19）GB 27953-2020 疫源地消毒剂通用要求
（20）GB 27954-2020 黏膜消毒剂通用要求
（21）GB 27955-2020 过氧化氢气体等离子体低温灭菌器卫生要求
（22）GB 28232-2020 臭氧消毒器卫生要求

（23）GB 28233-2020 次氯酸钠发生器卫生要求
（24）GB 28234-2020 酸性电解水生成器卫生要求
（25）GB 28235-2020 紫外线消毒器卫生要求
（26）GB 28931-2012 二氧化氯消毒剂发生器安全卫生标准
（27）GB 30689-2014 内镜自动清洗消毒机卫生要求
（28）GB 31713-2015 抗菌纺织品安全性卫生要求
（29）GB 5749-2006 生活饮用水卫生标准
（30）GB/T 30690-2014 小型压力蒸汽灭菌器灭菌效果监测方法和评价要求
（31）GB 19082-2009 医用一次性防护服技术要求
（32）GB 19083-2010 医用防护口罩技术要求

3. 行业标准

（1）WS 310.1-2016 医院消毒供应中心 第1部分：管理规范
（2）WS/T 310.2-2016 医院消毒供应中心 第2部分：清洗消毒及灭菌技术操作规范
（3）WS 310.3-2016 医院消毒供应中心 第3部分：清洗消毒及灭菌效果监测标准
（4）WS/T 311-2009 医院隔离技术规范
（5）WS/T 312-2009 医院感染监测规范
（6）WS/T313-2019 医务人员手卫生规范
（7）WS 293-2008 艾滋病和艾滋病病毒感染诊断标准
（8）WS/T367-2012 医疗机构消毒技术规范
（9）WS/T368-2012 医院空气净化管理规范
（10）WS/T 525-2016 医院感染管理专业人员培训指南
（11）WS/T 524-2016 医院感染暴发控制指南
（12）WS506-2016 口腔器械消毒灭菌技术操作规范
（13）WS507-2016 软式内镜清洗消毒技术规范
（14）WS/T508-2016 医院医用织物洗涤消毒技术规范
（15）WS/T509-2016 重症监护病房医院感染预防与控制规范
（16）WS/T510-2016 病区医院感染管理规范
（17）WS/T 511-2016 经空气传播疾病医院感染预防与控制规范
（18）WS/T 512-2016 医疗机构环境表面清洁与消毒管理规范
（19）WS/T 591-2018 医疗机构门急诊医院感染管理规范
（20）WS/T 592-2018 医院感染预防与控制评价规范
（21）WS/T 646-2019 过碳酸钠消毒剂卫生要求
（22）WS/T 648-2019 空气消毒机通用卫生要求
（23）WS/T 649-2019 医用低温蒸汽甲醛灭菌器卫生要求
（24）WS T651-2019 医用低温蒸汽甲醛灭菌指示物评价要求

注：本附所列法律法规、标准规范如有更新，依据更新后内容执行。

参考文献

[1] 罗仕蓉,周香凤.基础护理学.北京:北京大学医学出版社,2019.
[2] 李小寒,尚少梅.基础护理学.7版.北京:人民卫生出版社,2022.
[3] 姜安丽,钱晓路.新编护理学基础.3版.北京:科学出版社,2018.
[4] 罗先武,王冉.全国护士执业资格考试轻松过.北京:人民卫生出版社,2022.
[5] 单伟颖,郭飏.老年人常用照护技术.北京:人民卫生出版社,2021.
[6] 尚少梅,李小寒.基础护理学实践与学习指导.北京:人民卫生出版社,2022.
[7] 关永俊.全国护士执业资格考试过关精点.上海:第二军医大学出版社,2014.
[8] 王玉升.全国护士执业资格考试精选模拟.北京:人民卫生出版社,2017.
[9] 季诚,罗仕蓉.基础护理技术.4版.北京:科学出版社,2016.
[10] 左凤林,韩斗玲.基础护理学.北京:中国协和医科大学出版社,2017.
[11] 程玉莲,赵国琴.护理学基础.2版.北京:人民卫生出版社,2020.
[12] 吴春虎.全国护士执业资格考试试题金典.北京:人民卫生出版社,2023.
[13] 胡荣.全国护士执业资格考试模拟试卷.北京:人民卫生出版社,2023.
[14] 左凤林,何凤云.护理学基础.北京:中国医药科技出版社,2022.
[15] 周春美,陈焕芬.基础护理技术.2版.北京:人民卫生出版社,2019.
[16] 张连辉,邓翠珍.基础护理学.4版.北京:人民卫生出版社,2022.
[17] 杨宝峰,陈建国.药理学.9版.北京:人民卫生出版社,2018.
[18] 全国护士执业资格考试用书编写专家委员会.全国护士执业资格考试指导.北京:人民卫生出版社,2022.
[19] 付能荣.基础护理.北京:科学出版社,2018.
[20] 章晓幸,邢爱红.基本护理技术.2版.北京:高等教育出版社,2018.

中英文专业词汇索引

A

安乐死（euthanasia） 400
安全（safety） 88

B

半坐卧位（Fowler position） 117
保护性隔离（protective isolation） 74
备用床（closed bed） 16
被动卧位（passive lying position） 115
被迫卧位（compelled lying position） 115
鼻饲法（nasogastric gavage） 214
比奥呼吸（Biot's respiration） 191
标本采集（specimens collection） 353
濒死期（agonal stage） 400
不规则热（irregular fever） 178
不舒适（discomfort） 107
部分胃肠外营养（partial parenteral nutrition，PPN） 217

C

侧卧位（side-lying position） 116
蝉鸣样呼吸（strident respiration） 191
超声雾化吸入法（ultrasonic atomizing inhalation） 298
陈 - 施呼吸（Cheyne-Stokes respiration） 191
弛张热（remittent fever） 178
触诊（palpation） 372
传播途径（routes of transmission） 43
传导（conduction） 176
传染病隔离（isolation of infectious disease） 73

D

蛋白质（protein） 203
等长练习（isometric exercise） 139
等张练习（isotonic exercise） 139
低血压（hypotension） 195
电子体温计（electronic thermometer） 180
电子血压计（electronic manometer） 196
动脉注射法（arterial injection） 296
端坐位（sitting position） 118
对流（convection） 176
多尿（polyuria） 239

F

发作性睡眠（narcolepsy） 131
非无菌区域（non-aseptic area） 61
非无菌物品（non-aseptic supply） 61
辐射（radiation） 176
俯卧位（prone position） 118

G

感染源（source of infection） 43
感温胶片（temperature sensitive tape） 181
高血压（hypertension） 195
隔离（isolation） 71
隔离技术（isolation technique） 75
关节活动范围（range of motion，ROM） 137
关节活动范围练习（range of motion exercise） 137
管饲饮食（tube feeding） 213
过敏性休克（anaphylactic shock） 315

H

鼾声呼吸（stertorous respiration） 191
洪脉（full pulse） 186
呼吸（respiration） 189
呼吸过缓（bradypnea） 190
呼吸过速（tachypnea） 190
呼吸困难（dyspnea） 191
昏迷（coma） 372

昏睡（stupor）372
活动受限（immobility）134

J

肌内注射法（intramuscular injection，IM）288
奇脉（paradoxical pulse）186
基础体温（basal body temperature，BBT）175
稽留热（continuous fever）178
间歇脉（intermittent pulse）185
间歇热（intermittent fever）178
交叉配血试验（cross-match test）342
交替脉（alternating pulse）186
胶体溶液（colloidal solution）324
截石位（lithotomy position）120
晶体溶液（crystalloid solution）324
静脉输血（venous blood transfusion）338
静脉输液（intravenous infusion）323
静脉输液港（venous port access，VPA）332
静脉药物配置中心（pharmacy intravenous admixture services，PIVAS）335
静脉注射法（intravenous injection，IV）291

K

可弃式体温计（disposable thermometer）181
口服给药法（oral administration）277
叩诊（percussion）372
库斯莫尔呼吸（Kussmaul's respiration）191
快波睡眠（fast wave sleep，FWS）129
矿物质（minerals）203

L

冷疗法（cold therapy）254
临床死亡期（clinical death stage）400
临终关怀（hospice care）394

M

麻醉床（anesthetic bed）16
脉搏短绌（pulse deficit）186
脉律（pulse rhythm）185
脉率（pulse rate）184
脉压（pulse pressure）193
慢波睡眠（slow wave sleep，SWS）129

N

内源性感染（endogenous infection）42
凝集素（agglutinin）341
凝集原（agglutinogen）341

P

配伍禁忌（incompatibility）276
皮内注射法（intradermal injection，ID）284
皮下注射法（hypodermic injection，H）286
平均动脉压（mean arterial pressure）193

R

热疗法（thermotherapy）261
人工呼吸器（artificial respirator）383
人体力学（body mechanics）26
入院护理（admission nursing）12

S

丧亲者（the bereaved）403
膳食纤维（dietary fiber）205
少尿（oliguria）239
生命体征（vital signs）175
生物学死亡期（biological death stage）400
尸斑（livor mortis）400
尸僵（rigor mortis）400
尸冷（algor mortis）400
尸体腐败（postmortem decomposition）400
尸体料理（postmortem care）401
失眠（insomnia）131
视觉模拟评分法（visual analogue scale，VAS）111
视诊（inspection）372
嗜睡（somnolence）372
收缩压（systolic pressure）193
舒适（comfort）106
舒张压（diastolic pressure）193
输液泵（infusion pump）333
输液微粒（infusion particle）334
数字评分法（numerical rating scale，NRS）111
水冲脉（water hammer pulse）186
水银体温计（mercury thermometer）180
水银血压计（mercury manometer）196

睡眠过度（hypersomnia） 131
睡眠呼吸暂停（sleep apnea） 132

T

糖类（carbohydrate） 203
疼痛（pain） 109
体表温度（shell temperature） 175
体核温度（core temperature） 175
体温（body temperature） 175
体温过低（hypothermia） 179
体温过高（hyperthermia） 177
听诊（auscultation） 372
头低足高位（Trendelenburg position） 119
头高足低位（dorsal elevated position） 118

W

外科手消毒（surgical hand antisepsis） 57
外源性感染（exogenous infection） 42
外周中心静脉置管（peripherally inserted central catheter, PICC） 325
完全胃肠外营养（total parenteral nutrition, TPN） 217
维生素（vitamin） 204
卫生手消毒（antiseptic hand rubbing） 57
胃肠内营养（enteral nutrition, EN） 212
胃肠外营养（parenteral nutrition） 217
文字描述评分法（verbal descriptors scale, VDS） 111
无菌技术（aseptic technique） 60
无菌区域（aseptic area） 61
无菌物品（aseptic supply） 61
无尿（anuria） 239
无液血压计（aneroid manometer） 196

X

吸痰法（aspiration of sputum） 374
膝胸卧位（knee-chest position） 119

洗手（hand washing） 57
洗胃（gastric lavage） 385
细脉（small pulse） 186
消毒供应中心（central sterile supply department, CSSD） 82
心动过缓（bradycardia） 185
心动过速（tachycardia） 185
嗅诊（smelling） 372
血型（blood group） 340
血压（blood pressure, BP） 193

Y

压力性损伤（pressure sores） 161
压缩雾化吸入法（compression atomizing inhalation） 302
仰卧位（supine position） 115
氧气雾化吸入法（oxygen atomization inhalation） 301
氧气吸入法（oxygen inhalation） 377
要素饮食（elemental diet） 212
医院感染（nosocomial infection） 42
医院信息系统（hospital information system, HIS） 414
医院饮食（hospital diets） 207
易感人群（susceptible host） 44
意识模糊（confusion） 372
意识状态（consciousness） 372
营养素（nutrient） 202
有创动脉压（invasive artery blood pressure） 199

Z

暂空床（unoccupied bed） 16
蒸发（evaporation） 176
脂类（lipids） 203
治疗饮食（therapeutic diet） 208
主动卧位（active lying position） 115
自体输血（autologous transfusion） 346